肝脾论在疑难杂病中的临床应用

主　编　谢晶日
副主编　孙　涛　张　冰　张　杨　李　明
编　委　代明龙　房　阳　范兆森　刘兰兰
　　　　刘　洋　孙志文　朱奎茹

中国中医药出版社
·北京·

图书在版编目（CIP）数据

肝脾论在疑难杂病中的临床应用 / 谢晶日主编 . —
北京：中国中医药出版社，2020.7
ISBN 978 - 7 - 5132 - 5716 - 9

Ⅰ.①肝…　Ⅱ.①谢…　Ⅲ.①肝病（中医）—中医临床—
经验—中国—现代　②脾（中医）—中医临床—经验—中国—
现代　Ⅳ.① R256.4　② R256.3

中国版本图书馆 CIP 数据核字（2019）第 194726 号

中国中医药出版社出版

北京经济技术开发区科创十三街 31 号院二区 8 号楼
邮政编码　100176
传真　010-64405750
河北新华第二印刷有限责任公司印刷
各地新华书店经销

开本 787×1092　1/16　印张 31.25　彩插 0.75　字数 492 千字
2020 年 7 月第 1 版　2020 年 7 月第 1 次印刷
书号　ISBN 978 - 7 - 5132 - 5716 - 9

定价　120.00 元
网址　www.cptcm.com

社 长 热 线　**010-64405720**
购 书 热 线　**010-89535836**
维 权 打 假　**010-64405753**

微信服务号　**zgzyycbs**
微商城网址　**https://kdt.im/LIdUGr**
官 方 微 博　**http://e.weibo.com/cptcm**
天猫旗舰店网址　**https://zgzyycbs.tmall.com**

如有印装质量问题请与本社出版部联系（010-64405510）
版权专有　侵权必究

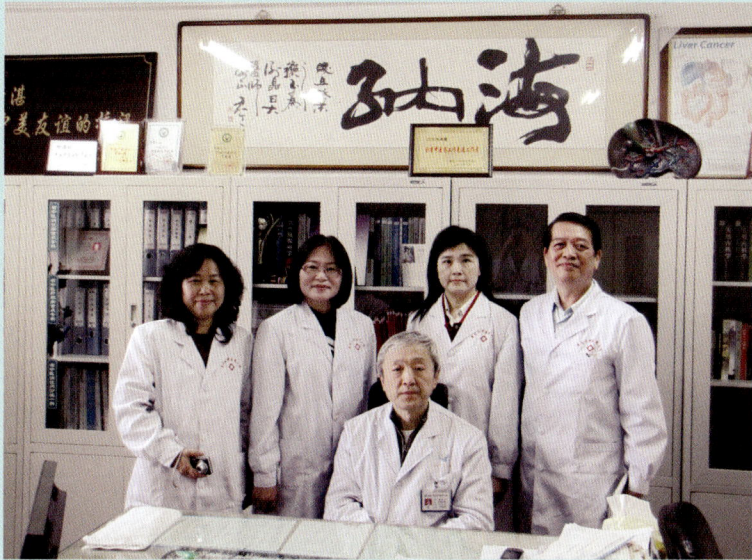

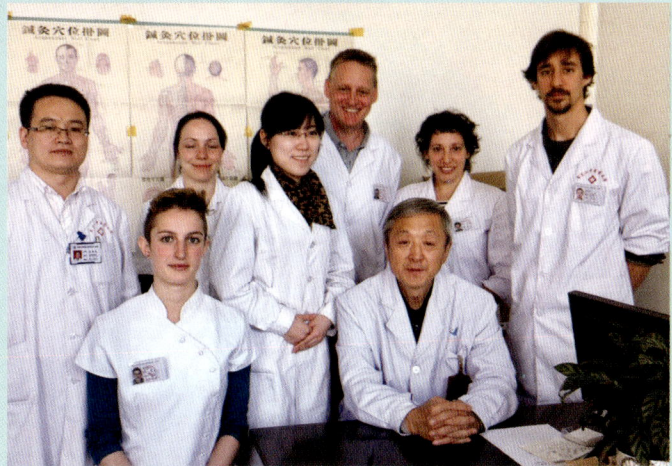

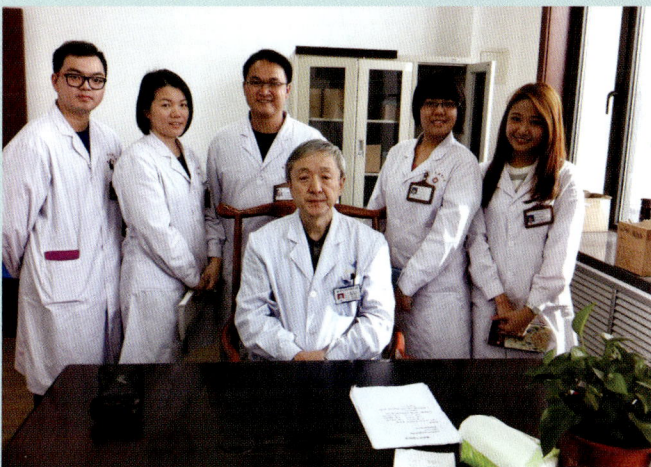

谢晶日教授与外国
留学生及港澳台留
学生

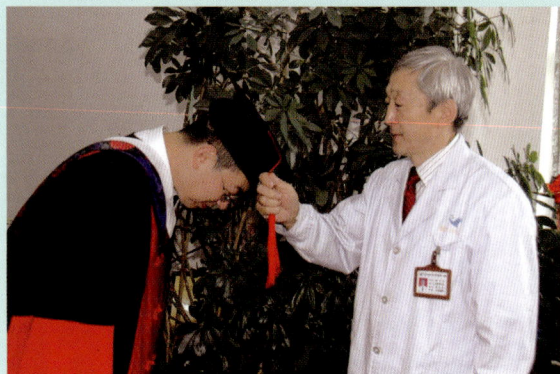

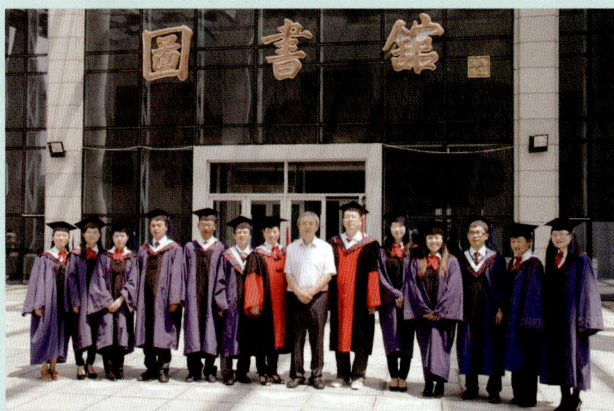

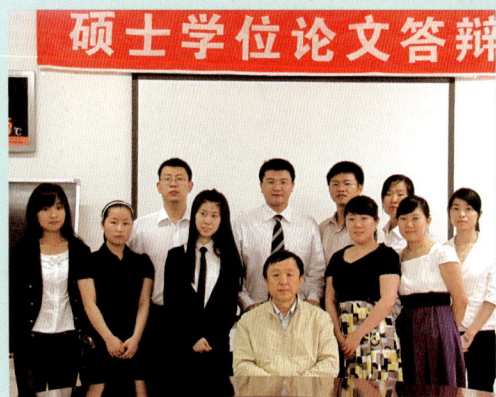

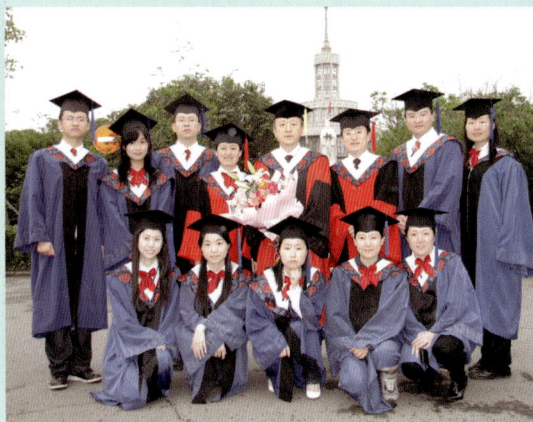

谢晶日教授培养了大批
研究生，成为他们学业
和生活的导师

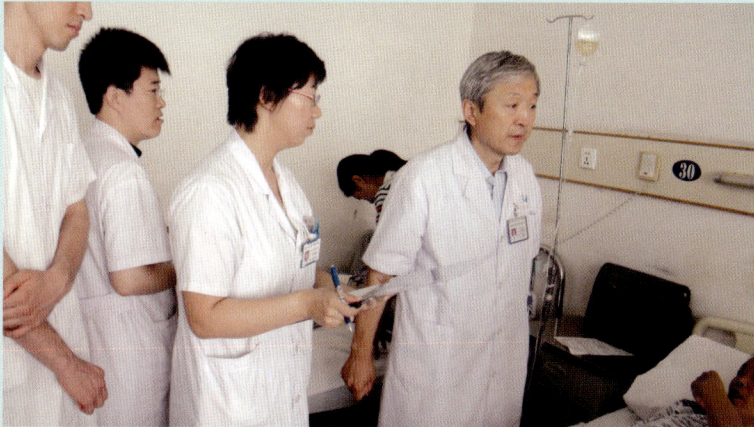
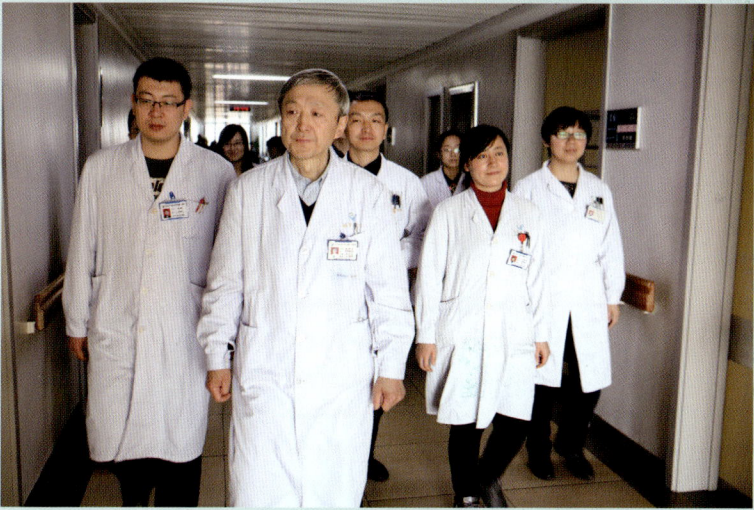
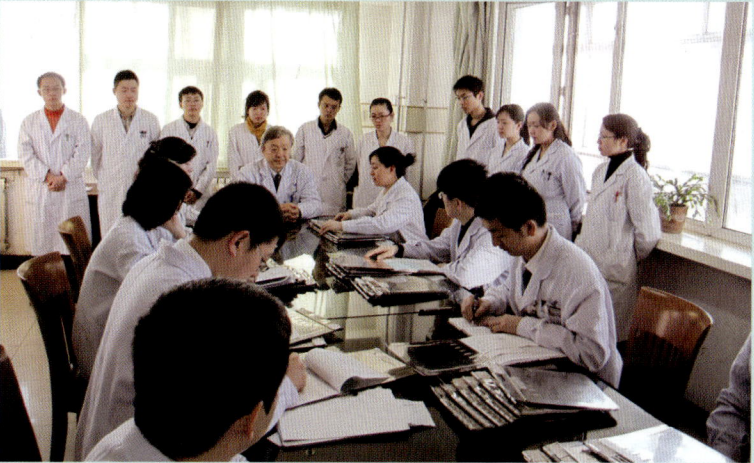

谢晶日教授几十年如一日，坚持教学查房

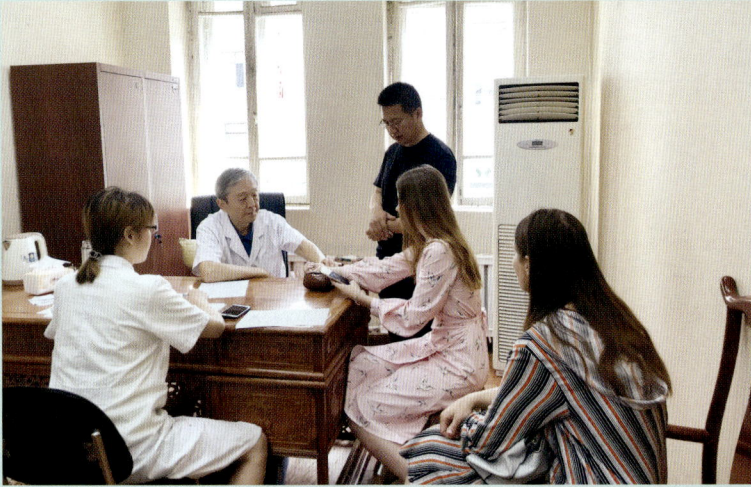

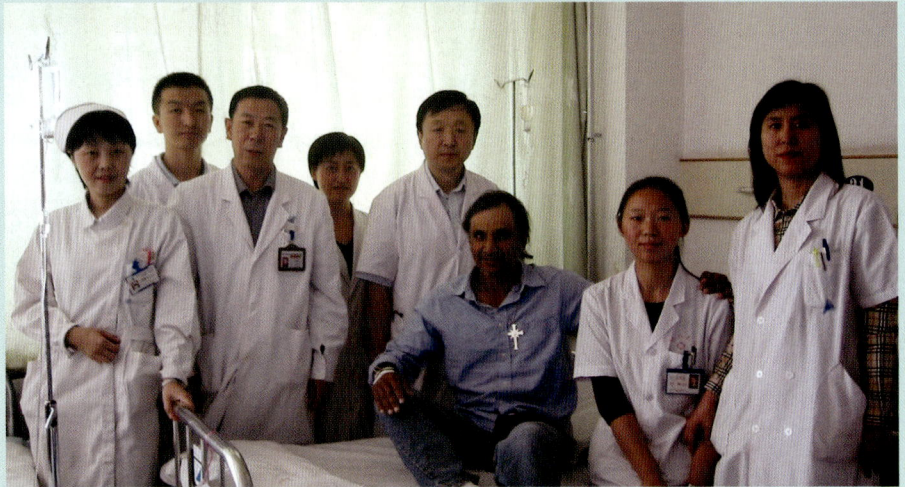

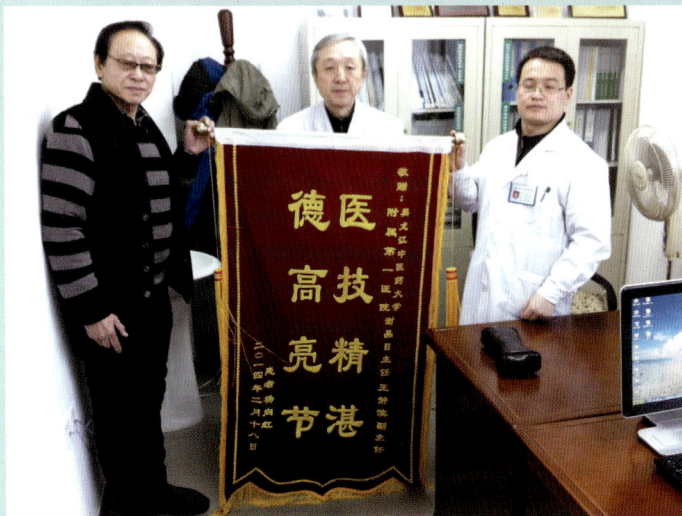

大医精诚，谢晶日教授
利用他精湛的医术救治
了大批国内外患者

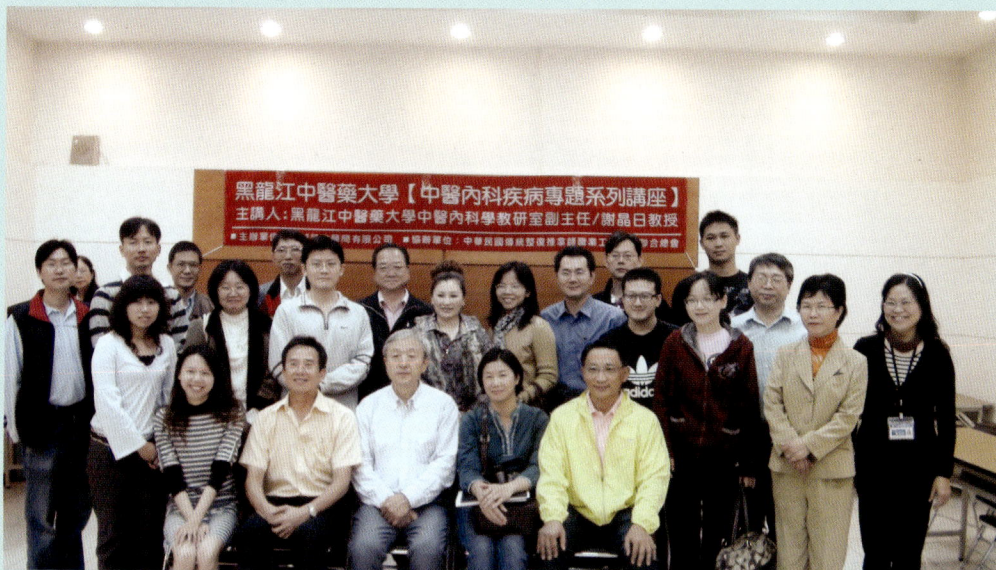

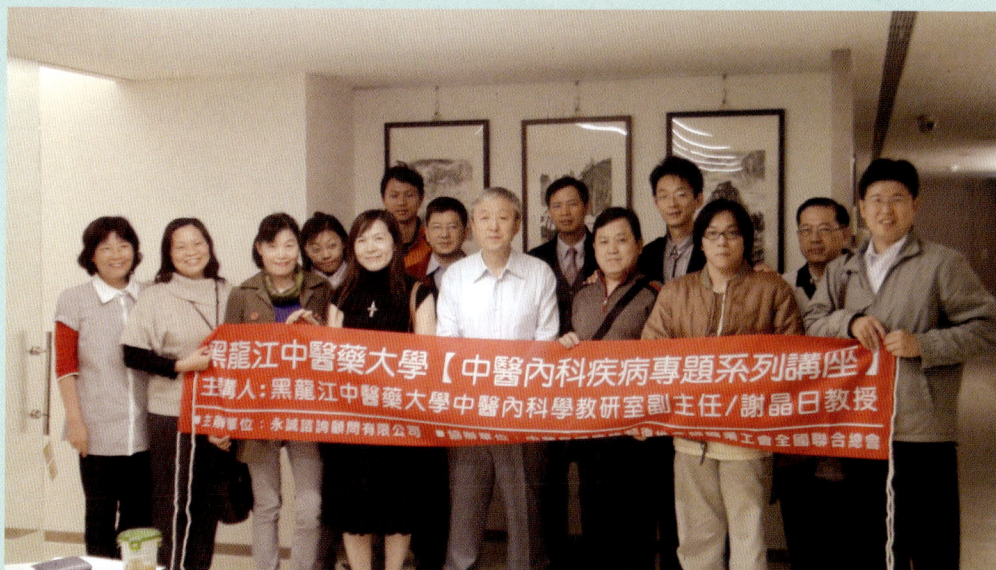

谢晶日教授积极去外地授课，传播中医药文化

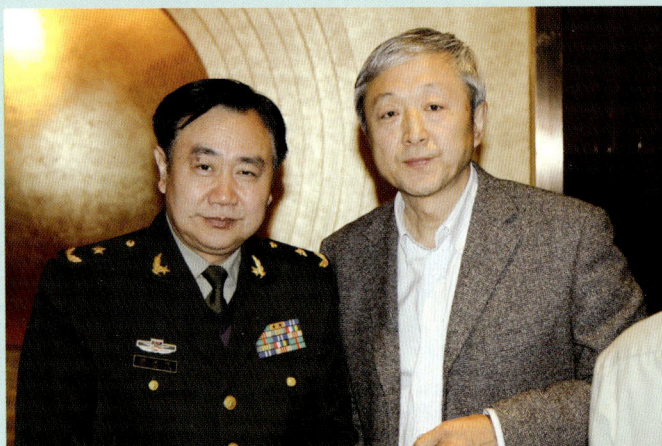

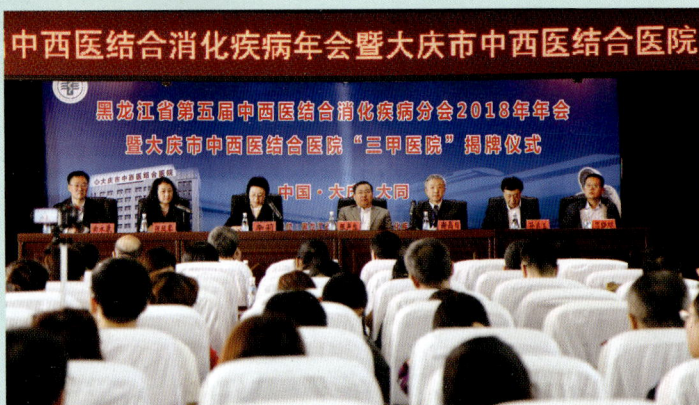

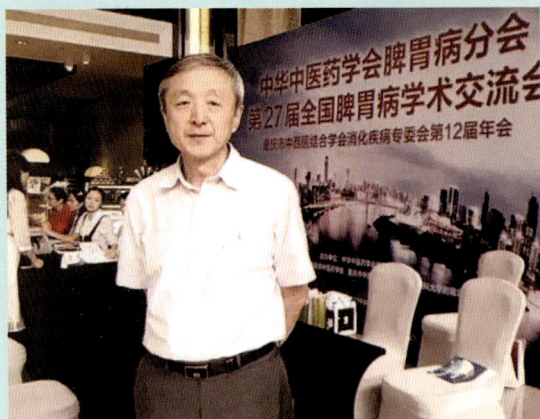

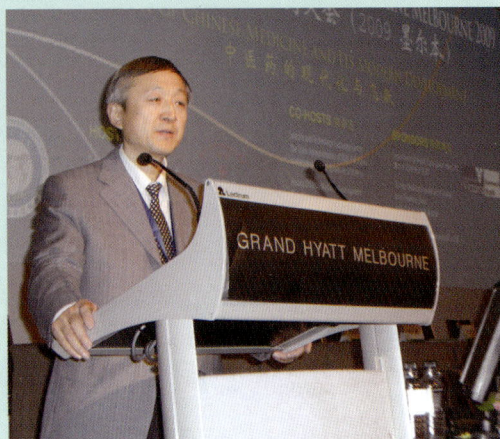

谢晶日教授积极参与各级
学会工作，推动中医医、
教、研协同发展

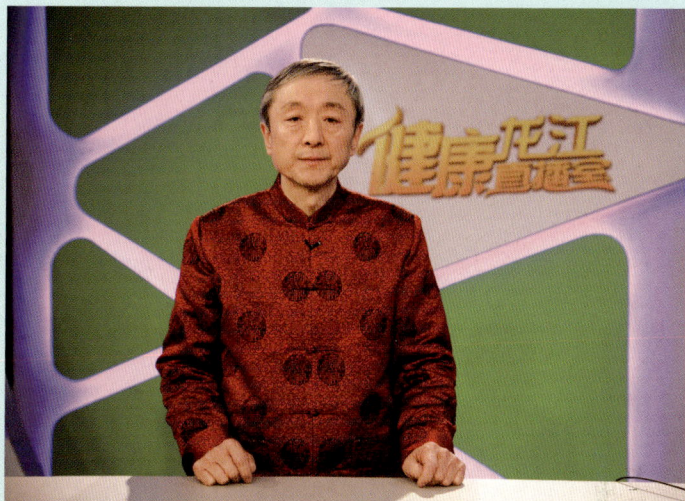

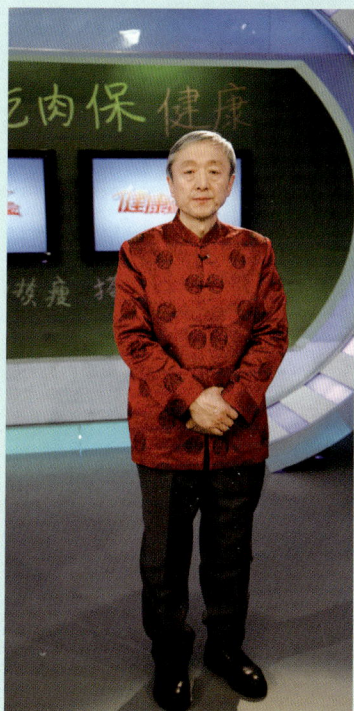

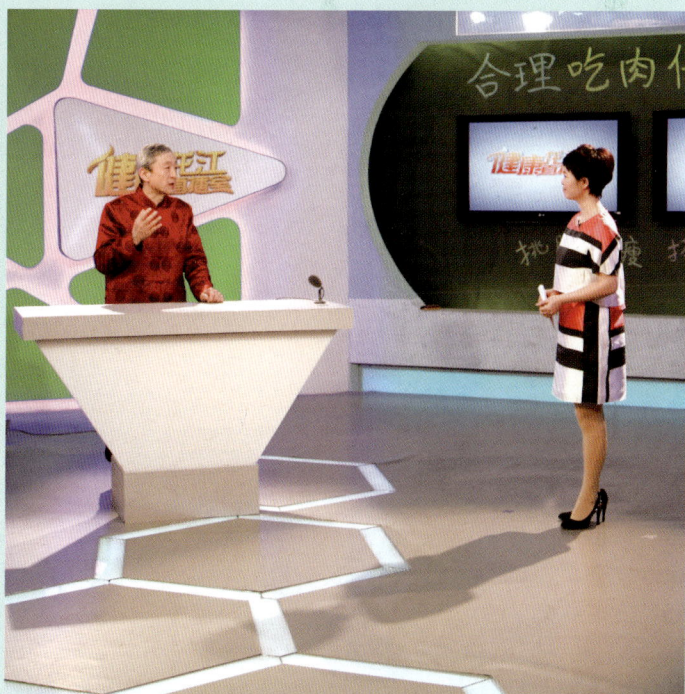

谢晶日教授做客《健
康龙江直播室》，为
患者做健康宣教

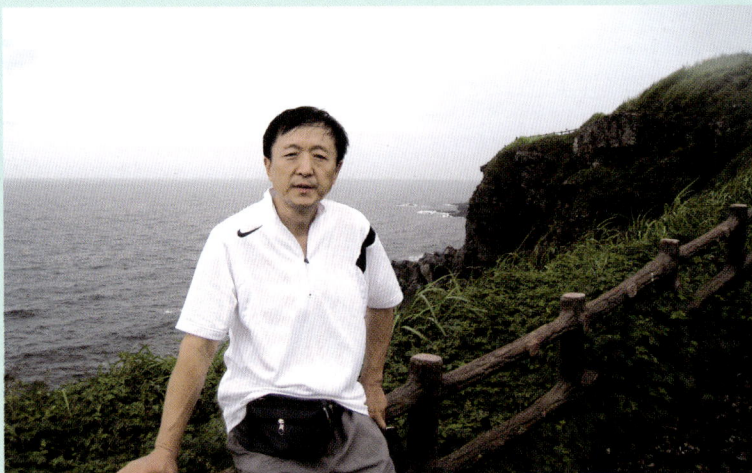
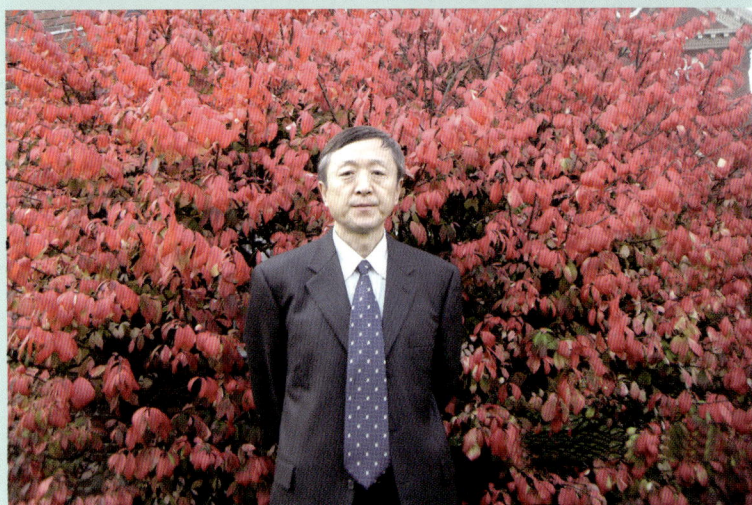
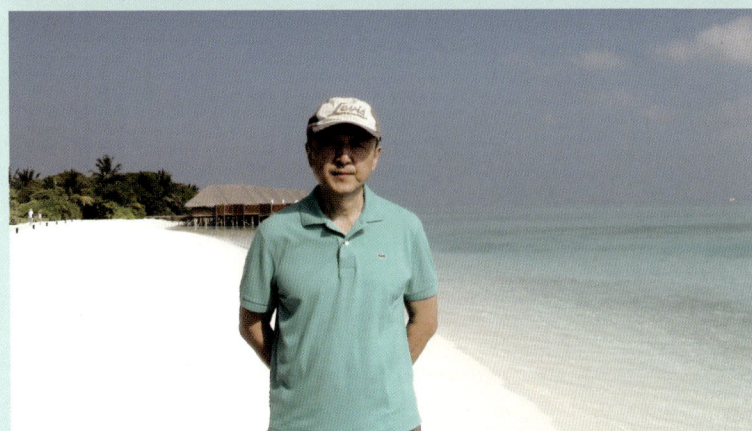

谢晶日教授热爱祖国医学，热爱生活

序

中医药学，源远流长，博大精深，是我国人民几千年来与疾病做斗争的经验结晶，蕴含着中华民族深邃的哲学思想，为人类的健康事业做出了卓越贡献。神农尝百草，岐黄论医道，为中医药学奠定了坚实的根基。汉唐以降，历经诸子百家不断充实与发扬，医典医籍，琳琅满目，医论医案，精彩纷呈，为继承和弘扬中医学术积淀了丰富的文化底蕴，为保健和医疗技术的提高积累了无数的宝贵经验。中华人民共和国成立以后，党和国家非常重视和倡导中医药工作。改革开放以来，尤其是近些年来，更为中医药事业的发展制定了多项政策，建立了中医法规，大力扩展中医药的教育、医疗、科研领域，为中医药走向世界开辟了广阔前景。

谢晶日教授出身医学世家，自幼留神医药，喜读轩岐，后入我校系统研习深造，以优异成绩毕业留校。从医任教40余载，在医治脾胃肝胆及内科疑难杂症方面，疗效卓著，颇有建树，并逐渐形成了完备的学术思想体系。历任我校附属医院肝胆脾胃病科学术带头人，博士研究生导师，二级教授，黑龙江省名中医，享受国务院政府特殊津贴，全国老中医药专家学术经验继承工作指导老师，国家中医药管理局脾胃病重点专科带头人，黑龙江省中西医结合学会消化专业委员会主任委员等。医德高尚，师风严正，医理娴熟，贯通古今，医术精湛，融汇中西，誉满龙江，名驰中外，求医者络绎不绝，求学者接踵而至。多年来蓄积了大量临床验案，今将其编纂成书，即将付梓。本书以"肝脾论"学术思想为总的治病指导原则，结合临床病案加以阐释，理论精辟，辨证精确，对临证应用，启迪后学与弘扬中医学术均大有裨益，故为之序。

戊戌年辰月

书于黑龙江中医药大学

段富津教授为本书作序

目 录

病案分析

学术思想 >>>>

立足五脏，强调治肝脾乃治诸病之本

古医籍中很早就有肝脾相关理论的描述，古代医家在各自学派的理论中也多论及肝脾。近代也曾有医家提出"肝脾同治"的学术思想。下面仅就笔者个人经验总结，论述一下肝脾论学术思想，以供同行参考指正。

一、肝脾论学术思想的形成背景

当今中国经济的快速发展为人们提供了实现自身价值与追求更高生活水平的有利条件，与此同时，人们也承受着空前的竞争与精神压力。或愤怒郁闷，思虑忧愁，情绪多变，没有有效的排解途径；或应酬往来，以酒为浆；或追逐享乐，喜静少动，过食肥甘……凡此种种，日复一日，极易引起肝失疏泄，脾失健运。而肝脾之病常常互相影响而酿成肝脾不调之肝脾同病之疾。笔者认为，现代心脑血管系统疾病、消化系统疾病、内分泌系统疾病、代谢疾病和营养疾病、精神神经系统疾病等常见病的发病率居高不下，究其病机之演变多与肝脾两伤有关，通过精研古医籍以及结合自己的临证经验，笔者提出了"肝脾论"治病思想，"肝脾论"正是从肝脾生理、病理相关及肝脾同治的角度探讨肝脾与临床。临床上笔者重视肝脾在机体的重要性，善以"肝脾论"为指导，从调肝理脾入手，肝脾同治，运用于临床疾病。在临床上，笔者虽重视肝脾不调，但证治却十分灵活，以肝失疏泄、脾失健运为多见，但治疗绝不局限于泻肝、补脾。笔者更强调肝脾相关理论在疾病的预防和治疗方面的重要作用，从古至今，历代医家在理论和实践中都非常重视肝脾，肝脾相关理论是中医脏腑理论的一个重要组成部分，并被广泛地运用到中医学的各个领域。

二、立足五脏，首重肝脾

肝脾生理、病理变化对整个机体的生理、病理变化有着重要的影响。笔者认为肝脾一旦有病，百病丛生，病变多端，需谨察之。

中医学所论之肝脾，并非西医解剖学之肝脾两脏，而是中医的肝系统和脾系统，在这两个系统中，肝与胆、脾与胃，脏腑阴阳表里相合，其生理病理密切相关，往往不可分割，对指导临床有重要意义。

脾与胃关系密切，具体体现为水谷纳运相得、阴阳燥湿相济、气机升降相因等方面。脾为阴脏，太阴湿土，脾阳健则能运化升清；胃为阳腑，阳明燥土，胃阴足则能受纳腐熟。故笔者在临床上重视顾护脾阳、胃阴，病理上重视"湿邪"为患。脾易湿，得胃阳以制之，使脾不至于湿；胃易燥，得脾阴以制之，使胃不至于燥，两者协调，脾能为胃输布津液以润养，胃能为脾通降湿浊以除湿。总之，脾胃阴阳燥湿相济，才能保证两者在水谷纳运、气机升降方面的功能正常发挥。虽然脾和胃相对来说，胃属阳而脾属阴，但是在脾和胃两个脏腑之中，还各有其阴阳，临床治疗脾胃疾病当再分阴阳，尤应重视脾阳与胃阴。治疗上亦不可拘泥于"脾喜燥恶湿""胃喜润恶燥"，正如古人所言："脾胃者土也，土虽喜燥，然太燥则草木枯槁；土虽喜润，然太润则草木湿烂。是以补脾胃补肾之剂务在润燥得宜，亦随病加减焉。"

肝为风木，胆火内寄，肝胆同应春生之气，共同主持少阳生发之气的相火。笔者指出，诸脏腑气化正常，方能气机调畅而不病，而脏腑之气化，皆需肝胆之气化鼓舞。肝主疏泄、藏血的功能正常与否，影响着胆汁、胆气的生成与其功能的发挥。胆汁生于肝，藏于胆。肝胆协调合作，胆汁分泌及藏泄正常，助脾胃消化饮食水谷。胆能降，是相对于肝主升而言，肝升胆降共同调畅气机，同疏中土。笔者特别重视情志对机体的影响，而与情志密切相关的则为肝胆。如张景岳云："易惊者必肝胆之不足者也。"肝胆相互配合调畅情志的生理基础是两者同司疏泄，调畅气机，而情志本身亦影响人体的气机变化。

三、肝脾同治以调脏腑和阴阳

1. 重"胃气"

古医家常言"有胃气则生，无胃气则死，此百病之大纲"。笔者主要从以下两个方面重胃气：

（1）胃气得振，百病向愈：振"胃气"即重视调理脾胃，很多古今大医都提过脾胃的重要性，但临床上，并不见得所有的医生都能意识到这一点。即使意识到，用药时不一定能想到、做到。笔者认为强"胃气"很重要，即补益中气，补气离不开健脾，健脾离不开补气，临床上常以黄芪、茯苓、炒白术为基础用药健脾补气，同时运脾。

健脾运脾，多见良效，这也颇合李东垣主张的"夫内伤用药之大法，所贵服之强人胃气"的王道治法。虽三药同用于"胃气"不足，但用量常依病情而定。一旦疾病有脾胃受损的可能性，都应该重视顾护脾胃，不一定等到"胃气"明显受损后再引起重视施以治疗。

（2）凡用补剂，必先降"胃气"：胃主受纳与腐熟水谷，生理特性上主通降，以降为和。饮食入胃，经胃气的腐熟作用后形成食糜，下行入小肠进一步消化，故云胃主通降、以降为和。胃属六腑，六腑以通为用，以降为顺，只有胃气和降，腑气才能通畅，胃能受纳，气血才有生化之源。若胃失和降，则清气不升，浊阴不降，壅阻中焦，乃发胃病。笔者指出，在治疗上应遵循胃以降为顺、以通为补的生理特点，以"通降胃气"法贯穿疾病治疗的始终。同时根据临床具体辨证，配以滋阴养胃、疏肝理气、温胃散寒等治法。临床用药时应处处维护脾胃生理特性，务求其平，不可偏执，方药应选轻灵之品，少用重浊厚味、刚劲燥烈之属，勿使中焦痞塞。

笔者认为，气机升降出入有度是维持人体脏腑正常生理功能的保障。只有升者有度，降者有约，出者适时，入者适量，脏腑功能才能协调有序。临床常见脾胃病，多由脏腑气机转枢失职、升降失司所致，因此如何恢复脾升胃降的功能是治疗脾胃病的基本原则和重要手段。笔者临证选择和降胃气之品时，主张选择药性较为平和的药物，如苏梗、陈皮、旋覆花等，而代赭石等重镇降逆之品当收效即止，慎用重剂，以免损伤脾胃。

2. 升"脾气"

脾主运化，而升清阳是"主运化"的最基本的活动形式。故脾的生理功能必须依赖其"升"的力量才能完成。脾气虚弱导致其运化失职，不能运化水谷精微上输心肺，继而气血不足，脏腑经脉失养，则出现脾升不及、脾虚多湿的临床症状，以脘腹满闷、肢困体倦、纳呆食少，或面萎神疲等为常见表现。由于水饮留滞，内生痰湿之邪，故脾虚加重，气不升而反降，又使脾虚下陷，临床多在脾升不及基础上，更见脘腹坠胀、泄泻、脱肛等病症。

笔者认为临证升脾气时，有两个关键：其一，把握升脾气的时机与力度。运用升脾气可以治疗泄泻、便秘、胃失和降及中气下陷等疾病，但一定要把握好治疗的时机，否则不但治不好病，还有可能适得其反。对于脾胃气虚、中气下陷的疾病，如泄泻、脱肛、大便失禁及胃下垂等，可以及时应用升清药物。但对于便秘及胃气上逆导致的吐酸等病症，则要把握好治疗时机，笔者一般是在症状缓解的后期应用升清药物，以协助脾胃功能的恢复；也可在通降治疗的同时酌加升清之药，但药力宜轻。其二，重视健运脾胃功能。水谷精微是人体营养物质的主要来源，而脾胃则具有消化饮食、转输水谷精微的功能，故有脾胃"为后天之本，气血生化之源"之说。脾气健旺，化源充足，中州和调，血固脉中，五脏安和。故在运用升清法时，特别重视脾胃的健运功能。如在临证时，升脾气时多选用桔梗、升麻、柴胡等药；健脾时则常用黄芪、白术、党参、茯苓等药，即脾胃健运，其气自升也。此外，滋腻碍胃之品如熟地、阿胶等要慎用，其味甘腻壅补，有碍气机，致食纳欠佳，对健运脾胃不惟无益，反而有害。

3. 调"肝气"

人体脏腑气机处于不断地运动中，以升降出入为其表现形式。肝主疏泄，肝气主升、主动，对全身气机的调畅起决定性作用。周学海《读医随笔》曰："肝者，升降发始之根也。""凡脏腑十二经之气化，皆必藉肝胆之气化以鼓舞之，始能调畅而不病。"肝属木，在季为春，肝气疏泄，犹春气来临，万物发荣。从脏腑来讲，肝的疏泄功能与其他脏腑的生理功能密切相关，脾之升清、胃之降浊、心血畅行、肺气宣肃、肾之藏泄无不受肝气疏泄之鼓舞与推动。若肝疏泄失司，必会引起其他脏腑功能的失调，而生诸病。正如古人所言"肝为百病之贼"，"肝为五脏之贼"。百病之起，常责之肝。笔者认为，肝所致病虽多，但究其病机，临床多见肝气郁逆，疏泄失职。

肝之疏泄失常，临床多表现为太过和不及两种病理变化。肝疏泄太过，临床表现为肝气逆，治法上笔者认为宜采用柔肝降逆、调理气机法。常用药物有：白芍、当归、枳实、佛手、代赭石等。肝脏以血为体，以气为用，体和用密切相关。肝气疏泄太过，可使肝血暗伤，血虚则气更逆，故用白芍、当归等药养血柔肝，以强肝体；枳实、代赭石等药平冲降逆，以复肝用。肝疏泄不及，临床表现为肝气郁。"木郁达之"，气郁当疏，笔者临证治以疏肝解郁，调畅气机。常用香附、郁金、苏梗、柴胡等药疏肝调气，顺其条达之势，发其郁遏之气，以复肝用；并可配入白芍、甘草等药柔肝敛阴，以补肝体，共奏疏肝调气之效，使肝气条达、疏泄得宜。

4. 利"胆气"

胆者，禀性刚直，主决断，其经脉下行，胆气主降，其性善升，在机体占有特殊的地位。胆气主降，主要指胆藏精汁，下泌胃肠，是饮食物消化吸收的基本条件。胆气无论主升还是主降，疏泄必须为其前提，因为只有胆气疏泄正常，胆气的功能才能正常发挥。胆气升发，少阳相火敷布全身，以激发、促进各脏腑组织器官的功能活动。胆气和降，胆汁疏泄正常，助脾胃运化、吸收。

笔者临床善用柴胡，柴胡味薄气清，助春升之气，专疏肝胆之郁，以通少阳之气，与焦术、黄芪、茯苓等健脾药配伍使用，于顾护脾胃之气的同时，使木气不闭塞于地中，则地气自随木气升腾，正合胆气升则余脏从之之意。柴胡用量依证治宜，笔者常取柴胡少量以升少阳之气取其轻，用于各脏腑病变的处方用药中，正如李东垣《脾胃论》中所云："胆者，少阳春升之气，春升则万物化安。故胆气春升，则余脏从之。"即胆气升，则余十一脏安；肝胆郁滞明显，柴胡用量可偏大，配伍其他疏肝利胆之品，疗效确切。

四、肝脾气机以复其升降为要

百病丛生，非源胆胃之逆，则因肝脾之陷，所以临床上治疗疾病应重视调和肝脾，恢复气机升降。调理肝脾升降多从脾胃入手，如张锡纯云："欲治肝者，原当升脾降胃，培养中宫，俾中宫气化敦厚，以听肝木之自理。即有时少用理肝之药，亦不过为调理脾胃剂中辅佐之品。"临床上脾胃多"虚"，脾虚不运，多为湿困，"土湿木郁"，肝气郁陷，又脾阳易伤，脾气不升，肝气亦不能升，肝木郁而不达。胃虚则胃气不降反逆，胆火易随之上逆。治法上则健脾强胃，升清阳与降浊阴同施，以恢复脾胃升降。具体用药：恢复脾升，喜用炒白术、茯苓等健脾补气，不忘运脾，脾土健运，清气自升，升降易复；伴见肺胃不开，佐以陈皮、半夏以驱浊；枳实、槟榔、莱菔子行气降浊；肝脾不达，加砂仁、佛手、苏子以宣郁，使肝郁达、清阳升、胃气降；气虚气陷明显，用黄芪补肝脾，升土木之生气，再酌加党参、山药等补气之品，充养中气，中气旺，则脾升胃降，佐柴胡升肝胆少火之气以鼓动中焦，升运中阳之气；胃阴已伤，则加太子参、石斛、沙参等气阴双补，强胃以利其降。肝脾功能正常发挥，气机升降相因，营卫周流，百病不生。

笔者临床喜用药对，药对配伍，绝不是药物的单纯相加，而是为了提高药物疗效，纠正药物偏烈之性，扩大治疗范围，有目的地选用两味药物配合在一起，以期取得更好的治疗效果。笔者临床常用关于调理肝脾升降的药对举例：①青蒿与鳖甲，青蒿气味芬芳，性寒而不伤胃，归肝、胆经，既能达于表，透发肌间郁热，又能入于里，升发舒肝脾，泄里之郁热，还能清血中湿热；鳖甲为介虫类，咸寒属阴，归肝、肾经，功专滋阴潜阳，软坚散结，清骨间之热邪，二药配伍，退伏邪、清虚热的疗效增强。②柴胡与黄芩，柴胡苦平，归肝、胆经，疏肝解郁，升举阳气；黄芩苦寒，清热燥湿，直折胆腑之火，可入胆、脾、胃、大肠、小肠经。二药相配，既可疏调肝胆之气机，又可清泄内蕴之湿热，肝胆得清，升降相因，枢机得畅，自无克伐中土之忧。③柴胡与枳实，柴胡苦平，归肝、胆经，疏肝解郁，升举少阳肝胆之气；枳实辛散苦降，归脾、胃、大肠经，可降胃肠浊阴之滞，它们一升一降，治肝胃不和所致脘腹疼痛、胸胁胀满之证。④陈皮与枳实，陈皮味辛性温，能开气，善通达，能理气、调中、燥湿；枳实辛散苦降，归脾、胃、大肠经，破结实，消胀满，安胃气，通气利气。陈皮升多降少，枳实降多升少，一升一降，通达上下，二者相互为用，共奏行气和中、消胀止痛之效。⑤党参与陈皮，党参升脾，陈皮降胃，二药合用，脾升胃降，用于脾胃失和而不能饮食之证。

我们于辨治中强调肝脾升降思维的重要性与广泛性，并非要求处方用药时处处都机械地配伍升降药，而是要充分体会肝脾失和、升降失调作为病机和在治疗中的重要性，临证应灵活运用升降思维和方法使肝脾调和，升降相因，机体生理恢复平衡，体现调和肝脾、平调阴阳之主旨。

五、心身同治

笔者认为，情志异常常致气机逆乱、精血耗损，气血不调又常致痰饮、瘀血等病理产物的产生，日久则会进一步影响其他脏腑的功能，与情志活动密切相关的肝脾则常先受累，"怒气伤肝，则肝木之气必侵脾土，而胃气受伤"，常见肝脾同病。中医情志致病多见心悸、胸痹、头痛、胆胀、泄泻等疾病，笔者临床辨证以肝失疏泄、脾失健运为基础，多见肝郁气滞、气滞血瘀，肝郁脾虚、痰阻湿困或气逆化火、火热伤阴，阴虚阳亢肝旺等证候。治疗上以柔肝、疏肝、调脾为基础，根据辨证适当配合祛痰、化湿、泻火、活血、息风、镇惊，或和胃、通腑、滋肾、宁心，从肝脾论治，执简驭繁。

肝气亢盛、疏泄过度，肝郁化火，阴伤阳亢者，常以夜交藤、酸枣仁、丹参等为主药，滋阴柔肝，以缓肝急。肝失疏泄，神魂不藏，患者多见失眠、烦躁等神志异常病症，夜交藤、柏子仁、酸枣仁都有宁神的功效。肝气郁结、疏泄不及，常以合欢花、香橼、香附等疏肝理气。肝气不调，木不疏土，常伴见脾失健运症状，常加茯苓、焦术等健脾运脾，或加陈皮、焦三仙、鸡内金等助脾胃运化，"见肝之病，知肝传脾，当先实脾"，为安未受邪之地，即便其脾胃受损症状不甚明显者亦可稍加之，若脏腑精气不足致情志异常，则以培中土为始终。伴烦躁、失眠者，多配伍莲子心，以清心安神，重者加珍珠母、灵磁石、石决明、煅龙骨、煅牡蛎重镇安神，降上亢之阳气；若辨证为胆气抑郁不畅致肝气疏泄失常，笔者常常在方中配伍莱菔子、槟榔、枳实，以通腑气，笔者认为，胃气通降，胆腑之气才能舒发，从胃治胆；肝郁气滞、脾失健运者，多见痰湿阻滞之象，在疏肝的用药基础上，可加远志、石菖蒲、陈皮、半夏、茯苓健脾利湿、化痰开窍；辨证为心肝火旺者，在柔肝的用药基础上，加黄芩、黄连、栀子、牡丹皮等，清心肝之火，大黄、枳实、槟榔釜底抽薪、泻热通便；心肝阴虚者，配伍百合、枸杞养阴安神；气滞兼寒象明显者，加炮姜、肉桂、乌药等温中行气。阴虚见肾虚明显者，可加怀牛膝、龟板、鳖甲等补益肝肾兼能潜降之品；肝阳上亢明显，可加天麻、钩藤等平肝阳、息肝风；肝郁气滞，气滞血瘀明显，可配伍蒲黄、五灵脂、三棱、莪术等行气活血消瘀，三棱、莪术更具有破气之功而可伐过亢之肝气。

笔者认为，一旦脏腑生理功能出现异常，亦可以通过异常的情志活动反映出来，临床上经常出现躯体疾病导致的情绪失常，如若周围人不理解形成压力以及自责，患者病情则可能加重或导致药物治疗疗效不佳。治疗此类疾病时除了药物治疗，亦提倡心理调适，告知患者从容和缓的心态对疾病向愈的重要性，保持良好的生活状态，平日应顺应气候的变化合理安排生活起居，合理调整及发泄情绪，保持情志舒畅，这样机体气血才能平和无碍，脏腑功能正常发挥，精气不亏，心理防御机制才能稳固，可以减少情志刺激所引发的疾病，更有利于已病的恢复，使药物发挥更好的效果。

肝脾相关，相助为理，相及为病

肝脾荣损相关为人体之机要，"肝脾相关"的内容即是从生理、病理的角度探讨肝脾之间的关系，以此为基础指导临床。

一、肝脾者，相助为理

1. 土木之经络相关

人体经络运行全身气血，联络脏腑形体官窍，沟通上下内外，感应传导信息，加强了全身各部的联系，在人体生理病理方面有重要的意义。足厥阴肝经与足太阴脾经均从足走腹胸，至内踝上八寸处足太阴脾经交出于足厥阴肝经之前，足厥阴肝经入体腔挟胃属肝络胆，足太阴脾经入腹属脾络胃；足少阳胆经从头走足，下经颊车与足阳明胃相连，络肝属胆；足阳明胃经的循行从头走足，属胃、络脾。肝脏与脾脏之间因经络加强了联系。

2. 土木之功能配合

肝脾生理功能的联系主要表现在疏泄与运化的相互为用，肝胆之相火助脾胃运化，藏血与统血的相互协调。

唐容川《血证论》云："木之性主于疏泄，食气入胃，全赖肝木之气以疏泄之，而水谷乃化。"即脾胃运化主饮食物的消化、吸收、转输，肝主疏泄，调畅气机，并疏利胆汁，肝胆同疏中焦，协调脾胃运化，即"土得木而达"。笔者认为脾性镇静而易郁，需借肝木之气疏之，脾胃的功能正常发挥依赖于运动，这一运动来源于木气，即"脾之用主于动，是木气也"。木可以疏土，亦可以生土，肝胆内寄相火，为生理之火，即"少火"，《内经》云"少火生气"，即相火禀元气而促至阴转化，说明肝胆之相火助脾胃化食而生后天之精气。《医贯》中赵养葵云："饮食入胃，犹水谷在釜中，非火不熟，脾能化食，全借少阳相火之无形者。"张锡纯亦在其著作中说："人多谓肝木过盛可以克伤脾土，则不能消食，不知肝木过弱不能疏通脾土，亦不能消食。盖肝之系下连气海，兼有相火寄生其中。为其连气海也，可代元气布化，脾胃之健运实资其辅助。

为其寄生相火也，可借火以生土，脾胃之饮食更赖之腐熟。故曰肝脾者，相助为理之脏也。"

木赖土以培，脾对肝的濡养作用缘于脾胃为后天之本，气血生化之源，五脏六腑精气之充养，均依赖于脾胃。在临床上，自古就有很多医家重视"以土培木"，认为肝为刚脏，必得脾土运化饮食水谷所化生的阴血予以培养，才能刚柔相济。如《素问·经脉别论》中提到："食气入胃，散精于肝，淫气于筋。"表明肝体所藏之阴血和肝所主之筋脉的营养，均源于脾胃运化饮食物所化生之精微。总之，脾胃健运，生化有源，气血充足，肝体得养，肝气才能冲和调达，肝之疏泄功能才能正常发挥。因此，当脾胃功能障碍时，影响到饮食水谷化生精微，气血生化乏源，肝失去滋养则生病变。所以笔者指出，治肝宜补脾以强其土，土强则肝木不弱。

血之于肝脾，血的正常运行，虽由心所主持，但其与肝、脾密切相关。肝藏血，调节血量；脾主生血、统血。一方面，脾胃健运，则生血有源，脾气健旺，则统血有权，脾能生血统血，则使肝有所藏；另一方面，肝得阴血充养，藏泄有度，调节血量的功能得以正常发挥，气血才能运行无阻。肝脾互助，共同维持血液的正常运行。

3. 土木之升降相助

自然界的一切事物都是在时刻运动着的，而这种运动的形式，主要表现为升降沉浮的变化，这种变化即"天地阴阳生杀之理"，对于人体亦不例外。

古医籍曰："升降之机者，在于脾土之健运。"(《医门棒喝》)脾胃居于中而主宰人体精气的升降运动，肝胆同司疏泄，主一身气机的调畅，机体气机的升降出入与脾胃肝胆密切相关。升清阳为脾主运化的基本活动形式，脾气升健，则水谷之精微得以输布，脏腑位置恒定，血液统摄有权；而胃为六腑之一，其以通为用，以降为顺，降则和，胃气主降，则水谷及其糟粕才得以下行，总结为"脾宜升则健，胃宜降则和"(《临证指南医案》)。脾胃为气机升降运动的枢纽，脾与胃升降相因，清气得升，浊气下降，上下通达，生气活跃；脾胃升降相因又能斡旋脏腑，有助于五脏六腑功能活动的正常发挥。春为四季之首，春夏地气升浮而万物生长，肝主春，肝属风木之脏，其性升发冲和，肝具有升生人体阳气以调畅气机、启迪诸脏的作用。胆为中精之腑，胆气主降，泌精汁，助胃消化，胆和胃降；胆腑内寄相火，其性善升，为清阳之木气，禀春升之气，万物化源。肝与胆表里阴阳脏腑相和，升降相宜，同司疏泄，疏泄功能正常发挥，气机调畅，运脾和胃，畅达气血。

人体生机活跃需要脾气生发，谷气上升，亦需肝气升发，启迪诸脏。周学海说过，脾为升发所由之径，肝为升降发始之根，人赖天阳之气以生，此阳气须并于肝脾。关于脾胃与肝胆之升降的关系，黄坤载认为，肝气宜升，胆火宜降，脾气上行则肝气自随之上升，胃气下行则胆火亦随之下降。所以笔者认为，临床上在强调脾土对肝木的影响时，就不得不提脾之升清对肝之疏泄的影响，不能只局限于关注木对土的疏泄作用，亦如清·吴达所言："肝木遂其疏泄之性，赖脾气以上达"；"木气非土气不升，升则畅茂调达而不病。"

脾胃肝胆升降相因，则气机转运通畅，五脏安定，生机不息。

二、肝脾者，相及为病

肝脾在生理上密切相关，那么病理上必定相互影响，形成一荣俱荣、一损俱损的关系。首先因为其位置相近，经络相关，故病理相及，如薛生白提过："中气实则病在阳明，中气虚则病在太阴……病在二经之表者，多兼少阳三焦。病在二经之里者，每兼厥阴风木。以肝脾胃所居相近也。"

严格来说，肝脾在病理上的关系，一种是由肝及脾，一种是由脾及肝。《内经》曰："气有余则制己所胜而侮所不胜，其不及则己所不胜侮而乘之，己所胜轻而侮之。"因此，笔者认为在临床上必须要明辨其本，分清主次矛盾，治疗上以治肝为主兼调理脾胃，或治脾为主兼调理肝胆，或肝胆、脾胃并重同治，或他脏之病兼调肝脾，用药分清君臣佐使。这样才能有切实的临床效果。

肝脾病理互及是基于其生理的密切相关，一旦任何一脏太过或不及皆有可能影响到对方，即肝脾虚实皆可互传，甚则影响整个机体的生机。临床上多见论肝实传脾即"木克土"，木克土有两义：正常的木克土为克土有用，其作用在于使土木间保持应有的平衡，即脾升胃降有赖于肝升胆降的制约，这样才能升降调和；反常的木克土为克土有害，出现病理状态，即所谓木乘土，但习惯上两种情况都称为木克土。肝与胆互为表里，肝胆五行都属木，因此，肝木太旺则克脾土，而胆木太旺则克胃土。木气疏泄太过制约土气可分为木气绝对太过或土气不及、木气相对太过，两种情况均致木乘己所胜之土。肝胆疏泄太过，致脾胃不和而发病。脾胃虚弱，土气不及，木气相对偏旺，最终亦能致土木失衡。谈及肝木不及及其对脾土的影响，笔者认为肝木不及可见肝气、肝阳、肝阴、肝血的不足，肝气虚、肝阳虚均可导致肝"用"不足，肝之升发、疏泄不及影响脾升脾运，全身气机失调；肝阴、肝血亏虚，肝"体"不养，阴虚阳亢，虚木之气乘脾土，最终均可致肝脾同病。脾病及肝，"土侮木"，正如《张聿青医案》提到："脾土不运，胃土不降，二土气滞，木气遂郁……土病及木大概如此。"虞抟《医学正传》又云："脾土之气敦阜，肝木郁而不伸。"此皆为"土壅木郁"。在临床上见到肝脾同病的证候，需要分清肝脾之虚实，辨明标本，施治才能恰如其分。临床常见的证型如：①肝病及脾。肝火犯胃，胃失和降；肝寒上逆，中焦虚寒；木旺乘脾，脾络不和；肝郁血瘀，脾络凝滞；胆郁化热，胃燥成实。②脾病及肝。宿食积胃，肝气郁滞；痰阻中焦，胆热不宁；湿热伤中，胆汁外溢；胃虚肝乘，痰气上逆；中焦虚寒，肝木乘土。肝脾互及未及时干预，久之就会成为恶性循环导致肝脾同病俱重：脾虚痰聚，肝风上扰；肝郁血虚，脾虚失运；肝胃阴虚，血络失养；脾虚水泛，肝气郁滞等。

总而言之，肝脾同病，按五行学说来讲，是木与土之间关系的失衡，就藏象理论来讲，是肝脏与脾脏之间病理状态互相影响，最终影响整个机体的正常生理活动，致使气血津液的生成、运行和储存等功能障碍，形成各种病理产物，产生各种病理联系，发为多种临床病象。

三、肝脾者，心身制宜

中医学理论蕴含着丰富的"形神合一"以及"天人相应"的观念。即人的精神活动和人的脏腑功能密切相关，并强调生存环境在疾病发病发展中的影响。情志是人体的生理和心理活动对外界环境刺激的反映，是脏腑功能的体现，属所有人都有的情绪体验，一般不会引起或诱发疾病。形与神拥有共同的物质基础，正如《灵枢·平人绝谷》说："五脏安定，血脉和利，精神乃居，故神者，水谷之精气也。"情志刺激一旦过于强烈或持久，超越了人体生理和心理的自我调适能力，则可能导致机体脏腑精气受损，气机紊乱，最终导致机体功能失调而出现病理状态。情志活动不仅影响脏腑的功能和气血津液的运行，情志活动也在一定程度上反映了脏腑的功能，如果人体正气不足，脏腑精气虚弱衰惫，机体生理和心理对情志刺激的适应调节能力变低，则更容易导致或诱发疾病。总之，七情致病不管是外界刺激过强超越了机体的适应能力还是机体自身脏腑不足对情志调节能力下降，都同时表现为情志异常和脏腑功能失调。在现代医学中，心身疾病即属于中医情志致病范畴，随着时代的改变，人们生活方式的改变，以及现代医学由单纯的生物医学模式向"生物—心理—社会"医学模式的转变，医学界开始给予心身疾病关注与重视，对它的临床研究和实验研究也越来越多。心身疾病是一组发生、发展与心理社会因素密切相关，但以躯体症状表现为主的疾病，据统计，在传统疾病谱中，心身疾病所占比例已过半，如冠心病、原发性高血压、癌症、哮喘、消化道溃疡等。笔者认为，心身疾病在现代社会环境下是一种压力性疾病，社会心理压力过大，加上本身人格因素的影响，情志刺激太过强烈或持久即容易致病。中医学治疗心身疾病有自己的优势。

笔者结合中医基础理论中情志致病的特点及自己的临床经验，认为肝脾在情志致病中占有重要地位。"神者气之子，气者神之母，形者神之室。气清则神畅，气浊则神昏，气乱则神劳"，情志可以带动气机的变化，情志致病的主要病理特点即气机紊乱、气血不调，而肝能调畅情志及调畅气机，肝主疏泄正常，气血调和，则人的情绪既无亢奋也无抑郁，故有"情志为患可生五脏疾，非独肝，然不离乎肝"，"七情之病，必由肝起"。正常的情志活动的产生依赖于五脏精气充盛和气血的正常运行，而脾胃为后天之本，五脏精气皆赖脾胃化生精微以充养，为神志活动提供物质基础，脾胃又为脏腑气机升降之枢纽，能够调节人体气机，与肝密切合作，调畅气血，以维持正常的精神情志活动。古代医家在神志病的病因病机及治疗上亦重视脾胃，"阴升阳降，权在中气，中气衰败，升降失职，金木废其收藏，木火郁其生长，此精神所以分离而病作也。培养中气，降肺胃以助金水之收藏，升肝脾以益木火之生长，则精秘而神安矣"（清·黄元御《四圣心源·精神》）。以上均说明肝脾在情志的生理病理中的重要性。所以笔者在治疗情志刺激、七情所伤相关疾病时重视调肝理脾，疗效确切。

中医重视自然、社会、体质、生活习惯、心理等因素对健康和疾病的影响，重视人的社会属性，符合现代"生物—心理—社会"医学模式的理念。只有生理与心理合一，人与社会、自然协调，才能百病不生。

四、肝脾不和常兼"湿邪"

笔者长居北方，北方气候寒冷干燥，寒冬较长，但吾认为北方亦多湿。湿邪有外湿、内湿之分，其中外湿虽有地域之别，但随着全球气候的变化，各地气候不再规律。北方夏季也常闷热潮湿，夏末秋初也出现洪灾，外湿亦常为害。而内湿致病临床更常见，北方人平日喜食肥甘厚味、生冷凉菜，善饮酒，食湿面乳酪，口味重而多咸腻，脾胃易伤，脾胃既伤，则脾失健运不能为胃行其津液，湿浊蓄积停滞，外又常为寒气所郁，湿不能越，内湿乃成。加之现代人平日喜静少动，肥胖者多，精神压力大，情志抑郁，致气机不利，肝郁不疏，木不疏土，津液输布障碍，亦聚而成湿。肝脾不调，内湿既生。外感湿邪虽与内生湿浊在成因方面不同，但临床所见，脾失健运、内湿素盛之体，易外感湿邪而发病。湿邪致病，发病隐袭，致病多样。湿为阴邪，可损伤阳气，湿浊内困日久，必伤及脾阳甚至肾阳，见阳虚湿盛之证；湿性重浊黏滞，多阻遏气机，临床常见气滞湿阻于上、中、下三焦不同的部位，但仍以湿阻中焦脾胃为多。另外，湿浊可以聚而为痰，留而为饮，积而成水，变生多种病患。

笔者认为临床无论内湿、外湿，多见脾虚，关键在于脾运失职，治疗则重在健运脾气，而非盲目偏执辛温耗散或苦寒攻下。正如《证治汇补》中李用粹云："治湿不知理脾，非其治也。"肝主疏泄功能正常，则气机冲和，津液运行顺畅，湿无所聚，络无所阻，《丹溪心法》说："气顺则一身之津液亦随气而顺矣。"临床用药时时不忘调理脾胃，舒畅气机，肝脾同治。如清·吴达《医学求是》曰："内伤杂病之疾多湿郁，宜燥土达木。"笔者强调处方遣药应轻疏灵动，不可壅滞、滋腻，在寒热之象不明显时，需时时注意固护脾阳，脾有几分之阳，能消几分之水谷，而且土恶水而喜温，所以遣药多选用性偏温、平之品。调理脾胃常用炒白术、茯苓、苍术、薏苡仁等健脾渗湿，白豆蔻、草豆蔻、砂仁等行气化湿，陈皮、厚朴等行气燥湿，并活用藿香、佩兰芳香化湿，柴胡、佛手、苏子、香附、香橼、乌药等疏肝理气。湿聚水停，可加泽泻、猪苓等利水消肿之品，腹胀如鼓更加半边莲、白花蛇舌草加强利水消肿之力，水停气滞明显可同加大黄、枳实、槟榔、大腹皮行气以助利水消肿，瘀象显现，酌加泽兰、益母草。再根据寒湿或湿热之象选择苦温祛湿之品如独活、木瓜等，苦寒祛湿之品如秦艽、豨莶草等或清热燥湿之品如黄芩、黄连、黄柏、苦参、土茯苓、垂盆草等；清热利尿通淋使水湿从下而去，常用车前子、瞿麦、萹蓄、萆薢等。脾土健运，肝木调畅，寒祛热清，则湿邪可去，五脏得安。

善后调理，应饮食有节，饥饱适度，正所谓"胃为水谷之海，多血多气，清和则能受；脾为消化之气，清和则能运"，重视自然冲和之品，忌食油腻、辛辣、寒凉、甘甜、壅滞之品。平日应顺应气候的变化合理安排生活起居，合理调整及发泄情绪，保持情志舒畅。

治肝脾者，宏微相参，中西并重

藏象学说是中医学的理论基石，是众医家在漫长的中医探索道路上逐渐总结出的中医理论思想，是中医对人体生理、病理和治疗的一种认识。由于中国传统观念和诸多思想的影响，藏象学说对于脏腑的认识有一定的局限性。与现代解剖学、生理学所认识的人体器官有一定的差别。近年来，越来越多的人重视运用现代生物学手段探讨藏象本质，以求寻找诊疗疾病的新的突破口。肝脾相关理论是中医学五脏相关理论的重要组成部分，在临床实践中有重要的指导作用，本文拟结合现代研究进展，初步探讨肝脾相关的现代生物学基础。

一、有关"肝"的中西医比较及认识

西医的肝概念十分具体，它是一个解剖学概念，解剖学中明确指出肝脏是人体中最大的消化腺，活体呈红褐色，质软而脆，成人肝重约 1500g 左右。肝大部分位于右季肋部和腹上部，小部分在左季肋部。肝可分上、下两面和前、后两缘。肝的上面隆起贴于膈。中医学所说的肝是一个较抽象的概念，比西医所说的概念更广、更复杂一些，它不仅指解剖学上的肝脏，更重要的是一个以肝脏为中心，与胆腑相表里，通过经脉与目窍相连，与皮毛筋骨、四肢百骸相通，具有独特的生理功能、病理表现，同时又与其他脏腑互相影响的一个功能性活动系统。综合历代医家、对肝脏的认识，可以归纳为肝为五脏之一，居于右胁部，是人体重要而且最大的脏器，其阴阳属性是阴中之阳，又称厥阴。肝具有升发、喜条达、恶抑郁、体阴而用阳的特性，其功能主疏泄、主藏血、主筋华爪、开窍于目，与胆相表里。此外，肝有主藏魂、司生殖的作用。这种认识基本上包括了肝脏的生理及一系列代谢功能和一部分中枢神经系统、内分泌系统、血液系统、消化系统等功能。

1. 中医"肝藏血"理论与西医肝脏和血液系统关系的比较

"肝藏血"一说始于《内经》，其本意即指肝内贮有一定量的血液。清代、民国一些医家运用解剖学手段证实了"肝为藏血之脏器"。如恽铁樵谓："惟其含血管丰富，故取生物之肝剖之，几乎全肝皆血……故肝为藏血之脏器。"这一直观认识与西医"肝脏为人体一大贮血库，整个肝脏系统可储存全身血容量的50%"基本一致。此外，现代研究还证实，人静卧时肝脏血流量可增加25%，印证了"人卧则血归于肝"的说法。肝藏血尚有"收摄血液"之意，"肝主收摄血液"是对临床"肝不藏血"现象的观察与总结。"肝不藏血"以出血伴见一系列肝火征象为特征，其发病常由不良情志所诱发。一般认为，情志因素导致出血是以人体应激机制为介导，表现为神经、内分泌、凝血等多环节的病理变化。可见，"肝收摄血液"过程涉及了多方面的因素，与西医"肝脏和凝血、抗凝物质生成、清除有关，因而具有凝血功能"的作用显然不相等同。

2. 中医"肝协助脾胃消化"理论与西医肝脏和消化系统关系的比较

中医认为，肝协助脾胃消化，有人认为它包括了肝脏分泌胆汁、胆汁促进消化的作用。笔者认为，这一结论缺乏可靠依据。在中医学古代文献中，虽有"肝之余气泄于胆，聚而成精"的论述，但却无胆汁直接参与消化的明确记载。唐容川在《血证论》中提出"木之性主于疏泄，食气入胃，全赖肝木之气以疏泄之，而水谷乃化"及"胆中相火，如不亢烈，则为清阳之木气，上升于胃，胃土得其疏达，故水谷化"，似乎蕴涵"肝胆化物"之意。但考虑唐容川所处时代，西医学已大举东浸，唐容川本人为中西汇通代表，在阐述中医之理时融入西医见解也不无可能。作为例证，唐容川在《中西汇通医经精义》中指出："西医言肝无所事，只以回血，生出胆汁，入肠化物，二说言肝行水化食，不过《内经》肝主疏泄之义而已。"通过文献整理可知，中医"肝协助脾胃消化"更多来自"肝病传脾"病理现象与对调肝法治疗脾胃病效应的观察。现代研究表明：肝胃不和证以大脑皮层、植物神经功能紊乱、平滑肌脏器（如胃肠道、食管、胆总管、胆管、胰）活动或分泌障碍为特征。肝脾不和证病理基本与之类同，但消化吸收功能减退、代谢紊乱、机体营养不良更为明显。由此推测，中医肝协助脾胃消化的机制在于神经系统，特别是植物神经系统对消化道脏器的整体调控。相比而言，西医言肝脏与消化系统关系主要局限在肝脏分泌胆汁、胆汁促进消化方面，两者的立足点截然不同。

3. 中医"肝胆相表里"理论与西医肝脏和胆囊关系的比较

将中西医有关肝胆关系的论述作一对比，不难发现在解剖位置邻近、肝脏分泌胆汁、肝胆病理相互传变等方面，中西医认识有类同之处，提示"肝胆相表里"能部分反映西医肝脏与胆囊的关系特点。然而，两者仍有相异之处，如肝胆经脉相互络属，肝胆共主神志皆为中医学所特有；再如胆汁分泌、排泄的调节，中医学认为肝主疏泄对胆汁排泄分泌过程具有调节作用。现代医学证实胆汁排泄分泌过程受神经、体液、肠肝循环等因素影响。梗阻、炎症、代谢紊乱、情绪刺激等，皆可通过干扰胆汁排泄分泌过程的正常调节因素或造成肝胆局部病损，致胆汁分泌、排泄障碍。由此可以看出，中医肝主疏泄、调节胆汁排泄分泌过程涉及神经、内分泌等多重因素，并非肝脏功能所能概括。

4. 中医"肝开窍于目"理论与西医肝脏和眼关系的比较

彭清华对眼底病三证型进行了肝、肺血流图描记，发现眼底病患者肝血流图有特异性改变，而肺血流图则变化不显。此外，眼底病三证型间肝脏血流图也呈现一定差异，从肝辨证的眼病其肝循环血流量减少、流入阻力增大的程度均较未从肝辨证的眼病明显。提示眼病与肝脏存在特异联系，实体肝脏可能是中医"肝开窍于目"的物质基础之一。此外，据研究，肝脏与眼在胚胎发生学上具有特殊的亲缘关系，将成年人肝组织移植到原肠胚的囊胚腔中，能诱导双目形成。进一步为"肝开窍于目"理论提供了实际依据与理论解释。

5. 中医"怒伤肝"理论与西医肝脏在怒应激状态下病理改变的比较

现代研究揭示出怒行为损伤肝胆有以下几条途径：怒—交感神经—肾上腺髓质系统兴奋，怒—肾素—血管紧张素—醛固酮系统兴奋，怒—应激反应—下丘脑、垂体、肾上腺皮质兴奋，怒—垂体—甲状腺兴奋。怒时胰高血糖素分泌增多而胰岛素分泌减少，从而减少胰高血糖素和胰岛素刺激肝细胞再生及护肝作用。说明怒伤肝胆以人体应激机制为介导，涉及了全身多系统的变化。可见，中医"怒伤肝"并非仅仅局限于怒行为对肝胆的损伤，而是对应激状态下机体一系列病理反应的综合概括，实体肝脏结构或功能的改变只是其中一个中间环节。

6. 中医肝主疏泄理论与西医肝脏对全身调节作用的比较

"肝本质"研究揭示出中医肝与神经—内分泌—免疫网络相关，提示肝主疏泄对全身气血的调畅是通过神经、内分泌等整体调控作用来实现的。西医肝脏作为代谢器官，它对全身的调节主要通过代谢功能实现。此外，肝脏还能分泌多种激素及其类似信息物，对其他靶组织具有广泛调节作用，因此，也可视为内分泌器官。由此能否推测：中医大"肝"概念中包含了实体肝脏的成分，两者统一的基础在于神经—内分泌—免疫网络。

二、有关"脾"的中西医比较及认识

西医与中医中都有脾的概念，但两种医学中对脾的作用与内在属性的界定有着本质区别。西医中的脾脏是机体最大的免疫器官，占全身淋巴组织总量的25%，含有大量的淋巴细胞和巨噬细胞，是机体细胞免疫和体液免疫的中心。同时，脾脏的组织中含有丰富的"血窦"，因其含血量丰富，能够紧急向其他器官补充血液，所以有"人体血库"之称。西医学中的脾具有滤血、免疫、造血、储血等功能。中医学中，脾为五脏之一，位于腹腔上部，膈膜之下，与胃以膜相连，"形如犬舌，状如鸡冠"，与胃、肉、唇、口等构成脾系统，主运化、统血，输布水谷精微，为气血生化之源，人体脏腑百骸皆赖脾以濡养，故有"后天之本"之称。在五行属土，为阴中之至阴。脾与四时之长夏相应。中医脾的解剖形态学基础为实体脾脏和胰腺，经历了由解剖实体到功能脏腑的演化，中医脾早已不是古代医家最初观察到的解剖脾（包括脾脏和胰腺）了，而是一个功能的集合：包括现代医学中消化系统的主要功能，还涉及神经、代谢、免疫、内分泌等系统的功能。

1. 中西医理论中"脾"生理功能相似之处

中医学认为，脾主统血，对血液有固摄作用。《难经·四十二难》称："脾裹血。"裹，有包裹、固摄的意思。脾裹血实际上就是脾的统血功能。《医碥》说："脾统血，血随气流行之义也。"由于脾气具有固摄作用，就能将血液控制在脉管中流行，而不致溢出于脉外。另外，与脾阳的关系也很密切，《血证论·脏腑病机论》说："血之运行上下，全赖乎脾。脾阳虚，则不能统血。"因此，脾气、脾阳充盛，则能统摄血液；若脾不统血，可导致多种慢性出血病症。

西医学认为，脾有造血、破坏血细胞的作用。主要体现在以下几个方面：①造血，脾在胚胎期可造全血细胞，出生后仅造无粒白细胞，在某些病理状态下可恢复造全血细胞功能；②破血，衰老的红细胞可被脾内巨噬细胞吞噬分解而清除；③储血，脾有储存血液和铁质的作用。

病理状态下，脾不能统血，则可出现慢性出血。现代医学中，如脾大、脾功能亢进时，导致血小板减少，也会出现皮肤淤血，鼻黏膜、牙龈出血等表现。

2. 中西医理论中"脾"生理功能不同之处

脾主运化：所谓脾主运化，是指脾具有把水谷化成精微物质，并将其传输至全身的生理功能。脾的运化功能包括运化水谷和运化水液两个方面。《素问·经脉别论》说："饮入于胃，游溢精气，上输于脾。脾气散精，上归于肺。""饮"即人们所吃进的食物和水。"游溢精气"则是食物进入消化道，在胃液、胆汁、胰液、肠液等的消化下分解为葡萄糖、氨基酸、脂类等小分子物质。这些"精微物质"在小肠黏膜的毛细血管吸收后几乎全部经门静脉输送到肝脏，即"上输于脾"。这三大物质在肝脏充分转化后再上输到心脏，经心肺循环系统运送到全身各组织。

西医中的脾主要是免疫功能，与细胞免疫及体液免疫有较大关系。在脾中，T细胞约占 35%，B细胞约占 55%，约 10% 为巨噬细胞。当被血液来源的抗原刺激后，T细胞及 B细胞经克隆扩增，数目明显增多，致 T细胞及 B细胞区体积扩大，脾的体积亦相应地扩大。

三、肝脾相关理论与"脑—肠轴学说"

自 20 世纪 80 年代提出肠神经系统（ENS）概念后，人们对胃肠病尤其是功能性胃肠疾病有了全新的认识，其中脑—肠轴倍受关注。脑—肠轴是由神经内分泌和免疫因子介导的，受心理、社会因素调整的胃肠道和脑之间的一个双相的整合系统。它包括 3 个层次：第 1 层次是肠神经系统的局部调控；第 2 层次是椎前神经节，接受和调控来自肠神经系统和中枢神经系统两方面的信息；第 3 层次是中枢神经系统，由脑的各级中枢和脊髓接受内外环境变化时传入的各种信息，经过整合，再由植物神经系统和神经—内分泌系统将其调控信息传送到肠神经系统或直接作用于胃肠效应细胞。胃肠道正是在这种复杂而精细的调控下进行对内外环境的适应性活动，以完成其生理功能。当外源性（味觉、视觉）或内感性（情感、心理因素）信息通过高级中枢传出的神经冲动，可以影响胃肠感觉、运动，导致胃肠道对各种应激的运动反应增强和高敏感性，出现胃肠功能的紊乱，而胃肠道的不适也反过来作用于中枢的痛感、情绪和行为。

目前研究认为，神经系统通过肠神经系统、椎前神经节和中枢神经系统等三个层次对胃肠道的运动进行调控，这种在不同层次将胃肠道与中枢神经系统联系起来的神经—内分泌网络称为脑—肠轴。多数学者认为，以脑—肠轴为主的胃肠功能紊乱的基本病机是肝失疏泄、脾失运化，而中医肝主疏泄与神经内分泌系统功能密切相关，脾主运化主要与胃肠功能有关，据此脑—肠轴从现代医学的角度丰富了中医肝脾相关理论。肝脾相关的现代生物学基础为脑—肠轴失衡。

中医认为，机体物质与能量的产生有赖于脾胃的运化功能，脾胃为气血生化之源。但肝主疏泄调节气机是脾胃正常升降的前提，中医学认为，肝在五行属木，主升，主动，人体脏腑的功能活动有赖肝气的升发鼓动。肝主疏泄，协调精神情志，协助脾胃运化，促进胆汁分泌；肝气郁结除有精神情志异常外，常出现纳呆、嗳气、腹胀、脘腹痛、腹泻等消化道症状。多项研究表明，其病理生理实质与胃肠道及中枢神经系统双重分布的脑肠肽水平改变有关。

肝主疏泄功能的异常可引起神经内分泌功能的紊乱，这是因为肝主疏泄功能和情志相关，情志异常引起大脑皮层功能改变，进而影响到脑肠肽含量的改变。笔者认为，中医"肝主疏泄"理论与西医脑肠肽理论有着异曲同工之妙，均注重有机整体，相互关照。中医"肝主疏泄"的功能在脑肠肽理论中起着决定性的作用，中医的肝是机体调节脑肠肽的核心。

四、肝脾相关理论的补充"肠—肝轴学说"

在正常情况下，肠道屏障（机械、生物、免疫和化学屏障）"构筑"了人体同外源性物质接触的第一道防线；对于逃逸胃肠黏膜免疫监视的抗原和炎性因子，肝脏则提供第二道防线。1998 年，马歇尔（Marshall）提出了"肠—肝轴"的概念，即肠道遭受打击后，一方面肠屏障功能受损，肠道内细菌和内毒素大量进入门静脉系统；另一方面，肝脏内的巨噬细胞等被这些内毒素激活，释放一系列炎性因子，各种细胞因子炎症介质之间相互作用和相互影响，构成了一个复杂的网络结构，从而进一步造成肠道黏膜及远隔器官损伤。

中医"肝"的概念包括现代解剖学意义上的肝脏，而现代医学"肠"的功能属于中医"脾"的功能也已毋庸质疑。因此，肝脾相关亦可表现为现代医学中肝脏与肠道在生理病理上的相关，肠—肝轴学说正是从这一角度补充和丰富了中医肝脾相关理论。肠黏膜屏障受损在酒精性肝病发病机制中的重要作用，肝硬化晚期常伴有胃肠道黏膜水肿、糜烂等病理改变，都是肝脾相关的体现。根据肠—肝轴及肝脾相关理论，从"实脾"入手，通过健运脾胃维护肠屏障功能而达到"治肝"的目的，是防治酒精性脂肪肝等肝脏疾病的新思路、新方法，也必将进一步丰富和发展中医五脏相关理论。

明察病因，细审病机，精于辨证

肝脾之居所相近，生理功能息息相关，在病理上亦相互影响，肝病可传脾，脾病也可传肝，肝脾同时发生病变而成为肝脾同病之证。关于脏病相传的思想，《内经》早已明言。《素问·玉机真脏论》曰："五脏相通，移皆有次；五脏有病，则各传其所胜。"五脏相关学说中肝脾相关是指肝脾两脏在生理上互因互用，病理上相互影响，其在临床中有很大的指导意义。下面主要就肝脾相关理论的病因病机、常见证型及治法方药总结如下：

一、肝脾相关病因病机总结

1. 肝病及脾

肝、脾同属五脏，两者之间关系密切，肝属木，脾属土，木强则侮土。有关肝病及脾的论述，《金匮要略》曰："见肝之病，知肝传脾，当先实脾……"这是古人用于未病先防的一项重要措施。而关于肝病及脾的分类，古代医家各有不同观点。大多数的《金匮》注家，认为肝实才会传脾，肝虚不会传脾。也有个别医家认为肝虚传脾。笔者认为，无论肝虚、肝实都会传脾。

肝实证主要是指肝气郁滞，肝虚证主要是指肝气虚弱，由于两者临床表现不同，而引起脾胃发生的病变也有所区别。肝气郁滞多因精神刺激所致，初则气郁于本脏，表现为闷闷不乐、意志消沉、胸胁胀痛、易怒等。继则若肝郁不甚，未致横逆而为疏泄不及，则导致脾胃病变，多为脘腹胀闷、食欲不振、便秘等气机壅遏不畅、运化失职的情况。若肝郁太甚，横逆犯脾乘胃，则为疏泄太过，导致脾胃病变，多为呃逆、嗳气、呕恶、腹痛、肠鸣泄泻、饮食减退等气机失常、运化失职的情况。肝气虚证本身表现为忧郁、胆怯、善太息、神疲乏力等症，若进一步影响到脾胃，也可表现出脘腹满闷、食欲减退、便秘或泻泄等症状。

2. 脾病及肝

清·黄元御在《四圣心源》中说："脾气宜升，……然非脾之气上行，则肝气不升。"意思是说，如果邪气犯脾，脾气阻滞，则影响肝之疏泄、脾失健运，不能助肝疏达，必然导致肝气郁结。

从临床而言，肝脾之间的病理影响提及较多的是肝病及脾，而较少有人提到脾病及肝。脾病及肝，主要表现为"土壅木郁"及脾病生邪犯肝。实际上，临床上许多脾病患者常先出现食欲不振、脘闷腹胀、厌食油腻、食少便溏、怠倦乏力等临床表现，继而又会出现肝病的表现，如肢体麻木、胁肋胀痛、脉虚细或弦等，可称之为"脾病及肝"。

脾病及肝分为两种，一是脾气亏虚，二是脾邪亢盛，这两种情况都可以引起肝脏病变。生理情况下，脾气健旺可以防止肝病传脾，又可以营养资助肝脏之虚，如果脾气不足，不能化生气血营养肝脏，则肝脏亏虚，继而导致肝脏病变。李东垣《脾胃论》中有载："百病皆由脾胃衰而生也。"临床上可表现为"脾虚肝弱"或"脾虚肝旺"。

脾邪亢盛对肝脏的影响，也分为两种情况：①土壅侮木。脾胃位居中焦，乃人体气机升降的枢纽；肝主疏泄，调畅气机，为人体气机之总司，而脾胃对肝气的调畅作用尤为突出。若因外邪导致脾气阻滞，进而阻碍肝主疏泄功能，脾气不运，则不能助肝，继而导致肝郁。临床常表现为"肝脾气滞"。②脾病生邪及肝。临床上以湿热、痰浊最为常见。脾喜燥恶湿，所以脾脏最容易招致湿邪，湿邪化热，熏蒸肝胆，而致肝失疏泄。

3. 肝脾同病

肝郁每易犯脾，土虚易致木乘，肝脾之病常常互为因果而酿成肝脾同病之疾。肝病既起，肝胆系统自身的生理功能不正常，首先可横逆中犯脾胃，即"肝病传脾"，"肝脾同病"为其必然而直接的传变和转归。从而影响到人体的正常饮食，以及胃肠的传输、消化和吸收的生理功能，影响到气机升降出入的正常，进而导致气血的化生不足，收藏无权，气血生化不足则可影响机体整个生理功能的正常发挥。肝胆与脾胃在生理上是相互支持与制约的，所以，其病理变化也相互累及，而症状也就相兼并见。如肝病症见头昏、四肢酸困乏力、脘闷纳呆、溲黄便溏以及黄疸等气血不足症状。而肝之病变，不外疏泄太过与不及。疏泄太过则肝气横逆，乘克脾胃，或为腹痛泻泄，或为呕吐反酸；疏泄不及，则肝气郁结，木郁壅土，而为胸胁胀满，脘痞不食，成为

"肝胃不和"或"肝脾失调"。同样，脾胃有病也会影响肝胆。如脾胃虚弱，血之生化不足，可使肝血亏损；脾胃气机窒塞，可致肝气郁结，甚则湿热蕴结于脾胃，熏蒸肝胆，可致胆汁泛滥肌肤，发为黄疸等，呈现"肝脾同病"之症。

二、肝脾（胃）相关常见的证型总结

肝和脾胃在生理、病理上，存在着难以分割的关系，所以在证候上相互关联。由于肝脾各有虚实，因此肝脾相关的病证可归纳为四种情况：①肝木气有余，制己所胜，克伐脾土太过，为木旺乘土；②肝气不及，则己所胜轻而侮之，为木虚土侮或称之为木虚土壅；③脾气不及，肝气虽然处于正常水平，然脾土不耐克伐，为土虚木乘；④脾气有余（多为邪气致使脾土壅滞）反过来亦可影响肝的正常疏泄，为脾盛侮肝。不论上述何种情况，最终均可致肝脾同病，而其证候类型归纳如下。

1. 肝郁脾虚

又称肝脾不和证。本证多因情志不遂，郁怒伤肝，肝失调达，横乘脾土；或饮食不节、劳倦太过，损伤脾气，脾失健运，湿壅木郁，肝失疏泄而成。

肝失疏泄，经气郁滞，则胸胁胀满窜痛；太息可引气舒展，气郁得散，故胀闷疼痛可减；肝气郁滞，情志不畅，则精神抑郁；气郁化火，肝失柔顺之性，则急躁易怒；肝气横逆犯脾，脾气虚弱，不能运化水谷，则食少腹胀；气滞湿阻，则肠鸣矢气，便溏不爽，或溏结不调；肝气犯脾，气机郁结，运化失常，故腹痛则泻；便后气机得以条畅，则泻后腹痛暂得缓解；舌苔白，脉弦或缓，为肝郁脾虚之证。

本证以胸胁作痛、情志抑郁、腹胀、便溏等为辨证的主要依据。

主症：①大便溏薄、少腹胀痛与情绪有关；②情绪焦虑或精神抑郁；③食少纳呆、神疲懒言、体倦乏力。次症：胁肋胀满疼痛，或胃脘满闷；口苦咽干；咽部异物感；嗳气泛酸；舌尖边稍红，舌苔微黄；舌质淡、舌体稍胖或有齿痕；脉弦。凡具有主症①②③中各一项，即可辨为肝郁脾虚证。

2. 肝脾两虚

（1）肝脾气虚：情志内伤，或久病体弱，或劳逸失调，伤及肝气，导致肝气虚，倘若肝气不足，肝的疏泄功能失常，饮食物不能正常地消化吸收，气血化生无源，日久及脾，则可导致脾气衰败。脾气虚弱日久则及肝，致肝气易衰。临床可见以胁胀隐痛、头晕眼花、气短乏力、食少、腹胀、便溏等为常见证候。

（2）肝脾血虚：脾主生血，统摄血液；肝主藏血和调节血量。脾气亏虚，则血液生化无源而血虚，或统摄无权而出血，可直接影响肝藏血和调节血量的功能，均可导致肝血不足，或肝失疏泄。肝气郁结，影响脾的运化功能，导致血液生成无源，肝无所藏，此外肝不藏血也与脾不统血同时并见，临床称为"藏统失司"，则会形成肝脾血虚证，症见头目眩晕、视物模糊、肢体麻木、肌肉瞤动，妇女月经不调、量少有血块或崩漏等症。肝脾血虚日久，化火生热，症见烦躁易怒、自汗盗汗、头痛目涩、小便不利等。

（3）肝脾气血两虚：禀赋薄弱，后天失养，情志失调，久病耗伤肝脾之气，或导致肝主疏泄、脾主运化功能失常，饮食物不能正常消化吸收，都可以影响人体气血的生成，日久则引起肝脾气血俱虚之证。临床以头晕眼花、视物模糊、肢体麻木、月经量少、食少、腹胀、便溏、面色萎黄、舌淡脉弱等为常见证候。

（4）肝脾阴虚：脾胃为后天之本，人体各脏腑组织器官之濡养，皆有赖于脾气散精而输布。若脾阴津亏乏，可致肝阴失于濡润；若肝阴不足，又可耗伤脾胃之阴，以致胃脘胁痛、嘈杂吞酸、口干口苦，或纳少便秘、干呕呃逆，或倦怠体瘦、舌红少津、脉虚弦。

3. 肝脾血瘀

肝脾血瘀证属肝脾同病里比较重的病证，多由于肝脾两脏发病日久，脉络瘀阻所致，多见于鼓胀病。临床症状常见胁痛如刺，痛处不移，胁下积块（肝或脾肿大），口干饮水不欲下咽，舌质紫暗或有瘀斑瘀点，肌肤甲错或面色晦暗，脉涩。

4. 肝脾湿热

由于情志不舒，肝气郁结，肝火偏旺，或嗜食辛辣厚味，或素体湿热偏盛等，以致肝火或湿热内盛，邪热郁蒸脾胃而致。临床常见胁胀、腹胀、恶心厌油、身热口苦、渴不多饮、尿少而黄，甚至面目皮肤发黄如橘子色，大便不爽，舌红苔黄腻，脉弦滑数等。

5. 肝胃不和

指肝失疏泄，胃失和降的病证。多由情志不遂，气郁化火，或寒邪内犯肝胃所致。

有寒证、热证之分。肝郁化火，横逆犯胃，以胃脘胁肋胀闷疼痛、嗳气吞酸、呃逆呕吐、烦躁易怒、舌红苔薄黄、脉弦为主症，属热；寒邪内犯肝胃，以巅顶痛、吐涎沫、形寒肢冷、舌淡苔白、脉沉弦为主症。

若肝气犯胃者，肝郁化火，横逆犯胃，肝胃气机不畅，则胃脘胁肋胀闷疼痛；气郁化火，胃失和降，则嗳气吞酸、呃逆呕吐；肝失条达，心神不宁，则烦躁易怒；舌红苔薄黄、脉弦为肝气郁而化火之象。

寒邪内犯肝胃，肝脉上达巅顶，阴寒之气循经上逆，经气被遏，故头痛甚于巅顶；寒性阴凝，得阳始运，得寒则凝，所以头痛遇寒加剧、得温痛减。胃府受病，中阳受伤，水津不化，气机上逆，则呕吐清稀涎沫；阳气受伤，不能外温肌肤，则形寒肢冷。舌淡苔白滑，脉沉弦紧，是为寒邪内盛之象。

6. 肝胃气滞血瘀

又称肝胃瘀滞。肝胃不和，其病机根本在于肝郁气滞、横逆犯胃，导致胃气失和。气行则血行，肝气郁滞日久，可出现气滞血瘀的症状。临床以胁肋、脘腹刺痛及胀痛，或于上腹或胁下触及肿块、拒按，胁胀脘痞，嗳气，脉弦涩等为常见证候。

7. 肝胃阴虚

由情志不遂、气郁化火，致肝阴不足；肝火犯胃、灼伤胃阴，而致胃阴不足；或温热病耗伤肝阴、胃阴。症见头晕耳鸣、两目干涩、口燥咽干、嘈杂、干呕、饮食减少、五心烦热、潮热盗汗，或以胁肋隐隐灼痛、便结尿黄、舌红少津、脉弦细数等为常见证候。

8. 中虚肝寒

脾胃为后天之本，功主运化；肝主升发，敷布春生少阳之气，其经脉挟胃而行。若脾胃虚弱，而寒邪客于肝脉，可循经上逆，不仅可致巅顶疼痛，更可引起脾胃升降失常，出现食谷欲呕，或干呕吐涎沫、下利、手足厥逆等症。

三、肝脾相关治法总结

1. 疏肝健脾

通过调理肝气、健运脾气而使肝脾协调，本法适用于肝郁脾虚证。症见胸胁胀满疼痛，善太息，情志抑郁，纳差食少，腹胀便溏，妇女月经失调，苔薄白、脉弦等。

2. 健脾养肝

通过健运脾气、补养肝血而使肝脾协调，本法适用于脾气虚弱、化源不足、肝血亏虚的肝脾两虚证，症见面色萎黄、短气懒言、身倦肢麻、精神抑郁、纳差食少、脘腹胀满、胁肋隐痛、舌淡、脉虚细或弦，此时治宜健旺脾气为主，辅以养血柔肝。若是以肝郁血虚为主，兼脾胃虚弱之证，症见情志抑郁、善太息、咽部有异物感、头晕目眩、视物模糊、肢体麻木、肌肉瞤动、妇女月经不调、量少有血块、经前乳胀、便溏、腹胀、食少等，治疗上当以养血疏肝为主，佐以健脾益气、调和肝脾。

3. 抑肝扶脾

又称补脾泻肝法。通过泻肝理气、健运脾气而使肝脾协调，适用于肝胆之气横逆脾土的肝胆克脾证，症见腹痛泄泻、泻后痛减，痛泻与情志有关，伴有胁痛、胸闷不舒、腹泻、肠鸣矢气，舌质淡，苔薄或微黄，脉弦。

4. 疏肝和胃

通过清肝理气而使胃气和调，适用于肝气犯胃证，症见胸胁胃脘胀满疼痛、呃逆嗳气、吞酸嘈杂、郁闷或烦躁易怒，苔薄白或薄黄，脉弦。

5. 补脾泄肝

适用于脾土虚弱、肝气乘脾的脾虚肝旺证，症见食少纳差、脘腹胀满、倦怠乏力、大便不调，舌质淡苔薄白，脉弦缓无力。

6. 温中暖肝

通过温阳散寒使肝胃协调，适用于脾胃虚弱、肝寒上逆证，症见食谷欲呕、畏寒喜暖，或胃脘疼痛，或厥阴头痛、干呕吐涎沫，或下利、手足厥冷等。

7. 柔肝养阴

通过滋养肝胃使肝胃调和，柔，即润柔、滋阴。适用于肝脾阴虚或肝胃阴虚证，症见胁痛、口苦、口燥咽干、胃脘嘈杂似饥，或吞酸，或干呕呃逆，舌红少津，脉虚弦。

四、肝脾同治相关经方运用解析

1. 四逆散

此方出自于张仲景的《伤寒论》，是调和肝脾的基础方或疏肝理气之祖方。是各医家公认的调和肝脾方，也是后世应用较为广泛的经方之一。《伤寒括要》中这样论述其主症：肝气郁结，疏泄失常，木郁乘土，故见胁肋胀痛，或脘腹疼痛，或见泄利下重等症。方中柴胡疏肝解郁，升发阳气，为君药；白芍敛阴养血柔肝为臣；佐以枳实，理气解郁破结；使以甘草，调和诸药，益脾和中。方中柴胡、枳实相配，一升一降，增强疏肝理气之功；柴胡、芍药相伍，一散一敛，疏肝而不伤阴，且有相反相成之效；芍药、甘草相合为芍药甘草汤，酸甘化阴，柔肝缓急，四药合用，共奏透邪解表、疏肝理脾之效。

2. 逍遥散

本方首见于《太平惠民和剂局方》，是由四逆散去枳实，加白术、茯苓、当归、薄荷、生姜组成。原书用治"肝郁血虚，两胁疼痛，头痛目眩，口燥咽干，神疲食少，往来寒热，妇人月水不调"，为肝郁血虚脾弱的代表方剂。以疏肝解郁为主，配合养血健脾之法。方中柴胡疏肝解郁，为君药；白芍养血敛阴、柔肝缓急，当归养血和血，乃气中血药，当归、白芍共为臣药；白术、茯苓、甘草健脾益气，实木以御木乘，使营血化生有源，共为佐药；加薄荷少许，疏散郁遏之气，透达肝经郁热，生姜降逆和中，两药亦为佐药。上药合用，可使肝郁得疏，血虚得养，脾虚得复，气血兼顾，肝脾同调，为调肝养血健脾之名方。

3. 痛泻要方

本方始载于《丹溪心法》，主要用于治疗脾虚肝郁之痛泻。痛泻之证，系由木虚土乘，肝脾不和，脾运失常所致。《医方考》曰："泻责之脾，痛责之肝；肝责之实，脾责之虚，脾虚肝实，故令痛泻。"方中白术补脾燥湿以治土虚，为君药；白芍柔肝缓急止痛，与白术相配，于土中泻木，为臣药；陈皮理气燥湿，醒脾和胃，为佐药；配伍少量防风，具升散之性，与白术、白芍相配，散肝郁，舒脾气，又为脾经引经药，顾兼具佐使之用。四药合用，可以补脾胜湿而止泻，柔肝理气而止痛，使脾健肝柔，痛泻自止。

4. 吴茱萸汤

此方出自《伤寒论》，主治胃寒呕吐和肝寒上逆证。临床应用以恶心呕吐，或巅顶头痛，畏寒肢冷，舌淡苔白滑，脉沉弦细或迟为辨证要点。方中吴茱萸辛苦性热，入肝肾脾胃经，上可温胃寒，下可暖肝肾，又能降逆止呕，一药而三擅其功，为君药；重用辛温之生姜为臣，温胃散寒，降逆止呕；佐以甘温之人参，补益中焦脾胃之虚；佐使以甘平之大枣，益气补脾，调和诸药。四药相伍，肝肾胃同治，温、降、补并施，共奏温中补虚、降逆止呕之功。

5. 当归芍药散

该方出自《金匮要略》，本方和血平肝，健脾利湿，主治妇人怀孕腹中绞痛和妇人腹中诸痛。方中芍药为君，敛肝和营，缓急止痛，配以白术、茯苓健脾益气，合泽泻淡渗利湿，佐当归、川芎调肝养血。诸药合用，肝得条达，脾得健运，肝脾两和，气机调顺，不仅腹痛主症可除，而且由肝脾失和所致头晕、浮肿，肢体麻木、疼痛、挛急，小便不利及妇人带下量多、月经量少等症均为所宜。

6. 小柴胡汤、大柴胡汤

小柴胡汤载于《伤寒论》，历代认为本方为和解少阳之主方。实际小柴胡汤所主已超出少阳病之范畴，它是通过肝脾同调的机制而实现对三焦的通调，因此在《伤寒论》中被广泛应用于三焦不利的病证。方中柴胡入肝胆经，透泄少阳之邪，疏泄气机之郁滞，为君药；黄芩苦寒，清泄少阳之热，为臣药；柴胡、黄芩相配伍，一散一清，共解少阳之邪，佐以半夏、生姜，和胃降逆止呕，又佐以人参、大枣益气健脾；炙甘草助人参、大枣扶正，且能调和诸药，为使药。诸药合用，和解少阳，兼和脾胃，使邪气得解，枢机得利，胃气调和。

大柴胡汤出自《金匮要略》，主要用于治疗胆胃热盛气滞所致的少阳阳明合病。大柴胡汤中亦含四逆散，亦取其调理肝脾、清疏邪热、柔肝缓急之用。本方以和解为主，兼以泻下。方中重用柴胡为君药；配臣药黄芩和解清热，以除少阳之邪，枳实行气消痞，亦为臣药；芍药柔肝缓急止痛，半夏和胃降逆，生姜止呕，共为佐药；大枣调脾胃、和表里，为佐使药。本方既不悖少阳禁下的原则，又可和解少阳，内泻热结，使少阳与阳明得以双解。

7. 小建中汤

本方最早见于《伤寒论》，主治中焦虚寒、肝脾失调、阴阳不和证。方中重用甘温质润之饴糖，一者温中补虚，一者缓急止痛，一药而两擅其功，为君药；臣以辛温之桂枝，温助脾阳，祛散虚寒，饴糖与桂枝相伍，辛甘化阳，温中益气，使中气强健，不受肝木之侮；佐以生姜，助桂枝温胃散寒，佐以大枣，助饴糖补益脾虚；佐使炙甘草、芍药，益气补虚，缓急止痛。诸药合用，可使脾气强健，肝脾调和，中气建立。本方重在甘温，兼用阴柔，温中补虚，柔肝理脾；且辛甘与酸甘并用，滋阴和阳，营卫并调。

8. 越鞠丸

此方出自《丹溪心法》，主要是以调和肝脾为主来治疗郁证。方中以香附入肝经以解气郁。丹溪云："凡郁皆在中焦，以苍术、川芎开提其气以升之。假如食在气上，提其气则食自降矣。"从中可以看出，丹溪认为郁的本原在中焦，当以苍术、川芎之辛，开提升之，气升则食自降。同时认为"苍术为足太阴脾经药，气味辛烈，强味健脾，发谷之气，能经诸经，疏阳明之湿"，另香附与苍术配合，"一升一降，故散郁而平"（《医方集解》）。

病因新解 〉〉〉〉

杂病不拘于六淫

　　中医病因学是中医基础理论的重要组成部分，也是医家了解疾病发生的一个重要方面。中医病因学经历了漫长的发展历程，从春秋战国的萌芽时期、东汉的发展时期，到宋元的成熟时期，其学说已趋于稳定。

　　早在《黄帝内经》（以下简称《内经》）中就有了对病因病机的描述，曰："夫百病之生也，皆生于风寒暑湿燥火，以之化之变也。"应"审察病机，无失气宜"，并提炼出病机十九条。宋代陈无择提出"三因"学说（即六淫邪气所触为外因，五脏情志所伤为内因，饮食劳倦、跌扑金刃以及虫兽所伤等为不内外因），标志着中医病因学理论的成熟。此后，吴有性提出"戾气"说，是对传染病病因学的独到创见，使中医病因学更加完善。目前，中医病因学理论仍然建立在"三因"学说的基础上。然而，宋代至今已有近千年，无论是社会环境还是饮食习惯都已发生巨大的变化，中医病因学也势必会有一定的改变。

　　中国古代，自然环境恶劣，人民生活水平极差，食难充饥，衣不御寒，无条件抵御外邪，极易受风、寒、暑、湿、燥、火的侵袭，所以致病因素多为外感六淫与内伤五邪。现代社会，随着生活条件的改善，以及衣食住行的变化，风、寒、暑、湿、燥、火六淫一般很难侵袭人体，所以当今社会，外感六淫致病已越来越少。

　　近几十年，由于生活节奏加快，竞争日益激烈，情志致病日益增多，再加上现代医学刚从生物医学模式转换到"生物—心理—社会"医学模式，还没有很好的治疗情志疾病的手段，中医致病因素逐渐由外感六淫趋向于七情内伤。

　　关于情志致病，本书中其他部分还会详细介绍。除了情志致病所占比例的增加外，也有一些其他致病因素与古代不同，如饮食结构的不合理、环境污染、现代医学治疗方法的副作用等。这些致病因素在现代中医病因学中也占有重要的一部分。

　　随着经济的发展，人们的饮食不只满足于温饱，饮食结构已经从植物性食物逐渐发展成动物性食物。一些高热量、高脂肪、高蛋白的食物日渐进入大家的日常饮食，这也导致肥胖病、高脂血症、糖尿病、心血管病发病率逐渐增高，而这些疾病在中国古代很少见到。除了饮食的改变以外，现代医学的一些治疗手段如放疗、化疗等不可避免地给患者带来了一定的副作用。使患者体内正气衰弱，抵御外邪能力降低。临床治疗此类患者时，应考虑到治疗手段这一致病因素。针对放化疗，曾有学者提出"放疗似火，化疗如毒"的观点。

除了上述两种致病因素以外，环境污染致病也逐渐增多。近几年，关于雾霾、重金属致病的报道越来越多，相关肺系疾病与慢性中毒性疾病的发病率也逐年上升，这些致病因素是古代社会所没有的，如何运用传统病因学说中的"六淫""疫疠"以及"毒"的概念概括环境污染致病因素，并进行深化和临床运用，是病因学说必须研究的新课题。

由于社会背景及各方面的不同，现代中医病因学理论已不再是单纯的三因学说，主要致病因素也由古代的外感六淫向情志与饮食致病倾斜。对于中医病因学的研究也应该在结构上有所调整和侧重，以满足时代的需求。

情志致病为主因

当今社会，随着社会的迅猛发展，人们生活节奏的日益加快，来自社会、生活诸多压力的增加，人们对疾病的认识视角由机体和疾病本身开始转向社会和情志。从而引起了医学模式的转变，从生物医学模式转向"生物—心理（情志）—社会"医学模式。笔者总结自己的临床所见，发现临床大多数疾病均可由情志不舒引起，在临床治疗方面，自己也会酌情配伍相关药物，在临床上取得了较好疗效。回顾几十年来自己的临床所见所想，现对情志致病的相关内容总结如下：

一、情志的定义

中医所说"情志"，包括七情与五志，五志为五脏正常的生理变动，而七情则为导致人体疾病的病理因素。如《素问·天元纪大论》说"人有五脏化五气，以生喜怒思忧恐"；《素问·阴阳应象大论》曰："肝在志为怒，心在志为喜，脾在志为思，肺在志为悲，肾在志为恐。"而七情则概括人的情志活动，包括喜、怒、忧、思、悲、恐、惊七个方面。对于情志的认识，古代医家大多集中于以上两点。

现代社会，由于生活习惯、社会背景的改变，许多致病因素也在发生着改变，对于"情志"也有了新的认识。概括来说，情志除了七情五志以外，还包括安静、烦闷、焦虑、抚爱、憎恶、嫉妒、傲慢、惭愧、耻辱、自豪、羞涩、恭敬、蔑视等多种单一或复合的生理性及社会性的情绪、情感，其中与疾病有关的情志早已跨越了七情五志的界限。

二、情志致病的机理研究

1. 脏腑功能失调

情志致病可直接损伤脏腑，使脏腑功能失调。《素问·阴阳应象大论》曰："心在志为喜，肝在志为怒，脾在志为思，肺在志为忧，肾在志为恐，此五脏五志之分属也。"意在说明不同的情志变化对各脏腑有不同的影响，当失调的心理变化成为病因，不同的情志则直接影响相应脏腑功能而致病。情志致病虽可直接伤及五脏，但以心肝脾三脏功能失调最为多见。此外，情志致病还可通过生克乘侮关系互相传变。可见情志可通过五行之说伤及他脏，或多脏同时受累。

2. 气机升降紊乱

情志致病最主要的发病机理就是体内气机紊乱。气机指气的运动，升、降、出、入，是人体脏腑、气血、经络运动的基本形式。情志不畅，人体气机的正常运动就会紊乱，临床可引起气虚、气逆、气滞、气郁、气血失调、气滞血瘀、中气下陷等证。不同情况的情志刺激，所导致的气机变化也不同。如《素问·举痛论》："余知百病生于气也，怒则气上，喜则气缓，悲则气消，恐则气下，……惊则气乱，思则气结。"此外，长期的情志不遂，亦能引起许多其他的病理变化，如：气滞血瘀，气滞湿聚痰生，气滞化火生风等。可见情志致病，其范围广泛，病种繁多，病情复杂，临床应时刻注意。

三、情志致病的特点

1. 情志致病首伤肝

"七情之病必由肝起"，为清代医家魏之琇所体悟，同代医家王孟英所阐发。肝在情志的产生、分化中起主导作用，同时体内气机的调畅也由肝来主导。机体内外的各种情志刺激由肝调畅，然后再传于心。心神对情志的产生有重要作用，但这一作用的实现须依赖于肝调畅气机的功能。当机体受各种过度情志因素刺激，首先伤肝，导致肝疏泄失常。疏泄太过，肝气上逆，可见烦躁易怒，失眠多梦，头痛，胸胁、乳房胀痛，嗳气吞酸，注意力不集中等症；疏泄不及，肝气郁滞，可见情绪低落、抑郁寡欢，胸闷，腹部胀满，疲乏，食欲不振等症。

2. 易伤心神

情志致病，具有特异性，同时也有共性，那就是易伤心脾。机体内外各种情志因素，首先由肝调畅，然后再由心神"任物"对内外刺激分析评价从而产生情绪体验，因此，情志刺激致病往往损伤心脏。张景岳《类经》所谓："情志之伤，虽五脏各有所属，然求其所由，则无不从心而发。"心主神明，神包括精神和情志，情志活动虽分属五脏，但均在心神的控制和调节下得以实现；心为五脏六腑之大主，脏腑亦须在心的主宰下进行活动，相互协调，共同维持正常的生命活动。可见，无论何种情志刺激，都会伤心致病。

3. 病机复杂，缠绵难愈

情志致病可为单独一种因素致病，也可由多种因素共同致病。由于情绪具有复杂性，人们日常体验到的情绪往往是多种情绪的组合。在临床中，多种情志刺激共同致病是更常见的致病方式。七情致病，不管怒、喜、思、悲、忧、恐、惊单一致病或共同致病，很快会导致多个脏腑功能紊乱，发生病变。以怒为例，暴怒伤肝，不但会有胸胁不舒、胀闷疼痛、嗳气太息等肝气郁滞的证候，还会出现腹胀纳呆、腹痛腹泻、反酸、口苦、烦躁易怒、失眠等肝气横逆、肝病及脾、影响心肾的证候。情志致病，不管是哪一种，最终都可使气机紊乱，气为血之帅，气行则血行。由于七情损伤使气机紊乱，进一步影响血液运行和津液输布，从而产生一系列病理产物如痰饮、瘀血等，又使其临床证候更加复杂化。

4. 情志致病具有其独特性

情志致病不同于外感六淫，也不同于其他内伤诸因致病。外感六淫致病，寒则温之，热则清之，通过一段时间治疗后，邪气去而病可愈。内伤主因如痰饮、瘀血、宿食积滞也是如此。情志致病与年龄、性别有关。同一事物，由于人的年龄、性别不同，生活经历、思维方式不同，对该事物引起情志刺激的承受力也不同。一旦某种情绪、情结形成，很难在短时间内迅速消失。女性情感细腻，易忧郁、悲伤；男性感情粗犷，多大怒大喜；婴幼儿多惊恐；青壮年易怒、狂喜；老年人易忧郁、孤独。

四、临床常见的情志致病

情志所致之病是一个非常复杂多样的疾病系统，既可以具体地指某一个疾病，也可以是病理上一类疾病的概述，或者将其限定于某几类疾病框架中加以论述，如妇科情志致病、肝癌与情志的关系、冠心病的情志致病等。中医学古典医籍中，很少有单独论及情志的疾病。《金匮要略》真正意义上的情志病仅有百合病、奔豚气、梅核气、脏躁等。《景岳全书》论情志致病则较多一点，其中对癫狂、痴呆、郁证、胁痛、妇女月经失调、乳岩、乳痈等与情志密切相关的疾患都有较详细的论述。

由于社会背景与时代的不同，中医学中"情志病"的概念也在逐渐改变和充实。最新版《中医基础理论》对情志病进行定义：指发病与情志刺激有关，具有情志异常表现的病证。包括因情志刺激而发的病证，如郁证、癫、狂等；因情志刺激而诱发的病证，如胸痹、真心痛、眩晕等；其他原因所致但具有情志异常表现的病证，如消渴、恶性肿瘤、慢性肝胆疾病等。现代医学研究证明：情志因素所引起的生理变化可涉及神经系统、内分泌系统、消化系统、免疫系统等多个系统和器官，若持续发展则可引发各种疾病。

五、情志致病的临床治疗

1. 顺五脏之势治疗

《素问》："木郁达之，火郁发之，土郁夺之，金郁泄之，水郁折之。"指出对于风、热、湿、燥、寒五气之郁，以及情志刺激所致的五脏气郁，应当采取顺应五脏之势进行治疗。由于五郁之中，以肝气郁滞最为多见，所以临床上以疏肝理气之法治疗内伤杂病常获良效。在《伤寒论》中，木郁达之如少阳病小柴胡汤，火郁发之如麻杏石甘汤，金郁泻之如阳明经证白虎汤，土郁夺之如阳明腑证三承气汤，水郁折之如少阴病真武汤，均从六经气化的角度体现了顺时治郁的思想。

2. 疏肝解郁，全面调理

由于肝为人体气机升降出入的枢纽，其气以条达疏泄为顺，而情志疾病多伴随着气机紊乱这一病理。故疏肝调气为情志疾病药物治疗的一个重要环节。正如古代医家所说"诸郁本于肝，治郁先治肝"，不论哪种情志因素，在体内总会形成一种郁象。所以调气解郁应以疏肝为中枢，治疗七情诸病，当以疏肝解郁法为主。肝"体阴而用阳"，且"见肝之病，知肝传脾"，在疏肝调气的同时当辅以滋肝阴、养肝血、实脾气的药物以恢复肝脏功能，促使整体机能活动协调运转。

同时在疏肝的同时，我们必须注意到社会以及周围人给患者带来的影响，所以除了用药方面，还应进行全面调理。如患者病情需要首先配合心理调节，当然患者应在心理医生的指导下进行。另外，七情所致之郁证多实，郁久易于化热，故患者的饮食宜清淡，忌辛辣。

总之，情志致病理论不仅是中医基础理论的重要组成部分，更为现代心身医学奠定了理论基础。中医认为，情志因素对疾病的发生、发展均有极其重要的影响，对情志疾病病因、病机、治疗的认识，是长期临床实践的总结。因此，研究情志致病的病机对临床诊治有着极其重大的意义。

饮食致病亦多见

中医理论认为，当今社会，致病因素除了情志因素以外，还多见饮食因素。临床上经常见到的高血脂、高血压、冠心病、脑血管病等大多由饮食因素所引起。早在2000多年前，中医学就有关于饮食致病的记载，其后的《伤寒杂病论》等医学经典亦对此有所阐述，体现了早期中医对饮食致病的重视。《诸病源候论》对饮食致病有了更详细的论述，具体论述了饮食致病的各种表现形式，如饮食饥饱失调、饮食冷热不调、饮食搭配不当、饮食偏嗜、饮食不洁、食物中毒、病后食复；饮食，不服水土以及妇人妊娠饮食不宜、小儿乳养不当等，基本涵盖了当今中医病因学中饮食所伤的内容。

一、饮食致病首伤脾胃

脾胃为后天之本，气血生化之源。食物必须经过胃的受纳腐熟与脾的运化才能供养全身。饮食正常，则气血生化源源不竭，因而健康不病；相反，饮食失宜，首先损伤脾胃，而后累及气血生成及其他脏腑，导致疾病的发生。即"内伤脾胃，百病由生"。

二、饮食五味，各有所伤

古人言"药食同源"，药物有五味，食物亦有五味。《灵枢·五味》说："五味各走其所喜，谷味酸，先走肝；谷味苦，先走心；谷味甘，先走脾；谷味辛，先走肺；谷味咸，先走肾。"但如五味太过，则又可使脏腑之气出现偏盛偏衰，破坏脏腑之间的相对平衡，从而导致疾病的发生。另外，五味之间同样也遵循五脏的相生相克，在治疗疾病的过程中应注意本脏所主及相克之味，以利于脏腑气血调整，达到治疗或协助治疗某些疾病的目的。

三、饮食致病多见痰湿

由于人民物质生活水平的提高，饮食结构也发生了巨大的改变。越来越多的人在饮食方面偏嗜肥甘厚味，加之运动量少，往往会造成体内营养物质的堆积而引起各种疾病。仔细分析这些疾病不难发现，其病理因素多见痰湿。饮食不节（洁）、偏嗜、冷热不调等均可导致脾胃受损，致水谷运化失司，湿浊停留体内，日久聚而成痰。而痰浊致病，复杂而广泛，古人有"百病多由痰作祟""无痰不作眩""怪病多由痰"之说。痰饮的形成，多因肺、脾、肾三脏功能失常而致，其中脾脏与运化水湿最为密切，脾运失常，痰湿即生。

四、饮食所致疾病

饮食致病种类繁多，过食肥甘厚味最易生湿、生痰、生热，肥甘助湿生痰，阻碍气机，使人中满；肥甘化热，热与血搏结，而成痈疽疮毒之病；热伤津液，以致阴虚阳亢、津涸热竭，常可发生消渴；饮酒过度易伤脾胃，使水湿内停、阻滞气机，以生满胀；过食生冷，易伤脾胃之阳而致寒内生，邪从湿化，发生腹痛、泄泻等症；偏嗜辛辣，可使胃肠积热而大便干燥，或酿成痔疮下血等症。

现代医学中，饮食所致疾病多见消化系统疾病与代谢疾病，而代谢疾病已成为当今影响人类健康的最主要疾病。临床常见的高血压、糖尿病、肥胖、冠心病等代谢疾病究其病因多由饮食所引起。有研究证明，心脏病、糖尿病、肥胖等慢性疾病可以通过健康的膳食而发生逆转，其他研究成果也证明膳食对各种癌、自身免疫病、骨科疾病、肾病以及老年视力和脑功能衰退（如认知障碍和阿尔茨海默病）也有重要的影响。所以我们应加强中医饮食方面的理论基础研究，并应用于临床实践，从而让我国优秀传统文化的重要组成部分——中医食疗，在预防保健、治疗疾病等方面都发挥更大的作用。

环境污染成新因

随着人口增加给环境与资源带来的压力越来越大，环境污染已经成为影响人类健康最重要的因素。据世界卫生组织最新调查表明，每天死于水污染而致的疾病人数有2.5万之多。面对环境污染对健康和疾病的影响，西医有环境医学学科进行研究。中医学虽然注重环境对人健康的影响，但与现在如此严重的环境污染相比，目前的研究状况则明显不能满足当前的严峻形势所需。

由于古代环境污染的程度远没有现代严重，加之新出现的现代化学性污染，使得中医学在研究环境污染影响健康和引发环境疾病的方面内容有限。中医病因学中很少有关于环境污染的记载。

中医病因学发展到现在，比以往更全面，更能正确地指导临床实践，但是，我们没有任何理由认为中医病因学说发展到此，就是十全十美，不需要再向前发展了。在现代医疗实践中，"六因论"能不能概括像环境污染这样一个新的重要的致病因素呢？不能。因为"六因论"未能概括环境污染致病的性质和特点，环境污染作为致病因素既不等同于外感六淫、疫疠、瘀血，更不是内伤七情、饮食劳倦。环境污染是前所未有的新问题，它导致的疾病，在多数情况下，往往是大规模的、灾难性的，并具有症状复杂严重、病情异常、变化多端等特点。因此，一直沿用至今的"六因论"病因学已不能适应现代医疗实际，必须正视现实，按照辨证唯物论观点，针对环境污染这一新内容，把中医病因学加以发展。

环境污染导致发生疾病具有明显的特点。按环境被污染的空间地域概念，我们可以把环境污染分为三类：空气污染、水污染和土壤污染。造成污染的物质不外物理因素和化学因素，如放射性物质、光、电、粉尘。

有毒粉尘、废气、毒气、废水、石油、农药、化肥、煤烟、噪音以及其他化学元素等，所造成的疾病则十分复杂，如著名的原子病、水俣病、噪音疾病以及职业病、癌症、皮肤病、高血压病、神经系统疾病等。可以表现为内科、外科、伤科、骨科、妇科或多种综合病变。目前，在大多数情况下，环境污染致病是不可抗拒的，与人体的抗病能力——正气往往关系不大，"邪之所凑，其气必虚"的概念已被突破。其发病往往是集体性的，甚至是大规模的，其感染途径多数是由皮毛口鼻而入，或表里同病，或全身所有组织器官同时被侵犯，难于幸免。可以一脏一腑、一经一络独自为病，也可以此起彼伏，传变无穷。可以立即致死，也可以终生不愈。总之，它能导致人体气血津液、五脏六腑、四肢百骸、五官九窍、皮肉筋脉发生十分复杂的病变。

中医学对环境污染病因的研究，首先仍应遵守中医学自身的发展规律，将环境污染的病因特征进行中医化，对每一种污染物不同的病邪属性、侵袭途径、致病特点、病机变化、辨证用药及专方专药进行中医学特征描述。这是一个复杂的较长久的过程，也是不能省略掉或绕过去的。另外，任何一门学科的发展都离不开同时代其他学科的支持，中医对环境污染病因的研究应引进西医学或其他学科的研究方法，这也是中医学认识新事物的时代特征。

方药心得 》》》》

经方、时方、验方，从权而立

"经方"，为《伤寒杂病论》所载之方，在不同的时代依然保持其不朽的临床价值。"时方"，虽然不似经方组方配伍那么严格，但它立足于民间医学实践，运用在临床上亦常能取得良好的疗效，是方剂学领域中的又一大发展。"自拟方"，来源于笔者从医多年的临床经验。经方、时方、自拟方，从权而立，"权者，临病治宜之谓也"。笔者在学习经典及各家医籍之后，"师其意，变而通之"，根据具体病证，结合自己的心得体会，举一反三，加以变化发展，增强了治疗效果，扩大了它们的适应范围。以下列举笔者临床常用于调理肝脾的处方：

临床上师法经方旋覆代赭汤降胃气之理，喜用代赭石、旋覆花，代赭石入肝经，功效上突出"镇"，用量上突出"重"，其质重坠，善镇逆气，重在镇胃气上逆，尤其其性平和，不伤正。另旋覆花可下气，亦可疏肝和血，补中，一味药兼职肝脾，多用于土虚木乘之胃气上逆，正如《神农本草经》中提到旋覆花"主结气胁下满，惊悸……补中，下气"。原方用于胃虚痰阻气逆，笔者临床上则常选用旋覆花、代赭石降胃气，再辨证加减，同用于虚实之证，但亦强调不可久用。

调和肝脾气血又法经方"当归芍药散"、时方"逍遥散"，其中选用柴胡疏解肝气之郁结，白术、茯苓健脾益气，均为气分药；白芍柔肝抑木，正如《本草求真》提到白芍"有敛阴益营之力……能于坤泻木"；当归入肝、脾两经养血活血，方治肝郁血虚脾弱之证。若气郁日久，入络致瘀，再加川芎、丹参等入肝经血分行血补血，笔者常用丹参，常言"一味丹参散，功同四物汤"（《妇科明理论》）；若肝郁化热，常加栀子、黄芩泻气分之火；在以上用药基础上再酌加其他常用健脾补气疏肝养血之品。但需注意久病入络，无论气滞、血虚还是气虚所致，调理肝脾理气活血之药均应中病即止，以轻灵流通、不伤正为原则。

临床常见患者性情易怒或郁闷，善太息，胸胁、胃脘胀满疼痛，呃逆嗳气，吞酸嘈杂，苔黄脉弦，辨证为肝气犯胃证。师法时方"左金丸""柴胡疏肝散"，选用黄连苦寒，能泻心火，借"实则泻其子"之意，间接泻肝胆横逆之火，则肝火得清，黄连亦清胃热，则胃气得和；柴胡、枳壳、香附理气解郁，治肝郁之本；吴茱萸性辛热入肝，辛可开肝郁，降胃逆，与黄连配合，制黄连之苦寒，以防苦寒败胃，以为佐使。如果肝木之气亢盛，胃逆严重，反酸明显，可加旋覆花、代赭石以加强疗效。不通则痛，胃痛明显用失笑散、九香虫、元胡等理气化瘀止痛。

因饮食不节，嗜食辛辣，或肝郁日久，化火伤阴，致肝胃阴虚者，常见头痛易怒、胁肋疼痛、口燥咽干、脘痛纳差、舌红少津少苔、大便干结等症。师法《续名医类案》之一贯煎并合验方胃病一号方加减，一贯煎在大队滋肝胃之阴药中略佐疏肝理气之品治疗肝胃阴虚、血络失养颇效；合胃病一号方加大量石斛、白芍等甘凉之品养胃阴；少量黄芪补中气，寓阳生阴长之意；香橼、紫苏等疏肝理气以防大量滋阴之品使气机呆滞而其本身不伤阴；焦三仙等健胃助运消食；胃阴已伤、胃气不降者，则可加代赭石降胃气而不伤正，以上用药共成肝胃同治之方，疗效确切。

熟知药性，灵活加减

中药的四气五味理论是中医药临床用药的核心部分，在临床遣方用药的过程中总会涉及这方面的内容，在授课和经验讲解时，笔者也总会把这一部分内容当作重点。

凡药寒、热、温、凉为四气，也称四性；酸、苦、甘、辛、咸为五味。自古有神农尝百草，"入口则知味，入腹则知性"，是中药性味的起源。历经数千年传承，药物的四气五味理论已被赋予更广、更深的内涵，已成为中药理论的核心并广泛应用于临床。

一、中药"四气"理论及其对于临床的指导意义

四气一般是指中药寒、热、温、凉四种特性，是中医药性理论的重要组成部分。《神农本草经》在其序例中说："药有酸、咸、甘、苦、辛五味，又有寒、热、温、凉四气。"正式提出"四气"之说，后世一直沿用，但经过长时间的发展完善，四气内涵不断丰富。中药"四气"的理论是医者依据药物在人体中发挥相应作用后所表现的不同反应和治疗相关疾病的疗效总结出来的理论，其能正确指导临床用药治疗疾病。

药性的确定与疾病有着密切的关系。而中药中多数药物的寒热温凉是以其所治疗疾病的寒热属性划分的，即凡能改善机体寒证或热证的病理状态，使之逐步恢复正常，则标以温热或寒凉。如黄芩、黄连能治发热、面赤、口苦、心烦等热证，就说它是寒性药；反之，附子、干姜能治形寒肢冷、腹痛泄泻、脉沉迟等，就表明它具有热性。即《内经》中所说的"寒者热之，热者寒之"。一般来说温热药物属阳，寒凉药物属阴。另外，还有一些寒热之性在机体表现不明显的"平性"药，但药物的作用还是有偏温偏凉的趋势，仍可归于四气理论的范围。

临床实际应用上，如出现大热、大汗、口渴、面红目赤、烦躁，甚至神昏、谵语、脉洪大、苔黄等热性表现，中医经四诊合参辨为里热证者，根据《素问》中记载的"热者寒之"的用药原则，一般用石膏、黄芩、知母、寒水石、栀子等属阴属寒凉的药物治疗；若出现身体畏寒、四肢厥逆、腹部冷痛、痰白清稀、脉微、苔淡白滑等

寒性表现，中医经四诊合参辨为里寒证者，则根据"寒者热之"的用药原则，选用附子、吴茱萸、干姜、丁香、肉桂等属阳属温热的药物治疗。若出现寒热错杂的临床表现，则寒药和热药同用，调和阴阳，使机体恢复阴阳平衡的状态。

二、中药"五味"理论及其对于临床的指导意义

五味是指药物有酸、苦、甘、辛、咸五种不同的味道，因而具有不同的治疗作用。有些还具有淡味或涩味，因而实际上不止五种。但是五味是最基本的五种滋味，所以称为五味。

五味最初是指人们通过口尝辨别出来的，但通过长期的临床实践和观察发现，中药的五味并不仅局限于药物的固有滋味，还与药物的作用性相关，所以临床上各药下标定的"味"，可能不完全与滋味相同，甚至可能完全不同。如葛根、皂角刺并无辛味，但前者有解表散邪作用，常用于治疗表证；后者有消痈散结作用，常用于痈疽疮毒初起或脓成不溃之证。二者的作用皆与"辛能散、能行"有关，故皆标以辛味。磁石并无咸味，因其能入肾潜镇浮阳，而肾在五行属水而与咸相应，磁石因而标以咸味。由此可知，确定味的主要依据是药物的滋味和作用。

古代医家把药物的滋味及其发挥的作用与脏腑阴阳联系起来，以便更好地认识药物及治疗疾病。《素问·至真要大论》提出："辛甘发散为阳，酸苦涌泄为阴，咸味涌泄为阴，淡味渗泄为阳。六者或收或散，或缓或急，或润或燥，或软或坚，以所利而行之，调其气使其平也。"这不仅确定了各种味的阴阳属性，而且还概括了"味"所表示的作用特点。

辛味有发散、行气、行血等作用，一般来讲，解表药、行气药、理血药多具有辛味，多用于治疗表证及气血阻滞之证。

甘味有补益、和中、缓急的作用，一般来讲，滋养补虚、调和药性及制止疼痛的药物多具有甘味。多用于治疗正气虚弱、身体诸痛，及调和药性。

酸味有收敛、固涩的作用，一般固表止汗、敛肺止咳、涩肠止泻、固精缩尿、固崩止带的药物多具有酸味。多用于治疗体虚多汗、肺虚久咳、久泻滑肠、遗精滑精、遗尿尿频、崩带不止等。

苦味有泄、燥湿、坚阴的作用，一般来讲，清热泻火、下气平喘、降逆止呕、通

利大便、清热燥湿、泻火存阴的药物多具有苦味。多用于治疗热证、火证、喘证、呕恶、便秘、湿证等。

咸味有软坚散结、泻下通便的作用，一般来讲，泻下或润下通便及软化坚硬、消散结块等药物多具有咸味。多用于治疗大便燥结、瘰疬、瘿瘤等。

三、四气与五味之间的关系及其对于临床的指导意义

中药四气五味是构成药物性能的两个方面，以此作为说明药物功效的主要依据，即用气味来说明药物功效是中药应用的特点，每一种药物都有气和味，气、味是药物性能的两个方面，两者密切联系，共存于一体之中，决定着药物不同的功能和主治。因此，必须把气和味两者结合起来分析，才能做到对药物更全面地认识和更确切地应用。

中药的五味有辛、甘、酸、苦、咸五种，同属一种药味而不同的药性可能发挥的作用也不相同，如细辛和薄荷在五味中都属辛味，但是细辛在四气中属温性，而薄荷在四气中属凉性，细辛能散寒，而薄荷能清热；又如黄芪和南沙参都有甘味，但是黄芪在四气中属温性药物，而南沙参在四气中属寒性药物，黄芪能补肺气、温养脾胃，而南沙参能养肺阴、清肺热。

深研配伍，善用药对

药对古而有之，又称之为对药，是中药的一种特殊配伍形式，其以两味药配对组成居多，笔者认为对药如果使用得当，在各司其职的同时，可加强药物之间相互制约、互相协同的作用，也可产生与原药不同的新功效，降低药物之间毒副反应，并结合现代药理研究，收到桴鼓之效。现将笔者临证常用药对大致总结如下：

1. 茯苓配白术

茯苓与白术相伍而用，源自《景岳全书》茯苓汤。茯苓，味甘、淡，性平，利水渗湿，健脾安神。甘补，淡渗，即为扶正祛邪均可，使补而不峻、利而不猛，是健脾渗湿之要药。《本草衍义》亦曰："此物行水之功多，益心脾不可阙也。"白术，其味甘、苦，性温，补气健脾，燥湿利水，止汗，安胎。而白术有生、炒之别，生白术长于健脾，炒白术则长于燥湿。笔者临证多用炒白术，取其燥湿之力大于健脾。《本草汇言》曰："白术，乃扶植脾胃，散湿除痹，为消食除痞之要药。脾虚不健，术能补之；胃虚不纳，术能助之。"茯苓以健脾渗湿为主，白术以健脾燥湿为要。二者相伍，使水有出路，脾可健运。

2. 沙参配石斛

沙参有北沙参、南沙参之分。北沙参善养肺胃之阴，南沙参善补肺脾之气。北者力强，南者力弱。故笔者临证多用北沙参。沙参滋阴生津、清热凉血，不仅对于胃阴不足者效果显著，还对血枯阴亏、肺阴虚、气阴两虚或因伤阴引起的津枯液燥者也具有较好的疗效。石斛味甘，性微寒，养阴清热，益胃生津。《本草纲目拾遗》谓："清胃，除虚热，生津，已劳损。以之代茶，健脾开胃。"《本草纲目》曰："主治伤中，除痹下气，补五脏虚劳羸瘦，强阴益精，久服，厚肠胃。"笔者二药合用，以达养胃阴、生津液、清虚热之效，用来治疗胃阴不足、热性病伤阴等证。

3. 藿香配佩兰

藿香与佩兰伍用，源自《时病论》中芳香化浊法。藿香，味辛，性微温，化湿解暑，止呕，为芳香化湿之要药。此药既能散表邪，又能化里湿。《本草正义》曰："藿香，芳香而不嫌其猛烈，温煦而不偏燥烈，能祛除阴霾湿邪，而助脾胃之正气，为湿困脾阳、倦怠无力、饮食不好、舌苔浊垢者最捷之药。"佩兰，味辛，性平，化湿，解暑。其味芳香，化湿和中之功又与藿香相似，故笔者在临证时两药常相须为用，共奏醒脾开胃、芳香化浊、和胃止呕之效。

4. 黄芩配栀子

黄芩与栀子伍用，源自仲景《伤寒论》的葛根黄芩黄连汤。黄芩味苦，性寒，清热燥湿，泻火解毒，凉血止血，除热。笔者临证用生黄芩，取其清热之功。笔者认为，消化系统疾病患者，病久易致胃肠植物神经功能紊乱，临床上多有失眠、烦躁等症状。而现代中药药理研究提出，黄芩有解热镇静之功效，故对胃肠植物神经功能紊乱之患者疗效甚佳。栀子味苦，性寒，泻火除烦，清热利湿，凉血解毒，消肿止痛。《本草衍义补遗》言："泻三焦火，清胃脘血，治热厥心痛，解热郁，行结气。"二者相配伍，清热燥湿，泻火除烦，故用于治疗因郁湿积热而引起病症的患者。

5. 川芎配当归

当归与川芎伍用，源自《普济方》佛手散，又名芎归散。当归补血，活血，调经，止痛，滑肠。《景岳全书·本草正》中记载："其味甘而重，故专能补血；其气轻而辛，故又能行血……亦血中之圣药也。"川芎味辛温，活血行气，祛风止痛，为血中之气药，上行头目，下入血海。《医宗金鉴》谓："命名不曰归芎，而曰佛手，谓妇人胎前、产后诸症，如佛手之神妙也。"当归以养血为主，川芎以行气为要。笔者临证常以二药相配伍，意在互相制其短而共其长，气血兼顾、养血调经、行气活血、散瘀止痛之力较单一药物增强。而现代药理研究亦证实，当归具有镇痛、抑菌、抗炎及抑制某些肿瘤株生长的作用；川芎对预防血栓的形成、提高淋巴细胞吞噬细菌能力均有较强疗效。

6. 乳香配没药

乳香与没药伍用，源自《证治准绳》乳香止痛散。乳香性温，味辛、苦，归肝、心、脾经，活血行气，止痛，消肿生肌。《本草纲目》言："消痈疽诸毒，托里护心，活血定痛伸筋，治妇人难产，折伤。"没药味苦、辛，入心、肝、脾经，活血止痛，消肿生肌。又云："乳香活血，没药散血，皆能止痛消肿生肌，二药每每相兼而用。"笔者认为乳香主以行气活血，而没药主以活血散瘀。二者配伍相用，气血兼顾，共奏行气活血化瘀、流通经络、消肿止痛之功。故张锡纯曰："乳香、没药不但流通经络气血，诸凡脏腑中，有气血凝滞，二药皆能流通。医者但见其擅入经络，用之以消疮疡，或外敷疮疡，而不知用以调脏腑之气血，斯岂知乳香、没药者哉。"

炮制有法，煎服得当

中药炮制一直都是中医治疗疾病的重要部分。中药炮制不仅可以提高临床疗效，降低毒副作用，而且方便调剂、存储，是中医临床用药的必备工序，直接影响中药的临床疗效。但随着科技的发展，一些现代化的设备已被应用于临床。这些煎药机，在一定程度上提高了工作效率，但在药物的炮制方面还存在一些问题。而在临床中，中医大夫"医不知药"的现象较为普遍。

临床上应掌握各炮制方法对中药功效的影响，以便更好地应用于临床。例如莱菔子能升能降，生品以升为主，用于涌吐风痰；炒后则以降为主，长于降气化痰、消食除胀，而目前有很多中药基本生用。一些应用范围不太广或是复杂的炮制方法，其炮制品被命名为"制"，如制紫河车、制天南星、制白附子、制川乌、制草乌等。而"炙"指药物加液体辅料后，用文火炒干，或边炒边加液体辅料，继续以文火炒干。如蜜炙甘草、姜炙厚朴、盐炙黄柏。常有处方"制""炙"不明，如把炙黄芪写成制黄芪，容易理解为是黄芪净制品，即生黄芪，主要作用是补气固脱、生肌托疮，而蜜炙、麸炙黄芪偏于补气健脾，一字之差，作用殊异。又如生甘草味甘性凉可清热解毒，调和诸药，蜜炙后甘温主补，功能补中益气、润肺止咳。临床中，关于大黄的炮制也有很多种，如生大黄主泻，可清除胃积滞，泻血分实热，但是制成熟大黄后由攻下剂变为泻剂，如炒成大黄炭，又成为止血剂。

中药炮制除了改变药物的性能或功效外，还可以降低药物毒性。临床上如马钱子、白附子、半夏、天南星、巴豆及斑蝥等，虽然毒性大，但经过加工炮制后，对治疗某些严重疾病能收到独特功效，因此，仍被国家药典收藏，应用于临床。

中药炮制是根据中医药理论，依照辨证施治用药的需要和药物自身性质以及调剂、制剂的不同要求，所采取的一项制药技术，"饮片入药，生熟异治"是中药的鲜明特色和一大优势。古代的医家往往也是药学家，他们不只从事临床诊治，还要进行药物的炮制。而现代，随着学科的精细，药物的炮制已经成为药剂师的工作。中医大夫更多重临床、轻制药，使良好的炮制方法在临床中得不到很好应用，亦导致中药炮制技术萎缩。在临床中，想要成为一名好的中医大夫，熟知药物炮制必不可少。

中药的煎服在临床中同样重要，正如李时珍所言："凡服汤药，虽品物专精，修治如法，而煎药者卤莽造次，水火不良，火候失度，则药亦无功。"《医学源流论》曰："煎药之法，最宜深究，药之效与不效，全在乎此。"伴随着中药加工技术的改进，以及免煎剂与煎药机的出现，临床上很多中医大夫对中药的煎服方法不甚了解，导致中药治疗疾病效果不佳。

中药的煎服不单单涉及煎煮方法，还包括器皿选择、煎药次数、服药时间等诸多内容。首先对于煎药容器的选择，以陶瓷器皿中的砂锅、砂罐为最好，因其主要成分是硅酸盐，化学性质稳定，不易与药物成分发生化学反应，并且传热缓慢，煎药时锅内的水分不容易被蒸发，能很好地使药物中的有效成分溶解，使煎出的药液保持原来的成分和功效。

关于药物的入药方法与煎煮时间，笔者认为，应由药物的性质、性能及患者的病情共同决定。如大黄、番泻叶久煎则泻下力减缓，故欲泻下当后下或开水泡服。有些矿物、贝壳类药物质地坚硬，不易煎出有效成分，如生石膏、生龙骨、生牡蛎、生石决明、珍珠母、生海蛤壳等应当先煎——将这些药物先煎煮 10～15 分钟，再放入其他药共同煎煮。有研究显示，助消化药大多含助消化酶。酶是一种蛋白质成分，不耐高温，高温使其丧失活性。微炒对酶活性影响不大；炒黄、炒焦或煎煮则降低酶的活性。临床使用时，不主张煎服，提议研粉吞服以增疗效。因此，消食剂也不宜用中药煎药机煎煮，用传统方法更有益治疗。对于有的液体中药，放置其他药中煎煮，往往影响其成分，常与其他药兑服，如鲜竹沥、生姜汁等。

在临床中经常可以看到，中医大夫嘱咐患者早饭前、晚饭后各服药一次。其实中药的服药时间要根据患者的疾病种类及病情状况决定，而不是千篇一律地套用。如：驱虫药、攻下药及其他治疗胃肠道疾病的药物宜饭前服用，而消食药则应在饭后及时服用，以利其充分发挥药效。有些药物，如安神药，宜在睡前 30 分钟到 1 小时服用，急性病则不拘时服。

同样，服药的多少也应根据多方面因素决定，如发汗药、泻下药，其药力较强，服药应适可而止。呕吐患者宜少量频服。

关于中药的煎煮次数，笔者认为，对质地较轻、有效成分易煎出的草、叶、花之类的药物可煎煮1～2次，对质地较重的茎类、动物类、矿物类等药物可煎2～3次。

中医的辨证是根本，药物的煎服是关键，两者必须密切配合。目前，中药的煎煮方法过于简单，加之大多数患者不懂得煎服药的正确方法，使中药疗效降低。临床中我们应重视煎服方法，并详细告知患者，以提高中药治病的疗效。

谨记忌口，突出药效

笔者在临床诊治患者的过程中发现，患者询问最多的问题是关于中药的忌口，中药忌口虽看似简单，但却在疾病的恢复过程中发挥着重要的作用。现总结自己在临床上的一些体会，以供读者参考。

中药是我们的祖先在寻找食物的同时，逐步认识和发展起来的，而且也是同疾病作斗争的产物。简单地说，忌口就是指服药期间对某些食物的禁忌，也简称食忌。一个好的临床大夫在合理用药治疗疾病的同时，必须注意到饮食与忌口问题。只有科学合理的饮食与忌口，才能收到良好的治疗效果。

关于忌口，早在《内经》中就有"食肉则复"的记载。《本草纲目》说："凡服药，不可杂食肥猪犬肉、油腻羹鲙、腥臊陈臭诸物。凡服药，不可多食生蒜、胡荽、生葱、诸果、诸滑腻之物。"《金匮要略·禽兽鱼虫禁忌并治》指出"所食之味，有与病相宜，有与身为害。若得宜则益体，害则成疾，以此致危，例皆难疗"，提示了食物与疾病转归的关系。

一、笔者对中药忌口的相关认识

关于中医忌口，我认为应该有狭义和广义之分。狭义的忌口是指有些食物对某些疾病患者来说是绝对不能吃的，吃了病情会加重或旧病复发。如一些哮喘和荨麻疹的患者，对他们来说鱼、虾等食物是绝对不能吃的，因为这类患者对此类食物过敏，食后只会使病情加重。广义的忌口是指相对忌口，指某些食物对某些疾病而言，可能会导致疾病的加重或使疾病的恢复减慢，原则上应尽量少食用，但程度不如绝对忌口那样严格。如慢性胆囊炎、胆石症患者，应尽量少食用油腻食物，食用后有可能会导致胆绞痛发作，但并非一定发作。

二、中药的四气五味与忌口

中医理论认为，中药有"四气五味"的性能。"四气"又称"四性"，即寒、热、温、凉的药性。疾病有寒证和热证之分，一般说来，凡是能够治疗热性疾病的药物，多属寒性或凉性药，如黄连、黄柏，可清热解毒；能够治疗寒证的药物，多属温性、热性药，如附子、干姜，能温中散寒。在治则上即是疗寒以热药，疗热以寒药。

"五味"则指药物的辛、甘、酸、苦、咸五种不同的药味。前人在长期使用药物于临床的过程中，发现不同味道的药物有不同的治疗作用，《内经》中就有"辛散、酸收、甘缓、苦坚、咸软"之说。具体来讲，辛味具有"行"的作用，如生姜散寒，木香行气，红花行血；甘味具有"补"和"缓急止痛"的作用，如人参补气，熟地补血，甘草缓急止痛；酸味有"收涩"的作用，如五味子收敛止汗，五倍子涩肠止泻；咸味具有"能下""软坚"的作用，如芒硝润燥、软坚、通便。食物也同样存在这种特性。

因此提出用某些药物时，不宜吃与药性相反或影响治疗的食物，这样将利于药效的发挥，缩短病程，使患者早日康复。这便是我们常说的患者忌口的原因之一。

三、中药忌口的原则

中医饮食与忌口应参照病机属性与食物的寒热补泻功能进行对证施用。如寒病忌生冷、热病忌辛辣、阴病忌阴柔滋腻、阳病忌温热辛燥、虚证忌克消攻伐、实证忌补益固涩等。

中药有四气五味，食物亦有四气五味，中医按食物的"寒、凉、温、热"四气及"辛、甘、酸、苦、咸"五味之性味，将须忌口的食物分为辛辣类、生冷类、油腻类、海腥类、发物类及其他6类（具体见表1）。

表1

分类	食物
辛辣类	辣椒、胡椒、生姜、大蒜、韭类、花椒、青葱、芥末、酒类等
生冷类	西瓜、梨子、柿子、菠萝、香蕉等生冷水果；萝卜、白菜、苦瓜、竹笋、蚕豆等寒凉蔬菜；冰棒、冰淇淋、冷藏饮料或果品等冷冻食品等
油腻类	猪油、猪肉、牛肉、羊肉、动物内脏和油炸、烧烤食品等
海腥类	虾、蟹、螺、贝类、带鱼、海鳗、乌贼、鱿鱼等水产品等
发物类	鹅肉、牛肉、猪头肉、公鸡肉、狗肉、虾、蟹、竹笋、芥菜、木薯、南瓜、韭菜等
其他类	咸品，如食盐、酱油、豆酱、咸菜、咸萝卜、咸鸭蛋等；甜品，如白糖、红糖、各种糖果、糕饼、甜食，以及含糖多的荔枝、龙眼、甘蔗等水果

四、饮食忌口的具体方法

1. 因人而食

体质偏实者，饮食应注意全面合理。但兼夹有痰湿瘀者不宜再补充过度的营养，尤其要减少脂肪的摄入，可以多进食膳食纤维丰富的食物，并注意补充维生素和微量元素，加强锻炼，防止代谢性疾病的发生。

体质偏虚者，宜进补，但应根据体质决定补益的性质。如阳虚者，以补气温阳、散寒健脾为主，忌服寒凉、生冷食物；阴虚者，宜滋补养阴、生津清热，忌食温燥伤阴的食物，如姜、葱、蒜、辣椒等辛辣刺激类食物。

小儿时期"脾常不足"，应进食易消化食物，摄入优质蛋白质、维生素及矿物质。老人脏腑功能衰退、脾肾不足，应以温热软熟的食物为主，控制脂肪和糖类摄入，多吃清淡素食、纤维素和乳食，忌进黏硬生冷的食物。

妇女孕期，应注意营养素均衡，适食多餐。忌食过咸、过甜食物，忌烟酒、油腻、辛辣、刺激等食物，以减少食物对胃肠道的刺激。经期虚弱者，可进食一些补气养血的温性食物，如红糖、大枣、鸡蛋、龙眼等，忌食寒凉、辛热食物。

2. 因时而食

春季多湿，肝胆气旺，脾胃的消化功能相对较弱。饮食上应减酸宜甘，生养脾气，适宜多食清淡菜蔬和豆类食物，不宜食油腻辛辣，以免内生火热。

夏季热邪挟湿，脾胃受困，导致消化功能减退。饮食应以甘寒、清淡为主，避免油腻，尤其注意不要多食生冷瓜果。

秋季燥气当令，燥易伤肺，易发咳嗽。饮食应滋阴润肺，多食柔润食物，如梨、蜜、甘蔗及乳制品等，少食辛辣食物，不宜进补辛温大补之食品。

冬季封藏万物，寒邪正盛。饮食上可多吃温热性食物，如生姜、洋葱等，勿进寒冷饮食。体虚、年老之人冬季则可适当进补。

3. 因地而食

地处温热地区，在夏季，则辛辣、助火、补阳之类食物不宜食，如辣椒、羊肉、酒、肥肉等；如地处高寒、寒湿地区，在冬季，则忌食寒凉性质的食物，如苦瓜、冷饮、冬瓜等，以防伤阳助寒；若处于癌症高发地区，则忌食腌制食物。

五、发物的概念及相关研究

笔者在临床嘱咐患者需要忌口时，患者常常会问到关于"发物"的问题。关于发物，历来的记载都不是太详细，大多数医家也只是根据以前的经验总结告知患者一部分。关于"发物"，笔者是这样认为的：对于发物的认识包括广义和狭义两方面，广义的发物指在健康人正常摄入，或患病服药及病后调理的饮食过程中，因饮食不当而诱发某种病症产生、激发新病、妨碍治疗、加重病情或影响机体康复的一类食物。狭义的发物指能导致类似于现代医学所指变态反应性疾病的食物。

1. 发物的致病原因

目前临床上有很多专家认为，"发物"之所以能引发疾病，基本上是因为它可以导致人体过敏，即"发物"引发的疾病，属于食物过敏症，而引起旧病的复发，大多也是因为这些过敏症的诱发所致。

2. 常见的发物分类

（1）动火发物：如薤、姜、花椒、胡椒、羊肉、狗肉等。

（2）动风发物：如虾、蟹、鹅、鸡蛋、椿芽等。

（3）助湿发物：如饴糖、糯米、猪肉等。

（4）积冷发物：如西瓜、梨、柿等各种生冷之品。

（5）动血发物：如海椒、胡椒等。

（6）动气发物：如羊肉、莲子、芡实等。

忌口是中医学的重要内容之一，在防病、治病、调养以及日常生活中均有重要意义。在防病方面，根据体质、地理环境、季节不同，根据忌口要求选用适当的食物，可达到健体安身的目的；在治病方面，根据邪正强弱、阴阳消长等不同病症特点，采用相应的治疗方法，辅以相应忌口措施，可促使患者早日痊愈；在调养方面，根据疾病与身体状况，分别忌口可有助于康复和预防复发。

养生保健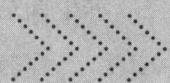

养生之道，首养心神

随着社会的不断发展，人们生活水平的改善以及对疾病认识的提高，"养生"已逐渐成为当今热门话题。有关养生的信息，无论是在书籍上还是在网络上都可随时看到。关于养生，古人言："善养生者养其心，不善养生者养其形。"清代养生家石成金曰："养生必先养其心。"现代医学对于健康的定义也印证了这一观点，现代医学认为，健康不仅仅是不生病，而是身体上、心理上和社会适应上的完好状态。笔者也认为，要养生首先应学会"养心"。

1. 养心的重要性

《素问·灵兰秘典论》说："心者，君主之官也，神明出焉。"心既支配血脉的运行，还主持人的精神活动，是人体最重要的脏腑。心气可推动血液行于脉道，以输送营养物质于全身，营养和滋润各脏腑形体官窍。若思虑太过或忧郁寡欢，会造成心气不足，心脏搏动无力，继而引起心阴或心阳的不足。情志内伤，首伤心神，次伤及相应脏腑，会导致脏腑气机紊乱，从而引起全身各种病症。心在我们生命活动中的地位十分重要，因而我们应当注重养心。

2. 养心重在调情志

笔者认为，健康应该是由内而外的。只有心态健康，外达于表，才有健康的气色和神态。要保持健康，第一要务就是要养心。心就是心态，保持一份平和的心态，才能谈养生。

要保养心神，首先要重视七情的调节。所谓七情，就是喜、怒、忧、思、悲、恐、惊。作为致病因素的七情，是指这些情志过于强烈，导致脏腑气血逆乱而发病。因此，"养心"就是指调顺七情，常保持心理平衡，心理和谐，人就会气血匀和，阴平阳秘，所以能健康长寿。

古往今来，医家、道家、养生家们都十分重视对精神的调养，重视精神治疗和心理养生的作用。认为养生的关键在于排除杂念。保持心地纯朴专一，顺乎天理，就能达到养生的目的。即所谓"善摄生者，不劳神，不苦形，神形既安，祸患何由而致也"。

人生的道路坎坷不平，不如意事常八九，尤其人进入成年之后，人际关系、生活环境、工作压力、家庭责任等都会发生改变，若不能很好地把握住自己的"心"，往往可产生忧郁、失落、自卑等各种消极心理。这些情绪都可伤及心神，进而引起全身疾病。所以一定要学会调整情志，调节心态，注意对心理压力的自我调节，遇事乐观豁达，静以修身，俭以养德，保持健康的心态，方可抵御不良刺激和接纳日常意外事件的发生。凡事要看得开，不要过于患得患失，要有"人生不如意事常八九，多观其一二"的良好心态。

保持良好的心态是科学养生的第一步，养生先养心，所谓"以不变应万变"，如此，才能真正实现保养身体、减少疾病、增进健康、延年益寿的最终目的。所以我们养生，营养身体固然重要，但首先要养心，调顺七情，如元代王隐居《衰老论》曰："盖年老养生之道，不贵求奇，先当以前贤破幻之诗，洗涤胸中忧结，名利不苟求，喜怒不妄发……神虑不邪思。"精神状态好才能使形体充盛，即所谓"得神者昌，失神者亡"。

饮食以节，谨和五味

除了中药的四气五味，食物同样也有四气五味，食物的四气五味可以帮助我们更好地治疗疾病，起到良好的辅助作用。患者也很愿意了解有关食物四气五味的一些内容，比如什么食物是凉性的，什么可以吃，什么不可以吃。在这里，笔者根据自己的临床经验，简单做一下说明。

一、食物的四气五味及其对于临床的指导意义

中药有四气五味，同样食物也有四气五味。中医学讲究的"四气五味"，即食物的性味。在临床中，更好地了解食物的性味，有助于医师合理地运用饮食来辅助临床治疗，合理选配食物，既能防病治病，起到保健作用；又能强身健体，增加营养，提高生活质量。

饮食的重要作用，在于"谷不入，半日则气衰，一日则气少矣"。而食气过剩，会伤身体。饮食物有寒、热、温、凉之性，酸、苦、甘、辛、咸之味，熟知并运用食物性味对人体的损益，可以使脏腑平衡，气血旺盛，驱除疾病，健康长寿。现在的生活条件比过去任何时候都好，鸡、鸭、鱼、肉应有尽有，而现代人却百病丛生，而且很多是疑难杂症，这与现代人不了解饮食物性味对人体的损益有很大的关系。

养生首先必须了解饮食性味。食物性味不同，食入于胃，因五味不同而对心、肝、脾、肺、肾产生作用，《内经》说："酸入肝，辛入肺，苦入心，咸入肾，甘入脾。"饮食入于口，性味如有太过或不及，必然会造成脏腑阴阳的偏盛偏衰，从而导致疾病。春天味过于酸，则易伤脾胃；夏天味过于苦，易伤肺气；秋天味过于辛，易伤肝气；冬天味过于咸，易伤心气。

1. 食物的四气

食物的四气和药物的四气相同，也可分为温热和寒凉两类。寒凉类的食物有大米、小米、高粱米、荞麦、赤豆、绿豆、豆浆、豆腐、豆豉、兔肉、鳗鱼、螃蟹、龟、蛤、牡蛎、紫菜、竹笋、油菜、白菜、苋菜、蕹菜、芋头、茄子、苦瓜、黄瓜、冬瓜、菱、

藕、百合、白果、甜瓜、西瓜、梨、桑椹、香蕉、柿子、柿饼、猕猴桃、广柑、甘蔗等。这类食物食后能起到清热泄火、解毒消炎的作用，适宜春夏季或患温热性疾病的人食用，但凡畏寒、四肢常冷、面色苍白、唇舌色淡、不渴、自汗、小便清长、大便溏薄、阳萎者不宜食用，患胃寒、哮喘者更应忌食螃蟹、竹笋等食物。

温热类的食物有糯米、黄米、小麦、羊肉、鸡肉、牛内、狗肉、猪肉、鹿肉、雀肉、雉肉、虾、鲥鱼、鲫鱼、鲢鱼、鳝鱼、豆油、酒、醋、糕饼、姜、葱、蒜、辣椒、韭菜、芥末、胡萝卜、荔枝、龙眼、葡萄、大枣、饴糖、白砂糖、核桃、木瓜、橘子、桃子、李子、橄榄、栗子等。这类食物食后起温中、补虚、除寒病的作用，适宜于秋冬季或患有虚寒性疾患的人食用，但凡午后发热、手足心热、口干、舌质光红、小便短黄、大便干结、失眠、盗汗者不宜食用，高热、急性炎症患者应忌吃羊肉、狗肉等食物，以免"火上添油"。如果片面追求高蛋白、高脂肪营养，忽视食物的"四气"，往往会引起"上火"或"旧病复发"，甚至导致并发炎症。

2. 食物的五味

食物的五味和药物的五味也是相同的，其分类也是依据药物的作用性。食物的五味分为"酸、苦、甘、辛、咸"。

酸：酸味食物能够止汗、止泻、改善遗精和遗尿或小便多，如乌梅、酸枣仁、石榴皮、山楂、马齿苋等。

苦：苦味食物具有燥湿清热的功能，可减少体内湿气、水气和热气的聚集，如茶、莲子心。

甘：甘味食物能够缓解紧张，缓和痉挛等不适或疼痛，还具有补益作用，如甘草、饴糖、白扁豆、蜂蜜、苹果等。

辛：辛味食物能够行气、温暖身体、发汗，如葱白、生姜、花椒、香菜、茴香、酒等。

咸：咸味食物有润下、软坚的作用，如盐、海带、牡蛎等。

二、食物的四气五味与药物的四气五味

食物具有其性能，饮食得当可协助中药起辅助治疗作用，饮食不当可能消除或减弱药物的治疗作用。如发散风寒的解表药多属辛温，在服用此药期间，可在医生指导

下服食生姜粥、姜糖饮、葱、豉、芫荽等辛温食物；服用发散风热解表药时可食用凉性食品，如绿豆粥、薄荷等，忌食温热食品；服用散寒药时宜食羊肉、生姜、荔枝等辛温食物。

顺应四时，起居有度

一年四季气候的更迭会影响到人的生命活动，人类作为自然界的一部分，不能脱离客观自然条件而生存，而是要根据自然界一切生物的春生、夏长、秋收、冬藏的规律变化以调摄人体。根据四时气候的特点，人们总结出"春养肝、夏养心、长夏养脾、秋养肺、冬养肾"的五脏调养法以及"春夏养阳，秋冬养阴"的经验，对于四季养生有着重要意义。在21世纪的今天，随着社会快速发展、生活节奏的加快，四时养生作为中医传统养生学的重要组成部分，对于调整人的心态，维持人的健康，延缓人的衰老，提高人的寿命，可发挥不可替代的作用。

1. 春季养生——养生、养阳

春天是阳长阴消的开始，为天地俱生、万物欣欣向荣、万象更新的季节。春季养生宜顺应阳气自然升发舒畅的特点，若反其道而行之，将会损伤肝气。

春季为四季之首，万象更新之始。起居方面宜晚睡早起，但也不宜过晚入睡。春季阳气生发，适合进行适量户外活动以振奋体内阳气，但同时也要注意，春季为冷暖交替的季节，外出活动时，着衣要适量地"春捂"，注意防寒。春养肝，肝喜条达而恶抑郁，情志方面宜保持舒畅、豁达、乐观。

当然，春季饮食养生方面也应以养肝为主，原则上减酸增甘。春季宜食用甘、温升散之温补阳气食物以助阳气升发，如韭菜、大蒜、葱、香椿、香菜、荠菜、茼蒿、春笋、枸杞子、黄豆芽等。日常饮食宜清淡可口，忌酸涩油腻生冷食物，以免伤脾胃；适当多摄入优质蛋白质和富含维生素的蔬菜水果，以提高人体免疫能力，增强机体的抗病能力，适应"百草回芽、百病易发"的春季。

2. 夏季养生——养长、养阳

夏天是阳长阴消的极期，为阴阳二气相交，万物荣华充实，繁茂秀丽的季节。夏季养生宜顺应自然万物蓬勃生长、阳气旺盛的特点，若反其道而行之，将会损伤心气。

从中医理论讲，夏季是阳气最旺的季节，养生要顺应夏季"阳盛于外"的特点，注意保护阳气，着眼于一个"长"字。夏季昼长夜短，起居方面，宜晚睡早起，并进行适当午休，但午睡时间不宜超过 1 小时。睡眠时一定要盖好腹部，以防痛泻。夏季运动最好选择在清晨或傍晚天气凉爽时进行，不宜做过分剧烈的活动，运动后汗出过多时可适量饮用淡盐水或绿豆汤，且不可大量饮用冷水。夏季要勤沐浴，保持肌肤腠理通畅，以利于气机的通泄。情志方面，炎炎夏日难免会使人心烦气躁，应保持神清气和、心胸开阔，心静自然凉，以使肌体气机宣畅，通泄自如，保证"心主血脉"正常进行。

饮食方面，夏季宜减苦增辛、减甘增咸，达到养心益肺之目的。饮食宜清淡爽口、少油腻、易消化。食物上宜选择符合高蛋白、低脂肪、高维生素、低盐标准的养心食物。可多进粥食以补充体液，如绿豆粥、荷叶粥、薏苡仁粥、赤豆粥等。夏季要节制冷饮，因为夏季心旺肾衰，所以虽大热也不宜暴食冷饮。

3. 秋季养生——养收、养阴

秋天阳气渐衰、阴气渐盛，呈现一派肃杀之象。秋季养生应适应由热转凉、阳消阴长的自然特点，若反其道而行之，将会损伤肺气。

秋季阳气渐弱，阴气开始生长，人体正气相对虚弱，需要休养生息。起居方面，宜早睡早起，最佳睡眠时间为晚 9 ～ 10 时，早 5 ～ 6 时，中午适当小憩半小时到一小时。古人言："春捂秋冻。"是指秋季天气转凉时，不宜过早穿上棉服，适当秋冻可使机体适应转凉的天气，以增强机体免疫力，预防伤风感冒。但体弱患病之人，仍需注意保暖。秋季凉爽，户外运动时以静为主，避免进行剧烈的运动，以防津液耗伤。情志方面，注意收敛神气，培养乐观心态，避免由环境萧条所引起的悲观、消极情绪。

饮食方面，应减辛增酸，养肺保津，饮食以滋润甘酸为宜。多食润肺润燥的新鲜瓜果蔬菜，少吃冷饮、性凉瓜菜及肥厚腻之物。另外，每天吃一个苹果或者洋葱，因为苹果和洋葱都富含大量槲皮素，可以改善呼吸系统防御能力和肺功能。适合秋季吃的还有银耳、芝麻、百合、山药、沙参、麦冬、川贝、胡桃、蜂蜜等养阴、生津、润肺的食物。

4. 冬季养生——养藏、养阴

冬季天地万物处于闭藏状态，阳气潜藏、阴气盛极。冬季养生应顺应自然界万物收藏、闭藏的特点，保养、保护人体的阳气和阴精，以备春天生机勃发之气所需。若反其道而行之，将会损伤肾气。

冬季养生，起居宜早睡晚起，穿衣盖被时也要避寒保暖，以保体内阳气，但也不宜过分暖和，以防迫汗外泄。洗澡不宜太勤，以免肌肤腠理过分开泄。冬季运动应避免在寒冷条件下进行，运动前适当热身，室内运动时注意使空气流动。情志方面，冬季要保持神气内守，控制情绪不要过极。还要注意防止因寒冷使人体机能减低所致的季节性情感失调症（情绪抑郁、懒散嗜睡等）。

饮食方面，冬季应减咸增苦，"冬季进补"以养肾。冬季是人体进补的最佳时节，进补要以养阴护阳为主。黑色入肾，黑色食品是冬季补肾的上乘佳品，如黑米、黑豆、黑芝麻、乌骨鸡、乌贼鱼、甲鱼、紫菜等。冬季饮食选用滋阴潜阳、热量较高的膳食为宜。注意多吃新鲜叶类蔬菜，常喝白开水和姜枣茶，保证机体需要，增强抗寒能力。忌吃生冷、黏硬食物，此类食物多属阴，易伤脾胃之阳。

适时运动，形神合一

所谓运动养生，是指运用各种体育运动方式进行锻炼，以达到增强体质、延年益寿目的的一种养生方法。运动养生在我国源远流长，早在先秦时期，先民们就以舞蹈来舒筋活络，流通气血，防病祛病。随后各种导引运动术不断发展，如气功、太极拳、八段锦、五禽戏、易筋经等，又称为传统健身术。

《吕氏春秋》中指出："流水不腐，户枢不蠹，动也。"表明运动是保持健康的关键所在。但在运动时一定要掌握量的大小，即把握好"度"，度是运动，乃至养生的关键。运动量太小，达不到健身的目的；运动量过大，又往往会适得其反，使身体过劳受损，同样达不到健身的效果，正如华佗所言"人体欲得劳动，但不当使极尔"，运动锻炼身体也并非一朝一夕之事，需要长时间的坚持而不间断，三天打鱼两天晒网式的运动是达不到健身之目的的。"流水不腐，户枢不蠹"，一方面说明了动则不衰的道理，另一方面也强调了运动锻炼要经常地、不间断地进行，经常流动的水才会保持新鲜，不腐烂，经常转动的门轴才不会被虫蠹掉，同样，要常运动身体才能不衰。

生命在于运动，但不能因为强调动而忽略了静。吕不韦言"形不动则精不流，精不流则气郁"；华佗主张"动摇则谷气得消"；人体也始终存在着气血的运行，而此动非妄动，非躁动。神不用不动故属于静，而用之不过，动而不妄动，亦是静，正如朱熹所言"静者养动之根，动所以行其静"。形宜动，要运动形体；神宜静，恬惔虚无，调养神气。

运动养生强调守静，动静结合，其目的就是保持身体和精神的统一。以静制动，一切都会归于清静，思清意定以养神；以动起静，可使气血流畅，神不妄动以养形。"动以养形""静以养神"，在运动中将动静结合，形神皆养，才能使气血和顺，"形与神俱"，达到健身延寿的目的。

总之，动而不衰是中华民族运动养生的基本原理，适度的运动可以使学习、生活、工作充满活力与兴趣，改善睡眠质量，提高工作效率，增强机体对疾病的抵抗力，达到强身益寿、延缓衰老的目的。正如清代教育家颜习斋所言："养生莫善于习动。"运动可以使人健全体魄，防病抗衰，延长寿命。

病案分析 >>>>

不 寐

一、肝肾亏虚证

病案一

郭某，女，58岁，黑龙江省哈尔滨市人。

首诊时间：2013年6月28日。

主诉：失眠多梦3年余，近期加重。

现病史：3年前因生意不遂，心事忧郁，遂成心疾，昼夜不能寐。初始见寐差易醒，少语，不思饮食，乏力，口服谷维素、复合维生素B等药物后无效。逐渐出现多梦，或彻夜不眠，情绪低落，心慌，消瘦，盗汗，面色萎黄。后住院治疗，经神经内科诊断为：轻度抑郁症。给予舒乐安定、百忧解等抗抑郁治疗后，睡眠曾有所改变，但停药后病情又加重，故前来我处就诊。

既往史：子宫肌瘤术后。

中医四诊：形体消瘦，面色萎黄，寐差，体倦乏力，五心烦热，眼干，无眼泪，眼花，腰酸，时有脚趾木，手麻，足跟痛，记忆力差，纳可，嗳气，口气重，口腔扁平苔藓，舌质暗红，黄腻苔舌根剥脱，舌下有脉络紫暗，脉沉细而滑。

辅助检查：心电图示ST-T改变、供血不足。

中医诊断：不寐（肝肾亏损兼湿热证）。

西医诊断：失眠；口腔扁平苔藓。

中医诊断依据：患者失眠3年余，诊断为不寐。肾为元阴元阳之府，肾脏一伤则诸脏皆损。五脏六腑之精皆上于目，今肝经阴液亏虚较重，则表现为眼干、无眼泪、眼花；阴虚筋失所养则时有脚趾木、手麻；肾阴虚腰府失养则腰酸；脾虚无力运化水湿，日久化热则嗳气、口气重、苔黄腻、脉沉细而滑。故综上所述，疾病诊断为不寐，证型为肝肾亏损兼湿热。

治法：补益肝肾，清利湿热，养血安神。

处方：炒白术 15 克　　　陈　皮 15 克　　　黄　连 10 克　　　黄　芩 10 克

　　　茯　苓 15 克　　　酸枣仁 15 克　　　柏子仁 15 克　　　生龙骨 20 克

　　　生牡蛎 20 克　　　狗　脊 15 克　　　牛　膝 15 克　　　炒杜仲 15 克

　　　土鳖虫 10 克　　　石　斛 15 克　　　枸杞子 15 克

5 剂，水煎服，每日早晚各一次，每次 150mL。

二诊：面色萎黄，形体消瘦，服药后伴第 1 足趾麻木感，五心烦热，夜间口干，服药后眼干、眼花、睡眠差均已好转，大便 1 日 1 行，食欲可。舌质暗红，少许黄腻苔，舌下有脉络紫暗，脉沉细。在原方基础上加丹参、郁金活血化瘀。方药如下：

处方：炒白术 15 克　　　陈　皮 15 克　　　黄　连 10 克　　　黄　芩 10 克

　　　茯　苓 15 克　　　酸枣仁 15 克　　　柏子仁 15 克　　　生龙骨 20 克

　　　生牡蛎 20 克　　　狗　脊 15 克　　　牛　膝 15 克　　　炒杜仲 15 克

　　　土鳖虫 10 克　　　石　斛 15 克　　　枸杞子 15 克　　　丹　参 15 克

　　　郁　金 10 克

10 剂，水煎服，每日早晚各一次，每次 150mL。

三诊：诸症均已好转。舌质暗红，少许白腻苔，脉沉细。原方基础上减黄芩、黄连、土鳖虫以防伤正。方药如下：

处方：炒白术 15 克　　　陈　皮 15 克　　　茯　苓 15 克　　　酸枣仁 15 克

　　　柏子仁 15 克　　　生龙骨 20 克　　　生牡蛎 20 克　　　狗　脊 15 克

　　　牛　膝 15 克　　　炒杜仲 15 克　　　石　斛 15 克　　　枸杞子 15 克

　　　丹　参 15 克　　　郁　金 10 克

10 剂，水煎服，早晚各一次，每次 150mL。

四诊：患者无明显自觉症状，诸症好转，纳可，舌质正常，少许白腻苔，脉沉。嘱其日常尤应重视调节情志及饮食。后随诊一年余，未见复发。

【按语】

第一，本病的治疗难点在于阴伤同时伴有湿热，故本病在治疗过程中补益肝脾肾的同时运用黄芩、黄连配伍石斛，其目的是祛热而不伤阴，补阴而不助湿。第二，关于安神药的运用，在众多安神药中笔者喜用柏子仁，《神农本草经》谓：可安五脏。而

《医学衷中参西录》言：能补助心气，治心虚惊悸怔忡；能涵濡肝木，治肝气横恣胁疼；滋润肾水，治肾亏虚热上浮，气香味甘，能有益脾胃。第三，本病在补肝肾、祛湿热的同时，还应注意活血化瘀，旧血不去则新血不生。笔者喜用丹参配郁金，其比例为2∶1，其意缓而图之，化瘀不伤正。

病案二

王某，男，66岁，黑龙江省绥化市人。

首诊时间：2013年9月23日。

主诉：失眠多梦5年余，近期加重。

现病史：患者经常从事文字工作，有夜间写作的习惯，甚而彻夜不休，形体较瘦。于5年前开始出现头晕耳鸣，烦热盗汗，咽干，记忆力下降，久坐后腰酸不适，继则出现失眠、多梦、健忘、右耳如蝉鸣、精神萎靡、腰膝酸软、梦遗等症。后住院治疗半月余，住院期间诊断为轻度抑郁症。给予舒乐安定、百忧解等多种抗抑郁症药物治疗，效果不佳。经他人介绍，来我门诊治疗。

既往史：高血压、冠心病史20余年。

中医四诊：形体消瘦，两颧潮红，寐浅梦多，面色红赤，疲劳乏力，时有心烦，五心烦热，头晕目眩，耳鸣健忘，晨起口干咽苦，大便干，2～3日一行，胁部隐隐作痛，腰膝酸软无力，舌质紫暗，舌边尖红伴有芒刺，苔腻根剥，脉沉细，两寸脉有力。

中医诊断：不寐（肝肾亏虚兼心火上炎证）。

西医诊断：失眠；高血压；冠心病。

中医诊断依据：肝肾阴液相互资生，肝阴充足，则下藏于肾，肾阴旺盛，则上滋肝木，故有"肝肾同源"之说。肾阴亏虚，水不涵木，肝阳上亢，则头晕目眩，耳鸣健忘；虚热内扰，心神不安，故失眠多梦；津不上润，则口燥咽干；筋脉失养，故腰膝酸软无力；肝阴不足，肝脉失养，致胁部隐隐作痛；阴虚生内热，热蒸于里，故五心烦热；火炎于上，则两颧发红；心开窍于舌，心火亢盛，循经上炎，故舌尖红伴有芒刺。

治法：滋阴降火，交通心肾。

处方：黄　连 10 克　　　肉　桂 5 克　　　山萸肉 15 克　　　山　药 20 克

生地黄 15 克　　　麦　冬 15 克　　　沙　参 15 克　　　枸杞子 20 克

煅龙骨 20 克　　　煅牡蛎 20 克　　　柴　胡 15 克　　　柏子仁 15 克

酸枣仁 15 克　　　龟　板 15 克　　　炒麦芽 10 克　　　紫苏子 10 克

10 剂，水煎服，早晚各一次，每次 150mL。

二诊：服药后寐可，面色稍红，五心烦热，晨起口干苦均已好转，大便干缓解，1～2 日一行，疲劳乏力、腰酸痛仍有，舌质紫暗，舌边尖红，舌根剥脱，脉沉细，两寸脉仍有力。原方的基础上加杜仲以补肝肾、强筋骨而止痛。方药如下：

处方：黄　连 10 克　　　肉　桂 5 克　　　山萸肉 15 克　　　山　药 20 克

生地黄 15 克　　　麦　冬 15 克　　　沙　参 15 克　　　枸杞子 20 克

柴　胡 15 克　　　柏子仁 15 克　　　酸枣仁 15 克　　　龟　板 15 克

炒杜仲 15 克　　　煅龙骨 20 克　　　煅牡蛎 20 克　　　炒麦芽 10 克

紫苏子 10 克

7 剂，水煎服，早晚各一次，每次 150mL。

三诊：服药后诸症均已好转，舌质紫暗，舌根剥脱，脉沉细。效不更方，方药如下：

处方：黄　连 10 克　　　肉　桂 5 克　　　山萸肉 15 克　　　山　药 20 克

生地黄 15 克　　　麦　冬 15 克　　　沙　参 15 克　　　枸杞子 20 克

柴　胡 15 克　　　柏子仁 15 克　　　酸枣仁 15 克　　　龟　板 15 克

炒杜仲 15 克　　　煅龙骨 20 克　　　煅牡蛎 20 克　　　炒麦芽 10 克

紫苏子 10 克

10 剂，水煎服，早晚各一次，每次 150mL。

四诊：患者无明显自觉症状，诸症好转，纳可，舌质正常，少许白腻苔，脉沉。嘱其日常应尤应重视调节情志及饮食。后随诊一年，病情未见复发。

【按语】

本病因肝肾亏虚，不能上济于心，心火炽盛，不能下交于肾所致，如何交通心肾是本病关键所在。《内经》云："左右者，阴阳之道路也。"肝升于左，肺降于右，故交通心肾必先升肝降肺，笔者善用麦芽配紫苏子调节气机，引药归经。以麦芽升肝气，因肝旺于春，于五行为木，原为人身气化之萌芽，麦芽与肝同气相求，故能升之。以苏子降肺气，因肺旺于秋，与五行为金，而苏子熟于深秋与肺同气相求，故能降之。对于肝肾亏虚者，笔者善用杜仲，认为杜仲性温，味辛甘，气味俱薄，沉而降，可补阴。其用壮筋骨，及足弱无力行走者。

二、心脾两虚证

病案一

张某，女，52岁。

首诊时间：2013年12月6日。

主诉：失眠3年余，近期加重。

现病史：患者3年前因独自一人行夜路时受到惊吓，次日出现心烦、胸闷、嗳气、恶心，且数十日未解，继则出现头晕目眩、入睡困难、多梦。口服谷维素、舒乐安定半月余，病情未缓解，进而出现彻夜不眠。为求根治，多方求医，后经患者介绍，来我门诊治疗。

中医四诊：形体消瘦，面色萎黄，不易入睡，多梦易惊醒，处事易惊，心悸健忘，神疲食少，四肢倦怠，腹胀便溏，面色少华，舌淡苔白，脉沉细无力。

中医诊断：不寐（心脾两虚兼胆气不足证）。

西医诊断：失眠。

中医诊断依据：脾胃虚弱，脾失健运，则食少、腹胀；脾为后天之本，气血生化之源，脾虚生化无源则面色少华、心悸健忘、神疲、四肢倦怠；胆为中正之官，决断出焉，胆气不足则处事易惊。

治法：补益心脾，镇惊安神。

处方：柴　胡15克　　炒白术15克　　黄　芪20克　　当　归15克

柏子仁15克　　酸枣仁15克　　白　参15克　　煅龙骨20克

煅牡蛎20克　　灵磁石20克　　茯　神15克　　鸡内金10克

陈　皮15克　　山　药15克

7剂，水煎服，早晚各一次，每次150mL。

二诊：服药后入睡可，多梦时有惊醒、处事易惊、心悸健忘、神疲、四肢倦怠均已缓解，食可，但腹胀便溏仍有，面色少华，舌淡苔白，脉沉细无力。原方基础上加五味子、五倍子收敛止泻。方药如下：

处方：柴　胡 15 克　　炒白术 15 克　　黄　芪 20 克　　当　归 15 克

　　　柏子仁 15 克　　酸枣仁 15 克　　白　参 15 克　　煅龙骨 20 克

　　　煅牡蛎 20 克　　灵磁石 20 克　　茯　神 15 克　　鸡内金 10 克

　　　陈　皮 15 克　　五味子 15 克　　五倍子 15 克　　山　药 15 克

　　　10 剂，水煎服，早晚各一次，每次 150mL。

三诊：服药后寐可，诸症好转，舌淡苔白，脉沉细。效不更方，方药如下：

处方：柴　胡 15 克　　炒白术 15 克　　黄　芪 20 克　　当　归 15 克

　　　柏子仁 15 克　　酸枣仁 15 克　　白　参 15 克　　煅龙骨 20 克

　　　煅牡蛎 20 克　　灵磁石 20 克　　茯　神 15 克　　鸡内金 10 克

　　　陈　皮 15 克　　五味子 15 克　　五倍子 15 克　　山　药 15 克

　　　10 剂，水煎服，早晚各一次，每次 150mL。

四诊：服药后患者无明显自觉症状，诸症好转。嘱其日常尤应重视调节情志及饮食。后随诊一年，病情未见复发。

【按语】

补气养血是本病治疗的关键。脾胃为后天之本，气血生化之源，故健脾和胃是治疗本病的重中之重。此类病症笔者喜用炒白术、山药配鸡内金。白术健脾阳，脾土健则能助胃；山药滋胃阴，胃阴足则能纳食；内金以胃养胃，能助健脾胃。三药合用，脾胃健则气血生。寐的条件有三：一曰气血盛；二曰营卫运行正常；三曰神安。而脾胃机能的正常发挥是保证三者正常的条件。因此，《灵枢·营卫生会》曰："老者之气血衰，其肌肉枯，气道涩，五脏之气相搏，其营气衰少而卫气内伐，故昼不精而夜不瞑。"《景岳全书》亦曰："心藏神，神不守宅，故不寐。"由此可以看出，"不瞑"是由于"气血衰""营气衰少而卫气内伐""神不守宅"引起的。损其心者，调其营卫，故不寐可调理脾胃而治之。

病案二

宋某，女，48岁，黑龙江省齐齐哈尔市人。

首诊时间：2014年1月4日。

主诉：胃部不适1年，寐浅易醒3月余。

现病史：患者因工作繁忙，常年饮食无规律，一年来时有胃部不适，身体消瘦，近3个月出现心慌，夜间入睡困难，睡而易醒，曾多次就诊未愈，口服谷维素、舒乐安定半月余，病情未缓解，近期有加重趋势，卧床难眠又早醒，一夜仅睡3小时甚或通宵不眠。为求系统治疗，经他人介绍，来我门诊治疗。

既往史：无。

中医四诊：形体消瘦，面色萎黄，夜间不寐，寐而易醒，心悸眩晕，胸闷痞满，形寒肢冷，纳差，时有恶心呕吐，口不渴，小便短少，下肢时有浮肿，舌质淡，体胖大，边有齿痕，苔白滑，脉沉细而滑。

中医诊断：不寐（心脾两虚兼水气凌心证）。

西医诊断：失眠。

中医诊断依据：患者因工作繁忙，常年饮食无规律，伤其脾胃，脾胃一伤，诸病丛生。脾胃虚，生化无源则形体消瘦，面色萎黄，纳差；脾阳不足，温养失职则形寒肢冷；脾失健运，无力运化水湿则下肢时有浮肿，小便短少；脾阳亏虚累积心阳，心阳不振，水气凌心则心悸眩晕。

治法：温阳健脾，化气利水，宁心安神。

处方：

黄　芪20克	炒白术15克	柴　胡15克	茯　苓15克
桂　枝15克	白　参15克	远　志15克	茯　神15克
猪　苓15克	酸枣仁15克	半　夏10克	陈　皮15克
炙甘草8克	焦三仙10克		

10剂，水煎服，早晚各一次，每次150mL。

二诊：形体消瘦，面色萎黄，服药后夜间不寐，心悸眩晕，胸闷痞满，形寒肢冷均已缓解，纳可，恶心呕吐好转，口不渴，小便短少，舌质淡，体略胖大，边有齿痕，苔白滑，脉沉细而滑。因患者纳差、恶心呕吐好转，去焦三仙，陈皮、半夏减量。方药如下：

处方：黄　芪 20 克　　炒白术 15 克　　柴　胡 15 克　　茯　苓 15 克

　　　桂　枝 15 克　　白　参 15 克　　远　志 15 克　　茯　神 15 克

　　　猪　苓 15 克　　酸枣仁 15 克　　半　夏 5 克　　　陈　皮 8 克

　　　炙甘草 8 克

　　　10 剂，水煎服，早晚各一次，每次 150mL。

三诊：服药后形体消瘦，面色略有光泽，夜间寐可，心悸眩晕、胸闷痞满、形寒肢冷均已好转，纳可，口不渴，小便短少，舌质淡，边略有齿痕，苔薄白，脉沉细。效不更方，剂量略加减。方药如下：

处方：黄　芪 20 克　　炒白术 15 克　　柴　胡 15 克　　茯　苓 15 克

　　　桂　枝 15 克　　白　参 15 克　　远　志 15 克　　茯　神 15 克

　　　猪　苓 15 克　　酸枣仁 15 克　　半　夏 5 克　　　陈　皮 8 克

　　　炙甘草 8 克

　　　10 剂，水煎服，早晚各一次，每次 150mL。

上诊之后半年后又见不寐、心悸眩晕，仍如前法调治半月而瘥。

【按语】

素体不强，病后体弱，或久泻伤正，以致脾胃虚寒，中阳不健，运化无权，水湿泛滥于上扰心则不寐、心悸眩晕。故本病在治疗过程中，温阳健脾是关键。方中用黄芪、白术益气健脾；茯苓、猪苓利水，水去阳自生；桂枝、炙甘草辛甘化阳，一则脾阳升，二则助心阳以化水气，综上所述，此为治本之道。

三、肾阳亏虚兼邪热扰心证

张某，男，48 岁，黑龙江省哈尔滨市人。

首诊时间：2014 年 8 月 3 日。

主诉：失眠近 3 年。

现病史：3 年前因咽喉疼痛，服清热泻火药 1 月余，症状未明显缓解，后逐渐出现心慌、不寐。患者每晚能睡眠约 3～4 小时，且多梦易醒，逐渐发展为彻夜不眠。口服舒乐安定半月余，病情未缓解，近期有加重趋势。为求系统治疗，经他人介绍，来我门诊治疗。

中医四诊：形体消瘦，面色㿠白，心悸，胸闷气短，心烦不寐，腰痛，畏寒肢冷，晨起大便稀，小便时黄时清，舌质暗，舌边尖红，舌根苔白厚腻，脉沉细，两尺无力。

辅助检查：心电图正常。

中医诊断：不寐（肾阳亏虚兼邪热扰心证）。

西医诊断：失眠。

中医诊断依据：因患者常年服清热泻火药，伤其肾阳。肾为元阴元阳之府，肾阳亏虚，则畏寒肢冷，手足凉；腰府失其温煦则腰痛；心火上炎则心烦不寐，舌边尖红伴有芒刺。

治法：温下清上，养心安神。

处方：黄　连 20 克　　黄　芩 20 克　　炒杜仲 18 克　　续　断 20 克
　　　熟附子 10 克　　干　姜 8 克　　煅牡蛎 20 克　　白　芍 15 克
　　　酸枣仁 15 克　　煅龙骨 20 克　　炙甘草 8 克　　茯　苓 15 克
　　　百　合 15 克

7 剂，水煎服，早晚各一次，每次 150mL。

二诊：服药后心烦不寐，咽喉疼痛、畏寒肢冷均已缓解，晨起大便稀，小便清长，舌质暗，舌边尖红，舌根苔白厚腻，脉沉细，两尺无力。在原方上加补骨脂、核桃肉补火以助肾阳。

处方：黄　连 15 克　　黄　芩 15 克　　炒杜仲 18 克　　续　断 20 克
　　　熟附子 10 克　　干　姜 8 克　　煅牡蛎 20 克　　白　芍 15 克
　　　酸枣仁 15 克　　煅龙骨 20 克　　炙甘草 8 克　　补骨脂 15 克
　　　百　合 15 克　　茯　苓 15 克　　核桃肉 20 克

10 剂，水煎服，早晚各一次，每次 150mL。

三诊：服药后寐可，咽喉疼痛好转，畏寒肢冷缓解，晨起大便时稀，小便正常，舌质暗，舌边微红，舌根苔白腻，脉沉细。原方减黄芩、黄连。方药如下：

处方：熟附子 10 克　　干　姜 8 克　　炒杜仲 18 克　　川　断 20 克
　　　酸枣仁 15 克　　煅龙骨 20 克　　煅牡蛎 20 克　　白　芍 15 克

百　合 15 克　　　茯　苓 15 克　　　炙甘草 8 克　　　补骨脂 15 克

核桃肉 20 克

7 剂，水煎服，早晚各一次，每次 150mL。

四诊：患者无明显自觉症状，诸症好转，纳可，舌质正常，少许白腻苔，脉沉。嘱其日常应尤重视调节情志及饮食。后随诊一年，未见复发。

【按语】

本病寒热错杂，治疗时不可单纯清火或补阳，应辛开苦降，寒温并用。对于腰痛，笔者善用补骨脂和核桃肉，二者组合，体现木火相生之理，少火生气之意。善用白芍，可防肝胆之火随邪火上炎。

四、气滞心胸证

病案一

韩某，女，54 岁，黑龙江省黑河市人。

首诊时间：2014 年 2 月 20 日。

主诉：不眠 10 年余，加重 1 周。

现病史：患者平日性情急躁，10 余年前体检发现肝功能不正常，因情绪不畅，又加家务操劳而致卧床难眠，甚则通宵不眠，服鲁米那、安眠酮疗效不显。继又出现肝区作胀、隐痛，有时刺痛，且伴腹胀。曾在外院肝病科治疗，失眠、胁痛时好时发，缠绵 10 年余，为求系统治疗，经他人介绍，来我门诊治疗。

既往史：脂肪肝。

中医四诊：夜间寐浅易醒，胸闷心烦，两胁疼痛夜间甚，遇情志不遂时易诱发或加重，得矢气或嗳气则舒，易怒，晨起口苦口干，闭经两年，时有汗出，大便时干时稀，不规律，小便正常。舌质紫暗，舌边有瘀斑，苔白腻，下络瘀，脉弦细，左关有力。

辅助检查：乙肝表面抗原 HBsAg（＋）、乙肝核心抗体 HBcAb（＋），白球比（A/G）小于 1（倒置）。B 超示肝弥漫性改变。

中医诊断：不寐（气滞心胸兼血瘀证）。

西医诊断：失眠；更年期综合征；脂肪肝。

中医诊断依据：患者气机郁滞不畅则两胁疼痛，遇情志不遂时易诱发或加重，得矢气或嗳气则舒，易怒；血瘀胁肋则夜间甚；肝气郁而克脾则大便时干时稀。

治法：疏肝理气，活血化瘀，养心安神。

处方：柴　胡 15 克　　黄　芩 10 克　　川楝子 8 克　　白　芍 15 克

　　　佛　手 15 克　　紫苏子 15 克　　砂　仁 10 克　　丹　参 15 克

　　　当　归 15 克　　三　棱 15 克　　莪　术 15 克　　柏子仁 15 克

　　　酸枣仁 15 克　　合欢花 15 克　　煅龙骨 20 克　　煅牡蛎 20 克

　　　炙甘草 8 克

7 剂，水煎服，早晚各一次，每次 150mL。

二诊：服药后夜间寐可，胸闷心烦，两胁疼痛，晨起口苦口干缓解，闭经两年，仍时有汗出，大便时干时稀，不规律，小便正常。舌质紫暗，舌边有少许瘀斑，苔白腻，下络瘀减轻，脉弦细，左关有力。因患者仍有汗出，故在原方上加浮小麦固表止汗。方药如下：

处方：柴　胡 15 克　　黄　芩 10 克　　川楝子 8 克　　白　芍 15 克

　　　佛　手 15 克　　紫苏子 15 克　　砂　仁 10 克　　丹　参 15 克

　　　当　归 15 克　　三　棱 15 克　　莪　术 15 克　　柏子仁 15 克

　　　酸枣仁 15 克　　合欢花 15 克　　煅龙骨 20 克　　煅牡蛎 20 克

　　　炙甘草 8 克　　　浮小麦 20 克

10 剂，水煎服，早晚各一次，每次 150mL。

三诊：服药后夜间寐可，胸闷心烦，两胁疼痛，晨起口苦口干好转，汗出均已缓解，大便正常，1 ~ 2 日一行，小便正常。舌质紫暗，舌边有少许瘀斑，苔白腻，脉弦细。瘀血症状缓解，更改处方如下：

处方：柴　胡 15 克　　白　芍 15 克　　麦　冬 15 克　　浮小麦 20 克

　　　佛　手 15 克　　紫苏子 15 克　　砂　仁 10 克　　当　归 15 克

　　　柏子仁 15 克　　酸枣仁 15 克　　合欢花 15 克　　煅龙骨 20 克

　　　煅牡蛎 20 克　　炒白术 15 克　　鸡内金 15 克　　炙甘草 8 克

10 剂，水煎服，早晚各一次，每次 150mL。

四诊：患者无明显自觉症状，诸症好转，寐可，舌质紫暗，少许白腻苔，脉沉细。嘱其日常应尤重视调节情志及饮食。

随诊一年，患者病情未曾复发。肝功能正常，A/G 为 1.56∶1。

【按语】

《读医随笔·卷四》言："凡脏腑十二经之气化，皆必藉肝胆之气化以鼓舞之，始能调畅而不病。"因此，肝的疏泄功能正常，则气机调畅、气血和调、经络通利，脏腑组织的活动也就正常协调。"百病皆生于气"，故本病治疗关键在于疏肝理气，气畅则血行，血行则神安。对于本病的治疗，应从肝论治，突出从肝辨证，注重调达肝气，使肝的疏泄和藏血的功能正常，从而脏腑协调，神魂自安。

病案二

王某，女，38 岁，黑龙江省哈尔滨市人。

首诊时间：2014 年 3 月 21 日。

主诉：失眠伴心悸 1 年余，近期加重。

现病史：患者 1 年前因工作不顺、情志不悦而致失眠。同时又因感冒发热而出现胸闷心慌、早搏频作，曾住院检查，动态心电图（Holter）示 24 小时 860 次早搏（房性＋室性）。经静滴丹参注射液、口服莫雷西嗪治疗，1 月后出院，Holter 复查示 24 小时 456 次早搏。近来失眠加重，卧床难眠又早醒，一夜仅睡 2 小时甚或通宵不眠，心烦不安，急躁易怒。为求系统治疗，经他人介绍，来我门诊治疗。

既往史：房性早搏。

中医四诊：形体适中，面红目赤，夜间寐浅易醒，胸闷，心悸时发时止，受惊易作，两胁胀痛，遇情志不遂时易诱发或加重，得矢气或嗳气则舒，烦躁易怒，口干苦，大便秘结，小便短赤，舌红，苔黄腻，脉弦滑。

中医诊断：不寐（气滞心胸兼痰火扰心证）。

西医诊断：失眠；房性早搏。

中医诊断依据：肝气不舒则两胁胀痛，遇情志不遂时易诱发或加重，得矢气或嗳气则舒；气机郁滞则胸闷；水行不畅，日久化痰生热，痰火扰心则心悸时发时止，受惊易作，苔黄腻，脉弦滑；痰火扰动相火则烦躁易怒，口干苦小便短赤，舌红；腑气不通则大便秘结。

治法：疏肝理气，清热化痰，宁心安神。

处方：柴　胡 15 克　　黄　芩 10 克　　黄　连 10 克　　香　附 10 克

佛　手 10 克　　紫苏子 15 克　　焦栀子 15 克　　全瓜蒌 20 克

远　志 15 克　　石菖蒲 10 克　　合欢花 15 克　　柏子仁 15 克

酸枣仁 15 克　　竹　茹 15 克　　生地黄 10 克　　石　斛 15 克

5 剂，水煎服，早晚各一次，每次 150mL。

二诊：形体适中，面色略红，夜间寐浅易醒缓解，胸闷，心悸，两胁胀痛，烦躁易怒好转，口时有干苦，晨起甚，大便秘结，小便短赤，舌红，舌苔少许黄腻，脉弦滑。在原方基础上加枳实、槟榔、生大黄以通腑气。处方如下：

处方：柴　胡 15 克　　黄　芩 10 克　　黄　连 10 克　　香　附 10 克

佛　手 10 克　　紫苏子 15 克　　焦栀子 15 克　　全瓜蒌 20 克

远　志 15 克　　石菖蒲 10 克　　合欢花 15 克　　柏子仁 15 克

酸枣仁 15 克　　竹　茹 15 克　　生地黄 10 克　　石　斛 15 克

枳　实 10 克　　槟　榔 10 克　　生大黄 10 克（后下）

10 剂，水煎服，早晚各一次，每次 150mL。

三诊：形体适中，面色正常，夜间寐可，胸闷、心悸、两胁胀痛、烦躁易怒均已好转，大便正常，一日一次，小便微赤，舌红，少许黄腻苔，脉弦。在原方基础上减枳实、槟榔、焦栀子以防伤其正气，减大黄量为 5 克。方药如下：

处方：柴　胡 15 克　　黄　芩 10 克　　黄　连 10 克　　香　附 10 克

佛　手 10 克　　紫苏子 15 克　　全瓜蒌 15 克　　柏子仁 15 克

远　志 15 克　　石菖蒲 10 克　　合欢花 15 克　　石　斛 15 克

酸枣仁 15 克　　竹　茹 15 克　　生地黄 10 克　　生大黄 5 克（后下）

7 剂，水煎服，早晚各一次，每次 150mL。

四诊：患者无明显自觉症状，诸症好转，纳可，舌质正常，少许白腻苔，脉弦。嘱其日常应尤重视调节情志及饮食。继续服上方 10 剂巩固治疗。

患者共服药 32 剂，随诊一年，病未曾复发。

【按语】

本病因气机不畅，水液代谢失常，停于体内化热所致。故本病治疗首先在于调达气机，此为治病之本。中医学认为人的正常精神情志活动是以气机调畅、气血调和为基本条件，气血调和则万病不生。肝主疏泄，调畅气血，若肝失疏泄之机、条达之性，则气血失和，病即由之而生。内伤杂病，七情居首，郁生百病，肝当其冲，故情志为病多源于肝。

【诊疗体会】

不寐亦称失眠或"不得眠""不得卧""目不瞑"，是指经常不能获得正常睡眠为特征的病证。不寐的病情轻重不一，轻者有入寐困难，有寐而易醒，有醒后不能再寐，亦有时寐时醒者，严重者则整夜不能入寐。失眠可单独出现，也可与头痛、眩晕、心悸、健忘等同时出现。

现代医学的神经官能症、更年期综合征、神经衰弱以及某些精神病等，凡以失眠为主症者，皆可参考本篇辨证论治。

【治疗特色】

1. 健脾法

《灵枢·营卫生会》说："壮者之气血盛，其肌肉滑，气道通，营卫之行不失其常，故昼精而夜瞑。"人之"气血盛""营卫之行不失其常"方能"昼精而夜瞑"；脾为后天之本，气血生化之源，故"气血盛"有赖于脾机能的正常。何谓"营卫之行"之常，《灵枢·五味》载："谷始入于胃，其精微者，先出于胃之两焦，以溉五脏，别出两行，营卫之道。"所以，胃功能正常是保证"营卫之行"正常的条件。脾胃机能是否正常，与人们的"昼精""夜瞑"密切相关。《景岳全书》亦云："盖寐本乎阴，神其主也，神安则寐。"《素问·八正神明论》有"血气者，人之神，不可不谨养"之论，而气血之源在于脾胃，故"神安"亦有赖于脾胃的机能正常。综上所述，寐的条件有三：一气血盛；二营卫运行正常；三神安。而脾胃机能的正常发挥是保证三者正常的条件。因此，《灵枢·营卫生会》曰："老者之气血衰，其肌肉枯，气道涩，五脏之气相搏，其营气衰少而卫气内伐，故昼不精而夜不瞑。"《景岳全书》亦曰："心藏神，神不守宅，故不寐。"由此可以看出，"不瞑"是由于"气血衰""营气衰少而卫气内伐""神不守宅"引起的。损其心者，调其营卫，故不寐可调理脾胃而治之。

中土为气机升降之始。己土上行，阴升而化阳，戊土下行，阳降而化阴，如《临证指南医案》所说："脾宜升则健，胃宜降则和。"阴阳升降有序，气机调达则寐。在辨证论治的基础上遣方用药，灵活运用温清并用、辛开苦降法，使脾气得升，胃气得降，湿浊祛，气机通，中气旺，化源充而病症消。如黄芪配伍大黄，黄芪益气升阳健脾，助脾气升；大黄泻下逐瘀通腑，助胃气降。人参配伍旋覆花、代赭石，人参益脾气，旋覆花、代赭石降胃气，三者同用，不但健脾和胃降逆，还可以防旋覆花、代赭石苦寒伤胃。

2. 调肝法

笔者认为肝的功能失调是不寐之病产生的原因，而肝的生理功能正常对不寐的治疗起着重要的作用，故在临床对不寐的治疗应从肝论治，突出从肝辨证，注重调达肝气，使肝的疏泄和藏血的功能正常，从而脏腑协调，神魂自安。

肝火炽盛：肝为刚脏内寄相火，素体阳热过盛，相火亦旺或五志过极，日久化火；或感受六淫之邪，郁久化火；或恣食肥甘，嗜酒过度，日久积热，火热蕴结肝经，肝热炽盛，冲扰神魂，魂不归舍则病不寐。正如《素问·刺热论》所指出："肝热者……手足躁，不得安卧。"症见失眠多梦，烦躁易怒，口干口苦，头痛眩晕，耳鸣目赤或胁肋灼痛，小便短赤，大便秘结，舌红苔黄，脉弦滑数。治当清肝泻火以安神志，方用龙胆泻肝汤加减。

肝郁气滞：肝为刚脏，秉春木之性，性喜条达。因情志不舒，肝气郁结，郁则气滞，肝脉布于胸胁，经脉气滞而出现胁肋胀痛。肝藏血，主疏泄，肝气久滞，神明受扰，心神不宁。症见失眠，胸胁胀痛，食纳不下，嗳气频作，舌红苔白，脉弦。治当疏肝解郁，方用逍遥散合酸枣仁汤加减。

肝血不足：肝体阴而用阳，藏血而舍魂，易动而难静，人卧血归肝，魂亦随之归回于肝，潜藏涵养于血中。若年老正虚，或素禀肝血不足，或久病失血、久病血虚，肝血亏损，血亏气郁，夜卧则血难归肝，魂不归藏而病不寐，正如《难经·四十六难》

所云："老人血气衰，肌肉不滑，营卫之道涩，故昼日不能精，夜不得寐也。"症见不寐多梦、头晕目眩，或终日困倦而难以入眠、心悸健忘、神疲乏力、面色少华，或肢麻筋惕、爪甲枯瘪，妇人月经闭止或少腹疼痛，舌质淡，脉细涩。治宜补肝养血，方用酸枣仁汤加减。

肝主情志：情志异常会导致脏腑气机升降紊乱，如《素问·举痛论》说："余知百病生于气也，怒则气上，喜则气缓，悲则气消，恐则气下，寒则气收，炅则气泄，惊则气乱，劳则气耗，思则气结，故气乱矣。"因而在诊治疾病过程中注重辨证用药调理气机，如香附配香橼、柴胡配白芍、川楝子配元胡等，同时努力解除患者精神压力，增强患者治愈疾病的信心，保持心情舒畅，对促进疾病的好转乃至痊愈都甚有裨益，如《续名医类案》曰："失志不遂之病，非排遣性情不可。""虑投其所好以移之，则病自愈。"

3. 化瘀法

血瘀与气滞可为互为因果，或同时为病，而为气滞血瘀证或血瘀气滞证，简称瘀滞证。无论以上哪种情况均会影响气机条达，且肝脾病初起在气，气滞日久影响血络通畅，以致血瘀，即"诸病久发，必有聚瘀"。笔者从症状辨析，治疗时加重活血化瘀对药的运用，如莪术配三棱、炒蒲黄配五灵脂、丹参配郁金等。同时还配合虫类药物搜络祛邪，如方中加用蜂房、九香虫、蜈蚣、全蝎等，往往可对病情的改善起到事半功倍的效果。

【结语】

不寐一证，病因繁杂，辨证施治总以五脏功能失调为主。临证常见他脏有病而影响到肝经或脾经而影响到他脏者，相互影响，相互为患，因此也常遇到肝脾与他脏同病，如肝脾与心肾同病等。因此根据所涉及的脏腑病变加减用药，并辅之以情志治疗，方可收到更满意的疗效。

奔 豚

一、肝郁湿热化火证

病案一

刘某，女，32岁，黑龙江省佳木斯市人。

首诊时间：2009年8月18日。

主诉：发作性呕吐、腹痛1年余。

现病史：患者1年前因突然听到鞭炮声而受惊吓，次日出现心中不适，恶心欲呕，腹痛，约5分钟后缓解。此后常反复发作，发作时，自觉有一股气从少腹上冲心下，继而嗳气、呕吐，呕吐物多为食物或清水，腹痛难忍，约有5分钟后，气消、呕止、痛消，状若平常。曾先后在佳木斯某医院及哈尔滨某医院检查，均未发现明显器质性病变。西医诊断为胃肠神经官能症、肠痉挛、慢性浅表性胃炎，经相应药物治疗后效果不明显。遂求中医治疗，服药20余剂，亦无明显效果。辗转求治于笔者。

既往史：不详。

中医四诊：就诊时患者未发作，形体较瘦，神志清楚，反应灵敏，全腹软，未触及包块，无压痛。睡眠可，纳稍差，口苦，时有反酸，二便可。舌质稍红，苔薄黄，脉弦数。

辅助检查：胃镜示慢性浅表性胃炎。

中医诊断：奔豚（肝郁湿热化火证）。

西医诊断：胃肠神经官能症；肠痉挛；慢性浅表性胃炎。

中医诊断依据：首先，气上冲是明显的奔豚病特征。其次，患者为女性，形体较瘦，有血虚倾向，加之受惊吓后，肝血虚无以柔肝，造成肝气逆而从少腹上冲心下，继而出现嗳气、呕吐等症状，由于伴有口苦、时有反酸、舌质稍红、苔薄黄、脉弦数等症状，说明此非肾阳虚气逆，而应是肝气郁滞以后，化生湿热，无以发泄，郁而化火上冲造成的气逆。综合上述判断，笔者考虑为肝郁湿热、化火上逆型奔豚。

治法：疏肝降逆，清利湿热。

处方：当　归 10 克　　川　芎 10 克　　黄　芩 10 克　　清半夏 20 克

　　　白　芍 10 克　　葛　根 25 克　　桑白皮 15 克　　甘　草 10 克

　　　栀　子 15 克　　柿　蒂 10 克

　　　7 剂，水煎服，每日一剂，早晚各一次，每次 150mL。

二诊：患者连服上方 7 剂后，气上冲的症状减轻，昨日仅发作 1 次，且疼痛、嗳气、呕吐等症减轻，持续时间缩短。仍口苦，偶反酸。舌质红，苔薄黄，脉弦数。原方加陈皮、竹茹、代赭石以增强降逆平冲之力。

处方：当　归 10 克　　川　芎 10 克　　黄　芩 10 克　　清半夏 20 克

　　　白　芍 10 克　　葛　根 25 克　　桑白皮 15 克　　甘　草 10 克

　　　栀　子 15 克　　柿　蒂 10 克　　竹　茹 10 克　　陈　皮 10 克

　　　代赭石 10 克

　　　7 剂，水煎服，每日一剂，早晚各一次，每次 150mL。

三诊：上方连服 7 剂后，气上冲症状及腹痛、呕吐均消失。唯仍口苦，嗳气，偶有反酸。舌脉如前。加黄连、吴茱萸以除肝胃郁热。

处方：当　归 10 克　　川　芎 10 克　　黄　芩 10 克　　清半夏 20 克

　　　白　芍 10 克　　葛　根 25 克　　桑白皮 15 克　　甘　草 10 克

　　　栀　子 15 克　　柿　蒂 10 克　　竹　茹 10 克　　陈　皮 10 克

　　　代赭石 10 克　　吴茱萸 5 克　　　黄　连 10 克

　　　7 剂，水煎服，每日一剂，早晚各一次，每次 150mL。

随访：患者服完上方后诸症状明显好转，睡眠佳，纳食可，二便调。随访 1 年未复发。

【按语】

仲景认为，此病是由惊恐所致，与肝肾冲脉有关。肝肾同居下焦，肝的经脉绕阴器，至小腹，挟胃两旁，向上穿膈至喉咙。或因惊恐，或因忧思不解，情志不遂，肝气循冲脉上逆，均可发为奔豚。《金匮要略·奔豚气病脉证治》载："师曰：奔豚病，从少腹起，上冲咽喉发作欲死，复还止，皆从惊恐得之。"就笔者临床所见，忧思恼怒惊恐均可引起本病。本案患者即为因突然听到鞭炮声受到惊吓而发为奔豚。笔者根据其体质、发作时的症状以及舌脉综合判断为肝气郁滞、化火上逆的奔豚，治以养肝血、疏肝清热降逆之法。其中当归、白芍养血柔肝；川芎行气活血开郁；栀子、黄芩清泻郁火；葛根升清；半夏和胃降逆；同时寓有芍药、甘草缓急止腹痛之意。但由于甘李根白皮难以寻求，故笔者代以桑白皮。初服7剂即见效；二诊加陈皮、竹茹、代赭石以增强降逆平冲之力；三诊口苦、反酸未除，考虑肝胃郁热上冲，加用黄连以清胃热，吴茱萸以降逆制酸。后经随访，前后共历3诊，服药仅3周，患者即好转，未见复发。可见养血疏肝、清热降逆法是治疗肝血虚、肝气郁滞、化火上逆型奔豚的良法。

病案二

赵某，女，49岁，教师，黑龙江省哈尔滨市人。

首诊时间：2012年5月10日。

主诉：反复发作性胸痛、胸闷2年。

现病史：患者常表现出反复发作性胸闷、胸痛，每次发作约5分钟，发作时自感有气从少腹上冲至心胸，痛苦难以名状，情绪激动时易诱发，伴心悸、头晕、恶心、口干而苦。在哈尔滨某医院诊断为冠心病、心绞痛。服用西药治疗无明显疗效。又改寻中医诊治，观前医所开处方，多辨为胸痹而处以活血通络药物，效果不显。后经其他患者介绍，求治于笔者。

既往史：高血压、冠心病。

中医四诊：刻诊患者尚无气上冲的症状。形体消瘦，面容憔悴，平素情绪即易紧张，易激动。问诊时语速过快。现有口苦，轻度胸闷，无胸痛。纳食一般，睡眠较差，梦多，二便尚可。舌质稍红，舌苔白微黄，脉弦数。

西医检查：血压145/95mmHg；心率84次/分，可闻及第三心音；心电图提示：左心室高电压同时伴有ST-T改变；眼底检查提示早期动脉硬化改变；胃肠钡透未见明显异常；血总胆固醇（TC）6.53mmol/L，甘油三酯（TG）4.2mmol/L。

中医诊断：奔豚（肝郁湿热化火证）。

西医诊断：冠心病，心绞痛；高血压。

中医诊断依据：气逆上冲是奔豚病的特征；患者面容憔悴，形体消瘦，且易紧张，眠差，梦多，有肝血虚倾向；口苦、轻度胸闷、舌质稍红、苔白微黄、脉弦数等症，都是肝郁湿热、气郁化火病机的体现。综合以上信息，笔者判断为肝郁湿热、化火上逆型奔豚。

治法：疏肝降逆，清利湿热。

处方：当　归10克　　川　芎10克　　黄　芩10克　　半　夏15克

　　　白　芍10克　　葛　根25克　　栀　子15克　　柿　蒂10克

　　　甘　草10克　　桑白皮15克　　丹　参15克

7剂，水煎服，每日一剂，早晚各一次，每次150mL。

二诊：连服上方7剂后，患者气上冲症状减轻，胸闷、胸痛减轻，持续时间稍有缩短，伴随的心悸、头晕等症状亦减轻。仍睡眠较差，梦多。舌质稍红，苔薄黄，脉弦数。原方加酸枣仁、柏子仁养心肝之阴血以安神。

处方：当　归10克　　川　芎10克　　黄　芩10克　　半　夏15克

　　　白　芍10克　　葛　根25克　　栀　子15克　　柿　蒂10克

　　　甘　草10克　　桑白皮15克　　丹　参15克　　酸枣仁15克

　　　柏子仁15克

10剂，水煎服，每日一剂，早晚各一次，每次150mL。

三诊：连服上方10剂后，患者气上冲症状继续减轻，持续时间进一步缩短，伴随的心悸、头晕等症状已轻微。睡眠好转。近期纳稍差，舌质稍红，苔薄黄腻，脉弦数。原方减去柏子仁；加陈皮、枳壳、竹茹，健脾理气和胃。

处方：当　归10克　　川　芎10克　　黄　芩10克　　半　夏15克

　　　白　芍10克　　葛　根25克　　栀　子15克　　柿　蒂10克

　　　甘　草10克　　桑白皮15克　　丹　参15克　　枳　壳10克

　　　酸枣仁15克　　竹　茹10克　　陈　皮10克

10剂，水煎服，每日一剂，早晚各一次，每次150mL。

四诊：连服上方10剂后，患者气上冲症状发作明显减轻，胸痛、胸闷轻微，已无心悸、头晕等症状。睡眠尚可，纳食佳。舌质稍红，苔薄黄，脉弦稍数。睡眠好转，上方去酸枣仁。

处方：当　归10克　　川　芎10克　　黄　芩10克　　半　夏15克

　　　白　芍10克　　葛　根25克　　栀　子15克　　柿　蒂10克

　　　甘　草10克　　桑白皮15克　　丹　参15克　　枳　壳10克

　　　竹　茹10克　　陈　皮10克

10剂，水煎服，每日一剂，早晚各一次，每次150mL。

五诊：连服上方10剂后，患者气上冲症状偶有发作，且胸闷、胸痛症状不明显。睡眠、纳食尚可，二便可。舌质淡红，苔薄黄，脉弦稍数。为求巩固，上方减去陈皮之理气和胃，其他药物稍减用量。

处方：当　归10克　　川　芎10克　　黄　芩10克　　半　夏10克

　　　白　芍10克　　葛　根15克　　栀　子10克　　柿　蒂10克

　　　甘　草10克　　桑白皮10克　　丹　参10克　　枳　壳10克

　　　竹　茹10克

14剂，水煎服，每日一剂，早晚各一次，每次150mL。

随访：服完末诊14剂汤药后，气上冲症状完全消失。复查心电图基本正常。1年未复发。

【按语】

此案患者虽经西医诊断为冠心病、心绞痛，但笔者从中医角度看主症为气上冲，故而诊断为奔豚病，而非胸痹。再细辨为肝气郁滞、化火上逆证，治以养血疏肝、清热降逆之法。其中初诊加丹参以养血活血通络。二诊，患者睡眠较差，笔者加酸枣仁、柏子仁以养心肝之阴血。三诊，患者纳稍差，加陈皮、竹茹、枳壳，健脾理气和胃。至四诊、五诊病情基本已进入坦途，气上冲明显减轻，疗效显著。笔者经验，临床上常有某些冠心病、心绞痛，经西医治疗，效果不明显，寻求中医治疗，处以常规的活血化瘀或温通胸阳之剂，初时虽效，停服一段时间常会复发。笔者认识到此类心脏病多伴随有血压升高，所表现出来的症状与中医之肝脏密切相关，故常从肝治疗此类心脏病，疗效显著。

二、心阳不足，寒气上冲证

林某，女，43 岁，工人，黑龙江省哈尔滨市人。

首诊时间：2003 年 6 月 10 日。

主诉：排尿无力致尿流中断 5 年。

现病史：患者诉时发排尿无力致尿流中断已 5 年余，每次发作时都自觉一股气流自少腹上冲至胃脘部，致胃脘不适，呃逆欲呕不止，苦不堪言。在哈尔滨某西医院检查，无明显器质性改变。查小便常规亦无异常，服用西药治疗效果不佳。在他医处服用以补肾为主的汤药数月，亦无明显疗效，患者本已打算放弃治疗，后经友人劝说勉求笔者一治。

既往史：不详。

中医四诊：刻诊患者正处于发作期，已发作 3 天，气上冲伴有胃脘不适，时有呃逆欲呕，致饮食受影响。患者神志清明，口不渴，不干。时有心悸，易受惊，遇冷加重，后背怕冷，无腰膝酸软，大便可，小便清。舌质淡，苔薄白，脉沉。

辅助检查：尿常规正常。

中医诊断：奔豚（心阳不足，寒气上冲证）。

西医诊断：不明确。

中医诊断依据：笔者抓住患者自觉一股气流自少腹上冲至胃脘部为主症，判定为奔豚病。再根据其气上冲的同时伴有排尿无力致尿流中断，时有心悸、易受惊、遇冷加重、后背怕冷、小便清、舌淡、苔薄白、脉沉等症，考虑为心阳虚，心火不能下达于肾，肾水不能蒸化，不能走下外排，而停于下焦，使寒气冲逆于上，故发奔豚。综合上述病机，笔者诊断为心阳不足、寒气上冲型奔豚。

治法：温阳散寒，平冲降逆。

处方：桂　枝 15 克　　白　芍 10 克　　炙甘草 5 克　　生　姜 10 克（切）

　　　乌　药 10 克　　山　药 15 克　　益智仁 15 克　　大　枣 5 枚（瓣开）

桑螵蛸 10 克

7 剂，水煎服，每日一剂，早晚各一次，每次 150mL。

二诊：上方连服 7 剂后，患者症状大减，气上冲感明显减轻，胃中不适感消失，小便基本正常。心悸次数减少，舌质淡，苔薄白，脉沉。原方加生龙骨、生牡蛎，一方面镇静安神以治心悸，一方面补肾固摄以治排尿不畅。

处方：桂　枝 15 克　　白　芍 10 克　　炙甘草 5 克　　生　姜 10 克（切）

生龙骨 25 克　　生牡蛎 25 克　　益智仁 15 克　　乌　药 10 克

山　药 15 克　　桑螵蛸 10 克　　大　枣 5 枚（掰开）

7 剂，水煎服，每日一剂，早晚各一次，每次 150mL。

三诊：上方服至第 5 剂，气上冲已不再发作，小便正常，精神可，纳食、睡眠佳。舌脉如前。为求进一步巩固疗效，避免复发，求再开数剂。上方去桑螵蛸。

处方：桂　枝 15 克　　白　芍 10 克　　炙甘草 5 克　　生　姜 10 克（切）

生龙骨 25 克　　生牡蛎 25 克　　益智仁 15 克　　乌　药 10 克

山　药 15 克　　大　枣 5 枚（掰开）

15 剂，水煎服，每日一剂，早晚各一次，每次 150mL。

随访：药后气上冲未再出现，小便正常，1 年未复发。

【按语】

此案患者以排尿无力致尿流中断为主诉至笔者处就诊，笔者未将过多注意放在此处，而是根据其"每次发作时都自觉一股气流自少腹上冲至胃脘部，致胃脘不适，呃逆欲呕不止，苦不堪言"辨为奔豚病。再根据其舌脉以及时有心悸、易受惊、遇冷加重、背部怕冷等症辨为心阳不足、寒气上冲型，处以温阳散寒、平冲降逆的桂枝、生牡蛎、生龙骨等药治疗。用桂枝降其上逆之寒气，桑螵蛸、益智仁以固摄肾气，增强推动排尿之功能。桂枝能上补心阳之虚，下降寒气之上冲。陈修园指出："使桂枝得尽其量，上能保少阴之火脏，下能温少阴之水脏，一物而两扼其要也。"可谓要言不烦。此案的关键即为桂枝的用量，量少一则无以温振心阳，二则无以降寒气之上冲。用好桂枝，此病的治疗即成功了一半。笔者再合以生龙骨、生牡蛎、益智仁、桑螵蛸之属，补肾固摄，使肾气充而气化出，而小便自然恢复正常。

三、肝胆湿热下注，郁火上冲证

林某，女，36 岁，工人，黑龙江省绥化市人。

首诊时间：2006 年 9 月 14 日。

主诉：发作性小腹绞痛 2 年余。

现病史：患者 2 年前因家事不和，情志不遂，后感小腹部绞痛，呈阵发性，每日发作 1～2 次，每次持续时间约 4 分钟左右。10 天后病情逐渐加重，小腹部绞痛时自觉有一股气从大腿内侧窜至腹、胸、肩背，甚则头部疼痛。严重时伴恶心呕吐，不欲进食，心烦，夜不能寐。曾先后去过当地以及哈尔滨多家医院，多方面检查均无异常。在当地中医处治疗，服药数十剂亦无明显疗效。后经亲友推荐来哈尔滨求笔者诊治。

既往史：无。

中医四诊：刻诊患者未处于发作时间，神志清楚，对答如流，但观之面容憔悴。平素心烦，易怒，夜不能寐，口苦，大便干结，小便黄短。舌质红，苔黄厚腻，脉弦滑有力。

辅助检查：无明显异常。

中医诊断：奔豚（胆湿热下注，郁火上冲证）。

西医诊断：无。

中医诊断依据：首先患者有明显气上冲感，故辨为奔豚病；其次，患者有口苦、心烦、易怒、夜不能寐、大便干结、小便黄短、舌质红、苔黄厚腻、脉弦滑有力等肝胆湿热证候；故笔者综合诊断为肝胆湿热下注，导致郁火上冲之奔豚病。

治法：清利肝胆湿热，平冲降逆。

处方：龙胆草 10 克　　柴　胡 10 克　　栀　子 15 克　　黄　芩 15 克
　　　当　归 15 克　　珍珠母 20 克　　川　芎 15 克　　牛　膝 15 克
　　　车前子 15 克　　泽　泻 15 克　　大　黄 10 克　　生地黄 10 克

　　　7 剂，水煎服，每日一剂，早晚各一次，每次 150mL。

嘱咐患者注意调畅情志。

二诊：患者连服上方 7 剂后，小腹绞痛感减轻，气上冲感、恶心呕吐均减轻。心烦减轻，夜寐稍好转。大便好转，小便黄。舌质红，苔黄厚腻，脉弦滑有力。原方加夏枯草以清泻肝火。

处方：龙胆草 10 克　　　柴　胡 10 克　　　栀　子 15 克　　　黄　芩 15 克

当　归 15 克　　　珍珠母 20 克　　　川　芎 15 克　　　牛　膝 15 克

车前子 15 克　　　泽　泻 15 克　　　大　黄 10 克　　　生地黄 10 克

夏枯草 15 克

10 剂，水煎服，每日一剂，早晚各一次，每次 150mL。

三诊：患者连服上方 10 剂后，小腹绞痛基本消失，气上冲感明显减轻，发作次数明显减少。心烦减，睡眠进一步好转。大便通畅，小便稍黄。舌边稍红，苔黄白腻，脉弦滑。大便通畅，故去大黄，且防久用伤及脾胃。

处方：龙胆草 10 克　　　柴　胡 10 克　　　栀　子 15 克　　　黄　芩 15 克

当　归 15 克　　　珍珠母 20 克　　　川　芎 15 克　　　牛　膝 15 克

车前子 15 克　　　泽　泻 15 克　　　夏枯草 15 克　　　生地黄 10 克

7 剂，水煎服，每日一剂，早晚各一次，每次 150mL。

四诊：患者自诉上方服至第 5 剂后，即未再发作过小腹绞痛，气上冲感消失。心烦明显减轻，睡眠尚可，二便可。舌边稍红，苔薄黄腻，脉弦滑。因肝胆湿热症状明显减轻，原方减龙胆草、栀子、黄芩等药用量，以防久用伤及脾胃阳气，加陈皮、茯苓以健脾理气祛湿，顾护脾胃。

处方：龙胆草 5 克　　　柴　胡 10 克　　　栀　子 10 克　　　黄　芩 10 克

当　归 15 克　　　珍珠母 20 克　　　川　芎 15 克　　　牛　膝 15 克

车前子 15 克　　　泽　泻 15 克　　　夏枯草 15 克　　　生地黄 10 克

陈　皮 10 克　　　茯　苓 15 克

10 剂，水煎服，每日一剂，早晚各一次，每次 150mL。

随访：患者 1 年未再发作过奔豚。

【按语】

此案患者以小腹绞痛为主诉而来求诊，笔者根据其"小腹部绞痛时自觉有一股气从大腿内侧窜至腹、胸、肩背，甚则头部疼痛"等症状，确定气上冲为主症，而非小腹绞痛，而辨为奔豚病。又根据相关舌脉症状，判断其为肝胆湿热下注导致郁火上冲的奔豚。治宜清利肝胆湿热、平冲降逆。方中龙胆草大苦大寒，集泻肝经实火与利肝经湿热之功于一身，泻火除湿，两擅其功；配伍黄芩、栀子苦寒泻火，泽泻、车前子清利湿热；珍珠母平肝潜阳，降逆安神；当归、生地、川芎活血养血，且防苦寒燥湿之药损伤肝阴；更加柴胡以疏散郁火，牛膝以降逆平冲、引火下行，使泻中有疏，降中寓升。全方清利肝胆湿热，降逆平冲，面面俱到，故疗效显著。但毕竟本方药物多为苦寒之品，内服每易伤及脾胃，幸本案患者素体脾胃气旺，尚耐久攻。故末诊时，患者症状既已基本消除，笔者即马上减少苦寒药物用量，并加适量陈皮、茯苓以健脾理气祛湿，顾护脾胃。

四、脾虚生痰兼肝火上冲证

姜某，男，40岁，黑龙江省哈尔滨市人。

首诊时间：2004年5月16日。

主诉：发作性脐下悸动，气从少腹上冲咽喉3年余。

现病史：患者脐下悸动，气从少腹上咽喉，反复发作已3年，每于脐周胀痛，继则气从少腹上冲咽喉，片刻后冲气下降，腹痛渐减，复如常人。每于8日左右发作一次。曾于哈尔滨多家医院检查，未发现明显器质性改变。最终诊断为胃肠神经官能症、慢性胃炎，服用西药效果不佳。服西药期间也曾寻求中医诊治，但在他医处服药数十剂亦无明显效果。最终在同事推荐下寻笔者诊治。

既往史：不详。

中医四诊：刻诊患者气上冲感未发作，望之精神萎靡，面色萎黄，形体消瘦。最近食欲下降，纳呆，食后胃脘胀闷，恶心肠鸣。大便干，小便稍黄。舌质红，苔白腻微黄，脉细稍数。

辅助检查：胃镜示慢性胃炎。

中医诊断：奔豚（脾虚生痰兼肝火上冲证）。

西医诊断：胃肠神经官能症；慢性胃炎。

中医诊断依据：首先，患者有脐周胀痛伴气从少腹上冲咽喉，笔者辨为奔豚。其次，患者大便干，小便稍黄，舌质红，苔微黄，脉稍数，结合气从少腹上冲，考虑病机为肝火上冲。又见患者面色萎黄、形体消瘦、纳呆、食后胃脘胀闷、恶心肠鸣等症状，考虑有脾胃虚弱、痰湿内阻证。综合以上病机，笔者辨为脾虚生痰兼肝火上冲之奔豚。

治法：健脾化痰祛湿，平肝降逆。

处方：党　参15克　　白　术15克　　茯　苓15克　　陈　皮15克

半　夏15克　　砂　仁10克　　木　香10克　　枳　实10克

竹　茹10克　　炙甘草5克　　白　芍20克　　石决明15克

7剂，水煎服，每日一剂，早晚各一次，每次150mL。

二诊：患者连服上方7剂后，腹痛减轻，上脘有坠胀感，近期尚未发作奔豚。饮食稍有好转，恶心减轻。舌质红，苔黄腻，脉细数。上方加代赭石以加强平肝降逆之功。

处方：党　参15克　　白　术15克　　茯　苓15克　　陈　皮15克

半　夏15克　　砂　仁10克　　木　香10克　　枳　实10克

竹　茹10克　　炙甘草5克　　白　芍20克　　石决明15克

代赭石15克

7剂，水煎服，每日一剂，早晚各一次，每次150mL。

三诊：上方连服7剂后，腹痛继续减轻，气上冲感未再发生，胃脘坠胀消失，不再恶心，唯感脐下悸动，口稍苦，舌脉如前。患者有口苦，故上方加柴胡、黄芩以清热；减砂仁之辛温，炙甘草之腻补。

处方：党　参15克　　白　术15克　　茯　苓15克　　陈　皮15克

半　夏15克　　柴　胡15克　　木　香10克　　枳　实10克

竹　茹10克　　黄　芩15克　　白　芍20克　　石决明15克

代赭石15克

7剂，水煎服，每日一剂，早晚各一次，每次150mL。

四诊：患者连服上方7剂后，腹痛消失，无气上冲感，纳食增多，无恶心肠鸣，无口苦。精神转佳，舌苔白腻微黄，脉缓。腹痛消失，减白芍用量，口苦消失，去柴胡，减黄芩用量。

处方：党　参15克　　白　术15克　　茯　苓15克　　陈　皮15克

半　夏15克　　代赭石15克　　木　香10克　　枳　实10克

竹　茹 10 克　　黄　芩 10 克　　白　芍 10 克　　石决明 15 克

10 剂，水煎服，每日一剂，早晚各一次，每次 150mL。

随访：患者自第四诊服药后，改服香砂六君丸调理脾胃，一年来未再发作过奔豚，无腹痛，精神佳。

【按语】

奔豚气多由肝郁化火、肝气循冲脉上逆或心阳虚弱、寒气上冲所致。其症发作过后如常人，若不及时治疗，久则肝气横逆，乘脾犯胃，心肾阳虚，脾阳亦不足，最后导致脾胃虚弱。若纯用清肝降火之品，则会戕伐脾胃，加重气逆上冲之势。笔者此时常用健脾化痰之法治之。如本案患者经笔者辨为脾胃虚弱、痰湿内阻、肝火上冲证，即选用党参、白术、茯苓、炙甘草健脾益气祛湿，陈皮、半夏行气化痰，木香、砂仁理气散寒止痛，枳实、竹茹降胃气之上冲，随症加石决明、代赭石平肝降逆，白芍柔肝止腹痛，柴胡、黄芩清疏肝热。诸药合用，共奏健脾和胃、化痰祛湿、理气止痛、平冲降逆之功，加减配伍得当，故而取得了良好疗效。

【诊疗体会】

奔豚气病是中医特有的病名，是一种发作性疾病，以患者自觉有气从少腹上冲至胸咽、发作时痛苦欲死、复还止为特征。因其发作时如豚之奔突状，故名。

如今临床上奔豚气病也并不罕见，但现代医学对其并无特异性诊断指标，亦没有有效的治疗方法。笔者临床数十年来，常遇到患奔豚气病数年乃至数十年的患者，深深地感受到了奔豚气给患者及其家属带来的困扰，故而不揣浅陋，写出本篇医案，以供同道参考，并为广大患者提供帮助。

【治疗特色】

奔豚气病的主症是患者自觉气从少腹上冲胸咽，痛苦不堪。若由惊恐所伤，多及肝肾，使肝肾之气挟冲气上逆；若内有气饮，复因汗后伤及心阳者，则先有脐下悸动，旋即逆气上冲，心慌不安，苔白腻，脉弦滑；内停水饮，亦可因精神刺激而发。故此病发作欲死，气平则如故。

1. 疏肝降逆法

临床常见有患者觉气从少腹上冲胸咽及腹部，甚者可见一派典型的情志症状，如惊悸不宁、妄言妄见、狂痴不定、恶闻人声等，还可见腹痛欲呕、头痛眩晕、口苦、耳鸣、舌红苔黄、脉弦急或弦数等。笔者多辨为肝气郁滞、化火上逆型奔豚，治宜疏肝清热降逆，其中当归、白芍养血柔肝；川芎行气活血开郁；黄芩清泻郁火；葛根升清；半夏、生姜和胃降逆；甘李根白皮大寒，主消渴，止心烦，降冲逆之气。同时寓有白芍、甘草缓急止腹痛之意。适当加减，疗效显著。

2. 温阳降逆法

临床还常见气从内踝开始，沿阴股向上滚动，至小腹则腹胀，至心胸则憋气，头出冷汗，形寒肢冷，小腹冷痛。精神可见极度紧张，有如死之恐怖感。稍顷，气往下行，症随减之。每日发作 3～4 次。面色可见青黄不泽，舌胖嫩，苔白而润，脉弦而无力。女性可兼见腰酸，白带多。笔者多辨为心阳不足、寒气上冲型奔豚，治宜温阳散寒、平冲降逆。若肾阳虚较重者，笔者加肉桂以温肾纳气，更见厥逆者，尚可加附子。若寒象明显，单用桂枝等药无以制冲气上逆，可以考虑用川乌、干姜、吴茱萸、荜澄茄、草蔻辛热开降以温脾除寒，人参、黄芪益中气补脾胃，茯苓、泽泻淡渗利湿，厚朴、木香、青皮开郁理气，麻黄辛温宣通，升麻、柴胡升阳，更用黄连、黄柏以反佐，防其辛热伤阴，以治"心下痞下焦躁寒，沉厥，奔豚不收"之症，可以参考借鉴。

3. 补脾降逆法

临床有自觉气上冲，顶心胁作痛，反复发作，每精神紧张、激怒时发病。始觉有一股气从少腹踊跳上冲，冲至胸胁，窝结顶塞，心胁作痛，随即头晕眼花，心下闷乱，心悸气短，有濒死之感，大汗，四肢发冷，坐卧不得，少息能缓解。觉腹中有包块，坚而拒按，腹痛难忍，面色无华，形体消瘦，神疲乏力，喘逆少气，苔白，脉沉急或沉细。此类患者虽有气机逆乱之邪实存在，但由于发作时还表现为明显的虚证，故笔者治以攻补兼施，并根据偏邪实、偏正虚而变化重心。治宜平冲降逆，补虚扶正。可用党参、茯苓、白术、甘草加黄芪培补脾肺之气；以当归、川芎、白芍、熟地以养血；以桂枝、青皮、陈皮、三棱、香附等药以平冲降逆散结。此型较为难治，临床宜时时注意随证加减变化。

【结语】

对奔豚病的辨证，首先应明确本病的病机是由下逆上，并有气、寒、水之别。气逆多由情志所伤，病在心肝；寒水多因阴盛或阳衰所致，病在脾肾。因此，临床要抓住病机，分清病因，同时，要详审主证与兼证，予以认真辨别。总之，中医药治疗奔豚病有很好的疗效，笔者会进一步探索此病的治疗与防护。

痹　证

一、寒湿留滞经络证

吴某，男，48 岁，黑龙江省哈尔滨市人。

首诊时间：2008 年 9 月 16 日。

主诉：手指、足趾关节肿胀疼痛 3 年，加重半个月。

现病史：患者于 3 年前每因饮酒或劳累后出现手指、足趾酸胀疼痛，以右拇指、食指肿痛尤甚，夜间为剧。期间多次进入当地医院进行诊治，医院每次均以"风湿性关节炎"诊断对症处理，服用炎痛喜康、布洛芬等治疗，疼痛有所缓解，终不能根治。半个月前因诸症加重复查血清尿酸测定（UA）678μmol/L；右手正斜位 X 线片示右食指中节指骨远端呈虫蚀样质变，当地医院确诊为痛风，开始服用嘌呤醇、秋水仙素等药物治疗，病情大有好转，但因胃痛而停药。现诸症未减，遂经同事介绍慕名来我门诊就诊。

既往史：无。

中医四诊：形体丰腴，痛苦面容，右食指中节关节僵硬肿胀，活动不利，其余各指、趾关节亦略为肿胀，以夜间尤甚，舌苔厚白腻，脉弦数。并有 10 年嗜酒史，嗜食膏粱厚味，伴劳累过度。

辅助检查：UA 521μmol/L；右手正斜位 X 线片示右食指中节指骨远端呈虫蚀样质变。

中医诊断：着痹（寒湿留滞经络证）。

西医诊断：痛风。

中医诊断依据：患者，中年男性，因嗜食酒食，恣食甘肥厚腻，劳累失度，导致脾运失健，湿从中生，协同风寒合而为痹。并尤以湿邪为甚，然湿性重浊，故关节僵硬肿胀，活动不利，其余各指、趾关节亦略为肿胀，寒湿之邪流注于关节，关节僵硬感，活动不利，夜间尤甚，舌苔厚白腻等症可见。

治法：除湿散寒，通经活络。

处方：薏苡仁 20 克　　茯　苓 20 克　　泽　泻 20 克　　苍　术 15 克

　　　羌　活 15 克　　独　活 15 克　　川　芎 20 克　　当归尾 20 克

　　　车前子 15 克　　萆　薢 20 克　　桃　仁 15 克　　赤　芍 15 克

　　　地　龙 15 克　　桂　枝 15 克

　　　10 剂，水煎服，每日早晚各一次，每次 150mL。

嘱患者避风寒，节饮食，多饮水。

二诊：面色萎黄，形体肥胖，服药后手足指、趾关节肿胀疼痛大有缓解，麻木感减轻，指、趾关节活动稍觉灵活。复查 UA 453μmol/ L，舌苔薄腻，脉细数。守方治疗，方药如下：

处方：薏苡仁 20 克　　茯　苓 20 克　　泽　泻 20 克　　苍　术 15 克

　　　羌　活 15 克　　独　活 15 克　　川　芎 20 克　　当归尾 20 克

　　　车前子 15 克　　萆　薢 20 克　　桃　仁 15 克　　赤　芍 15 克

　　　地　龙 15 克　　桂　枝 15 克

　　　10 剂，水煎服，每日早晚各一次，每次 150mL。

三诊：患者服药后，自觉关节僵硬肿胀基本消退，伴偶稍有麻木感，各关节活动灵活，舌质淡红、苔薄白，于本院复查 UA 正常。原方基础上调整药物用量，去茯苓、赤芍、车前子，减泽泻用量以防通利太过，加熟地、补骨脂、骨碎补益肾壮骨，方药如下：

处方：川　芎 20 克　　当归尾 20 克　　桂　枝 15 克　　羌　活 20 克

　　　独　活 15 克　　薏苡仁 20 克　　熟地黄 15 克　　萆　薢 20 克

　　　泽　泻 15 克　　桃　仁 15 克　　地　龙 15 克　　补骨脂 15 克

　　　骨碎补 15 克　　苍　术 15 克

　　　15 剂，水煎服，每日早晚各一次，每次 150mL。

随诊：3 个月后再访，各种症状缓解渐消失，未再复发，复查 UA 水平正常。

【按语】

何谓"痹证"？《素问·痹论》说："风寒湿三气杂至，合而为痹也。"痛风一病，根据其病症，可归属中医学的"痹证"范畴。该病以中老年人及形体肥胖丰腴有饮酒史、恣食膏粱肥甘之人多发。以寒湿瘀滞内阻、脾阳不振为主要病机。寒湿滞阻于血脉之中，难以泄化，与血相搏而成瘀，闭留于经脉，则骨节肿痛。治疗应遵除湿散寒、通经活络法则。遂一诊，笔者给予患者薏苡仁、苍术益气健脾除湿，茯苓、泽泻、车前子、萆薢利小便除湿通痹络；羌活、独活祛风胜湿；川芎、当归尾、桃仁、赤芍活血化瘀，通络止痛；地龙搜风通络；桂枝温经散寒，同时茯苓、萆薢等泻湿解毒之药及活血化瘀通络之桃仁、地龙等，可祛寒除湿、化瘀通络；全方共奏除湿散寒、通经活络止痹痛之效。二诊，患者症状改善，续服原方，巩固治疗。三诊，患者僵硬肿胀基本消退，稍有麻木感，各关节活动便利，舌质淡红、苔薄白，于本院复查UA正常，遂调整方剂，但总治疗原则不变，以熟地、补骨脂等补肾壮骨，固本为益。整个治疗过程以除湿散寒、通经活络为治法，随症加减，活血通络以为辅，治疗得当，症状均减。

二、阳虚寒凝血瘀证

徐某，女性，58岁，黑龙江省哈尔滨市人。

首诊时间：2010年3月29日。

主诉：右侧膝关节疼痛肿胀感2个月，加重1周。

现病史：患者近2个月来每因劳累或遇寒冷后右侧膝关节疼痛加重，甚者行走受限，期间未给予重视，并未接受任何诊治。1周前，患者因遇凉后再次出现右侧膝关节肿胀疼痛，并伴有局部活动受限，小便不利，大便正常，其儿女为解除其痛苦，陪同患者前来我门诊寻求具体诊治，并携带相关检查。

既往史：无。

中医四诊：神志清楚，语言清晰，诊查合作，皮肤无黄染、水肿，疼痛面容，右侧膝关节活动受限，每因遇凉后右侧膝关节疼痛肿胀感或发或加重，未见局部关节外观红肿，小便不利，大便正常，舌质紫暗，苔白厚，脉细弦。

辅助检查：抗溶血性链球菌"O"测定、类风湿因子测定、血常规测定均显示正常；X片示右膝关节骨质增生。

中医诊断：痛痹（阳虚寒凝血瘀证）。

西医诊断：右膝关节骨质增生。

中医诊断依据：患者，老年女性，精血亏虚，阳气虚弱，寒湿邪侵袭骨骼，寒凝血滞，经络不通，日久夹瘀，更使疼痛顽固不解，活动受限，影响生活质量，以疼痛为著，故而为"痹"；经脉痹阻，气血运行不畅，阳气不得达于四肢百骸，故病变位置局部疼痛肿胀，每遇寒冷便加重，阳气不得温达，故小便不利。本证阳虚、寒凝、血瘀并见，故可见舌质淡红夹青，苔薄白，脉细弦。

治法：温阳散寒，活血通络止痛。

处方：麻　黄 15 克　　桂　枝 15 克　　细　辛 3 克　　巴戟天 10 克

　　　通　草 10 克　　当　归 15 克　　川　芎 15 克　　鸡血藤 15 克

　　　骨碎补 15 克　　狗　脊 15 克　　独　活 10 克　　威灵仙 10 克

　　　牛　膝 10 克　　茯　苓 10 克　　五加皮 10 克

　　　10 剂，水煎服，每日早晚各一次，每次 150mL。

二诊：患者面色少华，形体适中，服药后，其右膝关节红肿疼痛明显减轻，现寐差多梦，舌质淡红苔薄白，脉沉细。在原方基础上去威灵仙、独活，加蜈蚣通络止痛，加炒酸枣仁养心安神，方药如下：

处方：麻　黄 15 克　　桂　枝 15 克　　细　辛 3 克　　巴戟天 10 克

　　　通　草 10 克　　当　归 15 克　　川　芎 15 克　　鸡血藤 15 克

　　　骨碎补 15 克　　狗　脊 15 克　　炒酸枣仁 10 克　　蜈　蚣 1 条

　　　牛　膝 10 克　　茯　苓 10 克　　五加皮 10 克

　　　10 剂，水煎服，每日早晚各一次，每次 150mL。

三诊：患者现注重保温，按医嘱服药，仍偶有右膝关节疼痛，但已明显改善，且患者睡眠明显改善，二便正常，舌质淡红，苔薄白，脉沉。上方基础上去细辛，中病即止，方药如下：

处方：麻　黄 15 克　　桂　枝 15 克　　巴戟天 10 克　　通　草 10 克

　　　当　归 15 克　　川　芎 15 克　　鸡血藤 15 克　　骨碎补 15 克

　　　狗　脊 15 克　　炒酸枣仁 10 克　　蜈　蚣 1 条　　牛　膝 10 克

茯　苓 10 克　　　五加皮 10 克

10 剂，水煎服，每日早晚各一次，每次 150mL。

随诊：患者 6 个月内，定期复诊，遵照医嘱口服汤剂，诸症状明显缓解，随诊进行药物加减，后随访 3 个月，未见复发。

【按语】

《素问·痹论》云："黄帝问曰：痹之安生？岐伯对曰：风寒湿三气杂至，合而为痹也。其风气胜者为行痹，寒气胜者为痛痹，湿气胜者为着痹也。"可见痛痹以寒邪为患，故应祛寒为主，遂给予患者温经散寒的麻黄、桂枝、细辛。《素问·痹论》："痛者寒气多也，有寒故痛也。其不痛不仁者，病久入深，荣卫之行涩，经络时疏，故不通，皮肤不营，故为不仁。其寒者，阳气少，阴气多，与病相益，故寒也。"遂给予巴戟天、骨碎补、狗脊补益阳气祛湿壮骨；通草、茯苓、五加皮以利小便，利水祛湿通络；"治风先治血，血行风自灭"，笔者治风同时给予活血通络之品，故加以独活、威灵仙、当归、川芎，以有助于祛风除湿散寒止痹痛；全方佐以牛膝，引药下行。该患者为增生性骨关节炎，属中医"痛痹"病。此病多见于老年人，温经散寒、活血通络止痛，佐以祛风养血除湿通络，使邪去正复，经络通畅，气血得补，经络得通，疼痛缓解。二诊睡眠差，遂给予患者炒酸枣仁以养心安神、改善睡眠，以进行对症治疗。三诊续服汤药去细辛，细辛有小毒，不得久用，宜中病即止。笔者认为该患阳虚为本，易受寒邪，阳虚则寒凝经脉，血滞脉络而成瘀。故全方以温阳散寒、活血通络止痛为治法，随症加减，全方用药精准，奏效佳。

三、气血郁闭兼风盛证

邢某，女，30 岁，黑龙江省哈尔滨市人。

首诊时间：2007 年 7 月 20 日。

主诉：周身关节游走疼痛半年余，加重数日。

现病史：患者 1 年前因个人原因离职，至目前为止待业家中，照顾 2 岁孩子，常郁闷不乐。近半年无明显诱因出现关节游走疼痛，痛与天气寒暖无关，如每遇心情舒畅则疼痛有减，心情郁闷则痛如锥刺，走窜游痛，遂到当地医院进行检查，并未发现明显异常。也未接受任何治疗，数日前因故与丈夫发生矛盾，因起争执，遂再次出现以上症状而不见缓解，经朋友介绍，来笔者门诊就诊。

既往史：无。

中医四诊：面色少华，形体消瘦，神志清，两目有神，语音正常，应答自如，关节游走疼痛，痛与天气寒暖无关，如每遇心情舒畅则疼痛有减，心情郁闷则痛如锥刺，走窜游痛，经前为甚，经期不定，经多血块，舌紫暗，脉细弦，关脉略涩。

辅助检查：无。

中医诊断：行痹（气血郁闭兼风盛证）。

西医诊断：神经官能症。

中医诊断依据：患者，女性，肝气郁滞，肝失疏泄，气血运行不畅，气血郁闭兼内风从生，故每因怒、抑郁情志，发而为关节游走疼痛。痛与天气寒暖无关，每遇心情不畅、郁闷则痛如锥刺，走窜游痛；肝藏血，肝主疏泄，与血液运行、气机畅通密切相关，肝失疏泄，血藏不足，气机不调，疼痛经前为甚，经期不定，经多血块，舌紫暗，脉细弦，关脉略涩，遂成行痹（气血郁闭兼风盛证）。

治法：疏肝解郁，理气通络止痛。

处方：柴　胡 15 克　　当　归 10 克　　白　芍 10 克　　青　皮 10 克
　　　川楝子 10 克　　炒白术 15 克　　茯　苓 10 克　　苍　术 10 克
　　　川　芎 10 克　　香　橼 10 克　　香　附 10 克　　枳　实 15 克
　　　山　药 10 克　　独　活 5 克　　羌　活 5 克　　蜈　蚣 1 条

10 剂，水煎服，每日早晚各一次，每次 150mL。

二诊：患者形体消瘦，面色少华，仍偶有情志不畅，时有抑郁，乏力倦怠，舌紫暗，脉细弦。原方基础上增大当归、川芎、白芍的用量补血养血，方药如下：

处方：柴　胡 15 克　　当　归 15 克　　白　芍 15 克　　青　皮 10 克
　　　川楝子 10 克　　炒白术 15 克　　茯　苓 10 克　　苍　术 10 克
　　　川　芎 15 克　　香　橼 10 克　　香　附 10 克　　枳　实 15 克
　　　山　药 10 克　　独　活 5 克　　羌　活 5 克　　蜈　蚣 1 条

15 剂，水煎服，每日早晚各一次，每次 150mL。

三诊：患者共服 25 剂中药汤剂后，诸症均有所改善，现食欲欠佳，舌质暗，脉沉弦。二诊方基础上去香橼、香附减理气之效，山药易为鸡内金、神曲消食健胃，方药如下：

处方：柴　胡 15 克　　当　归 15 克　　白　芍 15 克　　青　皮 10 克

川楝子 10 克　　炒白术 15 克　　茯　苓 10 克　　苍　术 10 克

川　芎 15 克　　枳　实 15 克　　鸡内金 10 克　　神　曲 15 克

独　活 5 克　　　羌　活 5 克　　　蜈　蚣 1 条

15 剂，水煎服，每日早晚各一次，每次 150mL。

随诊：患者共服中药汤剂 40 剂，电话随诊 3 个月，嘱其保持心情舒畅，3 个月内未见复发。

【按语】

此证属《杂病广要》"抑郁成痹"，《素问·痹论》说："五脏皆有合，病久不去者，内舍于其合也……筋痹不已，复感于邪，内舍于肝。"对此，笔者临床行痹治不忘肝。肝郁络瘀，风自内生，走窜筋骨，故经疏肝，继养营，风息行痹得蠲。全方用了大量疏肝理气之药，柴胡为君，既疏肝解郁，又引药入肝止风，配以川楝子、枳实、香橼、香附助其疏肝理气；当归、白芍、川芎以养肝血，理气药可助其行血，使血行风自灭。全方很重视脾胃的顾护，白术、茯苓、苍术健脾益气，使气血生化有源；独活、羌活，祛风胜湿，提高药效；蜈蚣为虫药，入肝祛风，通络止痛。二诊，患者诸症均有缓解，遂加大养血之品，意在"治风先治血，血行风自灭"以增进药效，缩短服用时间。三诊患者食欲欠佳，应健运脾胃，加神曲、鸡内金以改善食欲，进行对症治疗。笔者认为患者因郁、因情志失调而患病，故应疏解肝郁，并配合心理治疗为主，疗效显著。

四、气虚血瘀兼郁热证

盖某，男性，63 岁，黑龙江省牡丹江市人。

首诊时间：2013 年 4 月 5 日。

主诉：双下肢麻木感 6 个月，加重 3 日。

现病史：患者于 6 个月前出现双下肢体麻木感，酸胀，偶有间歇性跛行，期间曾到哈尔滨医科大学附属第二医院寻求治疗，确诊为"糖尿病周围神经病变"住院，静点改善循环药物舒血宁等对症治疗，患者症状好转后出院。近3日患者因休息不佳，遂自觉下肢麻木疼痛、酸软复发加重，伴足温低。因其朋友曾到笔者门诊服用中药汤剂治疗"消渴病"，疗效佳，遂跟随其朋友来笔者门诊就诊。

既往史：2型糖尿病病史8年，胰岛素治疗，早5u、中9u、晚8u，血糖控制良好。

中医四诊：面色晦暗，形体偏胖，疼痛面容，口气重，口中无异味，足温低，双足麻木刺痛，大便时干，1日1行，无恶寒、发热，未见心悸，睡眠正常，余无不适感，舌质暗红，苔黄腻，脉沉弦。

辅助检查（哈尔滨医科大学附属第二医院）：AST/ALT 1.1（升高）；TG 1.72mmol/L（升高）；HDL-C 0.99mmol/L（下降）；静脉空腹血糖 9.68mmol/L（升高）；下肢血管超声：双下肢动脉硬化并多发硬化斑块形成（双侧股段，右侧腘段，右侧足背段）；消化系统彩超：脂肪肝Ⅰ度；心脏彩超：左心房轻度增大，左室顺应性减退；双眼眼底检查：糖尿病Ⅰ度视网膜病变。

中医诊断：血痹（气虚血瘀兼郁热证）。

西医诊断：糖尿病周围神经性病变；糖尿病Ⅰ度视网膜病变；脂肪肝。

中医辨证依据：患者因"双脚麻木刺痛"依据中医辨证分析诊断为血痹证，因患者有8年消渴病病史，属气虚血瘀证，遂见气不行血、血脉痹阻之症，双下肢刺痛、麻木等症状，日久有化火热之嫌，加之经脉闭阻、郁热从生，可见口气重、舌苔黄腻、大便干等症状。该患者由于消渴病迁延日久，正气不足，导致气血运行不畅，引起下肢肌肉关节筋骨麻木疼痛，而为痹，气血不畅，血瘀于内，故疼痛性质为刺痛。舌质暗红，苔黄腻，脉沉弦为血瘀兼内有郁热证。

治法：益气活血，化瘀通络宣痹。

处方：柴　胡 15克　　黄　芪 20克　　全　蝎 15克　　蜈　蚣 2条

　　　　鸡血藤 20克　　焦　术 20克　　川　芎 20克　　当　归 20克

　　　　枳　壳 15克　　赤　芍 25克　　威灵仙 20克　　牛　膝 10克

　　　　土鳖虫 15克　　丹　参 20克

7剂，水煎服，每日早晚各一次，每次150mL。

二诊：面色晦暗，形体盛，服药后脚部麻木感缓解，脚部针刺感伴灼热，偶有口苦，伴口气重，舌质暗红，苔黄腻，脉沉弦。原方基础上去威灵仙，加独活、牡丹皮、防己清虚热，祛风胜湿，方药如下：

处方：柴　胡 15 克　　黄　芪 20 克　　全　蝎 15 克　　蜈　蚣 2 条
　　　鸡血藤 20 克　　焦　术 20 克　　川　芎 20 克　　当　归 20 克
　　　枳　壳 15 克　　赤　芍 25 克　　牛　膝 10 克　　防　己 15 克
　　　土鳖虫 15 克　　丹　参 20 克　　独　活 15 克　　牡丹皮 20 克

　　　10 剂，水煎服，每日早晚各一次，每次 150mL。

三诊：面色晦暗，形体盛，服药后脚部麻木感缓解，脚部针刺感伴灼热明显缓解，口气重明显减轻，舌质暗红，苔白腻，脉弦滑。二诊方基础上加以木瓜引经通经活络，方药如下

处方：柴　胡 15 克　　黄　芪 20 克　　全　蝎 15 克　　蜈　蚣 2 条
　　　鸡血藤 20 克　　焦　术 20 克　　川　芎 20 克　　当　归 20 克
　　　枳　壳 15 克　　赤　芍 25 克　　牛　膝 10 克　　土鳖虫 15 克
　　　丹　参 20 克　　独　活 15 克　　牡丹皮 20 克　　防　己 15 克
　　　木　瓜 15 克

　　　15 剂，水煎服，每日早晚各一次，每次 150mL。

随诊：患者定期复诊，给予首方治法不变，依症加减药物，随诊 3 个月后，停服我中药，并进行随访 3 个月，未见患者症状复发。

【按语】

该病例属消渴痹证——血痹，是由于消渴日久、继耗气阴、阴亏气虚、阴损及阳、阴阳气血俱损、血行迟缓、脉络痹阻所致，肌肉、筋脉、肢体失荣及凉、麻、痛、痿诸症俱起。察其病机，本虚标实，本虚以阴虚、气虚、阳虚多见，标实以瘀血、痰浊为主，而血瘀贯穿于病程的始终，病程过程中所出现的郁热，为虚而致之，滞而郁成，故补而郁热得除，通而自除，因而立益气活血化瘀通络宣痹之法。黄芪益气养阴，配柴胡以制郁滞之火；当归配黄芪，补气生血，当归、赤芍，配川芎，既有补血又有活血养荣之妙；蜈蚣、全蝎、土鳖虫为虫类药物，配鸡血藤通痹止痛之效著；佐以川牛

膝活血引血下行，佐以枳壳理气通脉止痛。《灵枢·本脏》云："经脉通利，肢节得安矣。"二诊，因患者偶有口苦、伴口气，是虚而致内热瘀滞灼伤津液，故佐加清虚热、祛风胜湿之独活、牡丹皮、防己。三诊，加木瓜引药下行，增强舒经活络之效。综观全方，体现了"以通为补""以通为用"的原则，取补中有通、通中有补、填疏相济、静动结合之义，使全身气血调达，络通痹宣，则凉、麻、痛、痞渐缓至消。

五、脾肾虚弱证

张某，女，45岁，黑龙江省哈尔滨市人。

首诊时间：2005年1月6日。

主诉：关节走窜疼痛近1年余，加重1个月。

现病史：患者于1年前出现关节疼痛，每因阴雨天疼痛加重或发作，起初未给予重视，经常自行服用止痛片、消炎痛等缓解疼痛。1月前，患者自觉周身发热恶寒，随之出现臀部至双侧踝关节疼痛尤甚，肢体活动受限，遂在家人陪同下到当地医院寻求治疗，完善相关检查（未携带），确诊为"类风湿性关节炎"。当地医院给予患者青霉素、链霉素、维生素、激素等药物对症治疗后出院。出院后患者病情未见明显好转，故慕名来此诊治。

既往史：无。

中医四诊：患者痛苦面容，形体适中，两目欠神，局部皮色不变，皮肤颜色无黄染，双侧腕、膝、踝关节肿大，发声自然，声调和畅，应答自如，双侧腕、膝、踝关节疼痛，伴身微热，腰疼，神疲乏力，时有活动受限，舌体胖大，舌质暗红，苔白腻，脉弦滑。

辅助检查：无。

中医诊断：风湿热痹（脾肾虚弱证）。

西医诊断：类风湿性关节炎。

治法：补肾健脾，祛风除湿，佐以活血化瘀清热。

处方：黄　柏15克　　苍　术15克　　蒲公英5克　　益母草15克
　　　　防　己15克　　石　斛15克　　沙　参15克　　牛　膝15克

生地黄 15 克　　茯　苓 15 克　　独　活 15 克　　当　归 15 克

桑寄生 15 克　　桂　枝 10 克　　白　芍 15 克　　秦　艽 15 克

10 剂，水煎服，每日早晚各一次，每次 150mL。

二诊：患者诉服药 6 剂后汗出热退，神疲乏力缓解，双膝、双踝关节疼痛减轻，双踝关节肿胀明显减轻，舌体胖大，苔少白腻，脉弦小滑，嘱患者西药逐减，而至停用。中病即止，湿热已清，原方去黄柏、苍术，加桃仁、红花活血祛瘀，具体方药如下：

处方：桃　仁 10 克　　红　花 10 克　　蒲公英 5 克　　益母草 15 克

防　己 15 克　　石　斛 15 克　　沙　参 15 克　　牛　膝 15 克

生地黄 15 克　　茯　苓 15 克　　独　活 15 克　　桑寄生 15 克

桂　枝 10 克　　白　芍 15 克　　当　归 15 克　　秦　艽 15 克

10 剂，水煎服，每日早晚各一次，每次 150mL。

三诊：服用上方毕后，患者诸症又有所减轻，时可正常行走活动，双踝关节肿胀已消，饮食增加，二便正常，舌体稍胖大，苔白而不腻，脉弦。继二诊方巩固治疗，方药如下：

处方：桃　仁 10 克　　红　花 10 克　　蒲公英 5 克　　益母草 15 克

防　己 15 克　　石　斛 15 克　　沙　参 15 克　　牛　膝 15 克

生地黄 15 克　　茯　苓 15 克　　独　活 15 克　　桑寄生 15 克

桂　枝 10 克　　白　芍 15 克　　当　归 15 克　　秦　艽 15 克

10 剂，水煎服，每日早晚各一次，每次 150mL。

四诊：服用 30 剂后，关节疼痛明显减轻。复检：血沉 8mm/h。四肢活动自如，双腕、双膝关节肿胀明显消退。守效方续服 10 剂巩固之。前后连续服中药 40 剂。半年后随访，病情基本缓解。

【按语】

该证属湿热蓄积，阻塞经络，久痹不愈，夹有瘀血，遂成顽痹。治宜补肾健脾，祛风除湿，佐以活血化瘀清热。痹证经久不愈，气血俱伤，肝肾不足，脾胃虚弱，气滞、血瘀、痰浊、邪气留连不去，形成本虚标实之证。因此治疗风湿热痹，不仅要清热祛邪治其标，还必须扶正固其本，多年来临床上获得显效。活血化瘀是夹瘀时常用的辅助治法。清热药当根据热在表、在气、在血的不同选用黄柏、苍术、双花、连翘。散风多选用独活、防风。同时在散风祛邪时，辅以活血通络，以利疏散外风，此即"治风先治血，血行风自灭"之意。祛寒多选用桂枝、细辛，除湿多选用防己、苍术。石斛、沙参以养阴液降内热；寒湿宜温化，湿热宜清化。因湿邪困脾伤及中土，故除湿常配伍健脾药，旨在脾运湿邪自去。健脾多选用茯苓，还可加白术、薏苡仁、苍术；补肾多选用生地、寄生；养血活血多选用当归、白芍；活血化瘀宜桃仁、红花、益母草等。初诊，黄柏、蒲公英以清热解毒除热，配苍术、防己以清湿热；脾肾虚弱给予茯苓、苍术、生地、桑寄生等以养脾肾之虚；并适当配以养血祛风之品，症中有虚热之象，故加秦艽。二诊，药已中病，湿热已清，原方去黄柏、苍术，加桃仁、红花。三诊，诸症缓解，巩固治疗。本人根据诊疗患者病情，随症加减，遣方用药，因人、因时、因地制宜，辨证灵活。全方可资补肾健脾、祛风除湿，佐以活血化瘀清热。

【诊疗体会】

笔者在数十年的临床工作中，运用中医中药治疗痹证，根据相关理论与经验治疗西医学诊断的风湿性关节炎、类风湿性关节炎、强直性脊柱炎、痛风性关节炎、坐骨神经痛等疾病，每获良效。

【治疗特色】

1. 痛痹——从"瘀"而治

痛痹的临床表现符合经脉血瘀的基本病理机制。《灵枢·本脏》云："经脉通利，肢节得安矣。"可见痛痹之肢节疼痛是因载气运血之经脉失于通利，"不通则痛"。其不通有气血之分，病在气者，其痛多伴胀感，甚至胀重于痛，且时有缓解，痛无定处，病在血者，其痛多为刺痛，痛势较剧，少胀感，疼痛持续，痛处不移。痛痹之疼痛特点正符合后者，故其病在血。然而经脉血运不畅亦有因血液虚少，不充脉道者，但此种疼痛为虚痛，常常是痛势不甚，痛处喜按，痛痹之痛剧如锥刺，且痛处多拒按，故此为经脉血运不畅之瘀痛。至于临床上痛痹患者多具有疼痛、局部肿胀、皮肤青紫、瘀斑、粗糙、舌青紫或有瘀点、脉涩等表现则更是血瘀之明证。

　　关于痛痹从瘀论治的遣方用药问题，活血祛瘀方药的作用以通行血脉、活血祛瘀为主。痛痹以寒气为胜，又当选择性味温热辛散之活血祛瘀方药为宜。以身痛逐瘀汤作为基本方是合拍的。如痛在肩臂者宜用姜黄易牛膝，当归改归尾，痛在腰脊去桃仁、红花重用牛膝，痛处肿胀者加鸡血藤、泽兰；新病体实者酌加三棱、莪术，久病体弱者宜缓攻，重用当归，加鸡血藤。有因素体阴盛阳弱，复感外邪者，有因感邪后耗气伤阳而致内外皆寒者。寒性凝滞，寒极易致瘀，痛痹之瘀多为寒凝而成，在治疗中温散外寒、祛除内寒不仅有助于化瘀，而且可去除致瘀之因。温里助阳、祛除内寒一般多用乌头、附子之属。"五脏之道皆出于经隧"，临证须详辨脏腑虚实用药，才能药达病所而取效。如痛痹伴胸闷、心慌、脉结代等寒在心症状者，宜加用附片、桂心；伴腹冷痛、便溏、纳呆等寒在脾胃症状者，宜加附片、干姜；伴有咳吐痰涎等寒在肺症状者，宜用干姜、丁香；如少腹冷痛或寒象不显者宜从寒在肝论治，加用茴香、吴茱萸；若痛甚且以腰膝为显，阳虚或见多脏寒象者宜加附片、乌头、肉桂、狗脊等温肾壮阳。在痛痹治疗中，温散外寒亦不可忽视。外感风寒湿邪往往是痛痹发病的诱因，故治疗应不离解外，而使外受之邪复从外出。否则，外寒不散，在内之阳难升，关门揖盗，邪留而瘀不祛，痹痛难解。笔者常用麻黄、桂枝、羌活温散痛痹之外邪，对于那些病程较短的患者，往往重用之而获得良效。

2. 着痹——从"脾"而治

　　着痹，又名湿痹，是由人体正气不足，感受湿邪，或夹风、夹寒、夹热，侵袭肌肤、筋骨、关节，导致气血痹阻而引起的以肢体关节酸痛、重着、肿胀、屈伸不利为主要特征的一种病证。本病是临床常见风湿病之一。

　　着痹缠绵难愈，病久多伤及脾胃，加之患者长期治疗，伤及脾胃，脾胃为气血生化之源，脾胃气化功能失常则湿邪内生，加重病情，另外脾胃亏虚，无法将水谷转化为精微输送至人体四肢，虚实夹杂，如此反复则呈恶性循环，病情每况愈下，由此可见治疗着痹须顾护脾胃。

　　笔者根据数年临证，在治疗着痹时，重视顾护脾胃。人参与白术相配，合当归配川芎，具有补益脾气、补血和营的作用，可用于气血两虚证，症见面色苍白或萎黄，头晕目眩，四肢倦怠，气短懒言，舌淡，脉细无力。黄芪、当归、酸枣仁、白术随症相配而用，具有益气补血、健脾养心的作用，可用于临床上出现心悸、健忘失眠等心脾气血两虚证时。陈皮、厚朴、枳实、苍术具有燥湿运脾、行气和胃的作用，可用于湿滞脾胃证，症见脘腹胀满、不思饮食、肢体沉重、怠惰嗜卧、舌苔白腻而厚、脉缓。白豆蔻、半夏、厚朴、薏苡仁相配而用，具有宣畅气机、清利湿热的作用，可用于湿热痹阻证，症见关节红肿热痛、胸闷不饥、苔白不渴、脉弦细而濡。利湿药物与温阳药物相配而用，如茯苓配桂枝有温阳化饮、健脾利湿的作用，可用于痰饮证，症见目眩心悸、舌苔白滑、脉弦滑。如果患者无明显脾胃不适症状，在治疗上仍需顾护脾胃，以防脾胃受损。

3. 行痹——从"肝"治之

行痹即风痹，以风邪为重，随风邪侵袭人体，其疼痛善行不定、历节走注系临床特点。风搏气血，痹阻筋脉，虽善行而有脉络瘀阻，每多变化走注而呈关节不利。肝乃风木之脏，"风气通于肝"，外邪随风袭虚，初达腠理肌肤，而"腠理者，少阳之分也"；久则深入肝脏血络，凝滞经脉，"肝乃藏血之脏"。风袭于外，肝必内应，风气相招故也。正如《素问·痹论》说："五脏皆有合，病久不去者，内舍于其合也……筋痹不已，复感于邪，内舍于肝。"对此，笔者临床行痹治不忘肝，略呈管见如次。

因风邪为阳，其性开泄，风入膝开，寒湿之邪往往随之侵犯人体，即"三邪杂合而至"。寒为阴邪，性本收引，易致血凝；湿邪重浊，阻气黏滞，更令肝气不畅，肝络之血瘀滞，关节因之拘挛肿痛。故痹证风胜初则行痛不定，久则肿痛不移。细考活血灭风蠲痹法的提出，行痹治肝之旨，不仅因为风行关节、肝为风木之故，尚缘"恶血归肝"之由。李东垣早有"血者，皆肝之所主，恶血必归于肝"，揭示了肝与瘀血关系密切。考活血化瘀药物和虫蚁搜剔之品，大多入肝经，少有不入肝者。因此，行痹活血即是治肝荣筋。气血亏虚者，加白术、熟地、鸡血藤；肝肾虚损、腰膝酸痛，加桑寄生、杜仲、川断、女贞子；肢体麻木不仁，加丝瓜络、地龙、苏木；阴雨天痛剧者，加淫羊藿、巴戟天、炙乳香、炙没药；扭伤或病久痛剧瘀血象明显者，加桃仁、红花、丹参、五灵脂。

4. 热痹——内外兼治

何谓热痹？《症因脉治·热痹》："热痹之因，阴血不足，阳气偏旺，偶因热极见寒，风寒外束。"《内经》云："与炅气相搏，则脉满，满则痛而不可按也。"此热痹之所由生也。

中医学认为，脏腑积热蕴毒或中焦湿热蕴结或阴血不足或阳气偏亢是形成风湿热痹的内在原因，外感风湿热邪气是形成风湿热痹的外在原因，或因风寒湿日久化热，内外因相互作用的结果是形成风湿热痹、湿热毒攻注骨节、留滞筋脉、深入脏腑的根本病机，湿热毒痹阻络日久则致痰瘀交阻，最终演变为瘀热、湿痰、痰火、痰瘀的标实证，余毒未尽，正气亏损，形成余热毒兼气、血、阴、阳俱虚的局面。临床上所见的痛风性关节炎、风湿性关节炎、骨性关节炎、类风湿性关节炎在急性期，常归属于中医的"风湿热痹"。我们本着"异病同治""内外并治"的原则，外以苙草、黄柏、木防己祛风清热除湿；苍术祛风燥湿；薄荷疏风清热、芳香透邪，冰片散郁火，赤芍、生地、旱莲草清热凉血，五味药合用使邪从卫气营血分而出；威灵仙祛风除湿通络；徐长卿、蜂房、牛膝、红花、乳香、没药活血化瘀，消肿止痛。诸药合用，熏洗患处，直达病所，达到清热祛风除湿、活血散结止痛之功。内用通痹灵，整体调治以祛风除湿、滋阴清热、活血止痛。笔者临床上采用内外结合治法，全身与局部综合治疗风湿热痹患者，大都能减轻或消除其局部的红肿热痛，使异常的血沉和 C 反应蛋白指标得到明显改善，取得较好的近期疗效，并且无一例出现毒副反应。

5. 顽痹——扶正、通痹

顽痹又称久痹、历节风、鹤膝风、尪痹等。是指痹证日久，迁延不愈，形成了骨节变形、关节活动不利、肌肉消瘦、形体疲惫、甚至卧床不起等特点。其不仅有外邪痹阻气血经络，而且有痰浊瘀血阻滞筋骨，脏腑气衰，或形成骨蒸潮热、湿火留注筋骨（偏热），或形成肾虚骨寒（偏寒）之证。总之属邪实正虚、肝肾亏虚或寒热错杂、虚实夹杂的证候。

顽痹的病机多为在肾阳亏虚、脾肾虚寒、气血不足等正气虚弱的因素作用下，风寒湿之邪久恋，气血不行，脉络不通，闭而成痹。因此，扶正和宣通是顽痹证的常用治法，治以补气养血、活血通络、调补肝肾为主，扶正气足，肝肾旺，气血通，营卫和，则可祛邪外出，顽痹逐渐向愈。采用祛风散寒除湿、益气温阳、调补肝肾。遇寒加重者，加良姜、肉桂、附片；寒湿较甚，下肢酸沉困重，加薏苡仁、防己、羌活；气血亏虚者，加白术、熟地、鸡血藤；肝肾虚损、腰膝酸痛，加桑寄生、杜仲、川断、女贞子；肢体麻木不仁，加丝瓜络、地龙；阴雨天痛剧者，加淫羊藿、巴戟天、炙乳香、炙没药；扭伤或病久痛剧瘀血象明显者，加桃仁、红花、丹参、五灵脂。可辨证从治于痛、行、着、热痹等治疗。

【结语】

"痹证"是由于风、寒、湿邪侵袭人体，流注经络、关节，气血运行不畅所致肌肉、筋骨、关节等部位酸痛、麻木、重着、肿胀、屈伸不利或关节肿大、变形为临床表现的病证。临床上有"痛痹""着痹""行痹""热痹""顽痹"之辨。遂辨证应首先分明确，再辨清虚实及病邪的偏胜。因其病机在于"邪""瘀""虚"互为影响。故祛邪活络、缓急止痛、养虚为治疗大法，祛风、散寒、除湿、清热应互相配合，又有主次之分，并视病情佐以养血祛风、温阳散寒、健脾化湿及凉血清热之法，以增强祛邪活络之力；病程日久应辅以补益气血、补养肝肾、祛痰、化瘀等治法，虚实兼顾，标本并治。同时重视"治肝、理脾"。

梅核气

一、肝胃不和，痰气互结证

郑某，女性，46 岁，黑龙江省哈尔滨市人。

首诊时间：2010 年 10 月 20 日。

主诉：咽喉部异物感 1 月余，吞之不下，吐之不出。

现病史：患者 1 月前进食后，突然感觉似有脱落的食物贴在喉咙处，异物感明显，但未在意。此后，咽部异物感逐渐加重，饮水不解，吞之不下，吐之不出，饮食吞咽时异物感尤其明显，但无食物哽噎不顺感，同时伴有胃部痞塞满闷，时有泛酸、恶心，不思饮食。自服山楂水、保和丸、木香顺气丸，胃部症状稍渐缓解，但仍有咽部异物感，患者由其朋友介绍前来门诊寻求中医治疗。

既往史：无。

中医四诊：颈前无肿大，患者现咽喉部异物感明显，吞之不下，吐之不出，每因情志不舒加重，并时有嗳气、纳差、恶心、泛酸等，舌质暗红，苔微白腻，脉弦兼有小滑。

辅助检查：自诉喉镜、胃镜未见异常。

中医诊断：梅核气（肝胃不和，痰气互结证）。

西医诊断：咽部神经官能症。

中医诊断依据：根据患者"咽喉部异物感 1 月余，吞之不下，吐之不出"及阐述的病史，四诊合参，通过中医辨证诊断为"肝胃不和，痰气互结证"。患者因为思女心切，加之饮食不节而发本病，后每因情志不遂而复发或加重，故本病关乎肝，肝失疏泄，肝气郁滞，郁滞之气好犯胃，肝气犯胃，影响胃之和降，遂气载痰随胃气上逆于咽部，故见于咽喉部异物感明显，吞之不下，吐之不出；胃失和降之功，故有嗳气、纳差、恶心、泛酸等中焦脾胃之症；舌质暗红、苔微白腻、脉弦兼有小滑，皆可用肝郁气滞、痰气互结、胃气上逆证解之。

治法：疏肝理气化痰，和胃降逆。

处方：柴　胡 15 克　　　香　附 10 克　　　陈　皮 10 克　　　法半夏 15 克

　　　枳　壳 10 克　　　佛　手 10 克　　　砂　仁 15 克　　　紫苏子 10 克

　　　炒麦芽 10 克　　　茯　苓 10 克　　　炒白术 10 克　　　旋覆花 10 克

　　　10 剂，水煎服，每日早晚各一次，每次 150mL。

进行心理疏导，嘱患者且毋过忧过思过怒，保持情志舒畅，定期复诊。

二诊：患者服用前方 10 剂后，咽喉部异物感明显缓解，但仍时有发生，胃部不适感亦见缓解，纳可，食欲改善，舌质暗红，苔微白腻，脉弦。在原方基础上加代赭石增强降逆作用，加薏苡仁燥湿健脾，方药如下：

处方：柴　胡 15 克　　　香　附 10 克　　　陈　皮 10 克　　　法半夏 15 克

　　　枳　壳 10 克　　　佛　手 10 克　　　砂　仁 15 克　　　紫苏子 10 克

　　　炒麦芽 10 克　　　茯　苓 10 克　　　炒白术 10 克　　　薏苡仁 10 克

　　　旋覆花 10 克　　　代赭石 10 克

　　　14 剂，水煎服，每日早晚各一次，每次 150mL。

三诊：患者现无明显不适感，咽喉部异物感在服上诊汤剂第 3 剂时即消失，恶心、反酸消失，舌红，苔白，脉略沉。二诊方继续服用 10 剂，巩固治疗，方药如下：

处方：柴　胡 15 克　　　香　附 10 克　　　陈　皮 10 克　　　法半夏 15 克

　　　枳　壳 10 克　　　佛　手 10 克　　　砂　仁 15 克　　　紫苏子 10 克

　　　炒麦芽 10 克　　　茯　苓 10 克　　　炒白术 10 克　　　薏苡仁 10 克

　　　旋覆花 10 克　　　代赭石 10 克

　　　10 剂，水煎服，每日早晚各一次，每次 150mL。

随诊：患者经 2 个月治疗，诸症缓解，并进行电话随访 3 个月，未见复发。

【按语】

此案患者因思女心切，而致肝郁气滞，痰气互结，胃气上逆，气郁痰阻于咽部出现以上症状。气不行则郁不解，痰不化则结难散，故宜疏肝理气化痰、和胃降逆之法。方中柴胡为君，配香附，疏肝解郁理气，陈皮、枳壳，理气行滞；半夏同为君药，辛温入肺胃，化痰散结，降逆和胃；旋覆花，助半夏散结降逆；茯苓甘淡，配白术，益气健脾，以助半夏化痰；紫苏子、砂仁芳香行气，配佛手疏理气机，助柴胡行气宣通郁结之气；并配炒麦芽，健运中焦，不仅促进消化、增进食欲，尚可助化痰、助行气。二诊诸症好转明显，遂加代赭石以协降逆，苔微白腻，加薏苡仁燥湿健脾化痰以消腻。三诊效方续服，全方辛苦合用，辛以行气散结，苦以燥湿降逆，使郁气得疏、痰涎得化，则痰气郁结之梅核气自除。临床多以此方为女性更年期用方，然若病机为痰气郁结者，男女用之皆可。

二、气滞血瘀证

张某，女性，35 岁，黑龙江省大庆市人。

首诊时间：2000 年 8 月 7 日。

主诉：喉中异物感 2 年，加重 3 个月。

现病史：患者于 2 年前离异后，终日忧思郁虑，逐渐出现胸脘痞塞，甚则喉中梗阻感如有硬物置于其中，不得吐咽，但进食时却无梗阻之感，并未予以重视。3 个月前患者上述症状加重，并伴有性情急躁、头痛失眠、健忘，到当地医院检查无任何异常，当地医院给予诊断为"咽部神经官能症"，并嘱患者保持精神愉快，避免不良刺激，学会心理放松和自我减压，口服谷维素。3 个月以来未见明显改善，遂寻求中医治疗，就诊于我门诊。

既往史：无。

中医四诊：甲状腺无肿大，患者现喉中异物感明显，咽之不下，吐之不出，不影响饮食喝水等吞咽动作，时有胁肋部及少腹刺痛，头痛失眠，健忘，伴近 3 个月月经未行，舌质紫暗，苔薄白，脉弦细。

中医诊断：梅核气（气滞血瘀证）。

西医诊断：癔病；继发性闭经。

中医诊断依据：根据患者"喉中异物感 2 年"及阐述的病史，四诊合参，通过中医辨证诊断为"梅核气（气滞血瘀证）"，患者忧思郁虑致使肝失条达，气机不畅，而成气郁，气为血帅，气行则血行，气滞则血行不畅，血脉闭塞，滞而成瘀，故形成该患的病机。气郁血瘀不畅，气血凝滞，咽喉之气痞塞故喉中异物感明显，咽之不下，吐之不出；情志不舒，气机不畅，故精神抑郁；气滞则血瘀，瘀阻不通，故见胁肋部及少腹刺痛、头痛；气滞血瘀，胞宫不得充盈，故可见闭经；血行瘀滞不畅，心神失于濡养，故可见失眠、健忘；气滞血不行，则不可至于周身营养四肢百骸，故形体消瘦，面色少华；舌质紫暗，苔薄白，脉弦细，均为气滞血瘀之象。

治法：理气解郁，活血化瘀。

处方：柴　胡 15 克　　枳　壳 10 克　　香　附 10 克　　陈　皮 10 克

　　　川　芎 10 克　　当　归 15 克　　白　芍 10 克　　泽　兰 10 克

　　　郁　金 10 克　　桃　仁 10 克　　牛　膝 5 克　　三　棱 10 克

　　　莪　术 10 克

10 剂，水煎服，每日早晚各一次，每次 150mL。

嘱患者调情志：保持心情舒畅，勿劳逸过度。

二诊：患者服用汤剂后上述症状均有所改善，现头痛、失眠已消失，舌质暗红，苔薄白，脉弦涩。在原方基础上加郁金量，并加丹参、佛手，以理气和血，调整方药如下：

处方：柴　胡 15 克　　枳　壳 10 克　　香　附 10 克　　陈　皮 10 克

　　　川　芎 10 克　　当　归 15 克　　白　芍 10 克　　泽　兰 10 克

　　　郁　金 15 克　　桃　仁 10 克　　牛　膝 5 克　　三　棱 10 克

　　　莪　术 10 克　　丹　参 10 克　　佛　手 10 克

10 剂，水煎服，每日早晚各一次，每次 150mL。

三诊：患者服药后胁肋部刺痛，少腹刺痛消失，咽部异物感明显减轻，现情绪稍有改善，舌红苔白，脉弦，给予原方继续服用 10 剂，日 1 剂，水煎服，分早晚 2 次服用，每次 150mL。

四诊：患者服上剂汤剂第 4 剂，月经来潮，血色暗夹有瘀块，无腹部疼痛，咽部异物感消失。嘱患者停服中药，定期复查，定期随访。

【按语】

该患者忧思郁虑致使气郁血瘀患为"梅核气"。《太平圣惠方·卷三十五·治咽喉中如有物妨闷诸方》中云："亦有愁忧思虑，五脏气逆，胸膈痰结，则喉中如哽。"《金匮玉函要略辑义》曰："此病得于七情郁气，凝涎而生。"巢元方云："咽中如炙肉脔者，此是胸膈痰结，与气相搏，逆上咽喉之间，结聚状如炙肉之脔也。"不难得出气与该病密切相关，而气血同源，气病则血亦累。笔者认为梅核气可理解为气机失常致病，但气与血每每关联，特别是气郁日久，必致血流涩滞，或素有血瘀，也可引起气行不畅，气血凝滞，咽喉之气痞塞，气病及血，气血互阻，上阻咽喉，下闭冲任，故见闭经及喉中梗阻如有梅核。应采用理气解郁行滞、养血活血化瘀。方用柴胡，取其行气解郁之效，川芎、当归养血；桃红加泽兰、三棱、莪术活血化瘀；香附、郁金开郁理气行滞；怀牛膝引血下行。诸药合用，行气破血效显著。二诊时，患者服食汤药后效果显著，失眠已消失，舌质暗红，苔薄白，脉弦涩，提示瘀血仍在，为增加药效、缩短疗程，故给予患者加郁金、丹参、佛手，理气和血、养血开郁。三诊，巩固治疗。四诊，患者梅核气之症已消失，月经来潮，方中应用大量活血行气之品，故临证应用此方宜中病即止。综上所述，梅核气归属于中医的郁证范畴，在乎血在乎气，故全方施以理气解郁行滞、养血活血化瘀。

三、气阴两虚，痰热郁肺证

李某，女，40岁，黑龙江省齐齐哈尔市人。

首诊时间：2006年3月23日。

主诉：咳嗽咳痰1年余，伴咽部异物感4个月。

现病史：患者1年前无明显诱因出现咳嗽，咳痰，伴潮热盗汗，遂到社区医院静点抗炎药物，未见缓解，于是到黑龙江省医院寻求诊治，经诊查并完善相关检查诊断为"肺结核病"，随后到哈尔滨市传染病医院进行治疗，给予抗结核化学药物治疗，具体用药不详，进行强化期2个月、巩固期4个月的治疗，后痰结核菌持续3个月阴性，X线提示病灶区域吸收。4个月前出现咽部异物感，梗塞不畅，始终未见缓解。经朋友介绍前来我门诊就诊。

既往史：肺结核病史1年。

中医四诊：患者现咽喉如梅核梗阻，用力咯出黄稠痰后未觉轻松，同时伴有咳嗽，咳声无力，且咳痰黏稠难咯，但吞咽食物并无堵塞感，伴胸闷气塞，乏力倦怠，时有胸胁胀痛，便秘，2～3日1行，口干苦，舌体瘦小，舌质红，苔黄腻，脉弦滑。

辅助检查：无。

中医诊断：梅核气（气阴两虚，痰热郁肺证）。

西医诊断：咽部神经官能症；肺结核病恢复期。

中医诊断依据：根据患者"咳嗽咳痰1年余伴咽部异物感4个月"及阐述的相关病情，四诊合参，通过中医辨证诊断为"梅核气（气阴两虚，痰热郁肺证）"。患者曾患有"肺结核"，中医诊断为"肺痨"，其病理基础为"痨虫"侵蚀肺脏，阴虚为本，治疗后，劳伤气阴，故患者本有气阴两虚，气虚则气行不畅，阴虚则津液不足，日久聚津成痰，痰从热化，上犯于咽，故咽喉如梅核梗阻，吐痰后堵塞感未减，形体羸瘦，故发之为"梅核气"；气阴耗伤，肺宣发肃降失职，故咳痰无力；阴虚内热，故面色潮红时有；气阴虚，气郁痰结，痰结生热，故难咳黄稠痰，便秘，2～3日一行，口干苦；气虚则乏力倦怠；气虚则气郁不畅，故可见胸闷气塞，时有胸胁胀痛；舌体瘦小，舌质红，苔黄腻，脉弦滑，可为气阴两虚痰热之证。

治法：益气养阴，清热化痰。

处方：北沙参20克　　玄　参15克　　麦　冬10克　　知　母10克
　　　黄　芩10克　　白　术15克　　茯　苓10克　　黄　芪10克
　　　法半夏10克　　全瓜蒌10克　　薄　荷10克　　柴　胡15克
　　　佛　手10克　　厚　朴10克　　紫苏子10克　　桔　梗5克

7剂，水煎服，每日早晚各一次，每次150mL。

二诊：咳爽痰减，痰色转白，大便通畅，咽中梗塞已去大半，舌体瘦小，舌质红，苔白腻，脉弦滑。原方基础上去黄芩、厚朴防苦寒伤阴，酌加郁金、旋覆花以增开郁、降逆之效，调整方药如下：

处方：北沙参20克　　玄　参15克　　麦　冬10克　　知　母10克
　　　郁　金10克　　白　术15克　　茯　苓10克　　黄　芪10克
　　　法半夏10克　　全瓜蒌10克　　薄　荷10克　　柴　胡15克
　　　佛　手10克　　旋覆花10克　　紫苏子10克　　桔　梗5克

7剂，水煎服，每日早晚各一次，每次150mL。

三诊：患者现无咽部异物感，无咳嗽无咳痰，胸闷缓解，大便正常，便质正常，日行 1 次，余无不适感，舌红苔白，脉沉滑，遂给予患者续服上方 10 剂。

随诊：电话随访，患者自诉现无发热，面色红润，咽部异物感消失，无咳嗽，无咳痰。故停止服药，6 个月后电话再次随访，未见患者症状复发。

【按语】

明《赤水玄珠》立"梅核气"病名："梅核气者，喉中介介如梗状，又曰：痰结块在喉间，吐之不出，咽之不下是也。"本例病患因气阴两虚，痰热而生。梅核气因久病思虑郁结，肺气宣肃受阻，咽喉之气不畅，气机不宣，郁久痰湿内生，痰凝气结，搏结咽喉，故症见咽梗气阻，痰多黏稠难咯；郁热伤津则口干苦、便秘。方以北沙参、麦冬、玄参养阴；知母、黄芩清热；白术、茯苓、黄芪益气健运脾湿以化痰；半夏、瓜蒌、薄荷疏清郁热，肃顺肺气，化痰散结，痰出气舒；佛手、厚朴、紫苏子、柴胡疏理气机，使补益之功存而不滞，重在疏理肝气，通畅全身气机；同时厚朴配玄参增液滋阴以通便，行气消满以除胀；桔梗引药上行，宣利肺气，诸药配伍，共达益气养阴、清热化痰之功。二诊，咳爽痰减，痰色转白，大便通畅，咽中梗塞已去大半，舌体瘦小，舌质红，苔白腻，脉弦滑。知郁热已清，续守原方去黄芩、厚朴以免久用苦寒伤阴，酌加郁金、旋覆花以增开郁、降逆之功。诸药合用，病自愈。三诊，巩固治疗，梅核自祛。综上所述，笔者以患者阴虚为本治疗该病，从"治病求本"的原则出发，给予患者补益气阴，而化痰气，除梅核。本虚标实，治虚则标自祛。

四、心脾两虚气滞痰结证

张某，女，28 岁，黑龙江省哈尔滨市人。

首诊时间：2013 年 9 月 26 日。

主诉：咽中自觉异物感 1 年余。

现病史：患者 1 年前无明显诱因出现咽中自觉似有异物梗阻，咳之不出，咽之不下，并无碍于饮食。起初并未给予重视，但始终未见其减轻，并且每因思虑等情志不遂时加重，随后多次在外院诊治，服谷维素、VitB$_1$、烟酸片、清咽滴丸等中西药物以及中草药汤剂，屡次治疗后未见缓解。期间曾行咽喉镜检查，排除了咽喉、食道及相关器官的器质性病变。通过搜索"好大夫"网站，找到笔者，遂来我门诊就诊。

既往史：无。

中医四诊：患者现咽中异物梗塞不适感如前，吞之不下，咳吐不出，无碍于饮食，多思善疑，纳差，食后腹胀，胸胁满闷，四肢乏力，少气懒言，偶有自汗，无咳嗽，无浮肿，无头晕，舌淡红，苔薄白，少津，脉缓。

辅助检查：无。

中医诊断：梅核气（心脾两虚，气滞痰结证）。

西医诊断：咽部神经官能症。

中医诊断依据：根据患者"咽中自觉异物感1年余"及阐述的相关病情，四诊合参，通过中医辨证诊断为"梅核气（心脾两虚，气滞痰结证）"，患者患病1年，每因忧愁思虑发之或加重，是情志不遂，损伤心脾，以致气血生化不足。心主血脉，其华在面，心脾虚弱，气血不足，心失所养，则多思善疑，精神不振；心血不足，脾气不升，故面色无华；脾失健运，故纳差，食后腹胀；脾气虚弱，精微不达四末，故四肢乏力，少气懒言；脾主运化水湿，脾为生痰之源，脾虚运化失常，无形之痰由而生之，故为虚而生滞，无形之痰滞于咽部，则出现咽中异物梗塞不适感症状如前，吞之不下，咳吐不出，无碍于饮食；舌淡红，苔薄白、少津，脉缓，为心脾两虚、气滞痰结之象。

治法：养心健脾、化痰理气。

处方：柴　胡15克　　枳　壳10克　　半　夏15克　　陈　皮10克

厚　朴15克　　茯　苓10克　　太子参15克　　桔　梗10克

黄　芪20克　　白　术10克　　当　归10克　　酸枣仁10克

木　香10克　　紫　苏10克

10剂，水煎服，每日早晚各一次，每次150mL。

二诊：患者诉服药后咽中梗塞感不觉改善，详询病史，患者近2个月口中乏味，纳食渐少，时有便溏，舌淡红，苔薄少津，脉细无力。综观病情，思虑再三，患者虽有痰气交阻之证，然亦显见心脾两虚之候，并以脾虚为甚。调整原方加白术量，加苍术以健脾利湿，加阿胶养血，方药如下：

处方：柴　胡 15 克　　枳　壳 10 克　　半　夏 15 克　　陈　皮 10 克

厚　朴 15 克　　茯　苓 15 克　　太子参 15 克　　桔　梗 10 克

黄　芪 20 克　　白　术 15 克　　当　归 10 克　　酸枣仁 10 克

木　香 10 克　　紫　苏 10 克　　苍　术 15 克　　阿　胶 5 克（烊化）

10 剂，水煎服，每日早晚各一次，每次 150mL。

三诊：患者再次复诊，自诉感觉咽中梗阻明显减轻，其他伴随症状缓解，情志稍畅，并告之本人对于接受诊治信心倍增；效不更方，原方再连进 15 剂，并嘱多想愉快高兴之事，注意调节情志，药后诸症亦明显好转。

四诊：患者现咽部异物感消失，余症亦明显缓解，遂嘱患者停服中药汤剂，可服健脾丸调理 2 个月，并嘱患者注重情绪调节，保持情志舒畅！

随诊：咽部堵塞不适感未再复发，且纳食渐增，大便恢复正常，随访 4 个月，嘱患者若见症状复发则随诊。

【按语】

本例病证，初诊见其为中青年，正时事业上升阶段，现代人承受来自方方面面的压力，故为情志致病，患者咽部如有异物梗阻之感，咯之不出，咽之不下，且咽喉、食道相关检查未见器质性病变，符合梅核气诊断标准，确立了梅核气的诊断。中医学早在《金匮要略·妇人杂病脉证并治》就有记载："妇人咽中如有炙脔。"详询病史，细察其症，谨审病机，乃得心脾两虚之结论，该病的"梅核气"为虚而致之，遂治疗上针对此心脾两虚、气滞痰结之证，给予养心健脾、化痰疏气之剂，全方有益气健脾，有养血安神，更有理气化痰，使补而不滞，消而不伤正，取得满意疗效。二诊综观病情，思虑再三，患者虽有痰气交阻之证，然亦显见心脾两虚之候，并以脾虚为甚，遂调整方剂加炒白术量，加苍术增加全方健脾益气之效；加阿胶以养血。通过此例病证的治疗，笔者深感中医辨证论治之精妙，临证治疗切不可拘于常法，泥守成方，而必须详审证候，灵活应变。

【诊疗体会】

梅核气，中医病证名，指因情志不遂，肝气郁滞，循经上逆，停聚于咽所致；或乘脾犯胃，运化失司，津液不得输布，凝结成痰，痰气结于咽喉，以咽中似有梅核阻塞，咯之不出、咽之不下、时发时止为主要表现的疾病。临床以咽喉中有异常感觉，但不影响进食为特征。中医肝病、中医咽喉疾病、中医精神疾病时均可见此病证。现代医学称为咽异感症，又常被诊为咽部神经官能症，或称咽癔症、癔球。现代医学研究表明，咽部神经十分丰富，故咽部感觉非常灵敏，全身疾病或某部分器官尤其是邻近器官疾病，通过神经反射和传导作用，均能反映在咽部而出现异常感觉。该病多见于中青年女性，当今社会由于生活紧张，工作压力大，社会节奏变化快，故造成许多人精神、情志发生改变。故门诊接受的此病患者数目不胜枚举。对于咽喉部阻塞感、咽球综合征、咽喉神经症和癔球综合征、甲状腺功能亢进等疾病所致咽喉部有异物样梗阻感觉，而客观检查未见器质性病变者，将其归属于"梅核气"进行中医辨证论治。

【治疗特色】

1. 治肝以治气

笔者认为，本病的现代病因为七情郁结为著，肝失条达，致气机不和，气血失调，肝气横逆犯脾，脾失健运，痰湿内生，痰气交结上逆，郁于胸膈之上，如梅核塞咽，肉块梗喉，吞之不下，吐之不出，若久郁化火伤阴，则可出现阴虚火旺之证。情志内伤是本病发病的致病原因。肝为刚脏，情志异常，最易受累，肝气郁结，痰气交阻，痰行不利，故疏肝理气、化痰散结应为本病治疗大法。故治疗上重视"疏肝气，化痰气以治梅核之气"。

笔者在多年临床工作中善用疏理肝气之药，以治梅核气。临床上常用柴胡、香附、白芍、厚朴、半夏、郁金以疏理肝气。现代药理研究认为，柴胡、香附、白芍、厚朴、半夏、郁金等含有挥发油，具有广泛中枢抑制作用。柴胡、枳壳、佛手、香橼、香附重在疏肝理气散结，白芍、甘草柔肝缓急，郁金解郁、调畅情志，症状重者以青皮、枳实破气疏肝，诸药随证合用，共奏疏肝理气、化痰散结之功效。梅核气一般预后良好，结合心理治疗，酌情加减。

2. 从心脾治梅核气

东汉时期的张机（仲景）对梅核气一病已有论及，他在《金匮要略·妇人杂病脉证并治》中最早描述了"妇人咽中有炙脔"的症状，并且明列"半夏厚朴汤主之"，至明代《赤水玄珠》卷三首次确立了梅核气病名，并记载："梅核气者，喉中介介如梗状，又曰痰结块在喉间，吐之不出，咽之不下是也。"《仁斋直指方》指出本病系由"七情气郁，结成痰涎，随气积聚"而成。上述医学典籍明确阐述了本病的发生乃"七情"致病。中医认为"七情皆为心所发"，故本病发生与心的关系至为密切；本病的另一不可忽视的因素为痰涎，而"脾为生痰之源"，故脾脏功能失调，以致聚液成痰，也是本病发生发展的关键环节。因此，从心脾两脏论治梅核气有着丰富的理论根据。

对梅核气属心脾两虚者，则当养心健脾为主，疏滞化痰为辅。拟定这样治法的原因是，此种情况下心脾两虚已成为病证的主要方面，而痰气互结已降为次要方面。临证治疗可益气养血，养心健脾。正为心脾两虚之思虑过度，劳伤心脾，气血不足而设。结合辨病，随证化裁方可对心脾两虚之梅核气取得理想疗效。

【结语】

梅核气即指因情志不遂，肝气郁滞，循经上逆，停聚于咽所致，或乘脾犯胃，运化失司，津液不得输布，凝结成痰，痰气结于咽喉，以咽中似有梅核阻塞、咯之不出、咽之不下、时发时止为主要表现的疾病。临床以咽喉中有异常感觉，但不影响进食为特征。梅核气的病因是情志内伤，饮食不节，脏腑虚弱；其病机主要以气滞痰结为主，常兼血瘀、化火等证。病久则易由实转虚，随其影响的脏腑及损耗气血阴阳的不同，而形成心、脾、肝等五脏亏虚的不同病变。梅核气的治疗主要采取疏肝气、健脾气、化痰气、养心气以治梅核之气。根据其化火、夹瘀等配合清热泻火、活血化瘀治法。同时梅核气病的治疗应结合情志调节及解除致病病因，对治疗具有重要价值。

耳鸣耳聋

一、肝火偏旺兼痰湿阻滞证

赵某，男性，54岁，黑龙江省哈尔滨市人。

首诊时间：2013年2月10日。

主诉：双耳耳鸣2年。

现病史：患者2年前感冒后出现耳鸣、耳堵，遂到当地医院就诊，经检查后诊断为"耳鸣"，经口服药物治疗好转，此后症状又反复，继续口服药物治疗无效，患者对治疗失去信心。近1年未再接受治疗，后经家属反复劝解，来我门诊就诊。

既往史：高血压病5年。

中医四诊：患者目前为双侧耳鸣，耳胀闷，时轻时重，头昏沉，胸中烦闷，痰多，口干口苦，喜太息，性情急躁易怒，寐差，大便闭结，小便黄赤。查体：面色赤，形体肥胖，舌质暗红，舌苔薄黄而腻，脉弦滑。

中医诊断：耳鸣（肝火偏旺兼痰湿阻滞证）。

西医诊断：耳鸣。

中医诊断依据：患者性情急躁，肝火不泄，循少阳经脉上扰，清窍失灵，故耳鸣，头晕面赤，口干口苦。肝胆火旺，扰动心神，故心烦易怒，寐差。痰浊中阻，故患者胸中烦闷，痰多。肝火内郁，肠中津液被灼，故大便秘结，小便黄赤。舌质暗红，舌苔薄黄而腻，脉弦滑为肝阳偏旺兼痰湿阻滞之征。中药用清肝泻火、祛湿止鸣的药物。

治法：清肝泄火、祛湿止鸣。

处方：
清半夏10克	白 术15克	天 麻15克	钩 藤15克
柴 胡10克	赤 芍10克	丹 参10克	防 风10克
石菖蒲15克	泽 泻10克	浙贝母15克	瓜 蒌10克
菊 花10克			

10剂，水煎服，每日早晚各一次，每次150mL。

二诊：服药后，患者主动要求复诊。自诉耳鸣声音变小，耳胀闷明显减轻，头昏沉缓解。查体：面色赤，形体肥胖，舌质暗红，苔黄微腻，脉弦滑。考虑患者性情仍偏于急躁，上方加强疏肝解郁之品木香、香橼，减去丹参、泽泻。方药如下：

处方：清半夏 10 克　　白　术 15 克　　天　麻 15 克　　钩　藤 15 克

　　　柴　胡 10 克　　赤　芍 10 克　　防　风 10 克　　菊　花 10 克

　　　石菖蒲 15 克　　香　橼 10 克　　木　香 10 克　　浙贝母 15 克

　　　瓜　蒌 10 克

　　　7 剂，水煎服，每日早晚各一次，每次 150mL。

三诊：自诉耳鸣明显减轻，仅偶尔出现，耳胀闷及头部不适均缓解，脾气较前好转，寐差。舌质暗红，苔薄黄微腻，脉弦滑。上方减去石菖蒲、菊花，加入合欢花、夜交藤。方药如下：

处方：清半夏 10 克　　白　术 15 克　　天　麻 15 克　　钩　藤 15 克

　　　柴　胡 10 克　　赤　芍 10 克　　防　风 10 克　　香　橼 10 克

　　　浙贝母 15 克　　瓜　蒌 10 克　　木　香 10 克　　夜交藤 15 克

　　　合欢花 15 克

　　　10 剂，水煎服，每日早晚各一次，每次 150mL。

四诊：患者诸症减轻，舌红，苔薄黄，脉弦。续服原方以巩固治疗。方药如下：

处方：清半夏 10 克　　白　术 15 克　　天　麻 15 克　　钩　藤 15 克

　　　柴　胡 10 克　　赤　芍 10 克　　防　风 10 克　　香　橼 10 克

　　　浙贝母 15 克　　瓜　蒌 10 克　　木　香 10 克　　夜交藤 15 克

　　　合欢花 15 克

　　　10 剂，水煎服，每日早晚各一次，每次 150mL。

随诊：3 月后随诊，患者诸症好转。

【按语】

患者平素性情急躁，肝火偏旺，木克脾土，脾失健运，痰湿内停。肝火上扰、痰浊蒙蔽清窍而出现耳鸣、耳胀闷、头昏沉等症状。一诊方中钩藤、天麻、菊花用以清热平肝；半夏功善燥湿化痰；白术健脾燥湿；柴胡配赤芍用以清肝泻火；防风配石菖蒲开窍豁痰用以治疗耳鸣；另加入利水渗湿之品泽泻，清热化痰之品浙贝母、瓜蒌以助化痰利湿。考虑此患者病程较长，病情顽固，中医认为"病久入血"，且患者舌质暗，表明有血瘀之象，故治疗中加入活血之品丹参。二诊方中考虑患者性情仍偏于急躁，上方加强疏肝解郁之品木香、香橼。三诊方中加入养心安神之品合欢花、夜交藤。全方共奏清肝泄火、化痰祛湿、通窍止鸣之功。四诊时患者诸症减轻，嘱患者继续口服 10 剂以巩固治疗。

二、肝郁气滞兼肝阴不足证

孙某，女，54 岁，黑龙江省齐齐哈尔市人。

首诊时间：2012 年 3 月 23 日。

主诉：右耳耳鸣 5 月余。

现病史：5 月前患者无明显诱因出现右耳耳鸣，就诊于当地医院，经检查诊断为耳鸣，口服中药 1 月症状未见明显改善。此后未治疗。近期患者自觉耳鸣加重伴有情绪抑郁，经介绍就诊于我院门诊。

既往史：冠心病史 2 年，否认糖尿病、肝炎、结核的病史。

中医四诊：患者现右耳耳鸣，偶左耳耳鸣，安静环境下鸣响，夜间入睡困难，口干，痰少，胸闷气短，嗳气频作，体倦乏力，烦躁，眩晕，自觉听力无明显下降，情绪抑郁，纳可、二便调。舌质红、苔白，脉细弦。

辅助检查：双耳鼓膜正常。听力测试示：双耳高频听力下降。双耳畸变产物耳声发射（DPOAE）通过。

中医诊断：耳鸣（肝郁气滞兼肝阴不足证）。

西医诊断：耳鸣。

中医诊断依据：患者肝郁气滞，循少阳经脉上扰，清窍失灵，故耳鸣、烦躁、眩晕。肝经气机不畅，故胸闷气短。肝郁日久化热，耗伤肝阴，或久病体虚，精血亏损，不能上荣，故头晕。四诊合参，诊断为肝郁气滞兼肝阴不足证。

治法：疏肝理气，滋养肝阴，养心安神。

处方：柴　胡 15 克　　香　附 10 克　　石菖蒲 10 克　　远　志 10 克

　　　白　芍 10 克　　煨葛根 15 克　　益智仁 10 克　　合欢花 20 克

　　　夜交藤 20 克　　沙　参 10 克　　石　斛 10 克　　麦　冬 10 克

　　　7 剂，水煎服，每日早晚各一次，每次 150mL。

二诊：自觉右耳鸣声减少，夜睡仍较差，偶眩晕，口微干，胃纳一般，二便调。舌质红、少苔，脉细弦。在前方基础上加入煅龙骨、煅牡蛎等重镇安神之品。方药如下：

处方：柴　胡 15 克　　香　附 10 克　　石菖蒲 10 克　　远　志 10 克

　　　白　芍 10 克　　煨葛根 15 克　　益智仁 10 克　　合欢花 20 克

　　　夜交藤 20 克　　煅龙骨 20 克　　煅牡蛎 20 克　　沙　参 10 克

　　　石　斛 10 克　　麦　冬 10 克

　　　10 剂，水煎服，每日早晚各一次，每次 150mL。

三诊：右耳仍鸣，夜睡欠佳，胃纳佳，二便调。舌质红、少苔，脉细弦。上方去远志、合欢花，加酸枣仁、山茱萸。方药如下：

处方：柴　胡 15 克　　香　附 10 克　　石菖蒲 10 克　　白　芍 10 克

　　　煨葛根 15 克　　沙　参 10 克　　益智仁 10 克　　夜交藤 20 克

　　　煅龙骨 20 克　　石　斛 10 克　　煅牡蛎 20 克　　酸枣仁 20 克

　　　山茱萸 20 克　　麦　冬 10 克

　　　7 剂，水煎服，每日早晚各一次，每次 150mL。

四诊：面色萎黄，自觉右耳鸣减轻，时轻时重，痰少，胃纳一般，夜眠尚可。舌淡红，少苔，脉细。继续原方治疗，方药如下：

处方：柴　胡 15 克　　香　附 10 克　　石菖蒲 10 克　　白　芍 10 克

　　　煨葛根 15 克　　沙　参 10 克　　益智仁 10 克　　夜交藤 20 克

　　　煅龙骨 20 克　　石　斛 10 克　　煅牡蛎 20 克　　酸枣仁 20 克

　　　山茱萸 20 克　　麦　冬 10 克

　　　10 剂，水煎服，每日早晚各一次，每次 150mL。

五诊：面色萎黄，右耳鸣仍时轻时重，耳鸣时烦躁，眠差，舌淡红，少苔，脉弦。原方减茯苓、益智仁、沙参；加入党参、白术、当归、黄芪。方药如下：

处方：柴　胡 15 克　　香　附 10 克　　石菖蒲 10 克　　白　芍 10 克

　　　煨葛根 15 克　　夜交藤 20 克　　煅龙骨 20 克　　煅牡蛎 20 克

　　　石　斛 10 克　　酸枣仁 20 克　　山茱萸 20 克　　麦　冬 10 克

　　　党　参 15 克　　白　术 15 克　　当　归 10 克　　黄　芪 15 克

　　　7 剂，水煎服，每日早晚各一次，每次 150mL。

随诊：电话随访 5 月，患者偶有耳鸣。

【按语】

患者辨证属肝气郁结，肝阴不足证。故治以疏肝柔肝为主，重点在疏肝理气通窍，滋养肝阴佐以养心安神。柴胡、香附、合欢花以疏肝理气通窍；白芍以养肝柔肝；葛根、石菖蒲以升清阳，醒神通窍；夜交藤、远志以养心安神；益智仁以暖脾温肾。二诊时患者自觉右耳鸣声减少，夜睡仍较差，故在前方基础上加煅龙骨、煅牡蛎以重镇潜阳，引阳入阴，由寤转寐。三诊时患者右耳仍鸣，夜睡欠佳，患者情绪较前明显好转，治疗信心增加，人较前开朗，故于前方去远志、合欢花，加酸枣仁、山茱萸以养肝柔肝、补肾阴。四诊时患者耳鸣、睡眠较前好转，故继续口服原方以巩固治疗。五诊时，面色萎黄，右耳鸣仍时轻时重，耳鸣时烦躁，眠差，舌淡红、少苔，脉弦，故辨证为气血亏虚，党参、白术、当归、黄芪、茯苓以益气健脾、补益气血。后 5 月电话随访患者，偶有耳鸣。

三、肾精亏损证

孙某，女，65 岁，黑龙江省哈尔滨市人。

首诊时间：2011 年 9 月 12 日。

主诉：右侧耳中鸣响，持续不息 2 年余。

现病史：2 年前患者无明显诱因出现右耳耳鸣，就诊于当地医院，诊断为"耳鸣"，未予治疗。后口服中药治疗未见明显疗效，患者家属经网上咨询，遂来我院就诊。

既往史：冠心病病史 9 年。

中医四诊：耳鸣伴头晕、健忘、失眠多梦、腰酸、手足心热，舌淡苔少，脉弱，尺脉尤甚。

辅助检查：局部检查见外耳道通畅，鼓膜无明显异常。

中医诊断：耳鸣（肾精亏损证）。

西医诊断：耳鸣。

中医诊断依据：患者年纪较大，精血不足，不能上充清窍而邪火转而上乘，所以耳鸣甚至眩晕。肾阴亏虚，虚火上浮故手足心热。肾亏精髓不足故腰膝酸软。舌淡苔少，脉弱为肾精不足之征。间有阴虚火旺则尺脉尤甚。

治法：填精补肾，聪耳通窍。

处方：熟地黄 15 克　　山茱萸 20 克　　怀山药 10 克　　枸杞子 15 克

牡丹皮 15 克　　茯　苓 10 克　　牛　膝 15 克　　杜　仲 20 克

白　芍 10 克　　黄　芪 15 克　　酸枣仁 20 克　　女贞子 20 克

煅龙骨 15 克　　煅牡蛎 15 克

7 剂，水煎服，每日早晚各一次，每次 150mL。

二诊：患者服药后感耳鸣有所减轻，持续时间缩短，怕冷。舌淡苔白，脉弱。余无特殊不适。原方加入巴戟天、菟丝子，减去白芍、黄芪。方药如下：

处方：熟地黄 15 克　　山茱萸 20 克　　怀山药 10 克　　枸杞子 15 克

牡丹皮 15 克　　茯　苓 10 克　　牛　膝 15 克　　杜　仲 20 克

酸枣仁 20 克　　女贞子 20 克　　煅龙骨 15 克　　煅牡蛎 15 克

巴戟天 15 克　　菟丝子 20 克

7 剂，水煎服，每日早晚各一次，每次 150mL。

三诊：患者诉耳鸣明显减轻，余无不适。嘱患者继续口服 10 剂以巩固治疗。方药如下：

处方：熟地黄 15 克　　山茱萸 20 克　　怀山药 10 克　　枸杞子 15 克

牡丹皮 15 克　　茯　苓 10 克　　牛　膝 15 克　　杜　仲 20 克

酸枣仁 20 克　　女贞子 20 克　　煅龙骨 15 克　　煅牡蛎 15 克

巴戟天 15 克　　菟丝子 20 克

10 剂，水煎服，每日早晚各一次，每次 150mL。

随诊：5 月后随访患者诸症消失。

【按语】

肾精亏损，《灵枢·海论》曰："髓海不足，则脑转耳鸣。"肝肾精亏，精不生髓则髓海空虚，耳窍失去精髓充养而致耳鸣。症见耳鸣伴头晕、健忘、失眠多梦、腰酸、手足心热，舌淡苔少，脉弱，尺脉尤甚。局部检查无明显异常。治以填精补髓，潜阳聪耳。一诊中，熟地黄、山茱萸、山药、牡丹皮、茯苓用以补肾益阴，方中牛膝、杜仲强壮腰膝，龙骨、牡蛎、女贞子滋阴填精，酸枣仁宁心安神，白芍平抑肝阳，养血滋阴，黄芪用以补益气血。二诊中，患者服药后感耳鸣有所减轻，持续时间缩短，怕冷。舌淡苔白，脉弱。余无特殊不适。加巴戟天、菟丝子以温补肾阳，补养肝肾；减去白芍、黄芪。

四、脾肾亏虚兼肝火上炎证

张某，女，35岁，哈尔滨人。

首诊时间：2010年10月9日。

主诉：耳鸣时重时轻3月余。

现病史：3月前因耳部不适、嗡嗡鸣响，到当地医院就诊，诊断为慢性中耳炎，遵医嘱应用氧氟沙星滴耳液，治疗一段时间后效果不佳。后经人介绍口服中药治疗，病情未见好转。患者因担心疾病发展，经网上查询遂到我院门诊就诊。

既往史：无。

中医四诊：患者现耳鸣如蝉，少寐多梦，口干口苦，头晕，肢体倦怠，腰膝酸软，大便稀溏，舌淡红、苔薄白，脉细弱。

中医诊断：耳鸣（脾肾亏虚，肝火上炎证）。

西医诊断：慢性中耳炎。

中医诊断依据：脾肾亏虚，阳气不能上奉清窍，故耳鸣、头晕、肢体倦怠；脾虚运化不利故大便稀溏；肾气亏虚故见腰膝酸软；肝火上炎，上扰心神故少寐多梦；肝火不泄故口干口苦；舌淡红、苔薄白，脉细弱，为脾肾亏虚之征。

治法：健脾益肾，清肝泄热。

处方：山　药 15 克　　炒白术 15 克　　茯　苓 15 克　　炒扁豆 15 克

　　　　山茱萸 15 克　　枸杞子 15 克　　白　芍 10 克　　丹　参 10 克

　　　　柴　胡 15 克　　菊　花 10 克　　生龙骨 20 克　　生牡蛎 20 克

　　　　杜　仲 10 克　　牛　膝 20 克

　　　　7 剂，水煎服，每日早晚各一次，每次 150mL。

　　二诊：耳鸣，口干，便溏好转。余无明显不适，舌质暗、苔薄，脉沉细。原方减丹参，加珍珠母、太子参。方药如下：

处方：山　药 15 克　　炒白术 15 克　　茯　苓 15 克　　炒扁豆 15 克

　　　　山茱萸 15 克　　枸杞子 15 克　　白　芍 10 克　　柴　胡 10 克

　　　　菊　花 10 克　　生龙骨 20 克　　生牡蛎 20 克　　珍珠母 15 克

　　　　太子参 15 克　　杜　仲 10 克　　牛　膝 20 克

　　　　10 剂，水煎服，每日早晚各一次，每次 150mL。

　　三诊：耳鸣口干明显减轻，余无明显不适，舌质暗、苔薄，脉沉细。续服上方，方药如下：

处方：山　药 15 克　　炒白术 15 克　　茯　苓 15 克　　炒扁豆 15 克

　　　　山茱萸 15 克　　枸杞子 15 克　　白　芍 10 克　　柴　胡 10 克

　　　　菊　花 10 克　　生龙骨 20 克　　生牡蛎 20 克　　珍珠母 15 克

　　　　太子参 15 克　　杜　仲 10 克　　牛　膝 20 克

　　　　14 剂，水煎服，每日早晚各一次，每次 150mL。

　　随诊：随诊 6 个月患者无复发。

【按语】

　　此患者由脾肾亏虚、肝火上炎所致，脾肾亏虚为本，肝火上炎为标，治疗以健脾补肾为主。一诊中，山药、炒扁豆、山茱萸健脾固涩，炒白术、茯苓健运脾胃，枸杞子、白芍、菊花滋阴柔肝，杜仲、牛膝补肾强腰，生龙骨、生牡蛎潜阳安神，丹参活血通经，以柴胡引诸药归肝经。二诊中耳鸣有所减轻，故停用丹参，守前方并加用太子参补气健脾，珍珠母清肝镇惊安神。三诊中耳鸣口干明显减轻，效方不变，嘱患者继续口服 14 剂以巩固治疗。本案肝脾肾同治，补泄并用，共同发挥疗效。

五、气血亏虚证

程某，女，35 岁，黑龙江省佳木斯市人。

首诊时间： 2013 年 8 月 9 日。

主诉： 双耳耳鸣耳聋 4 月余。

现病史： 4 月前患者因过度劳累而发耳鸣耳聋。就诊于当地医院，经医院诊断为感音神经性耳聋，口服中药治疗效果不显，患者经人介绍遂来我门诊就诊。

既往史： 无。

中医四诊： 患者现耳鸣如蝉，昼夜不止，劳动后尤甚，蹲下站起时头晕眼花，耳鸣更甚，纳差腹胀，体倦乏力，失眠健忘，面色萎黄，月经量少色淡。舌质淡，苔薄白，脉细弱。

辅助检查： 纯音测听为感音神经性耳聋。

中医诊断： 耳鸣耳聋（气血亏虚证）。

西医诊断： 感音神经性耳聋。

中医诊断依据： 患者劳倦思虑过度，损伤心脾，气血不足，神失濡养，神失静谧，则可发耳鸣耳聋。心主藏神，曲运神机，思虑过度则失眠健忘；脾主运化，疲弱运化失职，化源不足，故面色萎黄，月经量少色淡；脾气虚乏，不充四肢，则肢体倦怠；舌质淡，苔薄白，脉细弱为气血亏虚之征。

治法： 健脾益气，养心安神，养血通窍。

处方： 黄　芪 15 克　　太子参 10 克　　炒白术 15 克　　茯　苓 15 克

　　　　炒枣仁 20 克　　当　归 15 克　　磁　石 20 克　　煅龙骨 20 克

　　　　煅牡蛎 20 克　　阿　胶 15 克　　远　志 15 克　　柏子仁 15 克

　　　　莲子心 15 克

　　　　7 剂，水煎服，每日早晚各一次，每次 150mL。

二诊： 患者现耳鸣耳聋症状减轻，纳差腹胀，体倦乏力，睡眠欠佳，面色萎黄，舌质淡，苔薄白，脉细弱。原方加入神曲。方药如下：

处方： 黄　芪 15 克　　太子参 10 克　　炒白术 15 克　　茯　苓 15 克

　　　　炒枣仁 20 克　　当　归 15 克　　磁　石 30 克　　煅龙骨 20 克

| 煅牡蛎 20 克 | 阿 胶 15 克 | 远 志 15 克 | 柏子仁 15 克 |
| 莲子心 15 克 | 神 曲 10 克 | | |

7 剂，水煎服，每日早晚各一次，每次 150mL。

三诊：偶有耳鸣症状，纳可，体力增加，睡眠欠佳，面色萎黄，舌质淡，苔薄白，脉细弱。续服上方，方药如下：

处方：

黄 芪 15 克	太子参 10 克	炒白术 15 克	茯 苓 15 克
炒枣仁 20 克	当 归 15 克	磁 石 30 克	煅龙骨 20 克
煅牡蛎 20 克	阿 胶 15 克	远 志 15 克	柏子仁 15 克
莲子心 15 克	神 曲 10 克		

10 剂，水煎服，每日早晚各一次，每次 150mL。

随诊：3 个月后随诊，诸症消失。

【按语】

《灵枢·口问》曰："耳者，宗脉之所聚也。故胃中空则宗脉虚，虚则下溜，脉有所竭者，故耳鸣。"《古今医统》亦曰："忧愁思虑则伤心，心虚血耗必致耳鸣、耳聋。"脾乃气血生化之源，心主血脉而藏神，脾实心旺，气血上充于耳则耳窍静谧，司听灵敏。患者劳倦思虑过度，损伤心脾，气血不足，则可发耳鸣耳聋。心主藏神，曲运神机，思虑过度则失眠健忘。脾主运化，疲弱运化失职，化源不足，故面色萎黄，月经量少色淡。一诊中，黄芪、太子参、炒白术、茯苓补气健脾，炒枣仁、远志、柏子仁、莲子心补心益脾，安神定志；当归滋阴养血；阿胶养心血；磁石、煅龙骨、煅牡蛎以重镇安神养心。二诊中，胃纳减少加入健运脾胃之药物神曲。三诊中，患者诸症好转，建议继续口服 10 剂以巩固治疗。

六、肝郁气滞兼痰火郁结

高某，男性，49 岁，黑龙江省哈尔滨市人。

首诊时间：2013 年 7 月 26 日。

主诉：双耳耳鸣 1 年余。

现病史：患者 1 年前无明显诱因出现双耳耳鸣，曾到多家医院就诊，并在某医院住院诊治，诊断为"感音神经性耳聋"，经中西医诊治，耳鸣无明显缓解。患者此次来我处就诊时情绪低落，对疾病极为担心。

既往史：高血压病史 3 年，冠心病史 1 年。

中医四诊：患者现耳鸣如蝉，时轻时重，胸中烦闷，痰多，急躁易怒，喜太息，夜寐不安，口苦，二便不调。舌质暗，苔黄白腻，脉弦滑。

辅助检查：纯音测听感音神经性耳聋，高频轻度下降。

中医诊断：耳聋耳鸣（肝郁气滞兼痰火郁结证）。

西医诊断：感音神经性耳聋耳鸣。

中医诊断依据：肝郁气滞，清窍失灵，故患者急躁易怒；胸中气机不畅故喜太息。痰浊中阻，气机不运则胸闷。痰火中阻，影响健运则口苦、二便不调。舌质暗，苔黄白腻，脉弦滑为肝郁气滞兼痰火郁结之征。

治法：行气解郁，化痰开窍。

处方：清半夏 10 克　　厚　朴 15 克　　茯　苓 15 克　　柴　胡 10 克

　　　香　附 10 克　　川　芎 20 克　　石菖蒲 15 克　　瓜　蒌 20 克

　　　泽　泻 10 克　　丹　参 20 克　　合欢花 10 克　　酸枣仁 10 克

　　　天　麻 15 克　　钩　藤 15 克　　紫苏子 10 克

5 剂，水煎服，每日早晚各一次，每次 150mL。

二诊：患者耳鸣减轻，心情大悦，睡眠改善。原方减紫苏子，方药如下：

处方：清半夏 10 克　　厚　朴 15 克　　茯　苓 15 克　　柴　胡 10 克

　　　香　附 10 克　　川　芎 20 克　　石菖蒲 15 克　　瓜　蒌 20 克

　　　泽　泻 10 克　　丹　参 20 克　　钩　藤 15 克　　合欢花 10 克

　　　酸枣仁 10 克　　天　麻 15 克

7 剂，水煎服，每日早晚各一次，每次 150mL。

三诊：患者耳鸣消失，余无明显不适，嘱患者原方继续口服以巩固治疗。续服上方，方药如下：

处方：清半夏 10 克　　厚　朴 15 克　　茯　苓 15 克　　柴　胡 10 克

　　　香　附 10 克　　川　芎 20 克　　石菖蒲 15 克　　瓜　蒌 20 克

泽　泻 10 克　　　丹　参 20 克　　　钩　藤 15 克　　　合欢花 10 克

酸枣仁 10 克　　　天　麻 15 克

14 剂，水煎服，每日早晚各一次，每次 150mL。

随诊：治疗后的 3 个月，耳鸣曾反复 2 次，患者均来就诊。听其倾诉后，作心理疏导，均在原方基础上加减而缓解。

【按语】

此患者耳鸣病程较长，心理负担较重。患者情志不遂，肝气郁结，脾失健运，痰湿内停，痰气相搏，结于耳窍，出现耳鸣。舌质暗，表明病久入血，出现血瘀之征；苔薄白腻，脉弦滑为肝气郁结、痰火郁结之象。一诊中，半夏、厚朴、茯苓行气散结、降逆化痰；紫苏子利气散结；香附、枳壳理气开郁，化痰降逆；合用疏肝息风止鸣之合欢花、钩藤、天麻，养血宁心安神之酸枣仁等。二诊中，患者耳鸣减轻，减去紫苏子。三诊中，患者耳鸣消失，嘱患者继续口服 14 剂以巩固治疗。全方共奏疏肝解郁、化痰开窍、止鸣安神之功。由于此患者心理负担重，在药物治疗的同时，注意进行心理疏导。患者对医生建立了信任感，收到了良好的效果。

【诊疗体会】

耳聋耳鸣是耳鼻喉科常见病、多发病之一，发病率呈逐年上升趋势。神经性耳聋耳鸣属于中医学"耳聋、耳鸣"病证范畴。《左传》即有"耳不听五声之和为聋"的记载，历代医家对耳聋耳鸣的病名作了一定的描述，如《杂病源流犀烛》"耳聋者，音声闭隔，竟无一所闻者也。亦有不至无闻，但闻之不真者，名为重听"，《外科证治全书》说"耳鸣，耳中有声"，说明耳鸣即耳中响鸣，耳聋为听力减退。本病主要涉及西医的感音神经性耳聋耳鸣、感音神经性耳聋、慢性中耳炎等病。

【治疗特色】

1. 肝胆病之耳鸣

从肝胆论治，理气开郁为先，中医古籍对耳鸣耳聋与脏腑和经络的关系阐述较多，尤其是关于肝胆的论述。《素问·热论》云："伤寒……三日少阳受之，少阳主胆，其脉循胁络于耳，故胸胁痛而耳聋。"认为外感之邪侵犯少阳胆经，胆失疏泄而发耳聋。《素问·脏气法时论》云："肝病者，虚则……耳无所闻。"认为内伤肝虚而发耳聋。《素问·厥论》言："少阳之厥，则暴聋颊肿而热。"这也是少阳不利化热所致。《素问·六元正纪大论》说："木郁之发，甚则耳鸣眩转。"认为肝失疏泄而发耳鸣。中医认为肝为刚脏，主疏泄调畅全身气机，血液、津液的运行也赖气机调畅。所以肝主疏泄功能正常，有助于气机调畅，气血津液的正常运行。耳窍气血运行正常，气血各归其位，各司其职，有助于耳窍听觉的正常发挥。肝脏调节血量有赖于肝主疏泄，肝藏血能防止疏泄过度，肝脏疏泄与藏血功能的协调是耳窍发挥正常听觉功能的条件。而情志内伤最易扰乱气机，日久暗耗肝血。随着生存竞争的日益激烈，越来越多的人们工作压力和生活负担加重，七情内伤导致耳鸣耳聋也越来越普遍，尤其是骤然发病者，而且以实证居多。肝胆病变起因多是情志不遂、抑郁恼怒诱发，肝气疏泄太过，气火上逆或肝气不疏，日久气机郁结，影响全身气血津液的正常运行，变生多种病症，气郁化火、生痰、滞血、耗血，均可导致耳窍郁闭，即可见耳鸣耳聋。故在治疗时以开郁为先，重视疏肝解郁、理气开窍法在临床的应用，常用柴胡疏肝散加减。肝火多由气郁、食郁、痰郁，郁而化火，或素体阳盛，或为感受热邪，导致阳热亢上。肝火一炽，极易上窜，肝火上犯，耳窍失和，患者出现耳鸣耳聋。《杂病源流犀烛·卷二十三》云："肝胆火盛，耳内蝉鸣，渐致耳聋。"《素问·脏气法时论》亦云："肝病者……虚则目无所见，耳无所闻……气逆则头痛，耳聋不聪，颊肿。"《丹溪心法》又曰："气有余便是火。"肝郁化火，肝火上炎，耳窍失和者，配伍龙胆草、黄芩、栀子清肝泻火，葛根、当归活血通络，菖蒲、远志芳香开窍，安神定志，生地、丹皮清热凉血。气郁生痰，痰火郁结耳窍者可配伍清火化痰的胆南星、瓜蒌等。伤血者配以白芍养血敛营。历代临床及理论研究中，肝胆疾病的病因病机虽有气郁、火旺、血瘀、痰湿和血虚等的不同，总以气郁为先，然后有气郁化火、气滞血瘀、气滞湿聚、耗血伤阴等，故临床从肝胆论治本病，应以理气开郁为先，畅达肝气，以防变证丛生。

2. 肾病之耳鸣

中医认为肾为一身阴阳之根，先天之本，肾藏精，开窍于耳，肾气通于耳，肾之精气输注于耳则听力聪敏。《灵枢·脉度》说："肾气通于耳，肾和则能闻五音矣。"

《素问·阴阳应象大论》云："肾主耳……在窍为耳。"《灵枢·五阅五使》云："耳者,肾之官也。"指出了耳与肾的所属关系。《灵枢·决气》说："精脱者,耳聋。"耳鸣耳聋有虚实之分。明代张景岳曾将耳鸣耳聋按其病因分为"五闭",认为"耳聋,大多其证有五:曰火闭;曰气闭;曰邪闭;曰窍闭;曰虚闭",其中"虚闭者,或以年衰,或以病后,或以劳倦过度,因致精脱肾亏渐至聋闭",这就为耳聋耳鸣从肾论治、补肾益精提供了理论基础。《内经》云："年四十而阴气自半。"中老年患者多是因肾精衰弱、耳络不荣、孔窍失养导致耳鸣耳聋。叶天士明确提出"本虚失聪者治在肾",根据肾的生理功能特点及患病者多是中老年人,临证时以补肾填精为主,多以六味地黄汤配制枸杞子、白芍、当归等益精养血之品为主。肝肾同源,若有肝肾阴亏、水不涵木、虚阳浮越之象,可兼以磁石、赭石重镇降逆,潜纳浮阳。龟板、鳖甲滋阴潜阳,茯神、远志、五味子酸甘敛阴和阳,养心安神。因肾而病者,多日久所致,耳络失和日久必有瘀滞,故在补肾益精的同时配以葛根、川芎、红花、石菖蒲、远志等活血通络、芳香开窍之品,疗效更佳。

3. 脾胃病之耳鸣

脾主运化水谷精微,为气血津液生化之源。脾气主升,将后天之精输注于四肢百骸、脏腑清窍,使其面色荣润,肢体灵活,耳聪目明。一旦劳倦思虑过度,或是饮食不节损伤脾胃,则脾失健运,气血乏源,中气下陷,清阳不升,耳窍失养或是水液不归正化,聚湿生痰,浊阴不降,蒙塞清窍,耳窍失聪。病人除了耳鸣、耳聋,尚有疲倦乏力、面色萎黄、大便稀溏,或有痰多胸闷、头重如裹、纳差,舌胖色淡,苔白腻,脉细弱。《灵枢·口问》云："耳者,宗脉之所聚也,故胃中空,则宗脉虚,虚则下留,脉有所竭,故耳鸣。"李东垣提出"内伤脾胃,百病由生"的观点,将耳鸣耳聋的病因责之于脾胃。认为脾胃虚弱,精气不足,耳窍失养;清阳不升,浊阴不降,耳窍闭塞;阴火上乘,耳窍受困均可发病。《嵩崖尊生全书》亦云："脾胃一虚,耳目九窍不利,故治脾为耳症第一要义。"这就为耳鸣耳聋从脾论治提供了理论依据。治疗耳鸣耳聋从脾论治,重用升提药。所谓重用升提,是指升麻、葛根、柴胡三药合用,配以活血通窍的川芎、葛根、路路通、石菖蒲,或养血益精的白芍、熟地、枸杞子,或温补元阳的肉苁蓉、淫羊藿等。

4. 心病之耳鸣

心藏神，主血脉，开窍于舌。《灵枢·邪气脏腑病形》云："心脉微涩为耳鸣。"《内经》云："心血不足，脑为之不满，耳为之苦鸣。"《古今医统》云："忧愁思虑，则伤心，心虚血耗，必致耳鸣耳聋。"《医贯》则说："盖心窍在舌，以舌无孔窍，因寄（窍）于耳。此肾为耳窍之主，心为耳窍之客也。"心血濡养耳窍，如心血健旺则耳聪目明，若心血不足，心神失养，耳窍失荣，可见耳鸣、听力下降伴有心悸、乏力、眩晕、失眠多梦等。血为气之母，气为血之帅，血足气旺，气行血行。若血虚气弱无力行血，心气不能推动血液上荣于耳窍，同样使耳络失养，出现耳鸣耳聋。故在治疗时重视养血益气，理气通窍。《医碥》说："耳鸣午后甚者，阴血虚也，四物加白术、茯苓。"脾为生血之源，心为运血之器。除了心之气血不足可致耳鸣耳聋外，心火上炎也可致耳鸣耳聋。《医学正传·耳病》曰："心火上炎，其人两耳或鸣或聋。"其上炎之火有实火和虚火之分，若心经火盛，扰乱心神，则耳闷心烦、口舌生疮、耳鸣重听，甚而暴聋；或心肾不交，心火独亢，见心烦失眠、耳鸣耳聋、腰膝酸软等症。

5. 肺病之耳鸣

肺主气，有卫外之功，开窍于鼻，与外界相通，易为外邪所伤，失其宣发肃降之性。《内经》论述了肺与聋的关系，为后人提出从肺治耳聋提供了一定的依据。《素问·气交变大论》云："岁火太过，炎暑流行，肺金受邪，民病耳聋。"指出暑邪耗伤肺津可致耳聋。《素问·脏气法时论》曰："肺病者，虚则少气不能报息，耳聋嗌干。"指出肺气虚损也可致聋。金代刘完素首先提出"耳聋治肺"之说，他在《素问气宜保命集》中论述"耳者，善非一也，以窍言之是水也，以声言之金也。假令耳聋者肾也，何以治肺？肺主声，鼻塞者，肺也"。《静香楼医案》云："肺之络，会于耳中，肺受风火，久而不清，窍与络俱为之闭，所以鼻塞不闻香臭，耳聋、耳鸣不闻音声也。"《难经·四十难》："肺主声冷耳闻声。"均说明了耳与肺的紧密联系。笔者临床多见耳聋骤发者，发病之前有明显的外感之因，症状特点是自觉耳内闭塞感，听觉尚可，无明显耳鸣，重者耳聋，伴有鼻塞，无其他明显脏腑症状，多考虑从肺论治。因患者腠理疏松，起居不慎而受风，风寒外束，肺气失宣，或风热犯肺，肺失清肃，邪犯清窍而致聋。临床用药治以解表散寒，或疏散风热，复其宣肃之性，常选用三拗汤辛温宣散，或银翘散辛凉疏散，配以葛根、石菖蒲以通络开窍。肺气不足或肺阴亏虚，常是肺失宣发肃降的内在原因，故在恢复肺的宣降之性同时注意以清润之品补其不足之气阴，以求标本兼治。

【结语】

本病的发生与多种原因引起的耳窍闭塞有关。除先天性耳窍失聪外，多因急性热病，反复感冒，以致邪热蒙蔽；或因痰火、肝热上扰，以及体虚久病，气血不能上濡清窍所致。多与肝、胆、脾、肾诸脏功能失调有关，尤其与肾的关系更为密切。

汗 证

一、脾胃虚弱，营卫失调证

赵某，男性，18 岁，黑龙江省哈尔滨市人。

首诊时间：2012 年 3 月 10 日。

主诉：手心汗出数年。

现病史：患者多年来无明显诱因出现手心汗出，起初并未予以重视，但其近期自觉手心出汗不止，冬天亦不间断，尤以精神紧张或活动后加重，甚至握笔汗出更甚。而在本次来我门诊就诊之前并未进行任何诊断及治疗，再者因其父母坚信中医学治疗疾病疗效佳、副作用少，遂陪同患者前来我门诊进行就诊。

既往史：无。

中医四诊：患者，青少年，形体消瘦，面色尚可，神志清楚，精神尚可，两目有神，手心潮湿感，手心汗出伴饮食不佳，出汗不止，不因季节变更而汗出停止，尤以精神紧张或活动后加重，无盗汗，食欲欠佳，大便溏泄，1 日 2～3 次，舌淡红，苔薄白，两脉浮缓。

辅助检查：无。

中医诊断：自汗（脾胃虚弱，营卫失调证）。

西医诊断：神经官能症。

中医诊断依据：患者因"手心汗出数年"并笔者四诊合参，辨证为"自汗（脾胃虚弱，营卫失调证）"，分析其因，脾主四肢，所以本病主要由脾虚引起。脾气亏虚，水湿停聚，郁而成痰，痰郁化热，脾阳被郁，运转失司，津液旁达，即脾失健运，脾胃转化水谷精微之力减弱，营卫不和，津液外泄故手心汗出。脾胃为后天之本，脾胃虚弱则食欲欠佳，运化失职则大便溏泄，受纳水谷功能减弱，精微物质不能疏布全身，故形体见消瘦，舌淡红、苔薄白，两脉浮缓，均为脾胃虚弱之征。本病例属非常典型的脾胃虚弱、营卫失调证案例。

治法：健运脾胃，调和营卫。

处方：黄　芪 20 克　　人　参 10 克　　炒白术 15 克　　白　芍 10 克

陈　皮 10 克　　鸡内金 10 克　　当　归 10 克　　五味子 10 克

苍　术 10 克　　升　麻 5 克　　柴　胡 5 克

7 剂，水煎服，每日早晚各一次，每次 150mL。

二诊：患者汗出稍有缓解，余症仍在。故原方巩固治疗，方药如下：

处方：黄　芪 20 克　　人　参 10 克　　炒白术 15 克　　白　芍 10 克

陈　皮 10 克　　鸡内金 10 克　　当　归 10 克　　五味子 10 克

苍　术 10 克　　升　麻 5 克　　柴　胡 5 克

7 剂，水煎服，每日早晚各一次，每次 150mL。

三诊：患者服完上诊中药汤剂后，汗出明显减少，口不渴，食欲欠佳，二便正常，舌淡红，苔薄白，两脉浮缓。在原方基础上增大炒白术、苍术用量，加入佛手、紫苏子理气健脾之品，佐以黄连防益气生火，方药如下：

处方：黄　芪 20 克　　人　参 10 克　　炒白术 20 克　　白　芍 10 克

陈　皮 10 克　　鸡内金 10 克　　当　归 10 克　　升　麻 5 克

柴　胡 5 克　　五味子 10 克　　苍　术 15 克　　佛　手 10 克

紫苏子 10 克　　黄　连 5 克

10 剂，水煎服，每日早晚各一次，每次 150mL。

四诊：患者汗出明显减少，食欲改善，自诉精神状态良好，余无明显不适。并续服三诊方药加以巩固：

处方：黄　芪 20 克　　人　参 10 克　　炒白术 20 克　　白　芍 10 克

陈　皮 10 克　　鸡内金 10 克　　当　归 10 克　　升　麻 5 克

柴　胡 5 克　　五味子 10 克　　苍　术 15 克　　佛　手 10 克

紫苏子 10 克　　黄　连 5 克

10 剂，水煎服，每日早晚各一次，每次 150mL。

随诊：患者共服四诊汤剂后手心汗出愈，并随访 3 个月，患者汗出未见复发。

【按语】

本例患者为青少年，男性，在校学生，笔者考虑其因学习思虑太过，脾胃气弱为其内在病机，可运用脾胃气虚多自汗加以解释，此方的用意在于补中益气，升补阳气。本病例符合《脾胃论》所云"形体劳倦则脾病"。初诊补中益气汤加白芍，以助全方敛营止汗，加鸡内金，健脾和胃消食敛津。二诊笔者考虑药效未达，故守原方以巩固治疗。三诊患者诉汗出改善不明显，笔者认为其补益脾胃之力不足，故健脾益气加大白术量，配以佛手、紫苏子理气使益气而不滞，同时加黄连以防补益太过而生火。四诊方益气健脾、理气敛汗，服用后效果显著，后诊继续调服。笔者认为汗出为腠理失和，营卫为其主，而脾胃与其息息相关，故该病应采取顾护脾胃、调和营卫治法。

二、肝郁脾虚湿盛证

于某，女性，45岁，黑龙江省哈尔滨市人。

首诊时间：2009年1月4日。

主诉：自汗半年余，加重1周。

现病史：患者半年前无明显诱因出现乏力倦怠，时有汗出，每因情绪不畅或活动后加剧，伴皮肤潮湿感明显，于是就诊于当地医院，当地医院诊断为"甲状腺功能亢进症"，但并未接受任何治疗，近1周患者感觉自汗明显加重，因其朋友曾到我门诊进行治疗效果显著，遂慕名前来我门诊就诊，并自带三甲医院检验单。

既往史：无。

中医四诊：患者现面色萎黄，形体消瘦，皮肤潮湿，双眼球轻度突出，时有发热，未见畏光，易怒，多食易饥，大便溏泄，伴月经量少，月经周期不稳定，睡眠尚可，可触及双侧甲状腺轻度肿大，舌质暗红，体胖，边有齿痕，少许白腻苔，脉沉弦兼数。

辅助检查：甲状腺功能测定示 FT38.0pmol/L、FT4.45pmol/L，测值升高，TSH（促甲状腺激素）3.2uIU/mL；甲状腺B超检查：甲状腺（轻）弥漫性增生；甲状腺抗体测定：甲状腺过氧化物酶抗体（TPOAb）、甲状腺球蛋白抗体（THgAb）、促甲状腺素受体抗体（A-TSHR）均阳性；肝功：ALT 67 U/L，AST 49 U/L。

中医诊断：自汗（肝郁脾虚湿盛证）。

西医诊断：弥漫性毒性甲状腺肿（Graves 病）。

中医诊断依据：患者因有"甲状腺功能亢进"，中医学称为"瘿病"，笔者认为其病位在肝，肝疏泄失常，气机不畅，津液疏布失调，汗液外泄，故汗出、皮肤潮湿；肝郁气滞，则易怒，时有发热；肝失疏泄，则可见月经量少，月经周期不定；又因肝郁常侮脾，致肝郁脾虚，则大便溏泄，舌质暗红、体胖，边有齿痕，少许白腻苔，脉沉弦兼数，皆为肝郁脾虚湿盛之征。

治法：健脾渗湿，疏肝理气。

处方：柴　胡 15 克　　川楝子 10 克　　黄　芪 15 克　　炒白术 10 克
　　　　茯　苓 10 克　　煅龙骨 10 克　　煅牡蛎 10 克　　薏苡仁 10 克
　　　　丹　参 5 克　　　当　归 10 克　　川　芎 10 克

　　　　10 剂，水煎服，每日早晚各一次，每次 150mL。

二诊：患者服药后，自汗缓解，大便溏泄，2～3 次/日，泻无腹痛，稍有不爽，舌质暗红，体胖，边有齿痕，苔薄白，脉沉弦。在原方基础上减茯苓，加疏肝理气之枳实、陈皮，加五味子、浮小麦固涩敛汗，方药如下：

处方：柴　胡 15 克　　川楝子 10 克　　黄　芪 15 克　　炒白术 10 克
　　　　煅龙骨 10 克　　煅牡蛎 10 克　　薏苡仁 10 克　　丹　参 5 克
　　　　当　归 10 克　　川　芎 10 克　　五味子 10 克　　枳　实 10 克
　　　　浮小麦 10 克　　陈　皮 10 克

　　　　10 剂，水煎服，每日早晚各一次，每次 150mL。

三诊：患者自汗已明显缓解，大便 1 日一行，伴乏力倦怠，食欲不佳，舌质暗红，体略胖，边有齿痕，苔薄白，脉沉。在二诊方药基础上去煅龙骨、煅牡蛎防固涩太过而留邪，去枳实理气之品，加鸡内金、神曲、人参益气健脾消食，调整方药如下：

处方：柴　胡 15 克　　川楝子 10 克　　黄　芪 15 克　　炒白术 10 克
　　　　鸡内金 10 克　　神　曲 10 克　　薏苡仁 10 克　　丹　参 5 克
　　　　当　归 10 克　　川　芎 10 克　　五味子 10 克　　浮小麦 10 克
　　　　陈　皮 10 克　　人　参 10 克

　　　　7 剂，水煎服，每日早晚各一次，每次 150mL。

四诊：患者服用以上方剂后诸症缓解，仅时有乏力倦怠，舌质暗红，体胖，边有齿痕，苔薄白，脉沉弦。遂给予患者加益气健脾之品，拟方如下：

处方：

柴　胡 15 克	川楝子 10 克	黄　芪 15 克	炒白术 15 克
鸡内金 10 克	神　曲 10 克	薏苡仁 10 克	丹　参 5 克
当　归 10 克	川　芎 10 克	五味子 10 克	浮小麦 10 克
陈　皮 10 克	人　参 12 克		

7 剂，水煎服，每日早晚各一次，每次 150mL。

随诊：服药后自汗明显减轻，续以原方再进 5 剂，余症均减，3 个月后随访自汗悉除，自汗无复。

【按语】

根据患者基本病情及综合中医四诊，笔者诊断该患为"汗证（脾虚湿盛兼肝郁证）"。"见肝之病，知肝传脾，当先实脾"出自《金匮要略·脏腑经络先后病脉证第一》，此条已被世人拥为已病防传、虚实异治所遵循之法则之一。《灵枢·营卫生会》云："营卫者，精气也；血者，神气也……故夺血者无汗，夺汗者无血。"该患属脾虚肝郁自汗，肝气疏泄失常而致郁，则津液代谢失常，气滞不行，故给予柴胡、川楝子疏理肝气以助脾运湿而止汗；脾虚则运化失职，故多见于汗出乏力倦怠，大便溏泄。治宜健脾益气渗湿，故以黄芪配四君子汤进行加减，方中以煅龙骨、煅牡蛎敛汗止汗以治标，且二者常以对药出现，止汗效果佳，宜中病即止，防收敛太过而留邪。脾虚自汗的治法是运脾渗湿止汗，运脾即恢复被困之脾胃功能，祛湿即祛除困阻脾胃之因，止汗则可达到标本同治。与此同时，肝脾失调，月经量少，月经不调，故配以益气养血活血之品，如黄芪、当归、川芎、丹参等。二诊可见患者汗出减轻，为减轻患者主要痛苦，加以固涩津液之五味子、浮小麦；脾虚湿盛则大便不爽，故加以健脾祛湿药如薏苡仁、茯苓，并配以理气药使得湿祛畅通，并加以五味子，不但助君敛汗，且有涩肠之效，可固涩大便使湿去而正气不去。三诊时，明显的主症已有尽除之势，故去龙骨、牡蛎防留邪之嫌，保留浮小麦、五味子继续巩固治疗，并加以健胃消食之鸡内金、神曲，增进食欲，培护后天之本，并更进人参，健脾益气。四诊，患者乏力倦怠缓解稍慢，遂加大健脾益气之炒白术量。全方体现了笔者治疗疾病时肝脾同治的思想。

三、湿热蕴结兼气机不利证

李某，男性，47岁，黑龙江省牡丹江市人。

首诊时间：2013年7月18日。

主诉：汗出1个月。

现病史：患者平素嗜好烟酒20余年，好食海鲜、辛辣厚味。1月前因工作劳累，作息无序，烟酒过度，而出现日间汗出，甚则通身如浴，动则加重。患者并未给予重视，并未接受任何诊治。但因患者近日以上诸症加重，为缓解症状，由朋友介绍慕名来我门诊就诊，来时并未进行辅助检查，且要求中药汤剂治疗。

既往史：无。

中医四诊：患者，男性，"自汗1个月"，形体适中，面色潮红，舌质红，苔黄厚腻。平素嗜食肥甘厚腻（海鲜、辛辣厚味、饮酒、吸烟），日间汗出，通身如浴，动则尤甚伴头重如裹，纳呆，神疲乏力，心烦，大便溏而不爽，小便色黄，汗出时皮肤潮湿，脉滑数。

辅助检查：无。

中医诊断：自汗（湿热蕴结兼气机不利证）。

西医诊断：自主神经功能紊乱。

中医诊断依据：笔者根据患者"自汗1个月"及相关病史收集，四诊合参，辨证诊断为"汗证（湿热蕴结兼气机不利证）"。患者因劳逸无度，饮食不节，而致脾胃虚弱，升降失司，运化失常，故湿气不得运，溢出腠理，故汗出不止、脾胃虚弱、纳呆可见；脾虚湿盛，清阳不升，则头重如裹、神疲乏力、大便溏而不爽；湿邪日久不化，即生热，故可见面色潮红心烦、小便色黄，舌质红、苔黄厚腻，脉滑数，均为湿热蕴结兼气机不利之征。

治法：清热利湿，宣畅气机。

处方：黄　芩15克　　藿　香10克　　佩　兰10克　　苍　术10克
　　　黄　连15克　　厚　朴15克　　陈　皮20克　　白豆蔻5克

泽　泻 10 克　　淡竹叶 10 克　　滑　石 15 克　　砂　仁 10 克

10 剂，水煎服，每日早晚各一次，每次 150mL。

二诊：服药 7 剂后，前来就诊（因家住外地，以防断药），患者现汗出骤减，余症有缓，纳食不佳，便溏，舌淡红、苔薄腻，脉濡滑。于原方基础上去黄芩、黄连以防苦寒伤正碍胃，加鸡内金、麦芽以佐健脾开胃，方药如下：

处方：藿　香 10 克　　佩　兰 10 克　　苍　术 10 克　　鸡内金 10 克

麦　芽 20 克　　厚　朴 15 克　　陈　皮 20 克　　白豆蔻 5 克

泽　泻 10 克　　淡竹叶 10 克　　滑　石 15 克　　砂　仁 10 克

14 剂，水煎服，每日早晚各一次，每次 150mL。

三诊：患者服药后诸症明显减轻，遂给予二诊方，续服 10 剂，方药如下：

处方：藿　香 10 克　　佩　兰 10 克　　苍　术 10 克　　鸡内金 10 克

麦　芽 20 克　　厚　朴 15 克　　陈　皮 20 克　　白豆蔻 5 克

泽　泻 10 克　　淡竹叶 10 克　　滑　石 15 克　　砂　仁 10 克

10 剂，水煎服，每日早晚各一次，每次 150mL。

随诊：患者服用以上方药后，诸恙悉平。随诊半年，诸症未见复发，并嘱清淡饮食，戒烟酒。

【按语】

笔者认为，随着现代人生活水平的提高，饮食多肥甘醇酒、辛辣炙煿，损伤脾胃，或复因生活节奏快，工作紧张，压力较大，所欲不遂，易情志内伤，肝气郁滞，横逆犯脾，脾失健运，水谷不化，酿湿生热。外湿又易困阻脾胃，影响脾运，加重湿邪；脾湿内蕴，同气相求，易遭外湿侵袭，故内、外湿邪相互为患，成恶性循环。又因湿邪蕴结，湿滞而气不畅，而气滞则湿不化。根据《伤寒论》第 230 条"上焦得通，津液得下，胃气因和，身濈然汗出而解"的理论，故认为：脾为湿邪化生之源，湿热氤氲，阻碍气机，三焦不畅，气化不利，气不布津，则发为汗证。患者自汗，通身如浴。辨证属湿热蕴结证，气机不畅，热迫津液外泄。应宣上透达肺气，运中醒悦脾胃，渗下通调水道，三焦通畅，气机舒展，故不止汗而汗自止！使湿化而气行，气畅则推动除湿。二诊诸症缓解，宜去苦寒之黄芩、黄连防其清热祛湿太过，加健运脾胃之鸡内金、炒麦芽以疗纳食不佳，便溏因脾虚湿困，故健运脾胃以开胃同时健脾燥湿促愈便溏。笔者从该病为"湿热蕴结气机不利"出发，故用清热利湿、宣畅气机法，该处用药体现了笔者治疗疾病"调畅气机"之大法：调理脾胃气机升降，调节肝气疏通。辨证得法，治疗得当，疗效显著。

四、肝胆湿热下注证

陈某，男性，35 岁，黑龙江省哈尔滨市人。

首诊时间：2013 年 8 月 5 日。

主诉：阴囊潮湿伴瘙痒感 1 个月。

现病史：患者 1 月前不明原因出现阴部出汗且起疹伴瘙痒感，汗湿衣被，每日至少要更换 2 ～ 3 次内裤。一开始因羞于看医生，因此在网上查找相关信息，自认为是因不卫生而引起外阴毛囊炎，故尽管天气已凉，坚持每天洗浴两次，每次洗完后用碘伏消毒处理。约 2 周后未见症消，无奈之下向某中医诊所求治，诊为"阴汗"，服龙骨牡蛎散止汗敛汗，却仍未见好转。现患者诸症未见缓解，急寻治疗解除病患，遂通过电话咨询，慕名前来就诊。

既往史：无。

中医四诊：患者现形体盛，面色红黄隐隐，明润含蓄，无发热，阴部潮湿汗出，伴起疹、瘙痒感，并无红肿，口干苦，舌质红、苔黄腻，脉弦数有力。

辅助检查：无。

中医诊断：汗证（肝胆湿热下注证）。

西医诊断：阴囊湿疹。

中医诊断依据：笔者根据患者主诉及相关病情，诊断为"汗证（肝胆湿热下注证）"。肝胆湿热，湿热蕴结下焦。湿热偏盛，故汗出发于阴囊，湿热泛于下焦皮肤则阴囊起疹伴瘙痒感；湿热熏蒸肝胆，则见口干苦，舌质红、苔黄腻，脉弦数有力亦为肝胆湿热下注之征。

治法：疏肝利胆，清泄湿热。

处方：龙胆草 20 克　　栀　子 15 克　　泽　泻 10 克　　通　草 10 克

车前子 15 克　　薏苡仁 15 克　　柴　胡 15 克　　茯　苓 15 克

地肤子 10 克　　蛇床子 15 克

10 剂，水煎服，每日早晚各一次，每次 150mL。

二诊：患者尿液分析检查（2013 年 8 月 12 日于本院）未见异常，服药后患者诉现阴部汗出减轻，疹痒症除，口干欲饮水，口苦，舌质红、舌苔黄，脉滑数。首方基础上加北沙参、百合以养阴清热，调整方如下：

处方：龙胆草 20 克　　栀　子 15 克　　泽　泻 10 克　　通　草 10 克

车前子 15 克　　薏苡仁 15 克　　柴　胡 15 克　　茯　苓 15 克

地肤子 10 克　　蛇床子 15 克　　北沙参 10 克　　百　合 10 克

15 剂，水煎服，每日早晚各一次，每次 150mL。

随诊：服以上中药汤剂后，患者诸症尽除，故巩固 10 剂，后电话随访，未见复发。

【按语】

患者虽汗出浸衣，然处以收湿止汗之常规治疗却难以见效。笔者从脏腑辨证着手，认为肝经绕阴器，过少腹，湿热循经下注，蒸迫津液，故见阴部汗出异常、疹痒，病位在肝，病机为湿热下注，治当清泄肝胆湿热为法。首诊中考虑到本证为湿盛于热，故方中用薏苡仁增强利湿之力，又宗"汗与小便，皆可谓之津液"（《读医随笔·气血精神论》）之旨，用车前子、泽泻与通草，以达利小便而止汗之功，同时方中佐以祛湿止痒的地肤子、蛇床子全方奏效；二诊中患者出现口干苦欲饮水，已显伤阴之象，故加北沙参、百合。前病例与本病例皆属湿热自汗，而因病位前者在中焦，后者在下焦，故治有重在脾胃与肝胆之分。

五、肝经郁热，湿热内蕴证

周某，男性，29 岁，黑龙江省哈尔滨市人。

首诊时间：2014 年 4 月 2 日。

主诉：盗汗 2 年，加重 1 月。

现病史：患者 2 年前开始出现饮酒后盗汗，尤以下半身为主，后症状逐渐加重，甚则全身汗出。1年前曾因盗汗就诊于哈尔滨医科大学附属第二医院，经全身检查后未见明显异常，于是未进行任何治疗。1月前患者因过食肥甘厚味后盗汗，汗出蒸蒸，色黄染衣，阴囊潮湿，遂通过网上咨询，并访问"好医生网站"，慕名通过电话预约前来就诊，并提前在本院进行了较为全面的检查。

既往史：无。

中医四诊：患者现形体稍盛，面色萎黄，两目有神，口唇红润，活动自如，语言流利，每因饮酒而出现汗出蒸蒸，色黄染衣，时甚则不饮酒亦汗出，伴口干苦欲饮水，耳鸣，五心烦热，尿黄，阴囊潮湿，大便黏滞不爽，无右上腹部疼痛连及后背疼痛，舌质暗红，苔黄厚腻，脉滑数。

辅助检查：心电图示窦性心律，心率78次/分；彩超示胆囊壁略增厚，胆囊壁毛糙，余未见明显异常；电子胃镜提示浅表性胃炎；风湿系列检验均阴性；血、尿、便常规未见明显异常；肝功、肾功、离子等亦未见异常。

中医诊断：盗汗（肝经郁热，湿热内蕴证）。

西医诊断：慢性胆囊炎；自主神经功能紊乱。

中医诊断依据：笔者根据患者主诉及相关病情，辨证诊断为"汗证（肝经郁热，湿热内蕴证）"。患者因长期饮酒，而生湿助热，湿热内蕴、熏蒸肝胆则口干苦、耳鸣；湿热下注，则尿黄、阴囊潮湿；湿热内迫大肠则大便黏滞不爽；湿热迫津外泄则汗出色黄；舌质暗红，苔黄厚腻，脉滑数皆属肝经郁热、湿热内蕴证。

治法：清肝泄热，利湿和营。

处方：龙胆草15克　　栀　子15克　　柴　胡15克　　车前子20克

　　　泽　泻15克　　苍　术20克　　黄　柏15克　　薏苡仁25克

　　　厚　朴10克　　黄　连15克　　茵陈蒿20克　　陈　皮10克

　　　茯　苓10克

　　　7剂，水煎服，每日早晚各一次，每次150mL。

二诊：患者现汗出稍缓解，口干欲饮水，口苦，耳鸣，五心烦热，阴囊潮湿，无右上腹部疼痛连及后背疼痛，小便黄，大便黏滞不爽，舌质暗红，苔黄厚腻，脉滑数。原方基础上加北沙参养阴，方药如下：

处方：龙胆草 15 克　　栀　子 15 克　　柴　胡 15 克　　车前子 20 克

泽　泻 15 克　　苍　术 20 克　　黄　柏 15 克　　薏苡仁 25 克

厚　朴 10 克　　黄　连 15 克　　茵陈蒿 20 克　　陈　皮 10 克

茯　苓 10 克　　北沙参 10 克

7 剂，水煎服，每日早晚各一次，每次 150mL。

三诊：患者自诉服上方 5 剂后，便可见大便正常，耳鸣愈，口干苦、五心烦热、尿黄均减轻，但盗汗未见明显改善。于二诊方基础上加煅牡蛎以增大敛汗之效，方药如下：

处方：龙胆草 15 克　　栀　子 15 克　　柴　胡 15 克　　车前子 20 克

泽　泻 15 克　　苍　术 20 克　　黄　柏 15 克　　薏苡仁 25 克

厚　朴 10 克　　黄　连 15 克　　茵陈蒿 20 克　　陈　皮 10 克

茯　苓 10 克　　北沙参 10 克　　煅牡蛎 10 克

14 剂，水煎服，每日早晚各一次，每次 150mL。

四诊：服上方半月后，盗汗明显减轻，余症皆愈。嘱继服上方 10 剂，日 1 剂，水煎分早晚 2 次服用，每次 150 毫升，以巩固疗效。

随诊：患者复诊时诸症尽除，后随访 6 个月未见复发。

【按语】

患者为长期饮酒，生湿助热，湿热熏蒸，迫津外泄。正如《伤寒论》第 268 条："三阳合病，脉浮大，上关上，但欲眠睡，目合则汗。"其病机为阳热内盛，阴不内守，迫津外泄。故应用清肝泄热利湿法，茵陈清热利湿，黄连、厚朴燥湿厚肠，陈皮、茯苓健脾利湿，煅牡蛎敛汗滋阴，配以北沙参养阴以防泻热伤阴津。全方药证合一，故见佳效。上病例与本病例同属湿热证，遵循中医学异病同治的治疗原则，因其病机均归属肝经湿热蕴结，故皆可清肝泄热，利湿和营。

六、气血虚弱，营卫失和证

王某，女，34 岁，黑龙江省哈尔滨市人。

首诊时间：2013 年 12 月 11 日。

主诉：产后盗汗近 1 月。

现病史：患者于 2013 年 11 月 6 日剖宫产后 1 周不慎感冒，经服感冒药好转后却出现夜间汗出尤甚，浸湿衣衫，伴心慌、心烦、睡眠差、怕风，于 2013 年 11 月 16 日到某院门诊部治疗，诊为汗证，服玉屏风散合牡蛎散近 20 剂，但并未见诸症明显好转。遂经朋友介绍，前来笔者门诊就诊。

既往史：无。

中医四诊：患者于哺乳期感冒，随感冒愈后出现夜间汗出多而沾湿衣衫，恶风，无发热，伴心悸、烦躁不安、睡眠差，二便正常，舌质淡红，苔少，脉细微数。（现已不哺乳。）

辅助检查：血常规正常；生化系列正常。

中医诊断：盗汗（气血虚弱，营卫失和证）。

西医诊断：产褥期感染后。

中医诊断依据：笔者根据患者病情诊断其为"盗汗（气血虚弱，营卫失和证）"。患者因手术损伤正气，气血虚弱，复感外邪，营卫失和，故夜间盗汗；气血亏虚，而未化热，则未见发热；心血不足，则心悸、躁动不安；阴约不足，阳不入阴，则寐差；气血不足，则声音低微；舌质淡红，苔少，脉细微数，均属气血虚弱、营卫失和。

治法：益气养血，调和营卫。

处方：浮小麦 25 克　　防　风 15 克　　甘　草 10 克　　大　枣 5 枚
　　　黄　芪 15 克　　太子参 15 克　　白　芍 15 克　　当　归 10 克
　　　川　芎 10 克　　白　术 15 克　　茯　苓 10 克　　佛　手 10 克

　　　10 剂，水煎服，每日早晚各一次，每次 150mL。

二诊：诸症见好转，出汗已少，精神佳，睡眠稍有改善，舌红苔白，脉细。守前方佐加养心安神之品炒酸枣仁、柏子仁、莲子心，方药如下：

处方：浮小麦 25 克　　防　风 15 克　　甘　草 10 克　　大　枣 5 枚
　　　黄　芪 15 克　　太子参 15 克　　白　芍 15 克　　当　归 10 克
　　　川　芎 10 克　　白　术 15 克　　茯　苓 10 克　　佛　手 10 克

　　　　莲子心 10 克　　　酸枣仁 15 克　　　柏子仁 15 克

　　14 剂，水煎服，每日早晚各一次，每次 150mL。

　　三诊：睡眠佳，汗出已消失，舌质红，苔白，脉沉细，二诊方续服 7 剂。

　　随诊：患者服药后诸症渐除，故巩固治疗。对症治疗 2 个月后，诸症尽除，随后随访 3 个月，未见复发。

【按语】

　　患者辨为气血虚弱、营卫失和，宜益气养血。而汗证之因总属阴阳失调、营卫不和、腠理开阖不利而致汗液外泄，但五脏之虚衰、功能失调皆能导致汗出异常，正如《丹溪心法·自汗》曰："自汗之证，未有不由心肾俱虚而得之者。"《证治汇补》曰："心虚自汗怔忡恍惚。"因此，笔者从脏腑辨证入手，汗虽由肺气宣发津气于体表而生，然其化生之源则在心，调汗之枢也不离乎心，正如《素问·宣明五气论》所言"五脏化液，心为汗"，是以汗证当以心论治。并据其自汗伴心悸、心烦不安等症，辨此证病位在心，证属心血不足、心气微弱、心失所养，治以养心补虚而获良效。更佐以补中益气理气之品，即顾护后天之本，又使全方滋而不腻。而前服玉屏风散合牡蛎散未能取效者，概因只注意了汗证之一般规律而未能进一步辨别汗出之属何脏腑也。

【诊疗体会】

　　对汗最早的认识见于《内经》，其对汗的生理及病理有了一定的认识。明确指出汗为人体津液的一种，并与血液有密切关系，所谓血汗同源。故血液耗伤之人，不可再发其汗。并明确指出生理性的出汗与气温高低及衣着厚薄有密切关系。如《素问·阴阳别论》曰："阳加于阴谓之汗。"《灵枢·决气》曰："腠理发泄，汗出溱溱，是谓津。"指出汗液是津液通过阳气的蒸腾气化作用后经汗孔排于体外的液体。汗证患病率较高，男女皆可患病，老少均可得，证型复杂、多样。虽不致对患者生命构成威胁，但对日常生活的影响还是比较大的。汗证临床表现多样，个体差异性较大，症状复杂，治疗方法尚不统一，故有的患者虽经长期治疗，但效果不佳。西医学中的甲状腺功能亢进、结核病、自主神经功能紊乱等疾病，根据其在临床上所致的汗证的临床表现，可辨为汗证。

【治疗特色】

笔者临证多年，在临床上见虚、湿、瘀致汗者较多，虚、瘀证型者女性好发，反之湿性证型男性居多。这与人们的饮食习惯、社会成分及社会背景、环境是密不可分的。而本人本着治病求本的理念，无论气虚、血虚、阴虚、阳虚、湿热、寒湿、风湿、痰湿、瘀血，皆可从其本而论治，即关键在于顾护"后天之本"及"罢极之本"以"调和营卫"。详见如下内容：

1. 调和营卫

由于体内阴阳的偏盛、偏衰或表虚之人微受风邪，以致营卫不和，卫外失司，而致汗出。症见汗出恶风，周身酸楚，时寒时热，或表现为半身、局部汗出，苔薄白，脉缓。故应调和营卫，祛邪扶正。临床上笔者除最常用的桂枝与白芍相配调和营卫以止汗外，还善用黄芪与参类相配以益气固表、调和腠理，使营卫和而止汗；若未见表证存在，而见乏力少言、便溏、形体瘦弱，无明显寒热之象，则善用健运脾胃、补中益气，常用药物有白术、太子参、山药、白扁豆等。

2. 祛邪扶正

一般风、热、暑、湿之邪侵袭人体均可导致汗出，症状多样，感受风邪多自汗出而恶风，常用防风、独活、荆芥等以散风、和腠理、止汗。感受暑热之邪则除有热象之外常伴有口渴喜饮、咽干舌燥、小便短赤、大便秘结等津伤耗液之症，感受湿邪则汗出而濡、周身困重、脘腹胀满、大便不爽或泄泻，故随症可加黄芩、黄连、栀子等清热，百合、北沙参、麦冬等养阴，茯苓、苍术、薏苡仁等祛湿，同时不忘顾护后天，佐加健脾之品。

3. 调理脏腑气血

汗证临床症状复杂，多可分为肺气虚弱、阴虚火旺、气阴两虚、肝胆湿热、肝气郁滞、脾肾两虚等。对于肝肾阴虚型汗证，可采用滋阴健脾法，旨在健脾胃，使生化有源，以期"阴平阳秘"、阴阳和调；对于脾肾阳虚的患者，采用温补脾肾之法，以实卫气，使固摄有权；而对于湿胜自汗证，采用补卫气兼固表虚之法。

此外，笔者治疗汗证善佐用益气升阳之风药，以治风而止汗，常用药有柴胡、葛根、荆芥、防风等。其组方特点是量轻药广而精，其升提脾胃阳气多以补益中气药与诸风药配伍，尤喜用升麻、柴胡；同时培补脾胃以甘温之剂使脾胃气旺，其组方用药侧重于升发脾阳，常伍以养血滋阴之品。然全方用药在于"调和"，常入调达气机之品，即虚者，补虚理气并用；湿者，化湿行气并用；瘀者，活血化瘀兼扶正。

4. 止汗

另外，汗证均以腠理不固、津液外泄为共同病变，故可酌加麻黄根、浮小麦、糯稻根、龙骨、牡蛎、五味子等固涩收敛之品，以增强止汗之效。应注意的是，收敛固涩之药有关寇留邪之嫌，故应中病即止。

【结语】

不因天暑、衣厚、劳作及其他疾病，而白昼时时汗出者，称为自汗；寐中汗出，醒来自止者，称为盗汗。汗证病位在卫表肌腠，其发生与营卫功能、外邪性质、五脏功能及神志活动、饮食劳倦有关。病机多为虚、湿、瘀所致的营卫失和、腠理开阖失司，而虚、湿、瘀又相互为因，相互为病。从脏腑论治，笔者善理脾、疏肝，故益气固表、调和营卫、滋阴降火、清利湿热是治疗自汗、盗汗的主要方法，可在辨证论治的基础上酌加固涩敛汗之品，以提高疗效。

痢 疾

一、湿热瘀毒内蕴证

病案一

恩济，男，40 岁，科威特人。

首诊时间：2011 年 7 月 27 日。

主诉：腹泻、腹痛伴黏液脓血便反复发作 6 年。

现病史：患者 6 年前因恣食辛辣油腻食物、恣饮冰冻饮料而发作腹痛，下利脓血，伴有下腹部疼痛，大便 5 ～ 8 次 / 天，量较多，排便不爽，曾到英国、美国等地医院行电子结肠镜检查，诊断为"慢性溃疡性结肠炎"。几年来经氨基水杨酸、皮质类固醇、免疫抑制剂等药治疗，虽得一时好转，但不久即复发，最终经国际留学生的推荐而求治于笔者。

既往史：无。

中医四诊：患者下利黏液脓血，伴有下腹部疼痛，大便 5 ～ 7 次 / 天，量较多，便而不爽，面色晦暗，乏力，纳呆，腹胀，小便黄。舌红，苔黄腻，脉弦数。

辅助检查：大便潜血（+++）；电子结肠镜示慢性溃疡结肠炎。

中医诊断：休息痢（湿热瘀毒内蕴兼脾虚证）。

西医诊断：慢性溃疡性结肠炎。

中医诊断依据：患者下利而见舌红、苔黄腻，排便不爽，说明有湿热蕴蓄大肠；患者病情反复发作，面色晦暗，乏力，纳呆，腹胀，说明尚伴有脾虚之象；最重要的是，患者下利脓血，伴有下腹部疼痛，说明内有瘀血阻滞。综合以上信息，笔者判断为湿热瘀毒内蕴兼脾虚型休息痢。

治法：活血通瘀，清热燥湿健脾。

处方：柴　胡 15 克　　黄　芩 15 克　　黄　连 15 克　　白头翁 15 克

马齿苋 20 克　　青　黛 15 克　　薏苡仁 20 克　　苍　术 20 克

炒白术 15 克　　白　及 15 克　　乳　香 10 克　　没　药 10 克

三　七 10 克　　血　竭 15 克

15 剂，水煎服，每日一剂，早晚各一次，每次 150mL。

二诊：上方服用 15 剂后，患者大便 5～6 次／天，便中血量减少，仍伴有腹痛，面色转润，时有纳差、乏力。舌质淡红，苔稍黄腻，脉弦滑。在一诊方的基础上去寒凉之青黛。

处方：柴　胡 15 克　　黄　芩 15 克　　黄　连 15 克　　白头翁 15 克

马齿苋 20 克　　血　竭 15 克　　薏苡仁 20 克　　苍　术 20 克

炒白术 15 克　　白　及 15 克　　乳　香 10 克　　没　药 10 克

三　七 10 克

7 剂，水煎服，每日一剂，早晚各一次，每次 150mL。

同时给予患者灌肠治疗，灌肠药为：

黄　芩 50 克　　黄　连 50 克　　白头翁 50 克　　马齿苋 50 克

苦　参 50 克　　赤石脂 50 克

7 剂，水煎，取浓汁 150mL，以 37～39℃左右为宜，每晚睡前保留灌肠 1 次。

三诊：患者便中无脓血，但仍有少量黏液，大便 2～3 次／日，时有腹痛、纳差，舌质淡红，苔薄腻，脉濡滑。口服中药在二诊方的基础上加茯苓，健脾利湿。

处方：柴　胡 15 克　　黄　芩 15 克　　黄　连 15 克　　白头翁 15 克

马齿苋 20 克　　血　竭 15 克　　薏苡仁 20 克　　苍　术 20 克

炒白术 15 克　　白　及 15 克　　乳　香 10 克　　没　药 10 克

三　七 10 克　　茯　苓 15 克

7 剂，水煎服，每日一剂，早晚各一次，每次 150mL。

灌肠药不变，续用 7 剂。

四诊：7 天后患者大便成形，便中无脓血，腹痛症状消失，舌质淡红，苔白腻，脉沉，复查便常规示便潜血（±）。暂停灌肠药，继续用三诊方加健脾之山药、陈皮等善后。

随访 1 年，患者平时注意饮食，未见复发。

【按语】

此案患者患溃疡性结肠炎久治未愈，辗转求治于欧洲、美国各地西医，效果欠佳。笔者治疗溃疡性结肠炎伴有下利脓血的，常考虑此病多兼瘀血阻络，肠道肌体无以生长，故在清热利湿的同时，多用活血通瘀药物，疗效显著。如此案患者，笔者即在用清热解毒、健脾燥湿之品的同时，配伍活血通瘀、收敛止血之药。其中白头翁味苦性寒，能入血分，清热解毒、凉血止痢；马齿苋亦能治热毒血痢；黄连、黄芩苦寒燥湿、泻火解毒；薏苡仁、苍术、白术健脾益气、燥湿利水，湿邪去则脾气健运；三七、白及、血竭、乳香、没药一方面活血通瘀止痛，一方面还能促使敛疮生肌，配伍赤石脂敛疮效果更著。木方中清热解毒药与健脾燥湿药合用，攻补兼施，标本兼顾，同时配以活血通瘀、敛疮生肌之品，面面俱到，切合病机，攻邪而不伤正，健脾而不助邪，故取得了很好的疗效。

病案二

John，男，43 岁，美国人。

首诊时间：2012 年 8 月 21 日。

主诉：间断性腹痛、腹泻 4 年，发作 3 个月。

现病史：患者 4 年来无明显诱因觉右下腹痛、腹泻，多在进食后出现，疼痛有时为绞痛，有时为隐痛，可自行缓解，同时伴黄色稀便 2 次 / 日，不成形，无脓及黏液，排便不爽，有里急后重感。上述症状持续 10 余天可消失，以后间断出现。近 3 个月持续发作，症状未见消失。美国医院诊断为克罗恩病，曾行右半结肠切除术，术后恢复欠佳，经留学生介绍来中国求余诊治。

既往史：无。

中医四诊：患者右下腹腹痛，拒按，进食后加重，腹部可触及硬块，大便 2 ～ 3 次 / 天，量较少，便而不爽，伴有乏力、纳呆、腹胀满、小便稍黄。舌质紫暗，苔黄腻，脉弦数。

辅助检查：钡剂大肠造影示盲肠内可见 3cm × 3cm 充盈缺损，黏膜乱，未见破坏，回盲部变细，壁软。

中医诊断：休息痢（湿热瘀毒内蕴兼脾虚证）。

西医诊断：克罗恩病。

中医诊断依据：患者腹泻而见舌暗、苔黄腻，排便不爽，说明有湿热蕴蓄大肠；患者病情反复发作，伴有乏力、纳呆、腹胀满，说明伴有脾虚之象；患者右下腹可触及包块，加之右下腹部疼痛拒按，舌质紫暗，说明内有瘀血阻滞。综合以上信息，笔者判断为湿热瘀毒内蕴兼脾虚型休息痢。

治法：活血通瘀，清热燥湿健脾。

处方：柴　胡 15 克　　黄　芩 15 克　　黄　连 15 克　　白头翁 15 克
　　　当　归 20 克　　青　黛 15 克　　薏苡仁 20 克　　苍　术 20 克
　　　炒白术 15 克　　白　及 15 克　　乳　香 10 克　　没　药 10 克
　　　三　七 10 克　　血　竭 15 克

　　　10 剂，水煎服，每日一剂，早晚各一次，每次 150mL。

二诊：上方服用 7 剂后，患者最初 2 天排便量突然增多，之后排便为 2 次/日，基本成形，腹痛减轻。舌质紫暗，苔稍黄腻，脉弦滑。在一诊方的基础上加陈皮理气健脾，去青黛之寒凉。

处方：柴　胡 15 克　　黄　芩 15 克　　黄　连 15 克　　白头翁 15 克
　　　当　归 20 克　　陈　皮 15 克　　薏苡仁 20 克　　苍　术 20 克
　　　炒白术 15 克　　白　及 15 克　　乳　香 10 克　　没　药 10 克
　　　三　七 10 克　　血　竭 15 克

　　　15 剂，水煎服，每日一剂，早晚各一次，每次 150mL。

三诊：患者腹痛轻微，腹部包块基本消失，大便 1 次/日，基本成形，食纳增加，舌质紫暗，苔薄黄腻，脉弦。在二诊方的基础上加茯苓健脾利湿，去乳香、没药碍胃。

处方：柴　胡 15 克　　黄　芩 15 克　　黄　连 15 克　　白头翁 15 克
　　　当　归 20 克　　陈　皮 15 克　　薏苡仁 20 克　　苍　术 20 克
　　　炒白术 15 克　　白　及 15 克　　茯　苓 10 克　　血　竭 15 克
　　　三　七 10 克

　　　15 剂，水煎服，每日一剂，早晚各一次，每次 150mL。

四诊：10天后患者大便基本成形，腹痛症状消失，舌质紫暗，苔白腻，脉弦。继续用三诊方去血竭、白头翁、黄连，加健脾之山药、白扁豆、党参善后。

处方：柴　胡15克　　黄　芩15克　　山　药20克　　白扁豆15克
　　　 当　归20克　　薏苡仁20克　　苍　术20克　　炒白术15克
　　　 白　及15克　　茯　苓15克　　陈　皮15克　　三　七10克
　　　 党　参10克

　　　 15剂，水煎服，每日一剂，早晚各一次，每次150mL。

随访半年，体力有所恢复，未见复发。

【按语】

克罗恩病是一种原因不明的肠道炎症性疾病，全胃肠道均可罹病，好发于回盲部，以腹痛、腹泻、肠梗阻为主要症状，有时有发热、关节炎等，腹泻多数每天2～6次，大便内无脓血或黏液，腹痛以右下腹较多，常在餐后发生。此病与溃疡性结肠炎同属炎症性肠病，虽然病理不同，但西医用药基本相同。笔者运用中药治疗这两类疾病，辨病认为此病属于中医"休息痢"的范畴，多见湿热瘀毒内蕴兼脾虚证型表现，故常选用自拟的肠愈宁加减，疗效尚可。运用好本方的关键在于把握好活血通瘀、清利湿热药与健脾药的比例，用药初期患者虽可见纳呆、腹胀等脾虚证候，但腹痛、里急后重，舌红、苔黄腻仍存在，仍宜活血通瘀、清利湿热为主，健脾为辅，待邪去六七，再拟健脾为主，活血通瘀、清利湿热为辅。如此把握病情标本缓急，用药丝丝入扣，井然有序，方能力克顽疾。

二、寒凝气滞血瘀证

刘某，男，45岁，黑龙江省佳木斯市人。

首诊时间：2010年9月27日。

主诉：反复发作腹痛、下痢黏液脓血便3年，加重半个月。

现病史：患者3年前无明显诱因出现腹痛、腹泻，下痢黏液脓血便，伴有里急后重，曾在当地某医院检查为非特异性溃疡性结肠炎，应用柳氮磺吡啶等药能够暂时缓解，过一段时间若受寒或饮食不注意就再次复发。患者亦曾求治于中医，所服药物不外乎清热利湿、消积导滞之剂，疗效不理想。近1年来发作频繁，尤其近半个月来腹痛难忍，痛即欲便，却排便不畅。经网上查询后慕名来诊。

既往史：无。

中医四诊：患者体型中等，面色晦黯，自诉腹痛拒按，得温则稍舒，伴有肠鸣腹胀，痛即欲便，但排便不畅，大便黏液脓血夹杂，一日5～6次。舌质紫黯，舌体稍胖，舌苔白腻，脉弦细涩。

辅助检查：肠镜示慢性非特异性溃疡性结肠炎。

中医诊断：久痢（寒凝气滞血瘀证）。

西医诊断：慢性溃疡性结肠炎。

中医诊断依据：患者腹痛拒按，面色晦黯，舌质紫黯，脉弦细涩，表明有瘀血；患者腹痛得温则稍舒，舌体稍胖，舌苔白腻，说明有寒凝腹中；患者腹痛的同时，伴有肠鸣腹胀，说明伴有气滞。综上，笔者诊断为寒凝气滞血瘀型久痢。

治法：温中行气，活血止痛。

处方：蒲　黄10克　　　五灵脂10克　　　没　药10克　　　元　胡15克

　　　川　芎15克　　　当　归15克　　　赤　芍15克　　　乌　药15克

　　　桂　枝10克　　　炮　姜15克　　　小茴香10克　　　厚　朴10克

　　　10剂，水煎服，每日一剂，早晚各一次，每次150mL。

嘱咐注意饮食，禁食寒凉、刺激性食物。

二诊：连服上方10剂，腹痛明显减轻，腹胀减轻，大便次数减至3次左右，仍有脓血黏液便。舌质紫黯，舌体稍胖，舌苔薄白，脉弦细。上方减去没药，加木香健脾理气。

处方：蒲　黄10克　　　五灵脂10克　　　木　香10克　　　元　胡15克

　　　川　芎15克　　　当　归15克　　　赤　芍15克　　　乌　药15克

　　　桂　枝10克　　　炮　姜15克　　　小茴香10克　　　厚　朴10克

　　　15剂，水煎服，每日一剂，早晚各一次，每次150mL。

三诊：连服上方15剂后，症状继续减轻，患者自觉腹部舒适，腹部疼痛轻微，大便仍有黏液脓血，但量明显减少，每日2次。食欲佳。舌质紫黯，舌体稍胖，舌苔薄白，脉弦细。二诊方去五灵脂，巩固疗效。

处方：蒲　黄 10 克　　厚　朴 10 克　　木　香 10 克　　元　胡 15 克

川　芎 15 克　　当　归 15 克　　赤　芍 15 克　　乌　药 15 克

桂　枝 10 克　　炮　姜 15 克　　小茴香 10 克

15 剂，水煎服，每日一剂，早晚各一次，每次 150mL。

随访 1 年，患者回复连服末诊方 15 剂后，自觉腹部舒适，平时注意饮食，未见复发。

【按语】

慢性非特异性溃疡性结肠炎，根据其腹痛、腹泻、里急后重、黏液脓血便，反复发作、迁延难愈的特点，中医常辨为久痢、休息痢。痢疾的治疗，中医除了从湿热、积滞考虑以外，还常从气血考虑。本案患者，腹痛拒按，伴有肠鸣腹胀、舌质紫黯、脉弦涩等症，明显为气滞血瘀之象。无怪乎前医从清热利湿、消食导滞治疗无效，反而使患者出现寒凝之象如饮食寒凉则腹部不适，得温则舒，故笔者综合考虑为寒凝气滞血瘀之久痢，治以温散寒凝、行气活血化瘀止痛之剂。其中炮姜既能温中，又能止泻，桂枝温经通阳止痛，小茴香温中行气止痛，川芎、当归、赤芍、蒲黄、五灵脂、没药均能活血化瘀止痛，乌药、元胡、厚朴行气止痛，诸药合用，效果显著。

三、脾肾阳虚证

刘某，男，58 岁，黑龙江省大庆市人。

首诊时间：2011 年 6 月 24 日。

主诉：反复发作腹痛、腹泻、黏液脓血便 4 年余。

现病史：患者 4 年前因腹痛、腹泻、黏液脓血便，大便 6～8 次/日，于黑龙江某医院经电子结肠镜检查确诊为溃疡性结肠炎，服美沙拉嗪、激素（具体不详）治疗，用时症状缓解，但因反复发作、缠绵难愈而前来就诊。

既往史：无。

中医四诊：患者下腹隐痛，喜暖喜按，大便时溏时泻，夹有少许黏液脓血，3～4 次/日，每于早上 5 点脐腹疼痛，便后则安，食少，进食油腻、生冷食物后腹泻加重，腰膝酸软，畏寒乏力，舌质淡，苔白腻，脉沉细。

辅助检查：肠镜检查示溃疡性结肠炎。

中医诊断：久痢（脾肾阳虚证）。

西医诊断：溃疡性结肠炎。

中医诊断依据：患者每日清晨脐腹疼痛，下腹喜暖喜按，腰膝酸软，畏寒，脉沉，说明有明显肾阳虚证；患者食少，进食油腻、生冷食物后腹泻加重，舌质淡，苔白腻，说明脾气、脾阳亦虚。综合考虑，笔者诊断为脾肾阳虚的久痢。

治法：温补脾肾。

处方：党　参 15 克　　薏苡仁 15 克　　陈　皮 15 克　　白扁豆 15 克

　　　山　药 20 克　　砂　仁 15 克　　茯　苓 20 克　　黄　芪 20 克

　　　吴茱萸 15 克　　白　芍 10 克　　补骨脂 15 克　　五味子 20 克

　　　肉豆蔻 15 克

　　　10 剂，水煎服，每日一剂，早晚各一次，每次 150mL。

二诊：服药后诸症缓解，腹痛减，大便 2～3 次 / 日，一个星期前因情志不畅，偶有胁肋疼痛，仍自觉腰膝酸软、畏寒肢冷，舌质淡，苔白腻，脉沉。病涉肝肾，原方去茯苓、白扁豆、薏苡仁、吴茱萸、白芍等药，加柴胡、枳壳以疏肝，巴戟天、炮姜、菟丝子以温补脾肾之阳。

处方：党　参 15 克　　陈　皮 15 克　　柴　胡 15 克　　枳　壳 15 克

　　　黄　芪 20 克　　补骨脂 15 克　　五味子 20 克　　炮　姜 15 克

　　　巴戟天 15 克　　肉豆蔻 15 克　　菟丝子 15 克　　山　药 20 克

　　　砂　仁 15 克

　　　10 剂，水煎服，每日一剂，早晚各一次，每次 150mL。

三诊：腹痛消失，大便成形，1～2 次 / 日，偶有周身乏力，无腰膝酸软，舌质淡，苔薄白，脉濡缓。肾阳得补，改以健脾为主、补肾为辅。

处方：党　参 15 克　　薏苡仁 15 克　　陈　皮 15 克　　白扁豆 15 克

　　　山　药 20 克　　黄　芪 20 克　　白　术 15 克　　菟丝子 15 克

　　　砂　仁 15 克　　茯　苓 15 克

　　　15 剂，水煎服，每日一剂，早晚各一次，每次 150mL。

随访 1 年，未见复发。

【按语】

缓解期溃疡性结肠炎主要以虚证为主，尤以脾胃虚弱、肾阳虚衰、肝旺乘脾为多见，是溃疡性结肠炎反复发作、迁延难愈导致人体正气虚损的结果。若囿于湿热病机而清利湿热则会重伤脾肾阳气，若只顾补脾而忽视温肾，则脾阳难复。笔者辨证论治从主要病机入手，强调以补气健脾为主，常用黄芪、党参、白术，同时补肾助阳，兼以收敛固涩，用补骨脂、肉豆蔻、吴茱萸，五味子。如遇肝气乘脾，则加柴胡、陈皮、枳壳等疏肝理气之品。如此一来，脾气得补，肾阳得温，肝气得疏，则腹痛、腹泻自然消失。需要注意的是，缓解期溃疡性结肠炎多属中医久痢的范畴，而痢多夹滞，李用粹在《证治汇补·痢疾》中指出"无积不成痢"，故若见患者苔白黄而带有浊垢，可以考虑佐用焦山楂、炒麦芽、神曲等药以消食导滞，并嘱咐患者注意饮食，尽量少食难以消化之品，使得补而不滞。

【诊疗体会】

痢疾是以腹痛、里急后重、痢下赤白脓血为主要临床表现的肠道传染病。四季均可发病，而以夏秋季多见。

考虑到现代社会因为卫生环境的改善，细菌性痢疾、阿米巴痢疾等病已不多见，而休息痢、久痢如溃疡性结肠炎之类的疾病正在逐渐增多，笔者谨从溃疡性结肠炎的中医论治角度做一些实践总结，以飨读者。

【治疗特色】

1.清肠化湿法

溃疡性结肠炎初期为外感湿热之邪或寒湿郁而化热，湿热蕴结大肠，肠道气机失调，热胜肉腐，肠络受损。故见腹痛下痢，粪夹黏渣脓血，肛门灼热，里急后重，口渴，尿黄，舌苔黄腻，脉滑数。治宜清肠化湿、调理气血，常用葛根、黄芩、黄连、甘草、薏苡仁、甘草等药。大便稀薄如水者，加车前子、泽泻清化分利；夹有湿滞者，加木香、焦槟榔、鸡内金化湿消滞；伴发热者，加连翘、金银花以清解郁热。

2.疏肝健脾法

患者因情志不舒、肝气郁结、肝气乘脾、气机失调，由气滞而导致血瘀，气机郁滞不通、瘀血内阻，故可见腹痛绞急难耐，排便时加重，泻下不爽，胁肋胀痛，腹胀肠鸣，每因情志不畅而发，泻后痛减，舌质紫暗或有瘀斑瘀点，脉弦。治宜调和肝脾，活血止痛。常用药为焦术、陈皮、炒白芍、防风、薏苡仁、白扁豆、香橼等。嗳气明显者，加紫苏、陈皮、川朴理气化湿；肠鸣辘辘者，加乌药、白蔻仁以加强祛风化湿之效；苔白腻者，加制半夏、茯苓、泽泻以运脾化湿。

3. 调理气血法

患者若饮食不节或六淫之邪侵及损伤肠胃，致肠胃气血凝结，夹糟粕积滞，进入大肠，倾刮脂液，而化脓血下注。故症见腹痛、里急后重、大便溏泄带黏液或脓血，胁肋胀痛，因情志不遂而加重，舌质紫暗或有瘀点瘀斑，脉弦涩。治宜通因通用，调理气血。常用木香疏通肠道之气滞，炒白芍缓急止痛，当归养血和营，并可酌加少量枳实、焦槟榔导滞理气，使积滞腐败排出肠道，给病邪以出路。正如刘河间提出的"调气则后重自除，行血则便脓自愈"。寒凝血瘀证者还可考虑散寒化瘀之法治之。

4. 滋补肝肾法

由于肝藏血，主疏泄；肾藏精，主二便，精血嗣属，故曰肝肾同源。又因精血有滋养大肠的作用，若便血、泄泻则耗伤精血。如久病及肾，损耗肾中精血，致使肝肾阴虚，精血不足，大肠失于滋润，而发结肠炎，症见午后低热、头晕目眩、失眠盗汗、心烦易怒、神疲乏力、大便硬结如羊屎、时时欲便、但通而不畅，伴月经量少、闭经，舌红少苔或淡嫩少苔，脉弦细数。治宜滋补肝肾，润肠通便。常用熟地、炙首乌、枸杞、山萸肉、山药、鹿角胶、龟板胶等药。腰膝酸软者加狗脊、续断、牛膝以益肝肾、强腰膝、健筋骨；阴虚内热者加黄柏、玄参以清热滋阴。

5. 温补脾肾法

随病程延长，正气受损，病久及肾，脾肾阳气不足，阳虚生外寒，肾虚不能温煦脾土、运化失常，使阴寒内生而致脾肾阳虚。故可见久痢不愈，粪便稀薄，腹中冷痛，胀满肠鸣，面色苍白，头晕纳呆，形寒肢冷，腰膝酸软，舌质淡、苔白，脉沉细无力。此时属慢性持续严重型，治宜温补脾肾、涩肠固脱。常用药为补骨脂、吴茱萸、焦术、炮姜、五味子等。气短神怯者，加黄芪、人参以补益元气；完谷不化者，加肉豆蔻、赤石脂以温阳助运。

6. 内外合治法

笔者治疗溃疡性结肠炎的一大特点即是局部和整体治疗相配合，采用外治、内服相结合以达到最佳疗效。由于本病的主要临床表现为腹痛、黏液脓血便，部分伴有发热，肠镜可见肠壁弥漫性多发糜烂或溃疡，病理示隐窝脓肿，符合中医"疮疡"的特征，故临床可参合"内疡""内痈"的治疗方法，以提高疗效。除口服用药以外，还可结合灌肠疗法，使药物直达病所。

中药内服治疗可达整体调节的作用，但由于慢性结肠炎多位于肠之远端，又与全身气血阴阳改变密切相关，若仅中药内服，虽已审证求因，仍恐药物难达病所，对病灶局部的作用不明显；同时灌肠治疗虽有利于局部治疗，对治疗局部溃疡水肿起效快，但仅用灌肠之法，却忽视了整体调节的作用，治标而难以治本。故中药内服结合灌肠既可发挥对人体的整体调节功能，又可起到局部直接治疗作用，因此中药内服结合灌肠更符合本病的特点。

笔者多取黄芪、白及、三七粉等以健脾益气、化腐生肌。黄芪的主要作用之一就是排脓生肌，如《神农本草经》所说"主痈疽，久败疮，排脓止痛"，《日华子本草》亦云其"治肠风……止赤白痢"，特别适合于虚证或虚实夹杂患者；白及，《神农本草经》云"主痈肿、恶创、败疽、伤阴、死肌、胃中邪气、贼风鬼击、痱缓不收"，《本草蒙荃》亦说"名擅外科，功专收敛去溃抑肝健脾之方"；三七，《医学衷中参西录》曰"三七善化瘀血、又善止血妄行，为吐衄要药，三七能代腐生新，是以治之。为其善化瘀血，化瘀血而不伤新血，允为理血之妙品"。如肠道热（湿）毒明显者，可取黄连、黄芩、黄柏、苦参、白头翁等清肠化湿解毒；两胁或两少腹疼痛者，可取柴胡、薏苡仁、败酱草，或反佐少量附子并配合灌肠药，一般以清热解毒、护膜生肌药为主，如黄柏、苦参、三七粉等，使药物直接作用于病灶，使局部获得较高的药物浓度，提高药物在局部的活化程度，从而加快黏膜修复及病灶的消除。

【结语】

笔者认为溃疡性结肠炎的治疗应遵循人与自然的和谐统一、气血脏腑协调一致的原则，灵活掌握"肺与大肠表里""肝脾木土相克""脾肾先后天之本"的关系，并做到内外合治，从整体上调节患者的免疫和抗病能力。

淋 证

一、湿热蕴结兼肝郁脾虚证

徐某，女，44岁，已婚，黑龙江省哈尔滨市人。

首诊时间：2013年3月4日。

主诉：小便频数、淋漓刺痛、小腹拘急反复发作7月余，近3天加重。

现病史：患者7月前出现小便频数、淋漓刺痛、小腹拘急等症状，遂就诊于哈尔滨医科大学附属第二医院门诊，给予抗炎治疗，治疗期间症状有所改善，停药后2月上述症状反复发作，未予重视，近3天上述症状再次加重，患者希望中药治疗，遂来我院门诊。

既往史：既往体健。

中医四诊：患者现小便频数，淋漓刺痛，小腹拘急，情志不遂后尤甚，低热，大便闭结，口干口苦，腰痛拒按。舌质暗红，苔黄腻，脉滑数。

辅助检查：尿常规示隐血（±），白细胞（LEU）（++），白细胞（高倍视野）33.66个/HP，上皮细胞（高倍视野）6.84个/HP。

中医诊断：热淋（湿热蕴结兼肝郁脾虚证）。

西医诊断：慢性泌尿系统感染。

中医诊断依据：患者舌质暗红、苔黄腻、脉滑数，加之小便频数、淋漓刺痛、小腹拘急，首先考虑为湿热蕴结之证。该患在情志不遂后病情反复，考虑应有肝郁，肝病日久必累及于脾。所以用药时在清热利湿、疏肝解郁的同时要佐以健脾。

治法：清热利湿，疏肝解郁健脾。

处方：

柴 胡15克	茯 苓15克	车前子15克	萹 蓄15克
香 附15克	灯心草15克	甘草梢15克	炒白术15克
大 黄10克	薏苡仁10克	枳 实10克	瞿 麦15克
滑 石15克	苍 术15克		

7剂，水煎服，每日早晚各一次，每次150mL。

二诊：患者现小便频数、淋漓刺痛、小腹拘急等症状明显减轻，无低热，大便一日一行，偶有口干口苦，食欲欠佳，腰痛拒按消失。尿常规示：隐血（−），白细胞（LEU）（＋），白细胞（高倍视野）15.35 个/HP。舌质暗红，苔黄腻，脉滑数。加入健脾消食之神曲，方药如下：

处方：柴　胡 15 克　　茯　苓 15 克　　车前子 15 克　　萹　蓄 15 克

　　　香　附 15 克　　灯心草 15 克　　甘草梢 15 克　　炒白术 15 克

　　　大　黄 10 克　　薏苡仁 10 克　　枳　实 10 克　　瞿　麦 15 克

　　　滑　石 15 克　　神　曲 10 克　　苍　术 15 克

7 剂，水煎服，每日早晚各一次，每次 150mL。

三诊时情况：患者现小便频数、淋漓刺痛、小腹拘急等症状消失，无低热，大便可，偶有口干口苦，食欲可，腰痛拒按消失。尿常规示：隐血（−），白细胞（LEU）（−），白细胞（高倍视野）3.34 个/HP。舌质淡红，苔薄白，脉滑数。继续口服原方以巩固治疗。方药如下：

处方：柴　胡 15 克　　茯　苓 15 克　　车前子 15 克　　萹　蓄 15 克

　　　香　附 15 克　　灯芯草 15 克　　甘草梢 15 克　　炒白术 15 克

　　　大　黄 10 克　　薏苡仁 10 克　　枳　实 10 克　　瞿　麦 15 克

　　　滑　石 15 克　　神　曲 10 克　　苍　术 15 克

10 剂，水煎服，每日早晚各一次，每次 150mL。

随诊：患者口服中药 24 日后上述症状消失。

【按语】

中医学古籍中已有对热淋的相关记载。《诸病源候论·淋病诸候》："诸淋者，由肾虚而膀胱热故也……肾虚则小便数，膀胱热则水下涩，数而且涩，则淋沥不宣，故谓之淋。"笔者认为，本病的主要病因病机为湿热内蕴兼有肝郁脾虚证。湿热蕴结下焦，膀胱气化失司，是热淋的主要病机，故见小便短数、灼热刺痛、溺色黄赤；腰为肾之府，若湿热之邪侵犯于肾，则腰痛拒按；湿热内蕴则见口苦，热甚波及大肠，则大便秘结；患者情志不遂导致恼怒伤肝，气滞不宣、气郁化火，或气火郁于下焦，影响膀胱的气化所以病情反复发作；肝郁日久导致脾胃虚弱。四诊合参，本病为湿热蕴结兼肝郁脾虚证。一诊方中用车前子、萹蓄、滑石、瞿麦以通淋利湿；大黄、甘草梢、灯心草以清热泻火；大黄、枳实以通腑泄热；茯苓、薏苡仁、炒白术、苍术以健脾利湿；柴胡、香附以疏肝解郁。全方共奏清热利湿、疏肝解郁佐以健脾之功。二诊时患者上述症状减轻，自诉食欲减退，所以使用原方继续巩固治疗，在此基础上加入神曲以健运脾胃。三诊时上述症状基本消失，建议继续口服原方 10 剂以巩固治疗。

二、肝气郁结兼湿热下注

王某，男，37 岁，已婚，黑龙江省七台河市人。

首诊时间：2011 年 12 月 11 日。

主诉：尿急、尿频数、尿痛、会阴部疼痛 1 年余。

现病史：患者 1 年前因生气后出现尿频、尿急、尿痛、会阴部疼痛，就诊于当地门诊，经抗炎治疗病情好转。但此后症状反复发作，每遇生气后加重，患者自行口服诺氟沙星胶囊症状好转。后经人介绍遂来我院门诊。

既往史：既往体健，否认高血压、糖尿病、肝炎、结核等病史。

中医四诊：小便灼热疼痛伴尿频数、尿急、小便黄赤，心烦，舌红，苔黄，脉弦数。

辅助检查：尿常规检查示白细胞（++），脓细胞（+）。前列腺彩超示前列腺炎。

中医诊断：热淋（肝气郁滞兼湿热下注证）。

西医诊断：尿路感染；慢性前列腺炎。

中医诊断依据：患者舌红、苔黄、脉弦数加之小便灼热疼痛伴尿频数、尿急、小便黄赤，心烦，首先考虑为湿热蕴结之证，该患每遇生气后病情加重，考虑应有肝郁，肝病日久必累及于脾。所以用药时在清热利湿、疏肝解郁的同时要佐以健脾止痛。

治法：疏肝解郁，清热利湿兼以健脾。

处方：当　归 15 克　　生白芍 15 克　　柴　胡 10 克　　茯　苓 15 克

　　　郁　金 10 克　　人　参 15 克　　炒白术 15 克　　炒川楝子 10 克

　　　萹　蓄 10 克　　瞿　麦 10 克　　砂　仁 15 克　　甘　草 10 克

苍　术 15 克

7 剂，水煎服，每日早晚各一次，每次 150mL。

嘱其多饮水，忌烟酒及辛辣之品，勿久坐。

二诊：诸症同上，但症状悉减，仍心烦，查体见舌尖红、苔薄黄、脉弦数。原方加入牡丹皮、山栀子。方药如下：

处方：当　归 15 克　　生白芍 15 克　　柴　胡 10 克　　茯　苓 15 克

郁　金 10 克　　人　参 15 克　　炒白术 15 克　　炒川楝子 10 克

扁　蓄 10 克　　瞿　麦 10 克　　砂　仁 15 克　　甘　草 10 克

牡丹皮 15 克　　苍　术 15 克　　山栀子 10 克

7 剂，水煎服，每日早晚各一次，每次 150mL。

三诊：尿路刺激症状基本消失，情绪状态渐缓和，自觉会阴部、尿道仍有不适感，尿后仍有余沥，舌红、苔薄白，脉弦。原方减扁蓄、瞿麦。方药如下：

处方：当　归 15 克　　生白芍 15 克　　柴　胡 10 克　　茯　苓 15 克

郁　金 10 克　　人　参 15 克　　炒白术 15 克　　炒川楝子 10 克

山栀子 10 克　　砂　仁 15 克　　甘　草 10 克　　牡丹皮 15 克

苍　术 15 克

7 剂，水煎服，每日早晚各一次，每次 150mL。

嘱其注意调畅情志，生活规律。

四诊：患者口服 21 剂中药后诸症尽消，嘱患者继续口服 10 剂以巩固治疗。续服上方，方药如下：

处方：当　归 15 克　　生白芍 15 克　　柴　胡 10 克　　茯　苓 15 克

郁　金 10 克　　人　参 15 克　　炒白术 15 克　　炒川楝子 10 克

山栀子 10 克　　砂　仁 15 克　　甘　草 10 克　　牡丹皮 15 克

苍　术 15 克

10 剂，水煎服，每日早晚各一次，每次 150mL。

随诊：一月后随诊，患者未复发。

【按语】

此病患者平素情绪特点多为急躁易怒、焦虑、思想压力重，长此以往常导致气机不畅、肝气不疏、气机郁滞。肝气不疏、气郁化热、湿热下注，引发尿路刺激征。湿热郁结膀胱是基本病机，应从肝论治，主要依据见于以下几方面：一是前阴为足厥阴肝经循行所经之处，肝气不疏，病必循经而发；二是肝主筋，而前阴为宗筋之所聚；三是肝主疏泄、调畅气机，肝气不疏，一方面可气郁而化热，另一方面气滞湿停，使湿热聚结于下焦；四是虽肾主二阴、司二便，但又必依赖于肝主疏泄的调节作用，疏泄正常，则精溺以时出，反之，则出现遗精、阳痿早泄、尿出白浊、小便淋漓不尽等症；五是此病患者平素多有急躁、易怒或郁怒的性格特点。一诊方中当归、白芍柔肝，甘草清热，柴胡、郁金、川楝子疏肝解郁，人参、炒白术、砂仁、茯苓健脾利湿，萹蓄、瞿麦清热利湿。二诊时因患者仍心烦，故加入丹皮、栀子以清心除烦。三诊时因患者尿路刺激症状消失，故减去萹蓄、瞿麦。四诊时患者诸症消失，嘱患者继续口服10剂以巩固治疗。

三、湿热蕴结兼肝郁气滞

王某，男，53岁，黑龙江省哈尔滨市人。

首诊时间：2013年4月1日。

主诉：腰酸腰痛，小便涩滞不畅、灼热刺痛1月余。

现病史：患者1月前因腰酸腰痛、小便涩滞不畅就诊于哈尔滨医科大学附属第一医院，泌尿系统彩超示：泌尿系结石。建议行手术取石治疗，并嘱患者多饮水、多运动。患者1月后复查结石未见排出，因担心手术风险，遂来我院希望用中医药进行排石治疗。

既往史：既往体健，否认高血压、糖尿病、肝炎、结核等病史。

中医四诊：患者现腰酸腰痛，小便涩滞不畅、灼热刺痛，尿色黄赤，口干口苦，大便秘结，常太息，平素急躁易怒，舌质暗红，苔黄腻，脉滑数。

辅助检查：泌尿系统彩超示右肾内可见0.3～0.4cm的强回声，双肾实质回声未见异常，膀胱充盈良好，壁增厚，前列腺2.89cm×4.88cm×3.25cm回声稍低，提示右肾结石，膀胱壁增厚，前列腺稍大。

中医诊断：石淋（湿热蕴结兼肝气郁滞证）。

西医诊断：泌尿系统结石。

中医诊断依据：腰酸腰痛，小便涩滞不畅、灼热刺痛，尿色黄赤，口干口苦，大便秘结，舌质暗红，苔黄腻，脉滑数等表现为湿热蕴结之征。患者平素急躁易怒、常太息等正是肝郁气滞的表现。四诊合参，诊断为石淋（湿热蕴结兼肝气郁滞证）。用药以清热利湿、排石通淋、疏肝解郁为原则。

治法：清热利湿、排石通淋佐以疏肝理气。

处方：柴　胡 15 克	乌　药 15 克	沉　香 15 克	萹　蓄 15 克
瞿　麦 15 克	灯心草 15 克	白　芍 15 克	甘　草 15 克
金钱草 20 克	鸡内金 20 克	石　韦 20 克	大　黄 10 克
枳　实 10 克	槟　榔 10 克		

10 剂，水煎服，每日早晚各一次，每次 150mL。

嘱患者每日饮水量 3000mL 以上，保持尿量 2000mL 以上。

二诊：患者现腰酸腰痛，小便通畅，灼热刺痛明显减轻，口干口苦，大便一日一行，常太息，舌质暗红，苔黄腻，脉滑数。加重清热利湿排石之滑石、海金沙。

处方：柴　胡 15 克	乌　药 15 克	沉　香 15 克	萹　蓄 15 克
瞿　麦 15 克	灯心草 15 克	白　芍 15 克	甘　草 15 克
金钱草 20 克	鸡内金 20 克	石　韦 20 克	大　黄 10 克
枳　实 10 克	槟　榔 10 克	滑　石 15 克	海金沙 15 克

10 剂，水煎服，每日早晚各一次，每次 150mL。

三诊：患者现腰酸腰痛，小便通畅，灼热刺痛消失，口干口苦好转，大便一日一行，常太息，舌质暗红，苔黄腻，脉滑数。原方减甘草、槟榔、白芍，加入牛膝、杜仲、土鳖虫。

处方：柴　胡 15 克	乌　药 15 克	沉　香 15 克	萹　蓄 15 克
瞿　麦 15 克	灯心草 15 克	牛　膝 15 克	杜　仲 15 克
金钱草 20 克	鸡内金 20 克	石　韦 20 克	大　黄 10 克

| 枳 实 10 克 | 滑 石 15 克 | 海金沙 15 克 | 土鳖虫 15 克 |

20 剂，水煎服，每日早晚各一次，每次 150mL。

四诊时情况：患者现腰酸腰痛好转，小便通畅，大便一日一行。泌尿系统彩超：双肾实质回声未见异常，膀胱充盈良好，壁增厚，前列腺 2.7cm × 4.56cm × 3.25cm，回声稍低，超声提示膀胱壁增厚，前列腺稍大。舌质暗红，苔黄白腻，脉滑数。嘱患者继续口服 10 剂以巩固治疗。

处方：柴 胡 15 克	乌 药 15 克	沉 香 15 克	萹 蓄 15 克
瞿 麦 15 克	灯心草 15 克	牛 膝 15 克	杜 仲 15 克
金钱草 20 克	鸡内金 20 克	石 韦 20 克	大 黄 10 克
枳 实 10 克	滑 石 15 克	海金沙 15 克	土鳖虫 10 克

10 剂，水煎服，每日早晚各一次，每次 150mL。

随诊：3 周后随诊，患者诸症消失，未复发。

【按语】

中医学古籍中已有对石淋的记载。《诸病源候论·淋病诸候》："石淋者，淋而出石也。肾主水，水结则化为石，故肾客沙石。肾虚为热所乘，热则成淋，其病之状，小便则茎里痛，尿不能卒出，痛引少腹，膀胱里急，沙石从小便道出，甚者塞痛令闷绝。"笔者认为本病的主要病因病机为湿热内蕴兼有肝气郁滞证。湿热下注，煎熬尿液，结为砂石，故为石淋。砂石不能随尿排出，则小便艰涩、尿时疼痛，如砂粒较大，阻塞尿路，则尿时突然中断，并因阻塞不通而致疼痛难忍。病情日久影响于肝而致患者平素急躁易怒，善太息。中药方剂以清热利湿、排石通淋佐以疏肝理气为治法。一诊方中柴胡、沉香、乌药疏肝理气，萹蓄、瞿麦、灯心草清热利湿，白芍、甘草缓急止痛，金钱草、鸡内金、石韦排石通淋，大黄、枳实、槟榔清热泻火。二诊方中加大利湿通淋、排石的药物。三诊时因患者腰酸、腰痛，遂加入牛膝、杜仲、土鳖虫补肾益气。四诊时患者上述症状基本消失，继续口服原方 10 剂以巩固治疗。

四、阴虚火旺兼湿热证

王某，女，45 岁，黑龙江省牡丹江市人。

首诊时间：2014 年 2 月 25 日。

主诉：发现血尿 7 日。

现病史：患者 7 日前感冒后发现尿中有血，遂到阿城市中医院就诊，门诊诊断为隐匿性肾炎，给予口服中药治疗，服药 7 剂后，症状未见好转，患者为求进一步治疗，遂来我院门诊就诊。

既往史：既往体健，否认高血压、糖尿病、肝炎、结核等病史。

中医四诊：患者现小便短赤带血，头晕耳鸣，手足心热，腰膝酸软，夜寐不安，舌质红，脉细数。

辅助检查：尿常规示隐血（++），尿蛋白（+++），红细胞 180 个 /HP；24 小时尿蛋白定量 90mg，以白蛋白为主。肾功能正常，类风湿因子及抗核抗体阴性，补体正常。肾脏 B 超及静脉肾盂造影正常。

中医诊断：血淋（阴虚火旺兼湿热证）。

西医诊断：隐匿性肾炎。

中医诊断依据：患者小便短赤带血，头晕耳鸣，手足心热，腰膝酸软，夜寐不安，舌质红，脉细数等表现为阴虚火旺兼有湿热之征。四诊合参，诊断为血淋（阴虚火旺兼有湿热之证）。以滋阴降火、凉血止血佐以清热利湿为治法。

治法：滋阴降火，凉血止血，佐以清热利湿。

处方：萹　蓄 20 克　　瞿　麦 20 克　　灯心草 20 克　　黄　柏 10 克

生地黄 10 克　　泽　泻 15 克　　牡丹皮 15 克　　茯　苓 15 克

大　蓟 10 克　　小　蓟 10 克　　炒蒲黄 15 克　　藕　节 15 克

太子参 10 克　　天花粉 10 克　　石　斛 10 克

10 剂，水煎服，每日早晚各一次，每次 150mL。

二诊：患者现小便通畅，头晕耳鸣，手足心热好转，腰膝酸软，夜寐不安，舌质红，脉细数。辅助检查：尿常规示隐血（++），尿蛋白（+++）；24 小时尿蛋白定量 90mg，以白蛋白为主。肾功能正常，类风湿因子及抗核抗体阴性，补体正常。肾脏 B 超及静脉肾盂造影正常。原方加入牛膝、杜仲，减去小蓟。方药如下：

处方：萹　蓄 20 克　　瞿　麦 20 克　　灯心草 20 克　　黄　柏 10 克

生地黄 10 克	泽 泻 15 克	牡丹皮 15 克	茯 苓 15 克
大 蓟 10 克	杜 仲 10 克	炒蒲黄 15 克	藕 节 15 克
太子参 10 克	天花粉 10 克	石 斛 10 克	牛 膝 15 克

7 剂，水煎服，每日早晚各一次，每次 150mL。

三诊：患者现小便通畅，头晕耳鸣减轻，腰膝酸软好转，夜寐不安，舌质红，脉细数。原方减炒蒲黄、藕节、黄柏、石斛，加入合欢花、夜交藤、土鳖虫。方药如下：

处方：萹 蓄 20 克	瞿 麦 20 克	灯心草 20 克	生地黄 10 克
泽 泻 15 克	牡丹皮 15 克	茯 苓 15 克	夜交藤 20 克
大 蓟 10 克	太子参 10 克	天花粉 10 克	牛 膝 15 克
土鳖虫 15 克	杜 仲 15 克	合欢花 20 克	

10 剂，水煎服，每日早晚各一次，每次 150mL。

四诊：患者现小便通畅，偶有头晕耳鸣，无腰膝酸软，寐可，舌质淡红，脉细数。
辅助检查：尿常规示隐血（－），尿蛋白（＋）。继续服用上方，方药如下：

处方：萹 蓄 20 克	瞿 麦 20 克	灯心草 20 克	生地黄 10 克
泽 泻 15 克	牡丹皮 15 克	茯 苓 15 克	夜交藤 20 克
大 蓟 10 克	太子参 10 克	天花粉 10 克	牛 膝 15 克
土鳖虫 15 克	杜 仲 15 克	合欢花 20 克	

10 剂，水煎服，每日早晚各一次，每次 150mL。

随诊：1 月后随诊患者诸症消失，未复发。

【按语】

中医学古籍中已有对血淋的记载。《丹溪心法·淋》："淋一证，须看血色分冷热。色鲜者，心、小肠实热；色瘀者，肾、膀胱虚冷。"笔者认为本病为阴虚火旺兼湿热证，肾阴亏虚，虚火内炽，灼伤脉络，故小便短赤带血；肾阴亏虚，髓海不足，故头晕耳鸣；肾虚失养，故腰膝酸软；该患兼有湿热之证，湿热蕴结下焦致热扰心神则夜寐不安；舌质红，脉细数为阴虚火旺之象。一诊方中以萹蓄、瞿麦、灯心草清热利湿，黄柏、生地、泽泻、牡丹皮、茯苓、太子参、花粉、石斛滋阴清热，大蓟、小蓟、炒蒲黄、藕节凉血止血。全方共奏滋阴降火、凉血止血佐以清热利湿之效。二诊时因患者腰膝酸软，故加入杜仲、牛膝补肾益气。三诊时因患者夜不能寐，故加入合欢花、夜交藤养心安神。四诊时患者尿潜血阴性，尿蛋白（＋），故嘱患者坚持口服中药巩固治疗。

五、肾阳亏虚兼脾阳虚

李某，女，45 岁，黑龙江省哈尔滨市人。

首诊时间：2012 年 3 月 20 日。

主诉：尿频、尿急、尿痛 3 年，加重 5 天。

现病史：患者 3 年前感冒后出现尿频、尿急、尿痛，伴发热，就诊于当地医院，诊断为"急性肾盂肾炎"，后口服抗生素病情缓解，未继续系统治疗。之后病情时有反复，一年发作一到两次，时轻时重，抗炎治疗可缓解。5 天前因劳累后上述症状加重，同时出现尿淋漓不尽、腰酸痛，遂来院就诊。

既往史：既往体健，否认高血压、糖尿病、肝炎、结核等病史。

中医四诊：患者现面色㿠白，尿频，余沥不尽，神疲乏力，手足不温，小腹坠胀，腰酸痛，舌质淡，苔白，脉沉。

查体：双侧上中输尿管点压痛阳性。

辅助检查：尿常规示蛋白（－），白细胞 15 个 /HP，红细胞 3 个 /HP。双肾彩超正常。肾功正常。

中医诊断：劳淋（肾阳亏虚兼脾阳虚证）。

西医诊断：慢性肾盂肾炎。

中医诊断依据：患者舌质淡、苔白、脉沉，加之面色㿠白、尿频、余沥不尽、神疲乏力、手足不温、小腹坠胀、腰酸痛等，此乃肾阳亏虚兼脾阳虚证。四诊合参，用药以温补肾阳兼以健脾为主。

治法：温补肾阳兼以健脾。

处方：生地黄 20 克　　山　药 20 克　　山茱萸 15 克　　泽　泻 15 克
　　　茯　苓 15 克　　牡丹皮 10 克　　桂　枝 15 克　　熟附子 10 克
　　　黄　芪 25 克　　炒白术 15 克　　杜　仲 10 克　　土鳖虫 10 克

　　牛　膝 10 克

　　7 剂，水煎服，每日早晚各一次，每次 150mL。

嘱其勿过劳。

二诊：自诉无尿频，滴沥不尽，精神好转，但仍觉腰酸痛，畏冷，舌质淡，苔白，脉沉。辅助检查：尿常规示白细胞 5 ～ 6 个 /HP。原方减熟附子，加入仙茅、淫羊藿、菟丝子。方药如下：

处方：仙　茅 20 克　　淫羊藿 20 克　　牛　膝 10 克　　土鳖虫 10 克

　　　　生地黄 20 克　　山　药 20 克　　山茱萸 15 克　　泽　泻 15 克

　　　　茯　苓 15 克　　牡丹皮 10 克　　桂　枝 15 克　　菟丝子 15 克

　　　　黄　芪 25 克　　炒白术 15 克　　杜　仲 10 克

　　　　7 剂，水煎服，每日早晚各一次，每次 150mL。

三诊：诉症状明显好转，嘱其续服 14 剂。

随诊：半年未复发。

【按语】

《丹溪心法》曰："夫人之所以得全其性命者，水与谷而已。"肾为水脏，主水液；脾为土脏，主运化。二脏是构成人体生命的根本。肾为阴中之阴，为先天之本。本病为淋证日久失治，反复发作，导致脾虚中气下陷，肾阳虚衰，下元不固，膀胱气化失司所致。一诊方中附子、桂枝助肾阳，一方面与生地、山茱萸、山药等滋补肾阴药配伍，可以阴中求阳，共成温补肾阳之功，以疗腰酸痛、手足不温；一方面助阳化气，与茯苓、泽泻利水渗湿药配伍，治疗小便余沥不尽。加黄芪、白术可益气健脾，治疗神疲乏力，可与茯苓共同利水，还可升阳举陷，治疗小腹坠胀。且尿中有红细胞，故以生地、丹皮凉血止血，加杜仲、牛膝、土鳖虫以补肾壮腰。二诊时因尚有腰痛、畏寒，故加菟丝子以补肾壮腰，加仙茅、淫羊藿温补肾阳。三诊嘱患者继续口服上方以巩固治疗。

【诊疗体会】

淋证是指以小便频数短涩、淋漓刺痛、小腹拘急引痛为主症的病证。历代医家对淋证的分类进行了探索，《中藏经》首先将淋证分为冷、热、气、劳、膏、砂、虚、实八种，为淋证临床分类的雏形。《诸病源候论·淋病诸候》把淋证分为石、劳、气、血、膏、寒、热七种，而以"诸淋"统之。《备急千金要方·淋闭》提出"五淋"之名。现代临床仍沿用五淋之名，但有以气淋、血淋、膏淋、石淋、劳淋为五淋者，亦有以热淋、石淋、血淋、膏淋、劳淋为五淋者。本病涉及西医的急、慢性尿路感染，尿路结石，慢性肾盂肾炎，隐匿性肾炎等病。

【治疗特色】

1. 肝与淋证的关系

在临床实践中不难发现，情志不遂，恼怒伤肝，气郁化火，火走异经，郁结于膀胱，影响膀胱气化功能，从而引发尿感。患尿路感染或有反复发作的患者群大多是妇女，其次是中老年男性，综合考虑特别是在当今社会压力剧增的时代，家庭中面对压力的首当其冲的也是这类人群，《医宗必读·淋证》云："妇女多郁，常可发为气淋和石淋。"《内经》言淋，无非热与湿而已，然有因忿怒、气动生火者，七情失衡、肝郁气滞、动怒伤肝、肝火上炎、肝经郁热，进而导致膀胱气化不利引发淋证。

2. 脾胃与淋证的关系

脾胃乃后天之本，气血生化之源，脾胃对人体极为重要，李东垣在《脾胃论》中说："元气之充足，皆由脾胃之气无所伤，而后能滋养元气；若胃气之本弱，饮食自倍，则脾胃之气既伤，而元气亦不能充，而诸病之所由生也。"人体所摄入的饮食，全赖脾胃吸收、转化为水谷精微之气输布全身，若脾胃运化不及，不仅生化无源，更容易变生湿热。患病之后，口服药物也需要脾胃吸收转化才能发挥应有的作用。淋证的主要病机是湿热为患，脾运不足，肾阴耗伤，治疗时长期使用清利药物，又更容易损伤脾胃。所以在淋证的治疗过程中，需时时以顾护脾胃为念。古人云"留得一分胃气，便有一分生机"，将脾胃的重要性提到了与性命相关的层次。邪实时当健运脾气以祛除湿邪，疾病后期则应调理脾胃以杜生湿之源。

3. 劳淋

病久体虚，必及脾肾。防止劳淋的复发，归根于扶助正气，故在用药上多注重健脾补肾之品的应用。扶正为彻底治疗劳淋的关键。补肾健脾，药物选用山药、茯苓、泽泻、熟地、山萸肉、菟丝子、杜仲、怀牛膝、甘草。如肾阳虚衰可配合温补肾阳药物。除了健脾补肾药物的应用，还应注重清利药物的选择，劳淋日久，往往会出现正虚邪恋，若要使疾病痊愈，以防复发，扶正的同时应佐以祛邪，用以清热利湿通淋之品，去小便湿热之邪，如萹蓄、瞿麦、栀子之类。

4. 气淋

恼怒伤肝，肝失疏泄，或气滞不行，郁于下焦，致肝气郁结，膀胱气化不利，发为气淋。应重视从肝论治，在清湿热的基础上加入一些疏肝、清肝药物，如郁金、香附、香橼、龙胆草、夏枯草等，遵从了《金匮要略》"肝之病，补用酸，助用焦苦，益用甘味药调之"，注重了从肝论治的理论原则，达到了双管齐下的治疗效果。

5. 血淋

治宜清热凉血通淋，药物选用小蓟、大蓟、藕节、生地、蒲黄、白茅根、滑石、当归、甘草、车前子、灯心草，有结石者加鸡内金、海金沙、金钱草等。

6. 热淋

治宜清热利湿通淋，药物选用车前子、扁蓄、大黄、滑石、栀子、甘草、生地。初期可用大黄，若有伤阴倾向应弃之，加石斛、知母、花粉以清热养阴，若伴有口苦、呕恶加黄连、炙半夏，若大便秘结、腹胀可重用大黄并加枳实、槟榔。

7. 石淋

治宜清热利湿、化石通淋，药物选用萹蓄、石韦、车前子、大黄、牛膝、金钱草、海金沙、鸡内金，如有血尿加白茅根、大小蓟，腰腹绞痛明显加元胡、川楝子、甘草，伴有发热加蒲公英、地丁。久利攻伐则由实转虚，应适当应用扶正药物，鼓舞正气，促进排石，可加太子参、黄芪等。

【结语】

笔者经过多年临床实践发现，淋证虽与各脏腑均有密切的关系，但随着人们生活环境、生活压力的改变，本病现多与肝脾二脏密切相关。淋证的病因可归结为外感湿热、饮食不节、情志失调、禀赋不足或劳伤久病多个方面。其主要病机为湿热蕴结下焦，肾与膀胱气化不利。

癃 闭

一、脾肾俱虚兼膀胱湿热证

病案一

刘某，男性，75岁，内蒙古人。

首诊时间：2006年3月20日。

主诉：小便点滴不通半年余。

现病史：半年前因小便不通，自行口服五苓散加木通、滑石、车前子等数剂无效。经当地医院检查排除"膀胱结石"，疑为"膀胱肿瘤"，遂转诊于黑龙江省医院检查，确诊为"前列腺肥大"，建议行手术治疗。因患者及家属皆畏惧而不同意，遂求治于余。

中医四诊：面色黯滞，精神倦怠，小便点滴不通，阴茎与龟头皆热痛，解小便时更痛，溺色淡黄，大便自调，心悸气短，食欲不振，口干不渴，哮喘宿恙又萌，夜不能寐。舌质暗红，舌苔白厚，上罩薄黄苔微腻，脉弦大。

中医诊断：癃闭（脾肾俱虚兼膀胱湿热证）。

西医诊断：前列腺肥大。

中医诊断依据：患者平素嗜食醇酒厚味，形盛气衰，素多痰湿，痰湿困脾，致脾虚不健，故见精神倦怠、心悸气短、食欲不振、口干不渴；湿气化热，蕴结下焦，致膀胱湿热，气化不利，而见小便点滴不通、阴茎与龟头皆热痛、解小便时更痛、溺色淡黄。

治法：健脾补肾，清利湿热。

处方：

茯 苓 15 克	炒白术 15 克	炒杜仲 10 克	萹 蓄 15 克
瞿 麦 15 克	车前子 10 克	泽 泻 10 克	黄 柏 10 克
旱莲草 10 克	石 韦 10 克	海金沙 15 克	

5剂，水煎服，每日早晚各一次，每次150mL。

二诊：服 5 剂后，病者自觉舒适，尿量稍多，每晚能眠 3 小时，余症同前。舌质暗红，苔黄白腻，脉沉弦大。在上方基础上加小蓟凉血止血、祛瘀消肿。方药如下：

处方：茯　苓 15 克　　炒白术 15 克　　炒杜仲 10 克　　萹　蓄 15 克
　　　　瞿　麦 15 克　　车前子 10 克　　泽　泻 10 克　　黄　柏 10 克
　　　　旱莲草 10 克　　石　韦 10 克　　海金沙 15 克　　小　蓟 15 克

　　　　5 剂，水煎服，每日早晚各一次，每次 150mL。

三诊：又进上方 5 剂，服后热痛减轻，尿量较前多些。舌质暗红，少许黄白腻苔，脉沉弦。上方减海金沙，加白茅根、牛膝补肾利水。方药如下：

处方：白茅根 15 克　　牛　膝 15 克　　小　蓟 15 克　　茯　苓 15 克
　　　　炒白术 15 克　　炒杜仲 10 克　　萹　蓄 15 克　　瞿　麦 15 克
　　　　车前子 10 克　　泽　泻 10 克　　黄　柏 10 克　　旱莲草 10 克
　　　　石　韦 10 克

　　　　3 剂，水煎服，每日早晚各一次，每次 150mL。

四诊：服上方后，患者自觉热痛明显缓解，尿量又增多些，哮喘减轻，睡眠与精神均好转。舌质暗红，舌苔较前腻苔更减，脉沉弦。在上方基础上减泽泻，加炒知母、龙胆草、萆薢增其通利水道之功。方药如下：

处方：炒知母 10 克　　龙胆草 10 克　　萆　薢 10 克　　白茅根 15 克
　　　　牛　膝 15 克　　小　蓟 15 克　　茯　苓 15 克　　炒白术 15 克
　　　　炒杜仲 10 克　　萹　蓄 15 克　　瞿　麦 15 克　　车前子 10 克
　　　　黄　柏 10 克　　旱莲草 10 克　　石　韦 10 克

　　　　7 剂，水煎服，每日早晚各一次，每次 150mL。

五诊：服上药 7 剂后自诉热痛基本消失，尿量亦趋正常，哮喘控制，胃纳增加，面色好转，舌苔减退十分之八，脉象亦较前和缓。以滋阴补肾、通利下焦为主，方药如下：

处方：黄　柏 10 克　　知　母 10 克　　熟地黄 10 克　　山　药 15 克
　　　　山萸肉 10 克　　茯　苓 15 克　　牡丹皮 10 克

　　　　7 剂，水煎服，每日早晚各一次，每次 150mL。

服上方 7 剂后诸症消失，舌苔脉象均转正常，随访数月，症无反复。

【按语】

综观诸症，虽癃淋兼而有之，实则为癃闭。盖小便滴沥涩痛谓之淋，小便闭塞不通谓之癃。此病良由肾与膀胱俱热，湿热蕴蓄下焦，引起气化失常而成。鉴于患者年老体衰、正虚邪实，用药必须小心行事，因此以健脾补肾、清利湿热为治疗大法。首诊时便以八正散清利湿热、通利小便，再加茯苓、炒白术、炒杜仲健脾补肾以治之；二诊时尿量已稍增多，加入小蓟凉血止血、祛瘀消肿；三诊尿量已增加，说明治疗大法显效甚佳，故只加白茅根、牛膝补肾利水；四诊热已减轻大半故减泽泻，加炒知母、胆草、草薢继续增其通利水道之功；五诊中热痛基本消失，尿量亦趋正常，哮喘控制，胃纳增加，面色好转，舌苔减退十分之八，脉象亦较前和缓。此时注重补肾通利下焦。

二、膀胱湿热兼肝气郁滞证

张某，男，17 岁，黑龙江省牡丹江市人。

首诊时间：1996 年 7 月 2 日。

主诉：小便突然不通 7 日。

现病史：该患 7 天前于暑天在屋内推煎饼拉磨，因与其父发生口角争执，突然小便癃闭，初觉有溺，入厕不得便，后又入厕，小便仍不通，腹部觉膨胀甚。遂随其母来我处就诊。

中医四诊：面色无华，形体适中，小便突然癃闭，初觉有溺，入厕不得便，后又入厕，小便仍不通，腹部觉膨胀甚。舌质暗红，苔黄白腻，脉实大。

辅助检查：超声检查示膀胱残余尿量约 385mL。

中医诊断：癃闭（膀胱湿热兼肝气郁滞证）。

西医诊断：尿潴留。

中医诊断依据：暑天炎热，拉磨工作，消耗体力，汗出必多，汗出多则津液亏损而为阴虚。阴虚不能配阳以化水，则水蓄膀胱，而为癃闭。且患者与其父发生口角争执，肝气失于疏泄，三焦气机失宣，膀胱气化不利亦致癃闭。

治法：清热利湿，疏利气机，通利小便。

处方：木　通 10 克　　车前子 15 克　　萹　蓄 10 克　　灯心草 10 克

　　　栀　子 10 克　　柴　胡 10 克　　乌　药 10 克　　大　黄 10 克（后下）

　　　当　归 10 克　　郁　金 15 克　　石　韦 10 克

　　　5 剂，水煎服，每日早晚各一次，每次 150mL。

二诊：服药后，小便续通，能便而不爽。舌质暗红，少许黄白腻苔，脉沉。效方不变。乃以原方再进 7 剂。后其母来诉该患已痊愈。

【按语】

瘫闭者，小便点滴不通、胀闷欲死是也。五淋者，小便短数、排尿困难、淋沥不断、茎中涩痛是也。二症皆膀胱之气化不利、三焦之决渎不行所致。《素问·宣明五气》曰："膀胱不利为癃，不约为遗溺。"《素问·气厥论》曰："胞移热于膀胱，则癃。""足少阴实，则闭癃。"

癃闭，有因寒者，有因热者。因寒者，阳虚不能化气，重阴则寒，地道闭塞，宜温阳化气以利尿，则小便自通。此症因热而小便不利者也，因暑天炎热，拉磨工作，消耗体力，汗出必多，汗出多则津液亏损而为阴虚，阴虚不能配阳以化水，则水蓄膀胱，而为癃闭，此即胞络移热于膀胱则癃，少阴实则闭癃之义，亦即暑天之热，与五志之火，合攻于膀胱而为癃闭也。且患者与其父发生口角争执，肝气失于疏泄，三焦气机失宣，膀胱气化不利亦致癃闭。故以大黄、栀子除热，车前子、萹蓄、灯心草、石韦以助其利尿通便之力，木通以通利小便血脉，柴胡、乌药疏肝理气，当归、郁金行下焦气血。

三、肾阳虚衰兼湿滞脾胃证

毛某，女，72 岁，黑龙江省哈尔滨市人。

首诊时间：2005 年 9 月 25 日。

主诉：大小便不通 13 日。

现病史：该患于 9 月 12 日突然大小便不通，伴腹胀、呕吐，即去医院急诊，诊断为尿潴留，每日须导尿始得缓解。最近检查发现尿道有一樱桃大之块状物，导尿颇感痛苦，于是来诊，要求服中药治疗。

中医四诊：大小便不通，伴腹胀、呕吐半月余，每日须导尿始得缓解。最近检查发现尿道有一樱桃大之块状物，导尿颇感痛苦，此外，患者尚觉头晕，腰胀痛，胃纳不香，口不苦，鼻干燥。舌质淡红，苔微白。左右寸关脉均浮，左尺脉细弱，右尺脉似有似无。

中医诊断：癃闭（肾阳虚衰兼湿滞脾胃证）。

西医诊断：尿潴留。

中医诊断依据：根据脉症分析，本患右尺脉似有似无，是老年命火不足之象，肾阳虚衰，膀胱气化不行，则小便癃闭不通；肾司二便，肾气不充，故大便亦艰涩；二便不利，故腹中胀满；气不得下泄，则上逆发为呕吐，是为关格。阳不化水则水停中脘，使脾胃受困，故舌苔微白、胃纳不香；津液不得上承，故口干苦、鼻内干燥；腰为肾之府，肾虚则腰痛；肾虚导致髓海不足，故脑转头晕。其左尺脉细弱，说明肾阴亦有不足，但现症应以肾阳虚衰为主。

治法：振奋肾阳，健运脾胃。

处方：熟地黄 10 克　　牡丹皮 10 克　　茯　苓 15 克　　泽　泻 10 克
　　　山　药 15 克　　菟丝子 10 克　　牛　膝 10 克　　桑寄生 15 克
　　　续　断 10 克　　车前子 10 克　　熟附子 5 克

7 剂，水煎服，每日早晚各一次，每次 150mL。

二诊：上方服 7 剂后，即能自行排尿，随即大便亦能自解，气得下行，呕逆亦止。但小溲尚欠畅通，一次即可解尽，夜尿减至二三次。现仍觉头晕、腰胀、食少、口苦、鼻干，右尺脉渐显，至数清晰可辨。上方基础上减熟附子，加白术健脾燥湿，炒杜仲补益肝肾，益智仁固精缩尿。方药如下：

处方：白　术 15 克　　炒杜仲 10 克　　益智仁 10 克　　熟　地 10 克
　　　牡丹皮 10 克　　茯　苓 15 克　　泽　泻 10 克　　山　药 15 克
　　　菟丝子 10 克　　牛　膝 10 克　　桑寄生 15 克　　续　断 10 克
　　　车前子 10 克

14 剂，水煎服，每日早晚各一次，每次 150mL。

一月后患者女儿来称：服上方 14 剂后，二便通利，眠食俱佳，精神健旺，诸症消失。

【按语】

此病案是肾阳虚衰兼湿滞脾胃，故治疗关键在于振奋肾阳使气化增强，更健运脾胃使湿气化行，则小便自通。用桑寄生、续断补肾强腰除湿；熟地、菟丝子滋阴补肾；山药补肝脾而益精血；加附子之辛热，助命门以温阳化气；泽泻、茯苓、车前子利水渗湿泄浊，丹皮清泄肝火；牛膝引水下行。二诊中右尺脉渐显，至数清晰可辨，此肾阳虽有来复之势，但尚不充足，故仍本前方恐辛热之附子过用有化燥之虞。原方减附子，加白术健脾燥湿，炒杜仲补益肝肾，益智仁固精缩尿。癃闭的病位在于膀胱，《素问·灵兰秘典论》说："膀胱者，州都之官，津液藏焉，气化则能出矣。"膀胱气化不利，则可导致本病。然气化有赖乎三焦，三焦源出于肾系，上连于肺，为中渎之腑而属膀胱，是主气化者。《素问·经脉别论》指出："饮入于胃，游溢精气，上输于脾。脾气散精，上归于肺，通调水道，下输膀胱……"《素问·大奇论》又说："肝壅，两胁满……不得小便。"可见本病的发生与其他脏腑都有关联。六淫邪气、七情内伤等原因均可致病，病机是较为复杂的。

四、肝气郁结兼膀胱瘀滞证

王某，男，86 岁，黑龙江省拜泉县人。

首诊时间：2011 年 12 月 22 日。

主诉：尿频滴沥不畅伴小腹憋胀 1 月余。

现病史：该患 1 月前无明显诱因出现尿频滴沥不畅，日 20 次左右，小腹憋胀，大便黏腻不畅，时欲便无便，欲溲不溺。于当地医院就诊，诊断为前列腺炎，应用抗生素等治疗，疗效不显。经人介绍，来我门诊就诊。

中医四诊：面色晦暗，神情呆滞，口出浊气，面足无肿，尿频滴沥不畅，日 20 次左右，小腹憋胀，大便黏腻不畅，时欲便无便，欲溲不溺，已月余。全腹痞硬，稍有拒按。舌质紫暗，舌苔白腻，两脉沉弦。

中医诊断：癃闭（肝气郁结兼膀胱瘀滞证）。

西医诊断：前列腺炎。

中医诊断依据：尿频滴沥不畅，日 20 次左右，小腹憋胀，大便黏腻不畅，时欲便无便，欲溲不溺。全腹痞硬，稍有拒按。舌质紫暗，舌苔白腻，两脉沉弦。脉症合参，诊为肝气郁结、疏泄失常。厥阴经脉瘀滞，致膀胱气化不利，证属"癃闭"和阳明腑气壅滞的"气秘证"，两证一源，自当合治。

治法：疏肝解郁，行气通腑，通利小便。

处方：香　附 15 克　　柴　胡 15 克　　青　皮 15 克　　木　香 10 克

厚　朴 10 克　　莱菔子 10 克　　白　术 15 克　　茯　苓 15 克

牡丹皮 10 克　　泽　泻 15 克　　白　芍 10 克　　大　黄（后下）10 克

7 剂，水煎服，每日早晚各一次，每次 150mL。

二诊：服药 7 剂，大便较畅，小便较利，溺次减半。停药一周，始来就诊。诊见精神已爽，面无晦象，舌苔已退，脉沉无弦。效不更方，继服 10 剂。

三诊：药后便溺已畅，腹胀已消，食量稍增。改治旧疾，停治上症。

【按语】

本案属"癃闭"的癃病。药用疏肝理气的香附、柴胡、青皮，以疏厥阴经脉；白芍护肝阴、平肝气；白术、茯苓健脾升清气；木香、厚朴、大黄、莱菔子通腑降浊气，以利三焦气机升降。茯苓、泽泻、丹皮是六味地黄中的"三开"药，与疏泄气机药配伍开泄肾与膀胱的滞气，促使开阖平衡，癃闭自畅。诸药各有所司，相互协同，疗效自佳。

【诊疗体会】

癃闭之名，首见于《内经》。《素问·宣明五气》云："膀胱不利为癃。"《素问·气厥论》云："胞移热于膀胱，则癃溺血。"《灵枢·本输》从虚实补泻的角度论及癃闭与遗溺的关系："实则闭癃，虚则遗溺。遗溺则补之，闭癃则泻之。"《素问·标本病传论》从小便癃闭的病机病位分析云："膀胱病，小便闭。"《素问·灵兰秘典论》从生理功能角度言"膀胱者，州都之官，津液藏焉，气化则能出矣"，又说"三焦者，决渎之官，水道出焉"，这说明小便闭是与三焦水道及膀胱气化密切相关的。饮食与癃闭发病有关，《灵枢·五味论》指出"酸走筋，多食之，令人癃"，又说"酸入于胃，其气涩以收，上之两焦，弗能出入也。不出即留于胃中，胃中和温，则下注膀胱，膀胱之胞薄以濡，得酸则缩绻，约而不通，水道不行，故癃"。

现代医学中，癃闭类似于各种原因引起的尿潴留及无尿症，如神经性尿闭、膀胱括约肌痉挛、尿道结石、尿路肿瘤、尿道损伤、尿道狭窄、前列腺增生症、脊髓炎等病所出现的尿潴留以及肾功能不全引起的少尿、无尿症。对于上述疾病，可参照癃闭辨证论治，同时还应注意结合辨病求因治疗。

【治疗特色】

癃闭是由肾与膀胱功能失调、三焦气化不利导致的以排尿困难、小便量少、点滴而出、甚则闭塞不通为主症的疾病。其中，小便不利、点滴而短少、病势较缓者，称为癃；小便闭塞、点滴不通、病势较急者，称为闭。癃和闭虽有一定区别，但都是指排尿困难，只是病情有轻重程度的不同，亦有开始涓滴而量少，继则闭而不通者，因此多合称为癃闭。

《景岳全书·癃闭》曰："小水不通是为癃闭，此最危最急症也。"《素问·灵兰秘典论》谓："三焦者，决渎之官，水道出焉。"人体水液代谢与三焦功能至为密切，若欲小溲通利必赖以三焦气化正常，气化一日不畅，水道必然一日不通。而三焦的气化又主要依靠肺、脾、肾三脏来实现。因肺为水之上源，主治节，通调水道；脾主运化、传输，升清降浊；肾主水液，司二便，于气化功能至为重要。而气化失司、水液代谢失常又必然引起湿热、痰瘀等病理产物的产生，反过来又可加重癃闭之病情。故本人认为，诊治癃闭应多从肺、脾、肾、湿热、痰瘀着眼。

1. 治肺法

治肺法，也即"提壶揭盖法""下病上取法"。狭义的"提壶揭盖法"乃指用升麻、桔梗一类升提之品，譬如滴水器皿，上窍一开则下窍自通。但广而言之，或补或泻，或调其气机，凡使肺主治节、通调水道功能复常者，均是提壶揭盖法。

（1）宣肃肺气法

凡因肺失宣降而下窍之气不化者，当以宣肃肺气为治。升提揭盖法，多以升麻、桔梗、杏仁、紫菀、甘草组方，用生紫菀开泻肺郁、宣通窒滞，或投以葶苈子直泻肺气，以求"泄可去闭"之效；以麻黄、桔梗宣开肺气，桑白皮、马兜铃清肺降气，宣降相宜而取良效。观上述用药，有以升药者，有用降药者，亦有升降同用者，可知调其气机，使肺之宣发肃降功能复常，便为正治。

（2）养阴益肺法

肺属金脏，若肺燥则金不能生水，此等癃闭必不可用行水之品，宜益肺气、助秋金，则水自生焉。肺燥则金不能生水者，多用西洋参、麦冬、五味子养阴润肺；津液亏少者，亦可用石斛、麦冬、生地、党参、桑叶、车前子等养阴润肺以滋化源。

2. 治脾法

脾胃属于中焦，为气机升降与水液代谢之枢纽。若其运化无力，转输失职，清不升而浊不降，三焦气化不利，则发为癃闭。故《灵枢·口问》有"中气不足，则溲便为之变"之明训。

此外，笔者认为补脾不如运脾，故常选苍术运脾以振奋生化之权，并配合升麻升发清阳，牛膝利水降浊，从而恢复中焦运化转输功能，以利气机之通畅。

3. 治肾法

经云："膀胱者，州都之官，津液藏焉，气化则能出。"膀胱与肾互为表里，同位于下焦。肾为水脏，司二便，肾阳不充则气化不行，肾阴不足则独阳不化。故温阳与滋阴为治肾两大法则。

（1）温肾化气法

若肾中阳气式微，水必不利，唯有温肾助阳则冻河得太阳而水自通。如温肾时本人多用附子补命门真火，既能温阳又可通阳，雄壮剽悍力宏效捷。或再以小茴香、泽泻同用，或以沉香、木通并施，以温中兼通，使气行而水行。

（2）降火滋阴法

阴亏之至，亦致小便不通。此时多用知母、黄柏、肉桂、熟地、玄参、车前子等药。知母滋肾润燥，黄柏降火清热，肉桂复膀胱气化。熟地纯阴之品，得玄参濡润之助，既能生阴，又能降火。又以至阳之肉桂引入于阳中，导水之车前子使出于阳外。

4. 祛邪法

（1）清热利湿法

若中焦失运，湿浊内生，久而化热，湿热互结，下注膀胱；或膀胱气化失权，溺不得出，水湿内停，日久生热。湿热之邪困阻膀胱，则小便更为不利。余于此常选用苍术、黄柏、牛膝清利湿热，加茯苓、泽泻以渗利，知母、蒲公英以清热。

（2）通腑泄热法

华岫云曰："若二便俱闭，当先通大便，小便自利。"此癃闭治疗又一法门。治以清热逐瘀、利尿通腑，多选桃仁、大黄等药，并酌加行气之品如厚朴、白豆蔻、枳实等以助通腑。

5. 其他治法

七情所伤，或精神过度紧张导致肝郁气滞、膀胱气化不利而小便不利，治当调理气机、疏肝利水。本人认为对这一类型癃闭辨证上要抓住两点：一是与情志因素有关，二是有肝经症状。用药注意行气利水，以柴胡配沉香，复升降之权，更用牛膝引水下行，使下窍得通。

【结语】

癃闭的辨证首先要判别病之虚实。实证当辨湿热、浊瘀、肺热、肝郁之偏胜；虚证当辨脾、肾虚衰之不同，阴阳亏虚之差别。其次要了解病情之缓急，病势之轻重。水蓄膀胱，小便闭塞不通为急病；小便量少，但点滴能出，无水蓄膀胱者为缓证。由"癃"转"闭"为病势加重，由"闭"转"癃"为病势减轻。

郁 证

一、心脾两虚兼痰湿证

孙某，女，56 岁，黑龙江省哈尔滨市人。

首诊时间：2013 年 4 月 23 日。

主诉：心悸、善悲 3 年余，加重 2 周。

现病史：患病 3 年来，多悲，多忧郁，心悸，烦热，少进饮食，左小腹处有一肿块，如鸭蛋大。3 年来曾多次住院治疗，最近一次在某中医院住院治疗，诊断为围绝经期综合征。住院期间对症治疗，所服药物悉皆黄芩、花粉、丹皮、贝母、麦冬、天冬之类。服药不止百剂，病情日益增剧。为求系统治疗，经他人介绍，来我门诊治疗。

既往史：平素身体健康。

中医四诊：形体瘦小，面色萎黄，胸闷气短，心悸，头重如裹，嗜睡多梦，纳差，神疲乏力，善悲伤易哭，不喜与他人交流，时有两胁疼痛不舒，轰然汗出，大便稀粘滞，一日 2～3 次，食油腻后便稀加重，小便正常，已绝经 2 年。舌质淡，苔白腻，脉细无力。查体：左小腹处有一肿块，如鸭蛋大。

辅助检查：各项指标正常。

中医诊断：郁证（心脾两虚兼痰湿证）。

西医诊断：围绝经期综合征。

中医诊断依据：患者善悲伤易哭，多忧郁，不喜与他人交流，初步诊断为郁证。由于素体脾胃虚弱，又久服苦寒之药，无疑雪上加霜，使其脾胃更加虚弱。脾虚运化水液失职，聚湿为痰，故表现为头重如裹、嗜睡；脾为后天之本，气血生化之源，脾气虚，无力健运，气血生化无源，无法上奉周身以养心脉，故表现为胸闷气短、心悸、神疲乏力；气血虚，两胁经脉失其所养，则表现为两胁疼痛不舒；血不养心，则神不内守，故表现为多梦。综上所述，故诊断为郁证，辨证为心脾两虚兼痰湿。

治法：益气养血，健脾宁心，化痰解郁。

处方：柴　胡 15 克　　炒白术 20 克　　茯　苓 20 克　　陈　皮 15 克

　　　白豆蔻 15 克　　砂　仁 10 克　　黄　芪 20 克　　当　归 15 克

　　　木　香 6 克　　炒麦芽 20 克　　石菖蒲 10 克

　　　7 剂，水煎服，每日一剂，早晚各一次，每次 150mL。

二诊：服药后胸闷气短、心悸、头重如裹、嗜睡多梦、两胁疼痛均有好转、纳差、神疲乏力、善悲伤易哭有所缓解，但轰然汗出仍有，大便稀，一日 2～3 次，食油腻后便稀仍加重，小便正常。舌质淡，苔白腻，脉细无力。原方去白豆蔻加人参益气健脾、浮小麦收敛止汗。方药如下：

处方：柴　胡 15 克　　炒白术 20 克　　茯　苓 20 克　　陈　皮 15 克

　　　砂　仁 10 克　　黄　芪 20 克　　当　归 15 克　　木　香 6 克

　　　炒麦芽 20 克　　石菖蒲 10 克　　人　参 10 克　　浮小麦 20 克

　　　7 剂，水煎服，每日一剂，早晚各一次，每次 150mL。

三诊：服药后诸症好转，大便稀，一日 2～3 次，小便正常。舌质淡，苔薄腻，脉细无力。查体：左小腹肿块明显减小。原方加鸡内金、神曲健脾消食，培补正气。方药如下：

处方：柴　胡 15 克　　炒白术 20 克　　茯　苓 20 克　　陈　皮 15 克

　　　砂　仁 10 克　　黄　芪 20 克　　当　归 15 克　　木　香 6 克

　　　炒麦芽 20 克　　石菖蒲 10 克　　人　参 10 克　　浮小麦 20 克

　　　鸡内金 10 克　　神　曲 10 克

　　　7 剂，水煎服，每日一剂，早晚各一次，每次 150mL。

服上方后，诸症好转，效不更方，守前方（三诊方），七剂而愈。随诊一年，郁证未曾复发。

【按语】

脾胃乃仓廪之官，气血生化之源。脾主运化，胃司受纳，通主水谷。而脾胃皆位于中焦，可和济水火之机，升降金木之轴，是调节人体的重要枢机之一。《四圣心源》谈及脾胃言："胃主降浊，脾主升清，湿则中气不运，升降反作，清阳下陷，浊阴上逆，人之衰老病死，莫不由此。"因此脾胃功能正常则化生水谷精微，水精四布，五经并行。反之，脾胃受郁，气机升降失调，转输运化无力，则使清阳不升，痰湿积聚。同时，脾胃受困，水谷不能运化，布散全身，在下者，胃肠传导失司则成便溏，在上者，心脏未得脾胃之精微而致心悸失眠。故一脏受郁，五脏之气郁滞必会受其影响而郁证乃成。

其小腹结块者，乃肝脏阴寒之气，总不可用清润之味。竟用小茴香、乌药、炒麦芽之类，服二十余剂而愈。中医在辨证同时注意对药物的使用，掌握好中药药性及配伍，芩连姜附可以起死，芪参硝黄并能回生。

二、气滞血瘀兼痰凝证

宋某，女，48 岁，黑龙江省牡丹江市人。

首诊时间：2013 年 3 月 21 日。

主诉：情绪不宁伴胁肋胀痛 1 年余，加重 1 周。

现病史：患者一年前因与丈夫发生口角，生气大怒后睡觉，醒后自觉两胁胀痛不舒，未经治疗。半年前精神抑郁、情绪不宁、胸部满闷、胁肋疼痛等症状明显加重，曾住院治疗，诊断为轻微焦虑症，对症治疗症状未见明显好转，出院后口服阿普唑仑 0.4 ～ 0.8mg，3 次 / 日。近日病情加剧。经他人介绍来我门诊治疗。

中医四诊：形体适中，面色萎黄，精神抑郁，情绪不宁，易怒，胸部满闷，胁肋疼痛，且疼痛随情志变化而加减，脘闷嗳气则舒，时有咽部如物梗塞，吞之不下。不思饮食，大便不调，1 ～ 2 日一行，小便正常，舌质紫暗，苔白腻边有瘀斑，下络瘀甚，脉弦滑。

中医诊断：郁证（气滞血瘀兼痰凝证）。

西医诊断：焦虑症。

中医诊断依据：患者精神抑郁，情绪不宁，易怒，胸部满闷，诊断为郁证。由于患者肝气郁滞，长期不舒，气滞水液运行不畅，则聚湿为痰，可见时有咽部如物梗塞，吞之不下；肝郁克脾则见不思饮食，大便不调；气滞则血行不畅，可见舌质紫暗，苔白腻边有瘀斑，下络瘀甚。同时，肝经走向布两胁，长期肝气郁滞、血行不畅、两胁失养，则见胁肋疼痛。综上所述，诊断为郁证，辨证为气滞血瘀兼痰凝。

治法：疏肝解郁，理气活血，化痰散结。

处方：柴　胡 15 克　　赤　芍 15 克　　枳　壳 15 克　　陈　皮 15 克

　　　川　芎 15 克　　香　附 15 克　　丹　参 20 克　　郁　金 10 克

　　　当　归 20 克　　厚　朴 15 克　　紫苏子 20 克　　茯　苓 20 克

　　　5 剂，水煎服，每日一剂，早晚各一次，每次 150mL。

二诊：服药后精神抑郁、情绪不宁、易怒等肝气郁滞症状缓解，咽部仍时有如物梗塞，吞之不下。不思饮食，大便不调，1～2 日一行，小便正常，舌质紫暗，边有瘀斑，苔白腻，下络瘀，脉弦滑。原方加鸡内金以健脾消食和胃，加三棱、莪术以行气活血化瘀。方药如下：

处方：柴　胡 15 克　　赤　芍 15 克　　枳　壳 15 克　　陈　皮 15 克

　　　川　芎 15 克　　香　附 15 克　　丹　参 20 克　　郁　金 10 克

　　　当　归 20 克　　厚　朴 15 克　　紫苏子 20 克　　茯　苓 20 克

　　　三　棱 15 克　　莪　术 15 克　　鸡内金 10 克

　　　7 剂，水煎服，每日一剂，早晚各一次，每次 150mL。

三诊：形体适中，面色萎黄，服药后精神抑郁、情绪不宁、易怒、胸部满闷、胁肋疼痛、脘闷嗳气均已好转，但咽部仍时有如物梗塞，吞之不下。大便正常，一日一行，小便正常，舌质紫暗，边略有瘀斑，苔白腻，下络瘀缓解，脉弦滑。原方减赤芍、川芎，加香橼、佛手以理气化痰。方药如下：

处方：柴　胡 15 克　　枳　壳 15 克　　陈　皮 15 克　　佛　手 15 克

　　　香　附 15 克　　丹　参 20 克　　郁　金 10 克　　鸡内金 10 克

　　　当　归 20 克　　厚　朴 15 克　　紫苏子 20 克　　茯　苓 20 克

　　　三　棱 15 克　　莪　术 15 克　　香　橼 15 克

　　　7 剂，水煎服，每日一剂，早晚各一次，每次 150mL。

四诊：形体适中，面色萎黄，诸症好转。纳可，大便正常，一日一行，小便正常，舌质紫暗，苔白腻，脉弦滑。诸症好转，效不更方。

处方：柴　胡 15 克　　枳　壳 15 克　　陈　皮 15 克　　佛　手 15 克

　　　香　附 15 克　　丹　参 20 克　　郁　金 10 克　　鸡内金 10 克

当　归20克　　　厚　朴15克　　　紫苏子20克　　　茯　苓20克

三　棱15克　　　莪　术15克　　　香　橼15克

7剂，水煎服，每日一剂，早晚各一次，每次150m。

五诊：患者共服用中药26剂，症状好转，嘱其日常应尤重视调节情志及饮食。

一年后，患者又因生气后出现胁肋疼痛、脘闷嗳气、咽部不适感，仍如前法调治两周而愈。

【按语】

《内经》云："出入废则神机化灭，升降息则气立孤危。"气血受郁，升降出入一旦失常则阴阳之气的升降出入运动受到影响，体内外的物质交换停滞，势必会使邪有所侵，而引起多种病变。故笔者用柴胡配紫苏子、枳壳配厚朴调达气机。《丹溪心法·六郁》："气血冲和，万病不生，一有怫郁，诸病生焉。"因此，气血充沛、气机调达，可使五脏气血和畅而郁证解。故笔者注重理气解郁，临床常用香橼、香附、佛手等。本病在治疗过程中应注意理气而不耗气，活血而不破血，消导而不败胃，祛痰而不伤正。本病除治疗外，还应注意调节情志，如《临证指南医案·郁》所言："郁证全在病者能移情易性。"

三、气郁化火兼痰火扰心证

王某，女，34岁，黑龙江省哈尔滨市人。

首诊时间：2013年5月16日。

主诉：失眠伴胸胁胀满一年余，近期加重。

现病史：患者自从一年前与他人争吵后，逐渐出现胸胁胀满，或哭或笑，或诟骂他人。住院治疗，医生曾用百合、麦冬、花粉、丹皮等药，治之不愈。后用丙咪嗪，开始剂量每天12.5mg睡前一次，隔天增加12.5mg，直到100mg，症状未见明显好转，近日病情有加重趋势。经他人介绍，来我门诊就诊。

中医四诊：形体适中，面色红赤，口干而苦，性情急躁，易怒善哭，头痛目赤耳鸣，失眠多梦，晨起有疲劳感，时有嘈杂反酸，大便秘结，1～2日一行，小便黄赤，舌红，苔黄厚垢腻，脉滑数。

中医诊断：郁证（气郁化火兼痰火扰心证）。

西医诊断：焦虑症。

中医诊断依据：因患者性情急躁，易怒善哭，初步诊断为郁证，由于患者肝气郁滞日久化火，故见面色红赤、口干而苦、性情急躁；肝火犯胃则可见嘈杂反酸；气滞日久，水液代谢失常，运行受阻，聚而化热，则可见口干；诸邪化热，必伤其津液，则可见大便秘结、小便黄赤；李杲言："火与元气不两力，一盛则一伤。"故邪火炽盛，必伤其元气，则可见疲劳感。综上所述，诊断为郁证，辨证为气郁化火兼痰火扰心。

治法：疏肝解郁，清肝泻火，涤痰安神。

处方：柴　胡15克　　川楝子8克　　黄　芩15克　　白　芍20克
　　　焦栀子15克　　牡丹皮15克　　炒白术15克　　茯　苓15克
　　　黄　连10克　　石　斛15克　　枳　实10克　　生大黄10克
　　　薄　荷10克　　浙贝母15克　　乌贼骨20克

7剂，水煎服，每日一剂，早晚各一次，每次150mL。

二诊：服药后嘈杂反酸好转，面色红赤、胸胁胀满等气郁化火症状缓解，晨起仍有疲劳感，纳差，大便正常，1～2日一行，小便黄赤，舌红，苔黄腻，脉滑数。原方减黄连加神曲、鸡内金健脾消食导滞。方药如下：

处方：柴　胡15克　　川楝子8克　　黄　芩15克　　白　芍20克
　　　焦栀子15克　　牡丹皮15克　　炒白术15克　　茯　苓15克
　　　薄　荷10克　　石　斛15克　　枳　实10克　　生大黄10克
　　　浙贝母15克　　乌贼骨20克　　神　曲10克　　鸡内金10克

7剂，水煎服，每日一剂，早晚各一次，每次150mL。

三诊：服药后诸症好转，晨起疲劳感缓解，大便正常，1～2日一行，小便正常，舌红，少许黄腻苔，脉滑数。原方减浙贝母、乌贼骨、枳实、生大黄。方药如下：

处方：柴　胡15克　　川楝子8克　　黄　芩15克　　白　芍20克
　　　焦栀子10克　　牡丹皮15克　　炒白术15克　　茯　苓15克
　　　薄　荷10克　　石　斛15克　　鸡内金10克　　神　曲10克

7剂，水煎服，每日一剂，早晚各一次，每次150mL。

四诊：患者自觉病除八九，纳可，舌质红，少许黄腻苔，脉略滑数。嘱其日常应尤重视调节情志及饮食，并继续服用加味逍遥丸半个月。后随诊半年，患者病情稳定，未曾复发。

【按语】

不论情志不舒，或是素体亏虚、气血津液不行，或是内生痰、湿、食、火等，皆可致气机输布不利、升降失常而成气滞，气滞郁久便成郁热，其郁愈甚，其热愈甚。即《素问玄机原病式·火类》中也提及"阳热易为郁结"，刘完素之"六气皆从火化"学说。郁证，无论气机升降出入失常引起的气郁，还是脏腑失调导致的食结、痰湿、血瘀等内邪之郁，亦或情志所伤之郁，在演变和发展的过程中，几者往往相互夹杂，互为影响。而郁久诸郁相合，更有难解难分之势，需注意辨证治疗。

四、肝肾阴虚兼心火上炎证

马某，女，45岁，黑龙江省哈尔滨市人。

首诊时间：2013年8月12日。

主诉：心悸伴易怒易哭1年余。

现病史：患者一年前出现咽喉肿痛、潮热、食少、肌瘦、面色青黑等症状，曾四处就医，皆诊为阴虚有火，药皆选黄柏、知母、丹皮、地骨皮、百合、天冬、麦冬等，服之不效。2013年5月患者病情加重，出现心悸、情绪不宁、易怒易哭，后住院治疗，诊断为神经衰弱症。对症治疗半月余，病情未见好转。为求系统治疗，经他人介绍，来我门诊。

中医四诊：形体适中，面色潮红，情绪不宁，易怒易哭，时感疲劳乏力，心悸，健忘，失眠，多梦，五心烦热，盗汗，口干咽燥，时有目涩，视物不清，纳差，饥不欲食，腰酸沉，大便干、不规律，小便正常，月经量少、色鲜红、时有提前，舌质红，舌尖伴有芒刺，舌苔剥脱，脉细数。

中医诊断：郁证（肝肾阴虚兼心火上炎证）。

西医诊断：神经衰弱症。

中医诊断依据：因患者肝肾阴虚，津液亏虚，可见面色潮红、五心烦热、口干咽燥、时有目涩、视物不清；津血同源，津液亏虚，则血亦不足，血不养心，神不内守，可见心悸、健忘、失眠、多梦；血府空虚，则见月经量少；阴虚内热，蒸津外泄，可见盗汗；下焦阴液亏虚不能上济于心，则心火上炎，可见舌质红、舌尖伴有芒刺。综上所述，诊断为郁证，辨证为肝肾阴虚兼心火上炎证。

治法：培补肝肾，养血清心，解郁安神。

处方：

人　参 15 克	生地黄 20 克	当　归 15 克	枸杞子 15 克
旱莲草 20 克	女贞子 20 克	牛　膝 15 克	山　药 15 克
牡丹皮 15 克	炒杜仲 15 克	续　断 15 克	白　芍 20 克
神　曲 10 克	炙甘草 8 克		

7 剂，水煎服，每日一剂，早晚各一次，每次 150mL。

二诊：服药后情绪稳定，心悸、健忘、失眠、多梦、五心烦热、盗汗好转，时感疲劳乏力，口干咽燥，时有目涩，视物不清缓解，纳少不欲饮食，腰酸沉，大便干，1～2 日一行，小便正常，月经将至，舌质红，舌尖红甚，舌苔剥脱，脉细数。原方加鸡内金、石斛。方药如下：

处方：

人　参 15 克	生地黄 20 克	当　归 15 克	枸杞子 15 克
旱莲草 20 克	女贞子 20 克	牛　膝 15 克	山　药 15 克
牡丹皮 15 克	炒杜仲 15 克	续　断 15 克	白　芍 20 克
神　曲 10 克	炙甘草 8 克	鸡内金 10 克	石　斛 15 克

7 剂，水煎服，每日一剂，早晚各一次，每次 150mL。

三诊：服药后情绪稳定，寐可，疲劳乏力感消除，心悸、健忘、五心烦热等症状缓解，纳可，时有腰酸沉，大便略干，1～2 日一行，小便正常，月经如时而来，月经量少，舌质略红，舌根仍有剥脱，脉细略滑数。效不更方，方药如下：

处方：

人　参 15 克	生地黄 20 克	当　归 15 克	枸杞子 15 克
旱莲草 20 克	女贞子 20 克	牛　膝 15 克	山　药 15 克
牡丹皮 15 克	炒杜仲 15 克	续　断 15 克	白　芍 20 克
神　曲 10 克	炙甘草 8 克	鸡内金 10 克	石　斛 15 克

7 剂，水煎服，每日一剂，早晚各一次，每次 150mL。

四诊：患者自述病证十去八九，纳可，舌质红，脉略细数。嘱其日常应尤重视调节情志及饮食，并继续服用麦味地黄丸半个月。后随诊一年余，患者病情稳定，未曾复发。

【按语】

该患者为情志致病，因郁导致气血、脏腑功能失调，变生诸证，如《素问》"出入废则神机化灭，升降息则气立孤危"，出现肝肾阴虚等症，所谓"久病必虚"是也。治疗遵中医"急则治其标，缓则治其本"等治则，标本兼治，扶正祛邪，并结合心理疗法，事半功倍，收到良好疗效。张三锡云："虚损之甚者，真火已亏。药用寒凉，岂能使之化为精血，以补其虚乎？"故黄柏、知母之类，皆不能化精血以补虚，且寒凉之性下注，则下元愈虚。火邪为寒邪所逼而上行，则上焦复热愈甚。今必须用人参之力厚者以助元气，再佐以养阴药，则人参能夹阴分之药以生阴，阴生则火自降。今医家不敢用，唯恐动火耳！

五、痰气郁结兼血瘀证

高某，女，60岁，黑龙江省七台河市人。

首诊时间：2013年6月20日。

主诉：情志抑郁伴两胁刺痛2年余，近期加重。

现病史：两年前因丈夫突然去世，致使患者情志抑郁、思维迟缓、言语动作减少，曾在某医院住院治疗，诊断为抑郁症，对症治疗，病情有所好转。后因家庭和社会带来沉重的负担，病情再次加重，住院治疗，病情未见明显控制，出院后口服帕罗西汀，效果不显著。为求系统治疗，经他人介绍，来我门诊。

中医四诊：患者形体适中，面色萎黄，情志抑郁，不善交谈，头沉，嗜睡，胸部闷塞，两胁胀满疼痛不舒、夜间加重，不思饮食，渴不欲饮，大便不调、2～3日一行，小便正常，舌质紫暗，舌边伴有瘀斑，舌下络瘀，苔白厚腻，脉弦滑。

辅助检查：血压110/70mmhg，心电图正常。

中医诊断：郁证（痰气郁结兼血瘀证）。

西医诊断：抑郁症。

中医诊断依据：患者面色萎黄，情志抑郁，不善交谈，诊断为郁证。由于患者气滞血瘀多年，经脉失其所养，故可见胸部闷塞，两胁胀满疼痛不舒，夜间加重；气滞血瘀日久，必定影响其水液代谢，水液运行不畅，则聚湿成痰，痰湿困脾、脾失健运则见不思饮食、渴不欲饮、大便不调；同时，痰凝又影响气血运行，故见舌质紫暗、舌边伴有瘀斑、舌下络瘀、苔白厚腻、脉弦滑。综上所述，诊断为郁证（痰气郁结兼血瘀证）。

治法：疏肝解郁，理气活血，化痰醒神。

处方：柴　胡 15 克　　香　附 15 克　　香　橼 15 克　　砂　仁 10 克

紫苏子 20 克　　郁　金 10 克　　五灵脂 10 克　　炒蒲黄 10 克

当　归 15 克　　丹　参 20 克　　陈　皮 15 克　　神　曲 10 克

白豆蔻 15 克　　茯　苓 15 克　　生大黄 10 克（后下）

5 剂，水煎服，每日一剂，早晚各一次，每次 150mL。

二诊：服药后纳可，两胁胀满好转，疼痛减轻，头沉、嗜睡、情志抑郁缓解，胸部闷塞时轻时重，仍渴不欲饮，大便通畅，1～2 日一行，小便正常，舌质紫暗，舌边瘀斑减轻，苔白厚腻，脉弦滑。原方减生大黄，加全瓜蒌、薤白宽胸理气止痛。方药如下：

处方：柴　胡 15 克　　香　附 15 克　　香　橼 15 克　　砂　仁 10 克

紫苏子 20 克　　郁　金 10 克　　五灵脂 10 克　　炒蒲黄 10 克

当　归 15 克　　丹　参 20 克　　陈　皮 15 克　　神　曲 10 克

白豆蔻 15 克　　茯　苓 15 克　　瓜　蒌 20 克　　薤　白 15 克

10 剂，水煎服，每日一剂，早晚各一次，每次 150mL。

三诊：患者形体适中，面色萎黄，服药后纳可，两胁胀满好转，疼痛减轻，头沉、嗜睡、情志抑郁、胸部闷塞均已好转，饮水正常，大便通畅、1～2 日一行，小便正常，舌质紫暗，苔白厚腻，脉弦滑。效不更方，在原方基础上剂量略加改动。方药如下：

处方：柴　胡 15 克　　香　附 15 克　　香　橼 15 克　　砂　仁 10 克

紫苏子 15 克　　郁　金 10 克　　五灵脂 10 克　　炒蒲黄 10 克

当　归 15 克　　丹　参 20 克　　陈　皮 15 克　　神　曲 10 克

白豆蔻 10 克　　茯　苓 15 克　　瓜　蒌 15 克　　薤　白 15 克

7 剂，水煎服，每日一剂，早晚各一次，每次 150mL。

四诊：患者自述诸症好转，无不适感，纳可，舌质正常，脉滑数。嘱其日常应尤重视调节情志及饮食，并继续服用越鞠丸半个月。后随诊一年余，患者病情稳定，未曾复发。

【按语】

笔者认为郁证初起以气郁最为多见，气郁为诸郁之始，在本病治疗过程中应注意疏肝理气，故善用柴胡、香附、香橼、紫苏子、炒麦芽等药以行气解郁。如《医方论》曰："凡郁病必先气病，气得流通，郁于何有？"笔者在郁证治疗中，注重调理气机，气机不畅，诸郁生焉。《素问·六微旨大论》曰："故非出入，则无以生长壮老已；非升降，则无以生长化收藏。"戴氏云："郁者，结聚不得发越也，当升不得升，当降不得降，当变化者不得变化也，故传化失常，而郁病作矣。"因此，五脏气机运行宜通畅调达，不宜滞涩遏抑，一旦五脏为外邪所干，或情志内伤，就可致五脏功能失和，气机运行失畅，故阻滞怫郁之证由之而生。笔者认为本病注重养气和血，如朱丹溪所言"气血冲和，万病不生，一有怫郁，诸病生焉"，故在本病治疗中加当归、丹参、五灵脂、炒蒲黄养血活血以解郁。

六、心神失养兼脾虚湿阻证

韩某，女，42 岁，黑龙江省哈尔滨市人。

首诊时间：2014 年 2 月 25 日。

主诉：纳呆伴精神恍惚、悲伤欲哭 2 年余，加重 2 周。

现病史：患者素有脾虚之疾，两年前与他人发生口角，后出现精神恍惚、心神不宁、纳呆、不思饮食等症，曾多次住院治疗，诊断为神经衰弱症，对症治疗半月余，未曾治愈。出院后遵医嘱口服普萘洛尔（心得安）10mg，3 次 / 日，效果不显著。为求系统治疗，经他人介绍，来我门诊。

中医四诊：形体消瘦，面色萎黄，神疲乏力，时有汗出，精神恍惚，心神不宁，悲伤善哭，头昏嗜睡，纳呆，不思饮食，食后则痞满不舒，口不渴，大便溏结不调，迁延不愈，稍进油腻则大便次数增多，小便正常，舌质淡，苔白腻，脉细弱无力。

中医诊断：郁证（心神失养兼脾虚湿阻证）。

西医诊断：神经衰弱症。

中医诊断依据：患者神疲乏力、精神恍惚、心神不宁、悲伤善哭，诊断为郁证。由于患者素体脾虚，脾失健运，无力运化水谷，则气血化生不足，可见形体消瘦、面色萎黄、神疲乏力、大便溏结不调、迁延不愈，稍进油腻则大便次数增多；脾虚不为胃行其津液，则纳呆、不思饮食、食后则痞满不舒；脾虚痰湿内生，则口不渴、舌质淡、苔白腻。综上所述，诊断为郁证（心神失养兼脾虚湿阻证）。

治法：健脾除湿，养心安神。

处方：

柴　胡 15 克	炒白术 20 克	茯　苓 20 克	白扁豆 15 克
陈　皮 15 克	薏苡仁 20 克	草豆蔻 15 克	白豆蔻 15 克
砂　仁 10 克	佛　手 10 克	香　橼 10 克	藿　香 10 克
佩　兰 10 克	炒麦芽 20 克	炙甘草 8 克	

7 剂，水煎服，每日一剂，早晚各一次，每次 150mL。

二诊：服药后神疲乏力、精神恍惚、心神不宁、悲伤善哭、头昏嗜睡缓解，纳呆、不思饮食、食后则痞满不舒仍有，口不渴、大便溏结不调仍有，稍进油腻则大便次数增多，小便正常，舌质淡，苔白腻，脉细弱无力。原方加鸡内金以健脾胃。方药如下：

处方：

柴　胡 15 克	炒白术 20 克	茯　苓 20 克	白扁豆 15 克
陈　皮 15 克	薏苡仁 20 克	草豆蔻 15 克	白豆蔻 15 克
砂　仁 10 克	佛　手 10 克	香　橼 10 克	藿　香 10 克
佩　兰 10 克	炒麦芽 20 克	炙甘草 8 克	鸡内金 10 克

10 剂，水煎服，每日一剂，早晚各一次，每次 150mL。

三诊：服药后神疲乏力、精神恍惚、心神不宁、悲伤善哭、头昏嗜睡缓解，纳可，口不渴，大便时稀，每日 2～3 次，稍进油腻则大便次数增多，小便正常，舌质淡，少许白腻苔，脉细弱。原方减草豆蔻、白豆蔻、藿香、佩兰，加人参、黄芪、当归益气健脾。方药如下：

处方：柴　胡 15 克　　炒白术 20 克　　茯　苓 20 克　　白扁豆 15 克

　　　陈　皮 15 克　　薏苡仁 20 克　　人　参 15 克　　黄　芪 20 克

　　　砂　仁 10 克　　佛　手 10 克　　香　橼 10 克　　当　归 10 克

　　　炒麦芽 20 克　　炙甘草 8 克　　鸡内金 10 克

　　　7 剂，水煎服，每日一剂，早晚各一次，每次 150mL。

四诊：患者自述诸症好转，无不适感，纳可，舌质正常，脉细。嘱其日常应尤重视调节情志及饮食，并继续服用参苓白术散一个月。后随诊半年余，患者病情稳定，未曾复发。

【按语】

本病因湿邪伤脾、气血生化乏源、气血不足而成心脾两虚，治疗宜先健脾祛湿，湿邪不祛不宜补，以防闭门留寇，可用白豆蔻、草豆蔻、砂仁等；脾虚日久，易伤脾阳，宜甘温补之，可用黄芪、白术等；脾胃为后天之本、气血生化之源，故脾健则心有所养，则郁证自除，可用人参、茯苓等；脏伤致虚阶段，治疗不可一味行气、理气，笔者认为还当审时度势，从虚论治情志病，同时还强调心理治疗在情志病治疗中的作用，认为"以情病者，非情不解"。

【诊疗体会】

郁证是由于情志不舒、气机郁滞所致，以心情抑郁、情绪不宁、胸部满闷、胁肋胀痛，或易怒易哭，或咽中如有异物梗塞等症为主要临床表现的一类病证。郁有积、滞、结等含义。郁证是内科病证中最为常见的一种。据统计，类属郁证的病例，约占综合性医院内科门诊人数的 10% 左右。据有的医院抽样统计，内科住院病例中，有肝郁证表现者约占 21% 左右。中医药治疗郁证疗效良好，尤其是结合精神治疗，更能收到显着的疗效。

根据郁证的临床表现及其以情志内伤为致病原因的特点，主要见于西医学的癔病及焦虑症等，另外，也见于更年期综合征及反应性精神病。当这些疾病出现郁证的临床表现时，可参考本文辨证论治。

【治疗特色】

各代医家对郁证都有所论述，如《景岳全书·郁证》言"凡五气之郁，则诸病皆有，此因病而郁也。至若情志之郁，则总由乎心，此因郁而病也"；"初病而气结为气滞者，宜顺宜开。久病而损及中气者，宜修宜补。然以情病者非情不解"。《证治汇补·郁证》言："郁证虽多，皆因气不周流，法当顺气为先，开提为次，至于降火、化痰、消积，犹当分多少治之。"《类证治裁·郁症》言："七情内起之郁，始而伤气，继必及血，终乃成劳。主治宜苦辛凉润宜通。"《医碥·郁》言："丹溪分六郁……大要以理气为主，盖气滞则血亦滞，而饮食不行，痰湿停积，郁而成火，气行则数者皆行，故所重在气，不易之理也。"综上所述，气郁为诸郁之始。然而笔者认为肝为万物之本，主气机，调情志；脾为后天之本，生气血，资先天。肝脾正常，诸脏安位，故郁证应从肝脾两脏论治，但以肝为主。

郁证病久，可兼夹诸郁，使脏腑功能紊乱，气血津液失调，进而累及其他脏腑，故食结、痰湿、瘀血等可单独为患，亦会相因为病。如赵献可《医贯》言："谓气郁而湿滞，湿滞而成热，热郁而成痰，痰滞而血不行，血滞而食不消化，此六者相因为病也。"故宜畅气机以治气郁，恐其气郁化火，佐以清热，升清降浊。气滞而食结者，治宜消食解郁，用食郁汤；火郁而炼液成痰湿者，治宜涤痰燥湿解郁，用痰郁汤；痰湿内阻而致血瘀者，治宜和血解郁，可用王清任血府逐瘀汤。

郁久必虚，实邪在内而存，痰、湿、食、火等耗伤津液，阳气不行，致阴损伤阳，其虚愈甚。故当虚实兼顾，则使阴阳平衡，邪去正安。因此郁久转虚之证时，十分重视养血安神、清热除烦，可用天王补心丹化裁，标本兼顾。虚实相杂，是郁证后期较为复杂的病证，治当分清虚实。《内经》云："其高者，因而越之；其下者，引而竭之；中满者，泻之于内；其有邪者，渍形以为汗；其在皮者，汗而发之；其慓悍者，按而收之，其实者，散而泻之。"由此可知，宣畅气机非治郁之独一法门，发汗法、补益法等能消其郁结，使邪有所出，皆可视治郁之法，而法无定法，治郁之要应从郁论治，理气达郁，辨明虚实。

此外，如《类证治裁·郁症》云："七情内起之郁，始而伤气，继必及血，终乃成劳。"郁证与情志密切相关，因此治疗还应重视患者的生活心理，在精神情志上给予疏导。本文所论述的郁证是指以气机升降出入失调为基本病机的郁证，而逐渐延伸为凡能令气血阻滞、脏腑不和引发的郁证。而郁证由于病性、病位、病势转归的不同，又能衍生出伤食痰瘀、气滞血瘀、脏腑之郁、情志之郁等各种郁证，诸郁相杂，互为影响。郁证日久，则可见郁多化火、诸郁相兼、郁久必虚的趋势。因此针对其治法，提倡以疏肝理气、宣畅气机为先，临证或补或消，结合不同时期郁证发展的程度，综合素体强弱、正邪斗争的阶段，体现辨证论治的治疗原则。此外，除药物治疗外，精神治疗对郁证有极为重要的作用。解除致病原因，使患者正确认识和对待自己的疾病，增强治愈疾病的信心，可以促进郁证好转、痊愈。

【结语】

郁病的病因是情志内伤，其病理变化与心、肝、脾有密切关系。初病多实，以六郁见症为主，其中以气郁为病变的基础，病久则由实转虚，引起心、脾、肝气血阴精的亏损，而成为虚证类型。临床上虚实互见的类型亦较为多见。郁病的主要临床表现为心情抑郁、情绪不宁、胸胁胀满疼痛，或咽中如有异物梗塞，或时作悲伤哭泣。郁病可分为实证和虚证两类。

实证类型以气机郁滞为基本病变，治疗以疏肝理气解郁为主，气郁化火者，理气解郁配合清肝泻火；气郁夹痰、痰气交阻者，理气解郁配合化痰散结；气病及血、气郁血瘀者，理气解郁配合活血化瘀；兼有湿滞者，配合健脾燥湿或芳香化湿；夹食积者，配合消食和胃。虚证宜补，针对病情分别采用养心安神、补益心脾、滋养肝肾等法。虚实互见者，则当虚实兼顾。郁病的各种证候之间有一定的内在联系，认识证候间的关系，对指导临床具有实际意义。郁病的预后一般良好。结合精神治疗及解除致病原因，对促进痊愈具有重要作用。

笔者认为郁证不能以单纯的疾病症状论治，而是探求疾病内在的病理关系，开其郁结，使邪有所出。由于郁证病机的复杂性，临证尤应重视郁证的演变规律，控制郁证传变，从而从根本上达到解郁开结的目的。

水 肿

一、脾气虚弱兼湿热壅盛证

孙某，女，35岁，内蒙古自治区满洲里人。

首诊时间：1998年5月12日。

主诉：全身浮肿3年余，近期加重。

现病史：患者3年前因水肿、镜下血尿、身体乏力曾在某医院住院治疗，化验血红蛋白（HGB）100g/L，红细胞计数（RBC）3.5×10^{12}/L，白细胞计数（WBC）7.6×10^{9}/L，分类正常。肝功、转氨酶、HBsAg阴性，按营养不良治疗一月余，症状未见明显改善。为求系统治疗，经他人介绍来我门诊求治。

既往史：阑尾炎术后。

中医四诊：患者形体消瘦，颜面色黄，其色鲜明如橘子，全身轻度浮肿，晨起头面肿甚，动久或坐久下肢肿甚，腰以下为甚，按之凹陷不易恢复，纳呆，食后腹胀，倦怠无力，终日口干口苦但不欲饮水，心烦易躁，脘腹胀闷，大便溏，小便短少，舌质红，苔黄腻，脉沉滑。

中医诊断：水肿（脾气虚弱兼湿热壅盛证）。

西医诊断：营养不良性水肿。

中医诊断依据：湿热内蕴，熏蒸肝胆，致胆汁不循常道，外溢肌肤，故面目肌肤发黄，其色鲜明如橘子；脾气虚弱，运化无能，故纳少，水谷内停则腹胀，食入则脾气益困，故腹胀尤甚；水湿不化，流往肠中，则大便溏薄；脾为湿热所困，升降失常，则肢体困重，全身轻度浮肿，晨起头面肿甚，动久或坐久下肢肿甚，腰以下为甚，按之凹陷不易恢复；脾气虚弱，水湿不化，流往肠中，则大便溏薄。

治法：健脾和胃，清热除湿，利水消肿。

处方：柴　胡15克　　黄　芪20克　　炒白术20克　　茯　苓20克

　　　黄　连15克　　黄　芩15克　　石　斛15克　　泽　泻15克

猪　苓 15 克　　鸡内金 15 克　　神　曲 10 克　　路路通 15 克

7 剂，水煎服，每日早晚各一次，每次 150mL。

二诊：形体消瘦，面色萎黄，服药后全身浮肿，口干口苦但不欲饮水均缓解，饮食尚可，倦怠无力，心烦易躁，脘腹胀闷，大便溏，小便正常，舌质红，少许黄腻苔，脉沉略滑。原方减少黄芩、黄连的量，加车前子渗湿止泻。方药如下：

处方：柴　胡 15 克　　黄　芪 20 克　　炒白术 20 克　　茯　苓 20 克

黄　连 10 克　　黄　芩 10 克　　石　斛 15 克　　泽　泻 15 克

薏苡仁 20 克　　鸡内金 15 克　　神　曲 10 克　　路路通 15 克

车前子 15 克

7 剂，水煎服，每日早晚各一次，每次 150mL。

三诊：形体消瘦，面色萎黄，口干口苦但不欲饮水消失，服药后全身浮肿，心烦易躁均缓解，大便溏，小便正常，舌质红，少许黄白腻苔，脉沉。原方基础上减去黄芩、黄连，加人参、芡实健脾止泻。方药如下：

处方：柴　胡 15 克　　黄　芪 20 克　　炒白术 20 克　　茯　苓 20 克

人　参 15 克　　芡　实 15 克　　石　斛 15 克　　泽　泻 15 克

薏苡仁 20 克　　鸡内金 15 克　　神　曲 10 克　　路路通 15 克

车前子 15 克

7 剂，水煎服，每日早晚各一次，每次 150mL。

四诊：面色萎黄，口干口苦但不欲饮水消失，服药后全身浮肿，心烦易躁均好转，纳可，倦怠无力均缓解，大便、小便正常，舌质红，少许黄白腻苔，脉沉。原方的基础上减石斛、泽泻。方药如下：

处方：柴　胡 15 克　　黄　芪 20 克　　炒白术 20 克　　茯　苓 20 克

人　参 15 克　　芡　实 15 克　　路路通 15 克　　车前子 15 克

薏苡仁 15 克　　鸡内金 15 克　　神　曲 10 克

7 剂，水煎服，每日早晚各一次，每次 150mL。

五诊：上述症状均好转，嘱患者口服参苓白术散一个月，后随诊一年未见复发。

【按语】

①笔者认为本病在治疗过程中首先应注意祛湿，湿去热自除，同时本病补不易过早，以防湿热不去；故在治疗过程重用黄芩、黄连清热燥湿。②三诊时湿热已去，此时则以健脾为主，如《丹溪心法·水肿》："水肿因脾虚不能制水，水渍妄行，当以参术补脾，使脾气得实，则自健运，自能升降，运动其枢机，则水自行。"

二、肝郁脾虚兼瘀结水留证

张某，女，58岁，黑龙江省哈尔滨市人。

首诊时间：2013年9月23日。

主诉：浮肿6年，近期加重。

现病史：患者反复浮肿6年余，曾在多地诊治，症状未见明显好转。近期病情有加重趋势，在某医院住院治疗，行肾活检，确诊为原发性肾病综合征，病理为中度系膜增生性肾小球肾炎，使用激素治疗罔效。为求系统治疗，经他人介绍来我门诊。

既往史：下肢慢性水肿。

中医四诊：形体消瘦，面色萎黄，面浮肢肿，压之凹陷，四肢麻木，神情抑郁，善太息，急躁易怒，皮肤瘀斑，腰部刺痛，纳呆，腹痛腹胀，肠鸣矢气则舒，大便稀溏，小便不利，伴有血尿，舌质紫暗，边有瘀斑，苔薄微腻，脉弦细涩。

中医诊断：水肿（肝郁脾虚兼瘀结水留证）。

西医诊断：原发性肾病综合征。

中医诊断依据：肝主疏泄，有助于脾的运化功能，脾主健运，气机通畅，有助肝气的疏泄，故在发生病变时，可相互影响，形成肝脾不调证。肝失疏泄，经气郁滞，故胸胁胀满窜痛；太息则气郁得疏、胀闷得舒，故善太息；气机郁结不畅，故精神抑郁；肝失调达，则急躁易怒；脾运失健，气机郁滞，故纳呆腹胀；气滞湿阻，则便溏不爽；腹中气滞则腹痛，排便后气滞得畅，故泻后疼痛得以缓解；气机不畅、水瘀互结，则皮肤瘀斑、腰部刺痛；瘀血阻滞、血不归经，则有血尿；舌质紫暗，边有瘀斑，苔薄微腻，脉弦细涩，均属肝郁脾虚兼瘀结水留之象。

治法：疏肝解郁，益气健脾，活血利水。

处方：黄　芪 20 克　　　柴　胡 15 克　　　炒蒲黄 15 克　　　五灵脂 15 克

　　　白　芍 20 克　　　泽　泻 20 克　　　薏苡仁 20 克　　　茯　苓 20 克

　　　陈　皮 15 克　　　益母草 15 克　　　炒白术 15 克　　　神　曲 10 克

　　　香　附 15 克　　　炒麦芽 20 克

5 剂，水煎服，每日早晚各一次，每次 150mL。

二诊：服药后神情抑郁、善太息均好转，面浮肢肿、四肢麻木均缓解，皮肤瘀斑、腰部刺痛仍有，大便稀溏，小便利伴有少量血尿，舌质紫暗，边略有瘀斑，苔薄微腻，脉弦细。于原方基础上加川芎、牛膝活血化瘀。方药如下：

处方：黄　芪 20 克　　　柴　胡 15 克　　　炒蒲黄 15 克　　　五灵脂 15 克

　　　白　芍 15 克　　　泽　泻 20 克　　　薏苡仁 20 克　　　茯　苓 20 克

　　　陈　皮 15 克　　　益母草 15 克　　　炒白术 15 克　　　神　曲 10 克

　　　川　芎 15 克　　　牛　膝 15 克　　　香　附 15 克　　　炒麦芽 20 克

7 剂，水煎服，每日早晚各一次，每次 150mL。

三诊：服药后神情抑郁、善太息、面浮肢肿、四肢麻木均好转，皮肤瘀斑、腰部刺痛均缓解，大便正常，小便利仍伴有少量血尿，舌质紫暗，苔薄微腻，脉弦细。效不更方，原方服用。方药如下：

处方：黄　芪 20 克　　　柴　胡 15 克　　　炒蒲黄 15 克　　　五灵脂 15 克

　　　白　芍 15 克　　　泽　泻 20 克　　　薏苡仁 20 克　　　茯　苓 20 克

　　　陈　皮 15 克　　　益母草 15 克　　　炒白术 15 克　　　神　曲 10 克

　　　川　芎 15 克　　　牛　膝 15 克　　　香　附 15 克　　　炒麦芽 20 克

10 剂，水煎服，每日早晚各一次，每次 150mL。

四诊：患者诸症均好转，无明显不适。

服药后两个月检查血尿消失。随诊一年，未见复发。

【按语】

水肿发病，多有小便不利，小便通利，不仅与肺通调水道、脾之传输、肾之气化相关，与肝之疏泄亦休戚相关。仲景深明其理，《伤寒论》147 条："伤寒五六日，已发汗而复下之，胸胁满微结，小便不利……柴胡桂枝干姜汤主之。"此为疏肝理气法以利小便之典范。《伤寒论》624条："少阴病，四逆，其人或咳，或悸，或小便不利，或腹中痛，或泄利下重者。"本条之小便不利亦与肝郁气滞相关，以四逆散疏肝解郁，肝气调达则小便自利。肝气一调，水肿自去。

三、肝肾阴虚兼肝血瘀滞证

韩某，女，45岁，黑龙江省哈尔滨市人。

首诊时间：2011年5月12日。

主诉：腰痛伴尿频、尿少3个月，水肿1周。

现病史：患者主因腰痛伴尿频、尿少，且偶有头晕、乏力住院治疗，辅助检查：尿常规示尿蛋白（PRO）（+++），尿潜血（BLD）（++），红细胞（RBC）：7～10个/HP，肾功及肾超声波正常。西医初诊为"慢性肾炎"，经治疗，症状改善后出院，后因工作繁忙，3个月后出现轻度水肿。为求系统治疗，经他人介绍来我门诊。

既往史：盗汗半年余。

中医四诊：形体适中，面色黧黑，头晕目眩，耳鸣健忘，晨起咽干而疼痛，口干欲饮，面热潮红，五心烦热，失眠多梦，皮肤瘀斑，胁部隐隐刺痛，夜间痛甚，腰膝酸软，纳呆，胃脘时有胀痛不舒，尿短而赤，舌质紫暗，苔剥少津，舌下络瘀，脉细涩。

中医诊断：水肿（肝肾阴虚兼肝血瘀滞证）。

西医诊断：慢性肾炎。

中医诊断依据：肝肾阴液相互资生，肝阴充足，则下藏于肾，肾阴旺盛，则上滋肝木，故有"肝肾同源"之说。在病理上，两者往往相互影响，表现为盛则同盛，衰则同衰，形成肝肾阴虚证。肾阴亏虚，水不涵木，肝阳上亢，则头晕目眩、耳鸣健忘；虚热内扰，心神不安，故失眠多梦；津不上润，则口燥咽干；筋脉失养，故腰膝酸软无力；肝阴不足，肝脉失养，致胁部隐隐作痛；血瘀阻碍气机运行，故疼痛剧烈如针刺；由于夜间血行较缓，瘀阻加重，故夜间痛甚；阴虚生内热，热蒸于里，故五心烦热；舌质紫暗，苔剥少津，舌下络瘀，脉细涩为阴虚内热兼瘀血之征。

治法：滋补肝肾，活血化瘀，利水消肿。

处方：熟地黄 15 克　　　山茱萸 15 克　　　山　药 20 克　　　牡丹皮 15 克

　　　泽　泻 15 克　　　益母草 15 克　　　枸杞子 20 克　　　白茅根 20 克

　　　五灵脂 10 克　　　炒蒲黄 10 克　　　牛　膝 10 克　　　炒麦芽 20 克

　　7 剂，水煎服，每日早晚各一次，每次 150mL。

二诊：形体适中，面色黧黑，服药后晨起咽喉疼痛、口干均好转，阴虚等症缓解，纳呆，胃脘时有胀痛不舒，尿短而微黄，舌质紫暗，苔薄少津，下络瘀减轻，脉细涩。原方基础上加炒白术、神曲健脾消食和胃。方药如下：

处方：熟地黄 15 克　　　山茱萸 15 克　　　山　药 20 克　　　牡丹皮 15 克

　　　泽　泻 15 克　　　益母草 15 克　　　枸杞子 20 克　　　白茅根 20 克

　　　五灵脂 10 克　　　炒蒲黄 10 克　　　牛　膝 10 克　　　神　曲 15 克

　　　炒白术 15 克　　　炒麦芽 20 克

　　10 剂，水煎服，每日早晚各一次，每次 150mL。

三诊：服药后面色黑但有光泽，阴虚等症好转，皮肤略有瘀斑，纳可，胃脘胀痛不舒缓解，小便正常，舌质紫暗，苔薄少津，舌下络正常，脉细。效不更方，仍守前方。方药如下：

处方：熟地黄 15 克　　　山茱萸 15 克　　　山　药 20 克　　　牡丹皮 15 克

　　　泽　泻 15 克　　　益母草 15 克　　　枸杞子 20 克　　　白茅根 20 克

　　　五灵脂 10 克　　　炒蒲黄 10 克　　　牛　膝 10 克　　　神　曲 15 克

　　　炒白术 15 克　　　炒麦芽 20 克

　　10 剂，水煎服，每日早晚各一次，每次 150mL。

四诊：服药一月后上症明显好转，又服上方 10 剂，余症大减，嘱其调饮食，勿过劳。

随访半年症状均好转。辅助检查：尿蛋白（＋），尿潜血（－），尿红细胞 0～3 个 /HP。

【按语】

肝与水肿的关系，体现在肝的藏血与行血方面。肝主藏血，血之运行亦赖肝之疏泄，气行则血行，气滞则血瘀。《金匮要略》云："血不利则为水，名曰血分。"此种水肿，非与肺脾相关，而为肝经瘀滞的结果。仲景亦提出治疗之法："厥而皮水者，蒲灰散主之；小便不利者，蒲灰散主之。"此以蒲黄调节肝经，活血化瘀，以治其本，良有深意。

四、脾肾阳虚兼湿浊内蕴证

高某，男，68 岁，黑龙江省牡丹江市人。

首诊时间：2013 年 6 月 12 日。

主诉：全身浮肿 2 年余，近期加重。

现病史：患者两年前因腰痛、下肢水肿住院治疗，在院期间行辅助检查：尿常规示尿蛋白（PRO）（+++），同时伴有隐血（BLD）（++），红细胞管型；血常规示血沉（ESR）明显加快，血浆白蛋白（ALB）降低，血胆固醇（TCH）轻度增高，血清补体 C3 正常；肾功能检查示内生肌酐清除率（Ccr）和酚红排泄率轻度下降，尿浓缩功能减退；腹部 X 线平片示肾脏轻度缩小，表面不光滑；B 超示双肾缩小。西医诊断为"慢性肾小球肾炎"。治疗一月余，症状改善。近日因劳累上述症状加重。为求系统治疗，经他人介绍来我门诊。

既往史：平素身体健康。

中医四诊：形体适中，面色㿠白，全身浮肿，腰以下为甚，按之凹陷不起，心悸，脘腹胀闷，时有头重如裹，纳减便溏，恶心呕吐，不思饮食，口淡不渴，怯寒神疲，四肢厥冷，腰部冷痛酸重，小便不利，舌体胖大，边有齿痕，苔白厚腻，脉沉迟无力。

中医诊断：水肿（脾肾阳虚兼湿浊内蕴证）。

西医诊断：慢性肾小球肾炎。

中医诊断依据：肾为先天之本，脾为后天之本，在生理上脾肾阳气相互资生、相互促进。脾主运化，布精微，化水湿，有赖命火之温煦；肾主水液，温养脏腑，须靠脾精的供养。若肾阳不足，不能温养脾阳，则脾阳亦不足；或脾阳久虚，日渐损及肾阳，则肾阳亦不足。无论脾阳虚衰或肾阳不足，在一定条件下，均能发展为脾肾阳虚证。脾阳虚不能运化水谷，气血化生不足，故面色㿠白；阳虚无以温煦形体，故畏寒肢冷；阳虚内寒，经脉凝滞，故少腹腰膝冷痛；脾肾阳虚，水谷不得腐熟运化，故泻下不止、下利清谷、五更泄泻；阳虚无以运化水湿，溢于肌肤，则面浮肢肿；水湿内聚，气化不行，则小便不利；舌体胖大，边有齿痕，苔白厚腻，脉沉迟无力，属阳虚兼湿浊内蕴之象。

治法：补益脾肾，温阳利水。

处方：熟附子 15 克　　干　姜 10 克　　炒杜仲 15 克　　续　断 15 克

　　　炒白术 20 克　　茯　苓 20 克　　猪　苓 15 克　　陈　皮 15 克

　　　车前子 15 克　　牛　膝 15 克　　苍　术 15 克　　神　曲 15 克

　　　佛　手 15 克　　砂　仁 15 克

7 剂，水煎服，每日早晚各一次，每次 150mL。

二诊：服药后脾胃功能好转，全身浮肿均缓解，怯寒神疲，四肢厥冷，腰部冷痛酸重感减轻，心悸，小便利，舌体胖大，边有齿痕，苔白厚，脉沉迟无力。原方加仙茅、淫羊藿、路路通温阳通络利水。方药如下：

处方：熟附子 15 克　　干　姜 10 克　　炒杜仲 15 克　　续　断 15 克

　　　炒白术 20 克　　茯　苓 20 克　　猪　苓 15 克　　陈　皮 15 克

　　　车前子 15 克　　牛　膝 15 克　　苍　术 15 克　　神　曲 15 克

　　　佛　手 15 克　　砂　仁 15 克　　淫羊藿 15 克　　路路通 15 克

　　　仙　茅 15 克

10 剂，水煎服，每日早晚各一次，每次 150mL。

三诊：服药后怯寒神疲、四肢厥冷、腰部冷痛酸重感明显减轻，心悸缓解，小便利，舌质淡，舌体略胖大，少许白腻苔，脉沉迟无力。效不更方，原方继续服用。

处方：熟附子 15 克　　干　姜 10 克　　炒杜仲 15 克　　续　断 15 克

　　　炒白术 20 克　　茯　苓 20 克　　猪　苓 15 克　　陈　皮 15 克

　　　车前子 15 克　　牛　膝 15 克　　苍　术 15 克　　神　曲 15 克

　　　佛　手 15 克　　砂　仁 15 克　　淫羊藿 15 克　　路路通 15 克

　　　仙　茅 15 克

10 剂，水煎服，每日早晚各一次，每次 150mL。

服上方后，诸症均好转，效不更方，再守前方（三诊方）10 剂后，嘱口服济生肾气丸半个月而愈。随诊一年，水肿未曾复发。

【按语】

脾肾阳虚病因较多，如劳倦内伤、房劳过度、久病耗气，或水邪久踞、饮食失调等，均可致命门火衰，无以温煦助三焦气化，则渐成肿胀。故方中熟附子、干姜辛热之品，温土制水，独补命火；杜仲、续断补肾益肝；茯苓、猪苓淡渗利湿；牛膝补肾强腰，壮阳益精；车前子利水而不走气，有强阴益精之效。经使用确有疗效。

五、寒邪犯肺兼风水相搏证

王某，女，34岁，黑龙江省牡丹江市人。

首诊时间：2012年11月21日。

主诉：水肿1月余，加重两天。

现病史：患者一月前因感冒后全身急性水肿，在当地县医院诊断为急性肾炎，住院治疗（用药不详），浮肿好转，尿蛋白（++）～（+++）出院。后因症状加重，于11月2日再次住院治疗，尿蛋白（++）～（+++），诊断为"急性肾炎（肾病型）"，用强的松等治疗，水肿消退明显。11月12日尿检，尿蛋白（++）。为了消除尿蛋白，旋即用环磷酰胺200mg，隔日一次静注。11月17日尿检，尿蛋白却为（+++），患者焦虑万分，请求中医医治。

既往史：平素身体健康。

中医四诊：形体适中，面色晦暗，鼻塞流清涕，咳嗽，咯痰，痰液稀薄色白，恶寒发热，无汗，浮肿起于眼睑，继则四肢及全身皆肿，甚者眼睑浮肿，眼合不能开，来势迅速，肢节酸痛，腰痛，乏力，小便短少，舌苔薄白，脉浮紧。

辅助检查：尿常规示蛋白（+++），少许红细胞管型；肾功能无损害。

中医诊断：水肿（寒邪犯肺兼风水相搏证）。

西医诊断：急性肾小球肾炎。

中医诊断依据：感受风寒，肺气被束不得宣发，逆而为咳；寒属阴，故痰液稀薄色白；肺气失宣，鼻窍通气不畅致鼻塞流清涕；邪客肺卫，卫气郁遏则恶寒，正气抗邪则发热，毛窍郁闭则无汗；风水属阳，发病迅速，易犯头面及上肢，故浮肿起于眼睑，继则四肢及全身皆肿，甚者眼睑浮肿，眼合不能开，来势迅速；湿邪易阻遏气机，气血运行不畅，腰腑失养则腰痛。

治法：疏风散寒，宣肺行水。

处方：麻　黄 10 克　　杏　仁 15 克　　防　风 15 克　　炒白术 15 克

　　　茯　苓 20 克　　猪　苓 15 克　　泽　泻 15 克　　车前子 15 克

　　　桂　枝 15 克　　苏　叶 15 克　　陈　皮 15 克　　桑白皮 15 克

10 剂，水煎服，每日早晚各一次，每次 150mL。

二诊：服药后浮肿好转，恶寒、无汗等表症均缓解，但乏力不解，小便短少，舌苔薄白，脉浮紧。原方基础上加黄芪补气培元。方药如下：

处方：麻　黄 10 克　　杏　仁 15 克　　防　风 15 克　　炒白术 15 克

　　　茯　苓 20 克　　猪　苓 15 克　　泽　泻 15 克　　车前子 15 克

　　　桂　枝 15 克　　苏　叶 15 克　　陈　皮 15 克　　黄　芪 20 克

　　　桑白皮 15 克

10 剂，水煎服，每日早晚各一次，每次 150mL。

三诊：诸症均好转，效不更方，原方加炒杜仲 15 克、续断 15 克，服用 10 剂而愈。后随诊半年，未见复发。

【按语】

笔者对风水的治疗主要是以宣肺发汗兼利尿为大法，多以越婢加术汤或麻黄连翘赤小豆汤加减治疗。水肿消退后，还要谨守病机以固本，健脾益气补肾以资巩固，以杜绝其复发，笔者善用杜仲、续断补肾培元。避免风邪外袭，患者注意保暖。

六、肾阳虚弱兼血瘀证

徐某，女，50 岁，黑龙江省哈尔滨市人。

首诊时间：2013 年 7 月 23 日。

主诉：全身浮肿 2 月余。

现病史：患者两月前因错服西药（具体不详）中毒引起急性肾小球肾炎，住院治疗半月余，期间运用激素类药物治疗后精神稍佳，但浮肿日重，体重剧增，后服用速尿，浮肿仍未消退，并见半身瘫痪、手足麻木、时有心悸。为求系统治疗，经他人介绍来我门诊。

既往史：平素身体健康。

中医四诊：面色苍白，全身浮肿，身重不能转侧，头晕不能举目，畏寒肢冷，下肢尤甚，腰膝酸软，身体刺痛，夜甚，小便短少，舌质紫暗，苔薄白，舌边有齿痕，舌下络瘀甚，脉沉细，两尺无力。

辅助检查：尿常规示尿蛋白（+++），管型（+），隐血（++）。

中医诊断：水肿（肾阳虚弱兼血瘀证）。

西医诊断：急性肾小球肾炎。

中医诊断依据：患者阳虚不能温煦形体、振奋精神，故精神萎靡、面色苍白。腰为肾之府，肾主骨，肾阳虚衰，不能温养腰府及骨骼，则腰膝酸软疼痛；不能温煦肌肤，故畏寒肢冷；阳气不足，阴寒盛于下，故下肢尤甚；由于瘀血阻塞经脉，阻碍气机运行，不通则痛，故出现身体刺痛；夜间血行较缓，瘀阻加重，故夜甚；舌质紫暗，苔薄白，舌边有齿痕，舌下络瘀甚，脉沉细，两尺无力，均为肾阳虚衰兼血瘀之象。

治法：温阳利水，活血化瘀。

处方：熟地黄20克　　山茱萸20克　　川　芎15克　　熟附子15克
　　　山　药20克　　泽　泻15克　　茯　苓15克　　牛　膝15克
　　　炒蒲黄15克　　五灵脂15克　　干　姜10克　　车前子15克
　　　赤　芍15克　　当　归15克

7剂，水煎服，每日早晚各一次，每次150mL。

二诊：服药后面色改善，全身浮肿减轻，畏寒肢冷、身体刺痛均缓解，纳食后腹部胀满，小便短少，舌质紫暗，苔薄白，舌边有齿痕，舌下络瘀缓解，脉沉细，两尺无力。原方加陈皮行气健脾、消食导滞。方药如下：

处方：熟地黄20克　　山茱萸20克　　陈　皮15克　　熟附子15克
　　　山　药20克　　泽　泻15克　　茯　苓15克　　牛　膝15克
　　　炒蒲黄15克　　五灵脂15克　　干　姜10克　　车前子15克
　　　赤　芍15克　　当　归15克　　川　芎15克

10剂，水煎服，每日早晚各一次，每次150mL。

三诊：服药后面色改善，全身浮肿明显减轻，畏寒肢冷、身体刺痛均好转，纳可，腹部胀满缓解，小便正常，舌质紫暗，苔薄白，舌边有齿痕，舌下络正常，脉沉细，两尺无力。效不更方，原方服用。

处方：熟地黄 20 克   山茱萸 20 克   陈 皮 15 克   熟附子 15 克

         山 药 20 克   泽 泻 15 克   茯 苓 15 克   牛 膝 15 克

         炒蒲黄 15 克   五灵脂 15 克   干 姜 10 克   车前子 15 克

         赤 芍 15 克   当 归 15 克   川 芎 15 克

10 剂，水煎服，每日早晚各一次，每次 150mL。

四诊：患者自述服药后诸症均明显好转。辅助检查：尿常规示尿蛋白（＋），管型（－），潜血（－）。自己能够独立行动，但时感疲劳乏力，小便正常，舌质紫暗，苔薄白，舌边有齿痕，脉沉。原方基础上去当归、川芎、赤芍，加炒白术、黄芪以补气培元。方药如下：

处方：熟地黄 20 克   山茱萸 20 克   黄 芪 20 克   熟附子 15 克

         山 药 20 克   泽 泻 15 克   茯 苓 15 克   牛 膝 15 克

         炒蒲黄 15 克   五灵脂 15 克   干 姜 10 克   车前子 15 克

         炒白术 15 克   陈 皮 15 克

10 剂，水煎服，每日早晚各一次，每次 150mL。

五诊：患者自述服药后诸症均有明显好转，无明显不适。嘱口服济生肾气丸半个月，以固其原。

后随诊一年，病情未见复发。

【按语】

"益气温阳、活血利水法"是治疗肾病综合征的基本治法，但由于患者体质不同、病变轻重差异、临床表现有别，还应根据辨证而加减用药。注意温阳健脾，笔者善用干姜配熟附子，温后天以助先天。疾病后期，笔者喜用黄芪善后，黄芪温而不燥，补而不腻，行而不滞。

【诊疗体会】

水肿是指因感受外邪，饮食失调，或劳倦过度等，使肺失宣降通调，脾失健运，肾失开阖，膀胱气化失常，导致体内水液潴留，泛滥肌肤，以头面、眼睑、四肢、腹背，甚至全身浮肿为临床特征的一类病证。本病证发病率较高，中医药治疗具有良好的疗效。

西医学中的急慢性肾小球肾炎、肾病综合征、充血性心力衰竭、内分泌失调，以及营养障碍等疾病导致的水肿，可参考本节进行辨证论治。

【治疗特色】

水肿的治疗，《素问·汤液醪醴论》提出"去菀陈莝""开鬼门""洁净府"三条基本原则。张仲景宗《内经》之意，在《金匮要略·水气病脉证并治》中提出："诸有水者，腰以下肿，当利小便；腰以上肿，当发汗乃愈。"辨证地运用了发汗、利小便两大治法，对后世产生了深远的影响，一直沿用至今。根据上述理论，水肿的治疗应分阴阳而治，阳水主要治以发汗、利小便、宣肺健脾，水势壅盛则可酌情暂行攻逐，总以祛邪为主；阴水则主要治以温阳益气、健脾、益肾、补心，兼利小便，酌情化瘀，总以扶正助气化为治。虚实并见者，则攻补兼施。

1. 通肺利水法

肺为水之上源。风邪犯肺，通调失职，津液不布，水湿流溢肌肤，则为水肿。其特点为眼睑或头面浮肿。

（1）宣肺发汗利水

适用于风寒犯肺型水肿。症见始眼睑浮肿，继则四肢甚至全身浮肿，恶寒，无汗，发热，肢体酸疼，小便不利，苔薄白，脉浮紧。药用麻黄、桂枝、杏仁、茯苓、猪苓、苍术等。

（2）疏肺解表利水

适用于风热犯肺型水肿。症见始眼睑浮肿，继则四肢甚至全身浮肿，发热，口渴，小便色黄短少，舌边尖红，苔薄黄，脉浮数。药用麻黄、连翘、赤小豆、白茅根、益母草、猪苓、半枝莲、白花蛇舌草等。

2. 健脾利水法

脾为气机升降之枢纽。若脾为湿困或劳倦伤脾或他脏之病累及脾病，运化失职，水湿泛滥则为水肿。其特点为四肢浮肿甚，伴气虚症状。

（1）健脾利水

适用于脾气虚弱，水湿泛滥。症见肢体浮肿，按之凹陷，面色萎黄，倦怠无力，病程较长，舌淡苔白，脉缓弱。药用人参、白术、猪苓、泽泻、陈皮、桂枝、香附。

（2）温运脾阳利水

适用于脾阳虚损，水湿不化。症见肢体浮肿，面色萎黄，形寒肢冷，乏力或脘腹冷痛，大便稀，舌淡嫩，苔水滑，脉沉无力。药用熟附子、黄芪、人参、白术、茯苓、木瓜、猪苓、白豆蔻等。若患者系蛋白大量丢失，低蛋白血症引起的浮肿，不要分利，宜健脾摄精为主，药用芡实、覆盆子、黄芪等。

3. 补肾利水法

肾主水，为水之下源。正气虚弱，肾阳衰损，蒸化无力，水湿凝聚不化则为水肿。其特点为"全身浮肿，腰以下为甚"。

（1）温阳化气利水

适用于肾阳衰微，水气内停。症见全身浮肿，腰以下为甚，伴腰膝酸软、畏寒肢冷、面色㿠白或黧黑，舌淡胖，苔白，脉沉弱。药用熟附子、白术、白芍、桂枝、车前子、茯苓等。

（2）滋阴泻火利水

适用于阴虚火旺型水肿。症见全身浮肿，腰以下为甚，病程较长。烦热，口干，尿黄短少，舌尖红，少苔或无苔，脉细数。药用知母、黄柏、生熟地、白茅根、泽泻、猪苓等。对于阴虚性水肿，若单纯给予滋阴，则助邪肿甚；若单纯予以利尿，则伤阴病重。应滋阴与利尿并用，这样才能取得良好的治疗效果。

4. 调肝利水法

肝主疏泄。情感刺激，肝气郁结，则肝失疏泄、脾运失职，水湿集聚而为水肿；或肾病日久，及肝累脾，而为浮肿。其特点为肿势轻，与情感因素关系密切，多伴精神症状。

（1）疏肝解郁利水

适用于肝郁水肿。症见双下肢轻度水肿，伴胸胁胀痛，咽部不适，闷闷不乐，舌淡苔白，脉弦。药用柴胡、川楝子、白芍、茯苓、白术、车前子。

（2）镇肝潜阳利水

适用于阴虚阳亢型水肿。症见双下肢轻度水肿，头晕，耳鸣，头痛发热，睡眠差，血压高，舌尖红，少苔，脉弦。药用代赭石、煅龙牡、龟板、白芍、玄参、益母草、泽泻、车前子等。如水肿消退不理想，可在方剂中适当加用少量疏肝药，如柴胡、佛手等，这样可通过调节肝的功能而促进水液代谢，以利水肿尽快消退。

5. 温心利水法

水湿之邪阻肺困脾侵肾，三焦决渎失职，水邪泛滥，上凌于心，心阳损衰，而为四肢高度水肿。治宜温心阳利水气，药用党参、茯苓、桂枝、白术、猪苓、车前子等。

6. 祛湿利水法

水为湿之聚，水湿内侵，三焦阻塞，升降失职，水湿下注肌肤而为水肿。其特点为水肿，皮色润泽光亮。

（1）化湿通阳利水

适用于水湿浸渍型水肿。症见浮肿皮色润泽，晨起面肿甚，午后腿肿甚，身体困重，小便短少，苔白，脉沉缓。药用苍术、白术、桂枝、猪苓、泽泻、陈皮等。

（2）分利湿热

适用于湿热内阻型水肿。症见浮肿皮色润泽而光亮，胸腹痞闷，烦热口渴，小便短赤，大便干结，苔黄腻，脉沉数。药用苍术、黄柏、猪苓、泽泻、大腹皮、茯苓、通草。治湿必治脾，脾虚湿盛宜健脾为先，辅以化湿。

7. 攻逐利水法

逐水法可适用于全身严重水肿，伴大量腹水、小便不利，应用西药利尿无明显效果者。

8. 解毒利水法

本治法适用于热毒内蕴、气血壅滞、水道不通所引起的水肿。症见头面及四肢水肿，口渴，腰痛，面色红，大便干，小便黄短少，苔黄，脉滑数。药用蒲公英、金银花、野菊花、白茅根、车前子、萹蓄、滑石、栀子、大黄等。此类型多见急性肾炎初期及慢性肾炎伴感染发作期。

9. 活血利水法

《金匮要略·水气病脉证并治》认为："血不利则为水。"《诸病源候论》亦云："经脉闭塞，故水溢于皮肤而令水肿也。"水能病血，血能病水，故言瘀血阻滞为水肿共同病机。其治法为活血化瘀利水，适用于水肿、面色焦黑、口唇青紫、小便不利、腰痛、固定不移、舌质暗红或瘀斑、脉涩等。药用茯苓、泽泻、赤芍、牡丹皮、猪苓、续断等。

【结语】

水肿为常见病，外感或内伤均可引起，病理变化主要在肺、脾、肾三脏，肺失宣降通调，脾失健运，肾失开阖，以致体内水液潴留，泛滥肌肤，而成本病，其中以肾脏为本。临床辨证以阴阳为纲，表实热证多为阳水，里虚寒证多为阴水，但要注意二者之间的转化。水肿的治疗原则是分阴阳而治，阳水主要治以发汗、利小便、宣肺健脾，水势壅盛则可酌情暂行攻逐，总以祛邪为主；阴水则主要治以温阳益气、健脾、益肾、补心，兼利小便，酌情化瘀，以扶正为法。虚实并见者，则攻补兼施。在调摄上，应特别注意水肿需忌盐，预防外感，避免过劳等。水肿消退后，还要谨守病机以图本，健脾益气补肾以资巩固，以杜绝其复发。

痰 饮

一、脾虚水泛证

王某，女，55岁，黑龙江省哈尔滨市人。

首诊时间：2008年6月6日。

主诉：头面及四肢轻微浮肿1个月。

现病史：患者1月前无明显诱因出现头面及四肢轻微浮肿，小便短涩。未进行任何治疗，即于本日前来我门诊进行救治（自带检查单）。

既往史：糖尿病病史3年，胰岛素注射治疗；高血压病史5年，平时口服降压药（具体不详），控制在125/90mmHg；冠心病病史5年。

中医四诊：面色晦暗，形体消瘦，面目轻度肿胀，四肢轻度浮肿，神志清，语言流利，大便秘结，2日一行，无汗，时有干呕，饮食不下，小便短涩，消渴病史3年，胸痹病史5年，舌质暗红、体胖、边齿痕，少许黄腻苔，脉沉滑。

辅助检查：血流变示全血黏度切变率22.32mPa.S，全血低切还原黏度52.25mPa.S；红细胞沉降率（ESR）31.00mm/h；生化示球蛋白（GLB）37.20g/L，葡萄糖（GLU）7.46mmol/L，低密度胆固醇（LDL–C）3.68mmol/L；腹部彩超示肝囊肿13.3mm×11.0mm，胆囊壁毛糙；心脏彩超示左室壁肥厚，心动过缓，左室壁舒张功能减低，室间隔舒张功能减低。

中医诊断：溢饮（脾虚水泛证）。

西医诊断：2型糖尿病；高血压；冠心病；高脂血症；肝囊肿。

中医诊断依据：患者"头面及四肢轻微浮肿"，中医辨证属"溢饮"，饮留肢体谓之溢饮。该患者为老年女性，后天脾虚弱，脾虚则水谷精微不化，聚而成饮，饮停于内，气机不利；饮停于四肢、头面部，故有面目轻度肿胀，四肢轻度浮肿，无汗；脾虚运化失职，故干呕，饮食不下；饮停日久有化热象，小便短涩，大便秘结、2日一行；舌质暗红、体胖、边齿痕，少许黄腻苔，脉沉滑，均为脾虚饮邪内生、饮泛于肢表之象。

治法：健脾化饮，清热理气和中。

处方：黄　芪20克　　太子参15克　　厚　朴15克　　陈　皮10克

黄　芩15克　　栀　子15克　　炒白术10克　　泽　泻20克

猪　苓20克　　茯　苓15克　　苍　术10克　　火麻仁15克

郁李仁15克　　天花粉10克

10剂，水煎服，每日早晚各一次，每次150mL。

二诊：患者服10剂汤药后前来复诊，自诉服食汤药后颜面浮肿稍缓解，四肢肿胀感仍然存在，小便变淡黄色，大便2日一行，偶有1日一行，便质正常，舌质红，苔白腻，脉沉滑。在原方基础上加当归、川芎活血通络以化饮，方药如下：

处方：黄　芪20克　　太子参15克　　厚　朴15克　　陈　皮10克

黄　芩15克　　栀　子15克　　炒白术10克　　泽　泻20克

猪　苓20克　　茯　苓15克　　苍　术10克　　川　芎5克

火麻仁15克　　郁李仁15克　　天花粉10克　　当　归5克

15剂，水煎服，每日早晚各一次，每次150mL。

三诊：患者服上汤剂后，浮肿明显减轻，仅在劳累后仍有肢体肿胀感，无干呕，饮食有所改善，大便通畅、1日一行，舌质红，苔白，脉沉滑。在二诊方基础上酌情加减个别益气健脾之品剂量，去栀子、天花粉，加北沙参、薏苡仁，整理方药如下：

处方：黄　芪25克　　太子参10克　　厚　朴15克　　陈　皮10克

黄　芩15克　　炒白术10克　　泽　泻20克　　北沙参10克

猪　苓20克　　茯　苓15克　　苍　术10克　　薏苡仁15克

火麻仁15克　　郁李仁15克　　当　归5克　　川　芎5克

15剂，水煎服，每日早晚各一次，每次150mL。

随诊：患者继续服用中药汤剂40剂以巩固治疗，随访6个月未见肢体及颜面浮肿复发。

【按语】

《金匮要略》云："饮水流行，归于四肢，当汗出而不汗出，身体痛重，谓之溢饮。"据此，可见"溢饮"即指水饮流经于皮肤肌肉间，类似于"风水"，而如果水气不在皮肤间，邪不在表，就无需发汗法治疗，故笔者认为只有"风水"才适用大、小青龙汤。笔者根据该患者的病情，及多年临床工作经验认为，溢饮都为虚而致实，即脏腑虚弱，致实邪内生，而治疗该病多从脾论治，脾为后天之本，生痰（痰饮）之器，健脾则饮无从生，无源而溯。（此案中始终以黄芪为君，贯穿患者治疗始末。）首诊患者有饮邪化热之象，大便秘结，小便色黄，苔黄腻等，故用黄芩、栀子以清热，厚朴、陈皮行气利湿以助水饮得化，炒白术、苍术助君药燥湿健脾，泽泻、猪苓、茯苓利水渗湿，另外以润肠通便之火麻仁、郁李仁对症治疗。大量利湿化饮药物易伤阴，加之患者本身有消渴病阴液虚耗之嫌，故用天花粉、沙参以养阴，全方共达健脾化饮、清热理气和中之功。而二诊时诸症好转，但肢体浮肿仍未达满意治疗效果，故慎思患者病情，中、西两方面考虑，患者有消渴、高血压、冠心病病史，故应加用活血之品以通脉，气血同行以使饮化有道，遂加当归、川芎。三诊时患者症状明显改善，故验证了活血有利于饮邪的消除，因症状变化，故原方变动，但本病之本——脾虚仍未变，随症加减，调整方剂，继续巩固治疗，效果佳。

二、脾肾阳虚证

宋某，女性，已婚，47 岁，黑龙江省哈尔滨市人。

首诊时间：2011 年 5 月 23 日。

主诉：腰以下浮肿反复发作 3 年，加重 1 周。

现病史：患者 3 年前无明显诱因出现腰以下浮肿，全身乏力，严重时可有颜面水肿，尤以月经前后加重，无发热、腹泻，遂到当地医院查血、尿、便常规，结果显示均正常，自行服用利尿剂治疗，水肿可完全消退，但停药数日后再次出现水肿，再次到当地医院进行检查。当时考虑为"特发性低蛋白血症"，检查白蛋白低（具体不详），查 24 小时尿蛋白 1.2g，以后复查为阴性，症状缓解后出院。此后患者乏力、水肿症状反复加重，血白蛋白（ALB）最低为 34.2g/L，先后在外院多次就诊，考虑为"特发性低蛋白血症"，给予间断补充白蛋白治疗。患者 1 周前因劳累后再次出现腰以下浮肿伴腹胀腹泻，为进一步诊治，由朋友介绍前来我门诊寻求治疗。

既往史：无。

中医四诊：患者"腰以下浮肿反复发作3年，加重1周"，双下肢轻中度浮肿，按之凹陷，腰部冷痛酸重，尿量减少，四肢厥冷，畏寒神疲，伴脘腹胀闷，纳减便溏，食少，神志清，语言流利，语声稍低微，表情自如，自主体位，余未见异常。舌质淡，舌体胖，苔白，脉沉缓。

辅助检查：血常规示血红蛋白（HBG）140g/L，白细胞计数（WBC）4.56×10⁹/L，淋巴细胞绝对值0.49×10⁹/L，血小板（PLT）311×10⁹/L；24小时尿蛋白2.0g；血总蛋白（TP）44.9g/L，白蛋白（ALB）20.7g/L；免疫球蛋白IgG 2.29g/L（正常值7～17g/L），IgA 0.58g/L（正常值0.7～3.8g/L），IgM 0.744g/L（正常值0.6～2.5g/L）；抗核抗体（ANA）、抗双链DNA抗体（ds-DNA）、抗可提取核抗原（ENA）抗体及自身抗体均阴性。

中医诊断：溢饮（脾肾阳虚证）。

西医诊断：特发性低蛋白血症。

中医诊断依据：根据患者"腰以下浮肿反复发作3年，加重1周"的主诉及相关病情，符合中医溢饮（脾肾阳虚证）。患者素体虚弱，脾气受困，脾喜燥而恶湿，每因饮食不节或劳累，均可加重湿邪困脾，脾失其运化之职，致水饮停聚不行，潴留体内，又因脾主四肢，肾主水，肾气不化，易泛滥下肢，故腰下浮肿严重、按之凹陷；脾虚，水谷精微不得达于周身，故脘腹胀闷、纳减、便溏、食少；"肾者水脏，主津液，不能化气行水"，肾气化失常则尿少，肾阳虚温煦失常故四肢冷逆，腰为肾之外府，故腰部冷痛、畏冷。舌脉均为脾肾阳虚之征。

治法：温补脾肾，益气化饮。

处方：

黄　芪15克	白　术15克	生　姜10克	茯　苓10克
薏苡仁10克	苍　术10克	厚　朴10克	泽　泻10克
肉　桂15克	补骨脂10克	淫羊藿5克	仙　茅5克
香　附10克	木　香10克	车前子10克	牛　膝5克

10剂，水煎服，每日早晚各一次，每次150mL。

二诊：患者服食汤药10剂后，畏冷感稍缓解，体倦乏力稍缓解，双下肢浮肿稍缓解，但仍感觉见效慢，舌质淡，舌体胖，苔白，脉沉缓。嘱患者配合治疗，并进行心理疏导，切忌急躁，耐心劝慰，同时在原方基础上加熟附子温阳补虚，对药量进行改动，方药如下：

处方：黄　芪20克　　白　术15克　　生　姜15克　　茯　苓10克

薏苡仁15克　　苍　术10克　　厚　朴10克　　泽　泻10克

肉　桂15克　　补骨脂10克　　淫羊藿10克　　仙　茅10克

香　附10克　　木　香10克　　车前子10克　　牛　膝5克

熟附子10克

15剂，水煎服，每日早晚各一次，每次150mL。

三诊：患者自诉服食上方10剂后，无双下肢浮肿，畏寒症状明显减轻，服毕15剂后，小便正常，大便改善，时稀，1日一行，体倦乏力稍恢复，食欲欠佳，舌质淡，舌体胖，苔白，脉沉细。于二诊方基础上佐以赤芍养血益气，加人参、陈皮、鸡内金理气和胃消食，去附子、生姜防温补太过，方药如下：

处方：黄　芪20克　　白　术15克　　人　参10克　　茯　苓10克

薏苡仁15克　　苍　术15克　　厚　朴10克　　泽　泻10克

肉　桂15克　　补骨脂10克　　淫羊藿10克　　仙　茅10克

香　附10克　　木　香10克　　车前子10克　　牛　膝5克

赤　芍10克　　陈　皮10克　　鸡内金10克

15剂，水煎服，每日早晚各一次，每次150mL。

四诊：患者服上方后1个月，前来复诊，自诉症状明显消失。

随诊2个月后，患者诸症均消，并进行相关检查：血、尿、便常规均正常，肝功未见异常，ALB39.70 mg/L，TP 60.00 g/L，前白蛋白（PA）190 mg/L，均趋近于正常。2个月后电话随诊，未见复发。

【按语】

笔者对溢饮的理解为因饮食不节，或情志失调，年高体弱，阳气素虚，致使脾失健运、肾失开阖、气机阻滞、水湿内停，以头面、下肢或全身浮肿，畏冷，乏力等为主要表现的痰饮病。辨证侧重于脾肾，"先天之本"与"后天之本"，所以治法充分体现了张仲景于《金匮要略》中明确指出的"病痰饮者，当以温药和之"。笔者一诊时制订的治法为温补脾肾、益气化饮，以黄芪益气健脾利水为君，白术、薏苡仁、苍术，生姜意在温脾益气渗湿，厚朴、泽泻、茯苓、车前子利尿行水，肉桂、补骨脂、淫羊藿、仙茅温补肾阳，香附、木香理气消滞助化饮，以牛膝引药下行。二诊时患者改善不明显，分析可能为药量不够，遂加温阳之附子。三诊诸症缓解，以赤芍、人参养血益气促饮消，是从顾护后天之本出发，陈皮、鸡内金和胃以治脾。

三、寒饮犯肺兼筋脉失养证

安某，男性，70 岁，黑龙江省哈尔滨市人。

首诊时间：2012 年 5 月 11 日。

主诉：咳嗽、咳喘伴不能平卧 1 月余。

现病史：患者于 1 个月前患感冒，咳嗽、胸闷、气短，不能平卧，遂到当地医院进行对症治疗（具体药物不详），病情控制后出院。约 1 周后，上述症状复发，咳甚，痰多色白，质稀，平卧则上症加重，食欲不振，精神不佳。经他人介绍，来我门诊就诊。

既往史：左侧肢体偏瘫 5 年余。

中医四诊：面色少华，语言不清，口唇色淡，短气，时有咳嗽，胸呈桶状，咳嗽伴咳吐白色稀薄痰，遇冷加重，端坐呼吸，食欲不振，舌质淡、苔白腻，脉结代而沉。

辅助检查：无。

中医诊断：支饮（寒饮犯肺兼筋脉失养证）。

西医诊断：风湿性心脏病；房颤。

中医诊断依据：患者老年女性，体虚，复感寒邪后，寒邪停于内，故患者咳嗽，寒邪困遏卫阳，肺不能宣发水津，脾失运化水湿，故积而成饮，寒、饮互结共克脾肺，故见咳吐白色稀薄痰，遇冷加重；饮停于肺，肺失宣降，故可见胸闷、气短、端坐呼吸；患者左侧肢体筋脉失养萎软不用 5 年，脾主四肢，肝主筋，为肝脾失和之象；面色少华，舌质淡、苔白腻，脉结代而沉均为寒饮犯肺兼筋脉失养之征。

治法：温肺化饮，益气养血通脉。

处方：
麻　黄 15 克	桂　枝 10 克	干　姜 10 克	五味子 10 克
炙甘草 5 克	赤　芍 10 克	半　夏 15 克	瓜　蒌 10 克
柴　胡 15 克	当　归 10 克	川　芎 10 克	人　参 10 克
黄　芪 10 克	桃　仁 10 克	枳　实 15 克	火麻仁 10 克

10 剂，水煎服，每日早晚各一次，每次 150mL。

二诊：本次复诊患者未亲自前来，由儿子代诉。患者服食 7 剂汤药后咳痰减轻，现可平卧，精神转好，伴食欲不振，大便稍缓，2～3 日 1 行，舌脉不详。原方续服 3 剂巩固治疗，再根据目前病情，加神曲以消食和胃，火麻仁加量以润肠通便，去桃仁防其活血太过而伤正，方药如下：

处方：
柴　胡 15 克	当　归 15 克	川　芎 10 克	人　参 10 克
黄　芪 10 克	赤　芍 10 克	神　曲 10 克	枳　实 15 克
半　夏 15 克	瓜　蒌 10 克	火麻仁 15 克	炙甘草 5 克
麻　黄 15 克	桂　枝 10 克	干　姜 10 克	五味子 10 克

10 剂，水煎服，每日早晚各一次，每次 150mL。

随诊：患者服毕二诊汤剂后，未见咳嗽咳痰，故去小青龙汤，以补阳还五汤为其基础方随症加减，随诊 2 个月，咳嗽咳痰未复发，嘱定期复诊。

【按语】

患者素体虚弱，易感外邪，感受寒邪后，寒饮伏肺，肺失宣降之功，故咳嗽咳痰、胸闷、端坐呼吸；寒饮未化热，故痰清稀淡薄；脾虚，四肢失养，故萎软不利；运化失常，故大便数日一行。故一诊给予患者温肺化饮散寒之品，并以肃肺之瓜蒌辅其以化痰；以益气养血通脉法顾护本虚，并对症佐以润肠通便火麻仁，以及枳实、柴胡行气以助气机调达，使补而不滞，合以活血通脉之桃仁。因患者年高体弱，且方中多为辛散燥烈之品，故药量不宜过大。二诊时"外寒内饮"改善后，应以顾护本虚为主，则调方以益气补血为主，温化寒饮为辅，二者在整个治疗过程中，相辅相成，"养虚"利于"温化"，"温化"辅以"养虚"，并加神曲以消食和胃、增进食欲，加火麻仁润肠通便，去桃仁防其活血太过而伤正。

四、脾阳不振饮停于肺证

患者，女性，50 岁，黑龙江省哈尔滨市人。

首诊时间：2014 年 4 月 20 日。

主诉：反复发作咳嗽咳喘 20 年。

现病史：患者慢性喘息性支气管炎 20 余年，遇寒冷天气易发作，发作时咳嗽喘憋，吐大量白色泡沫痰，并自觉背心及胸前寒冷，严重时口唇紫绀、心率加快。患者 20 年来病情反复发作，困扰日久，发作严重时，每到当地医院进行对症处理，缓解后出院。数月前因患者女儿曾在我门诊治疗疾病，治疗效果显著，故在其女儿陪同下前来就诊。

既往史：无。

中医四诊：形体稍瘦，面色苍白，畏寒肢冷，腹胀有冷感，或泛吐清水，口中乏味，纳差，大便溏稀，咳嗽咳痰不明显，吐大量白色泡沫痰，自觉背心及胸前寒冷，发作严重时口唇紫绀、呼气延长、呼吸困难。舌质淡，苔白，脉沉弱。

辅助检查：X 线检查仅有肺纹理增深；血常规未见异常；痰细菌培养未见异常。

中医诊断：支饮（脾阳不振，饮停于肺证）。

西医诊断：慢性喘息性支气管炎。

中医诊断依据：患者因"反复发作咳嗽咳喘"来诊，四诊合参，诊断该病属于"支饮"。患者因素体中焦虚寒，胃寒，阳虚不达四末则肢冷；脾主升清，脾虚不能升清，水谷精微失于输化则痰饮内生，故可见腹胀有冷感，或吐泛清水，口中乏味，纳差，大便溏稀；若遇外来之邪气，引动内伏之饮邪，可见咳嗽咳痰、喉中哮鸣有声、呼气延长、呼吸困难，并反复发作。舌质淡、苔白、脉沉弱亦为脾阳不振之征。

治法：振奋脾阳，温阳化饮。

处方：
茯　苓 15 克	炒白术 15 克	桂　枝 20 克	半　夏 10 克
五味子 10 克	干　姜 10 克	佛　手 10 克	砂　仁 10 克
陈　皮 10 克	紫　菀 10 克	紫苏子 15 克	黄　芪 15 克
党　参 10 克			

10 剂，水煎服，每日早晚各一次，每次 150mL。

二诊：患者现胃部寒凉感减轻，腹胀缓解，大便溏稀，纳差稍缓解，舌质淡，苔白，脉沉弱，余未见异常。在原方基础上加五倍子固涩，继续服用。方药如下：

处方：茯　苓 15 克　　炒白术 15 克　　桂　枝 20 克　　半　夏 10 克

　　　五味子 10 克　　干　姜 10 克　　佛　手 10 克　　砂　仁 10 克

　　　陈　皮 10 克　　紫　菀 10 克　　紫苏子 15 克　　黄　芪 15 克

　　　党　参 10 克　　五倍子 10 克

　　　5 剂，水煎服，每日早晚各一次，每次 150mL。

三诊：患者续服上方 5 剂后，二便正常，舌质淡红，苔白，脉沉滑。于二诊方药基础上去掉五味子、五倍子、干姜，调以健脾祛湿之苍术、薏苡仁、厚朴，方药如下：

处方：茯　苓 15 克　　炒白术 15 克　　桂　枝 20 克　　半　夏 10 克

　　　苍　术 10 克　　厚　朴 10 克　　佛　手 10 克　　砂　仁 10 克

　　　陈　皮 10 克　　紫　菀 10 克　　紫苏子 15 克　　黄　芪 15 克

　　　党　参 10 克　　薏苡仁 10 克

　　　10 剂，水煎服，每日早晚各一次，每次 150mL。

四诊：患者现诸症缓解，前日遇寒冷后，咳嗽咳痰复发，但未见呼吸困难，遂嘱患者继续服用三诊效方，后又随诊 6 个月，复发症状渐缓。

【按语】

《金匮要略·痰饮咳嗽病脉证并治》说："夫饮有四，何谓也。师曰：有痰饮，有悬饮，有溢饮，有支饮。"其中水饮停留于胸膈，阻碍肺气的宣降，以致咳逆倚息、短气不能平卧，兼见外形如肿者称为支饮。支饮的病证可见于现代医学的慢性支气管炎、支气管哮喘、慢性阻塞性肺疾病、肺源性心脏病等。而笔者观之，形成支饮的原因大多是感受外寒未及时表散，邪蕴于肺，肺失宣降，或饮食不当，贪凉饮冷，寒饮内停，上干于肺，而致咳喘，迁延反复伤肺，肺气不能布津，阳虚不运，饮邪留伏，支撑胸肺，上逆迫肺致成本病。故支饮病位在肺，但笔者认为"脾为生痰之源"，若无痰之生成则无见痰之壅肺，引而咳嗽咳痰，故应重视脾脏对该病的影响。初诊方中茯苓、炒白术健脾渗湿，桂枝、半夏温肺化饮，五味子、干姜、紫菀收敛肺气、温中止咳，佛手、砂仁、陈皮、紫苏子理气化滞，黄芪、党参补脾益气，全方以振奋脾阳，温阳化饮。二诊时患者溏泻，日行 2 次，疗程未及，为解决其标而配五倍子涩肠止泻，并可与五味子共同起收敛之用。三诊以苍术、厚朴、薏苡仁继续运脾除湿化饮，诸症缓解，去五味子、干姜。随诊后患者以治脾化饮为主。

五、热毒犯肺兼脾虚证

许某，男，54 岁，黑龙江省哈尔滨市人。

首诊时间：2013 年 10 月 3 日。

主诉：感冒发热 3 日。

现病史：患者于 3 日前因感受风热之邪后，出现发热、流涕、咳嗽，于当地社区医院进行治疗，给予抗炎等对症治疗未见缓解，后咳吐痰中少有血丝，胸胁满闷，咳引胸痛，伴面赤。遂欲寻求中医治疗，在妻子陪同下前来就诊。

既往史：无。

中医四诊：感冒发热，流涕咳嗽，咽喉不适，声音嘶哑，咳吐痰中少有血丝，胸胁满闷，咳引胸痛，神疲乏力，大便干结，舌质暗红，苔略黄白厚腻，脉浮滑。

辅助检查：X 线检查示右侧第 3 肋以下胸腔积液。

中医诊断：悬饮（热毒犯肺兼脾虚证）。

西医诊断：渗出性胸膜炎。

中医诊断依据：患者因外感风热，侵袭肌表，损伤津液，致使肺不能宣布水液，同时致使脾无以运化水湿，水津停滞，积而成饮；饮致脉道不通，热邪不解后，郁而化毒，热毒互结犯肺停于肋部，伴热毒伤于脉络，故可见感冒发热、流涕咳嗽、咽喉不适、声音嘶哑、咳吐痰中少有血丝、胸胁满闷、咳引胸痛；又因脾失运化，精微不达四末，另有热毒损伤阴津，故语音低微、大便秘结；舌质暗红，苔略黄白厚腻，脉浮滑均为热毒犯肺兼脾虚之征。

治法：逐水祛饮，清热解毒，止咳。

处方：甘　遂 5 克　　大　戟 5 克　　大　黄 15 克　　黄　芩 20 克

蒲公英 20 克　紫花地丁 20 克　鱼腥草 20 克　炙甘草 5 克

金银花 10 克　连　翘 20 克　百　合 20 克　百　部 15 克

桔　梗 20 克　　太子参 15 克　　炒白术 15 克　　茯　苓 10 克

7 剂，水煎服，每日早晚各一次，每次 150mL。

二诊：患者症状明显缓解，发热消失，咳嗽咳痰仍在，胸痛缓解，但无咳吐脓痰，舌质暗红，苔略黄白腻，脉浮滑。原方基础上苦寒药减量，方药如下：

处方：甘　遂 5 克　　　大　戟 5 克　　　大　黄 15 克　　黄　芩 20 克

　　　蒲公英 15 克　　紫花地丁 15 克　　鱼腥草 20 克　　炙甘草 5 克

　　　金银花 10 克　　连　翘 20 克　　　百　合 20 克　　百　部 15 克

　　　桔　梗 20 克　　太子参 20 克　　　炒白术 15 克　　茯　苓 10 克

7 剂，水煎服，每日早晚各一次，每次 150mL。

三诊：患者服用二诊 7 剂汤药后胸痛消失，诸热证减轻，大便正常，1 日一行，舌质红，苔白，脉沉滑。随后服 5 剂后痊愈，复查 X 线：未见胸腔积液。停服中药。

3 个月后电话随访无复发。

【按语】

《金匮要略·痰饮病》云："饮后水流在胁下，咳唾引痛，为之悬饮。"笔者经一诊辨证予患者诊断为"悬饮（热毒泛肺证）"，方用甘遂、大戟攻逐水饮；加大黄增强攻下力度；加清热解毒之药以去除毒性和炎症；加止咳药是为消除"咳唾引痛"，对症治疗。故此方既能消除患者不适的副作用，减轻痛苦，又不减对胸水的攻伐力度，邪去正自扶，疗效显著，尤其适用于年老体弱患者，此外原方加益气健脾之品以治脾虚。二诊患者诸症缓解，寒凉药物不宜久用，增加健脾益气养阴药量，治疗效果佳。

六、肝郁脾虚并饮停胃肠证

丁某，女性，56 岁，黑龙江省佳木斯市人。

首诊时间：2014 年 5 月 24 日。

主诉：胃肠辘辘有声半年余，加重 3 个月。

现病史：患者半年前无明显诱因，出现胃肠中饥肠辘辘有声，伴餐后腹胀。曾就诊于北京、深圳，具体用药治疗不详，病情未见好转。3 个月前，患者上述症状加重，甚则影响睡眠，便溏，大便黏滞，日行 1 次，伴咽干、口气重，舌质淡，苔白，脉滑。自服奥美拉唑治疗效果不明显，遂求治于中医。

既往史：无。

中医四诊：胃肠中常发饥肠辘辘有声明显，甚则影响睡眠，肠鸣音亢进，每因情志不遂发作或加重，便溏，大便黏滞，日行 1 次，恶寒伴咽干，口气重，舌质淡，苔白，脉滑。

辅助检查：胃镜示慢性浅表性胃炎；彩超示胆囊壁隆起性病变考虑胆囊息肉。

中医诊断：痰饮（肝郁脾虚并饮停胃肠证）。

西医诊断：慢性浅表性胃炎；胆囊炎。

中医诊断依据：肝郁脾虚，津液疏布不畅，饮停于胃，饮邪内停，影响胃气，和降失常，胃肠中常发饥肠辘辘有声，甚则影响睡眠；肝郁气机不利，故每因情志不遂加重或发饥肠辘辘；木郁克土，故可见便溏、大便黏滞、日行 1 次；气机不畅，阳气被遏制，故恶寒；津液停滞，输布不达咽部，故咽干；脾虚湿重，故口气重；舌脉符合肝郁脾虚停饮证。

治法：疏肝健脾化饮，调气通腑。

处方：柴　胡 15 克　　炒白术 20 克　　茯　苓 15 克　　苍　术 10 克

　　　佛　手 10 克　　砂　仁 10 克　　紫苏子 10 克　　厚　朴 10 克

　　　黄　芪 20 克　　枳　实 10 克　　焦槟榔 10 克　　火麻仁 10 克

　　　郁李仁 10 克

　　7 剂，水煎服，每日早晚各一次，每次 150mL。

二诊：患者述其服食上方前 5 剂时感症状未见缓解，反而肠胃间水气相撞之声更强，待到服第 6 剂时，胃肠间辘辘之声明显缓解，口气仍存，大便日行 2 ~ 3 次，便质稍稀，腹胀渐缓，小便正常，舌质淡红，苔白，脉沉滑。在原方基础上佐加以芳香燥湿化饮之藿香、佩兰，去润肠通便之火麻仁、郁李仁，调整方药如下：

处方：柴　胡 15 克　　炒白术 20 克　　茯　苓 15 克　　苍　术 10 克

　　　佛　手 10 克　　砂　仁 10 克　　紫苏子 10 克　　厚　朴 10 克

　　　黄　芪 20 克　　枳　实 10 克　　藿　香 10 克　　佩　兰 10 克

焦槟榔 10 克

10 剂，水煎服，每日早晚各一次，每次 150mL。

三诊：患者现胃肠间辘辘声基本消失，仅在情绪激动后方可见，作响时不思饮食，舌质淡红，苔白，脉沉。上方加鸡内金、陈皮，调整方如下：

处方：

柴　胡 15 克	炒白术 20 克	茯　苓 15 克	苍　术 10 克
佛　手 10 克	砂　仁 10 克	紫苏子 10 克	厚　朴 10 克
黄　芪 20 克	枳　实 10 克	藿　香 10 克	佩　兰 10 克
鸡内金 10 克	陈　皮 10 克	焦槟榔 10 克	

10 剂，水煎服，每日早晚各一次，每次 150mL。

随诊：患者诸症好转，随诊 4 个月，嘱患者必要时定期调护。

【按语】

笔者认为，治疗此病宜标本同治，治标以求本，治本以达标。分析该病例之胃饮是古代所指的狭义痰饮，治宜以"温药和之"的原则，故一诊茯苓配苍术治水饮内阻、清气不升；枳实、佛手、砂仁并用，理气以治腹满，配伍柴胡疏理肝气，治气机不畅，利于化饮之功；郁李仁、火麻仁，润肠通便，引饮下行。二诊诉服前 5 剂时感症状未缓解，反而肠胃间水气相撞之声更强，是在药物作用下饮邪荡动胃肠、逐饮下行的表现，故待到服第 6 剂药时，胃肠间辘辘之声明显缓解；口气仍存为饮邪停滞的表现，故用藿香、佩兰芳香化湿，大便日行 2～3 次，为胃肠逐饮的表现，会日渐正常。三诊饮邪已渐尽除，故以治虚为主，调护后天之本，疏肝健脾，佐以鸡内金、陈皮，理气和胃消食，恢复食欲。

【诊疗体会】

中医学认为"痰饮"不仅指下呼吸道的分泌物，还包括消化道、胸膜腔、腹膜腔以及组织间的渗出液和漏出液。不仅是病理产物，同时也是致病因素，并将"痰饮"作为独立的病名。中医学所指"痰饮"，类似于现代医学所说的炎性渗出液和非炎症性漏出液。张仲景在《金匮要略》中虽然开始用"痰饮"这一名词，其实还是属于"饮"的范畴，他将"饮水过多、聚而不散"作为"饮"的成因，并没有像后世那样阐述明了，后世医家将"火炎熏灼，津液受煎"作为"痰"的成因。分论之，"痰"是稠黏的，"饮"是清稀的；"痰"是内生的，"饮"是外入的；"痰"是阳证，因热而生，"饮"是阴证，因寒而停。而笔者在本章节所论述的痰饮即为《金匮要略》中所述的"饮"。痰饮之病证在临床上症状繁多，故可见于西医学中的很多疾病，可依据中医"痰饮"辨证论治，如慢性胃炎、渗出性胸膜炎、支气管炎、支气管哮喘、心力衰竭、风湿性心脏病等。

【治疗特色】

1. 溢饮的治疗

笔者治疗溢饮重视从脾论治，脾在体合肌肉、主四肢，所谓中央土以灌四旁，故脾胃运化失常，以致水停为饮，随处留积，外溢肌表，故为溢饮。所以本人认为，溢饮治疗应重视从脾论治。中阳不足，脾阳不运，饮邪上逆于肺则短气，应振奋脾阳以化水饮，常用桂枝通阳化气，茯苓健脾渗水，两药合用，振奋脾阳，通调水道，使饮邪从小便而出；配以白术健脾燥湿，甘草补益中气，两药相合补土以制水；以脾虚为基础，继而使肾受累，脾肾阳虚，可见面色苍白、神疲乏力、少气懒言，或形寒肢冷、大便溏泻或见腹痛、下肢浮肿严重、舌质淡白、脉沉缓等，善用干姜、肉桂温补脾肾，白术、党参、甘草健脾益气，淫羊藿、仙茅、补骨脂温肾，泽泻、茯苓利水渗湿；饮停于四肢极易致精血不行，肢节末梢皮肤饮留，经脉瘀滞，发冷汗出或无汗，可适当加以活血、化瘀、通经活络之品，以当归、川芎养血，牛膝、桃仁、红花活血通脉等。

2. 支饮的治疗

（1）单纯寒饮伏肺

单纯寒饮伏肺，治宜温肺化饮。寒饮伏肺表证明显者，药用麻黄、桂枝、干姜、细辛、半夏、甘草、五味子等品散表寒而温肺化饮；体虚表证不明显者，可去麻黄、桂枝，加益气补虚之人参、白术、黄芪等。如属上实下虚之痰喘证，痰涎壅盛、喘咳短气、胸膈满闷，伴腰痛脚软、肢体倦怠或肢体水肿，可选紫苏子、半夏、当归、前胡、厚朴、陈皮、炙甘草、肉桂等温阳宣肺化饮；痰白量多，可加紫苏子、白芥子、莱菔子以祛痰。

（2）脾肾阳虚

单纯脾肾阳虚，治宜温补脾肾，温阳化饮。脾肾阳虚，药常用熟附子、桂枝、山药、白术、茯苓、泽泻、熟地、山茱萸等随症配之，另外，除四饮之外，张仲景《金匮要略·痰饮咳嗽病脉证并治》还有留饮和伏饮的论述，如"夫心下有留饮，其人背寒冷如掌大；胸中有留饮，其人短气而渴，四肢历节痛，脉沉者，有留饮；膈上病痰，满喘咳吐，发则寒热，背痛腰疼，目泣自出，其人振振身瞤剧，必有伏饮"。所谓留饮是指水饮长期留而不去者，伏饮是指伏而时发者，实际上仍属于四饮的范畴，以上所述的留饮和伏饮证与支饮有共同之处，可见于现代医学的慢性支气管炎、支气管哮喘和慢性阻塞性肺疾病，临床治疗可参考支饮。

3. 悬饮的治疗

悬饮，为饮停于胁肋部，就此而言，依笔者临床经验，治疗悬饮除关乎脾肺肾外，更在乎肝的治疗。因"肝之为脏……其脏在右胁右肾之前，并胃贯脊之第九椎"（《十四经发挥》）。肝的疏泄功能，对全身各脏腑组织的气机升降出入之间的平衡协调及津液疏布，起着重要的疏通调节作用。故临床上本人治疗肝郁脾虚兼少阳证，常用柴胡、黄芩合用，一清一散，相须为用，能解少阳半表半里之邪；炙半夏、生姜辛温性升，解除半里阴邪之凝聚，运脾输津，调理胃气，消痞散结，能治心下痞硬、不欲饮食。黄芩与炙半夏合用，具有辛开苦降之妙，辅佐柴胡升降两性。人参、甘草益气和中，扶正祛邪；大枣、生姜益胃气，和营卫，实里以防邪入；泽泻、茯苓、葶苈子、白茅根、大腹皮利水渗湿，祛邪外出，令邪有出路。

《素问·至真要大论》曰："留者攻之。"笔者在治疗悬饮证时，少用十枣汤，因其方甘遂、大戟、芫花，攻逐水饮虽强，亦伤正气，使虚者更虚，但临床上治疗效果却很显著，方中甘遂性苦寒，能入经隧水饮，其性更迅速直达；大戟性苦辛寒，能摄脏腑之水饮，而为控涎之主；芫花性苦温，能破水饮窠囊，故曰破癖须用芫花；大枣性甘温，顾护脾胃，与此同时，配伍黄芪、当归、白术、薏苡仁、苍术等顾护脾胃之品。

4. 痰饮的治疗

笔者治疗痰饮，以燥土升阳、导水补胃、化痰祛饮为第一法也。脾湿饮留，胃燥则饮祛也。治疗痰饮时采用"温药和之"之法的同时，以顾护脾胃为准则，又兼有淡渗利水和温肾阳,使膀胱气化正常,小便自利。健运脾胃常用山药、砂仁、佛手、薏苡仁;化湿祛饮用茯苓、猪苓、泽泻。

【结语】

痰饮是体内水液不得输化,停聚在某些部位而形成的一类病证。该病首辨痰饮、悬饮、支饮、溢饮为饮病四大病。辨证应先从部位分别四饮:饮停胃肠者为痰饮,水流胁下者为悬饮,淫溢肢体者为溢饮,侵犯胸肺者为支饮。并分清主次,虚实,寒热。痰饮的病机主要为中阳素虚,复加外感寒湿,或为饮食不节、劳欲所伤,致使肺脾肾通调、转输、蒸化无权,阳虚阴盛,津液停聚而成,特以脾脏影响甚也。以治脾、温化为基本治法。

消　渴

一、湿邪蕴结兼脾虚型

李某，男，58岁。

首诊时间：2009年5月6日。

主诉：口干、口渴伴多饮1年，加重1个月。

现病史：患者有糖尿病史1年，经服用二甲双胍片、渴乐宁胶囊等药治疗得以控制。近1个月来，口干渴，患者自以为火盛，在药店购买牛黄上清片等清热泻火药服用5天，症状没有明显改善，尚伴乏力，四肢酸软。又服用二甲双胍、渴乐宁胶囊等药5天，效果不明显。又在别人的介绍下，改寻中医治疗半月余，症状改善亦不理想。最终经友人介绍，来笔者处求诊。

既往史：高血压病史。

中医四诊：口干渴而黏腻，以水漱口能够暂时缓解口干之苦，口甜如含糖，脘腹痞满，食欲不振，神疲乏力，四肢酸软，大便溏，小便可，舌质淡红，舌苔白腻，脉沉而濡。

西医检查：尿糖（GLU）（+++），尿酮体（KET）（+），空腹血糖11.2mmol/L，餐后2小时血糖13.5mmol/L；糖化血红蛋白（HbA1c）9.5%；血压150/100mmHg。

中医诊断：消渴（湿邪蕴结兼脾虚证）。

西医诊断：2型糖尿病；高血压病。

中医诊断依据：口黏腻，口甜，脘腹痞满，苔白腻，脉沉而濡，说明患者体内有湿邪蕴蓄，且使津液不能上布而出现口干渴；伴神疲乏力、四肢酸软，说明患者尚有脾虚之象，但仍以湿邪蕴结为主。患者将湿邪阻滞、津液不能上布所致的口干渴误以为上火，而服用牛黄上清片等药，不仅无益，反而更伤脾阳。西医给开出的二甲双胍类药物，无法针对症状进行调节。而其他中医开出的方药纯为养阴之品，无异于雪上加霜。笔者谨守中医辨证论治之理，综合诊断为湿邪阻滞中焦脾胃兼脾虚。

治法：理气健脾化湿。

处方：藿　香 15 克　　大腹皮 15 克　　紫苏梗 15 克　　苍　术 15 克

清半夏 10 克　　厚　朴 10 克　　陈　皮 15 克　　佩　兰 15 克

茯　苓 15 克　　竹　叶 10 克　　白　术 15 克

10 剂，水煎服，每日一剂，早晚各一次，每次 150mL。

二诊：上方连服 10 剂以后，脘腹痞满、口干渴、口甜等症状减轻，食欲好转，大便正常，白腻苔稍退。查空腹血糖 9mmol/L，尿糖（++），KET 阴性。舌苔白腻，脉沉濡。加砂仁以醒脾和胃。

处方：藿　香 15 克　　大腹皮 15 克　　紫苏梗 15 克　　苍　术 15 克

清半夏 10 克　　厚　朴 10 克　　陈　皮 15 克　　佩　兰 15 克

茯　苓 15 克　　竹　叶 10 克　　白　术 15 克　　砂　仁 5 克

10 剂，水煎服，每日一剂，早晚各一次，每次 150mL。

三诊：上方连服 10 剂后，除了稍微口渴以外，其他症状大减，苔薄白不腻，脉缓。上方去清半夏之燥，加天花粉、乌梅以养阴生津。

处方：藿　香 15 克　　大腹皮 15 克　　紫苏梗 15 克　　苍　术 15 克

天花粉 10 克　　厚　朴 10 克　　陈　皮 15 克　　佩　兰 15 克

茯　苓 15 克　　竹　叶 10 克　　白　术 15 克　　砂　仁 5 克

乌　梅 15 克

10 剂，水煎服，每日一剂，早晚各一次，每次 150mL。

四诊：连服上方 10 剂后，查空腹血糖 6.8mmol/L，尿糖阴性。血压：140/90mmHg。改以养阴之剂调理巩固疗效，并嘱咐饮食清淡，调畅情志。

随访 1 年未复发，数次复查血糖均正常，尿糖阴性，HbA1c 7.3%。

【按语】

糖尿病的治疗，诸医多宗阴虚之见，恒以养阴生津之剂治疗，若临床用之不效，亦多不易二法。这无法体现仲景"观其脉证，知犯何逆，随证治之"的辨证论治精神，也无法更有效地指导中医临床。本案患者虽有口干渴之症状，但苔白腻、脘腹痞满、口黏腻、脉沉而濡等症均明显提示此病本质为湿邪阻滞中焦脾胃，进而影响津液的输布。故一诊时治以理气健脾化湿之法，选藿香、佩兰、紫苏梗等药芳香以化湿邪；白术、陈皮等药健脾理气以利于津液的输布，服用10剂即有明显的效果。二诊，苔仍白腻，加砂仁健脾理气。三诊，苔薄白，稍微口渴，湿邪渐化而阴伤有暴露之机，故去清半夏，加天花粉、乌梅等养阴止渴之品。四诊，症状消除，因患者年近60岁，素体阴液不足，故改为清养之品善后，并嘱咐清淡饮食，调畅情志以增强体质。

二、脾虚痰湿内蕴型

杨某，男，53岁，工人，黑龙江省哈尔滨市人。

首诊时间：2010年6月7日。

主诉：口渴多饮、多食易饥半月余。

现病史：患者半月前出现口渴多饮、多食易饥症状，在哈尔滨某医院检查空腹血糖12.4mmol/L，尿糖（+++），血脂亦增高。医生给予二甲双胍等药治疗，效果不显著。找中医治疗，服用养阴药症状无明显好转。经老患者介绍找笔者就诊。

既往史：高血压病史。

中医四诊：患者身宽体胖，两腮肥盛，口渴多饮，消食善饥，自觉胸闷、脘痞，稍感乏力，大便正常，小便可。舌体胖大，舌苔白腻，脉滑。细询病史，知其素嗜酒酪肥甘，饮食无节，不喜运动。

辅助检查：空腹血糖12.4mmol/L，尿糖（+++），糖化血红蛋白（HbA1c）7.6%；甘油三酯（TG）5.2mmol/L，总胆固醇（TCHO）3.35mmol/L，低密度脂蛋白（LDL）1.23mmol/L，高密度脂蛋白（HDL）0.91mmol/L；血压155/100mmHg。

中医诊断：消渴（脾虚痰湿内蕴证）。

西医诊断：2型糖尿病；高血压病。

中医诊断依据：患者身宽体胖，两腮肥盛，素嗜酒酪肥甘，饮食无节，不喜运动，故可知其体内痰湿素盛。口渴多饮，消食善饥，自觉胸闷、脘痞，为痰湿内盛、阻滞气机，且影响津液输布。舌体胖大，舌苔白腻，脉滑，亦为痰湿征象。西医单用二甲双胍无法缓解症状，他医处方常用养阴方药，亦不利于痰湿的祛除。综合分析，此病属于素嗜酒酪肥甘，饮食无节，伤及脾胃，脾失健运，致痰湿内蕴。

治法：健脾化痰兼消食。

处方：陈　皮 15 克　　清半夏 15 克　　茯　苓 15 克　　苍　术 15 克

　　　白　术 15 克　　厚　朴 10 克　　生甘草 5 克　　山　药 20 克

　　　生山楂 15 克　　生麦芽 15 克　　神　曲 15 克　　葛　根 20 克

　　　10 剂，水煎服，每日一剂，早晚各一次，每次 150mL。

嘱其饮食清淡，戒酒，适当运动。

二诊：连服上方 10 剂，口渴减轻，胸闷、脘痞缓解，饥饿感减轻。近来睡眠稍差，舌脉如前。辅助检查：血糖 10.2mmol/L，尿糖（++）。因睡眠差，拟加夜交藤、合欢花安神。

处方：陈　皮 15 克　　清半夏 15 克　　茯　苓 15 克　　苍　术 15 克

　　　白　术 15 克　　厚　朴 10 克　　生甘草 5 克　　山　药 20 克

　　　生山楂 15 克　　生麦芽 15 克　　神　曲 15 克　　葛　根 20 克

　　　夜交藤 15 克　　合欢花 15 克

　　　15 剂，水煎服，每日一剂，早晚各一次，每次 150mL。

三诊：连服上方 15 剂后，症状继续减轻，患者自觉浑身轻松，睡眠改善。舌苔薄白，脉滑。辅助检查：血糖 9.4mmol/L，尿糖（+）。睡眠好转，上方去夜交藤、合欢花；苔薄白，去厚朴之温燥，加玉竹以养阴生津。

处方：陈　皮 15 克　　清半夏 15 克　　茯　苓 15 克　　苍　术 15 克

　　　白　术 15 克　　玉　竹 10 克　　生甘草 5 克　　山　药 20 克

　　　生山楂 15 克　　生麦芽 15 克　　神　曲 15 克　　葛　根 20 克

　　　15 剂，水煎服，每日一剂，早晚各一次，每次 150mL。

随访 1 年，患者回复连服末诊方 15 剂后，自觉身体轻快，胸膈豁然开朗，心情愉快。辅助检查：血糖降至正常范围，尿糖（－），HbA1c 降至 6.8%，没有复发。血脂、血压亦有所改善。嘱其继续保持清淡饮食，戒酒，适当运动。

【按语】

本案患者素嗜酒酪肥甘，饮食无节，伤及脾胃，脾失健运，致痰湿内蕴。痰湿阻滞津液输布，故症见口渴。舌体胖大，舌苔白腻，脉滑，亦为痰湿征象。《备急千金要方·卷二十一·消渴》也指出了饮酒的危害："凡积久饮酒，未有不成消渴……酒性酷热，物无以加。"故考虑用半夏、陈皮化痰，苍术、厚朴祛湿，白术、山药健脾助运，散布津液。又患者素嗜酒酪肥甘，故加用生山楂、生麦芽、神曲和葛根等消食解酒之品，并嘱咐患者戒酒，饮食清淡，适当运动等。二诊诉睡眠不佳，加夜交藤、合欢花以养血安神。三诊苔薄白，去厚朴，稍加玉竹以防燥药伤阴。总之，笔者辨证论治，以健脾化痰兼消食为主治疗，效果显著。

需要注意的是，口渴只是单一的症状，不能见到口渴即辨为阴虚之类，而选用养阴之品。必须与其他症状合起来参考，才能得到正确的诊断，进而选用有针对性的方药进行治疗。如此，方能体现中医辨证论治的精髓。

三、肝气郁结，痰郁化热型

杨某，女，53 岁，黑龙江省哈尔滨市人。

首诊时间：2010 年 9 月 12 日。

主诉：阴痒、口渴 1 月余。

现病史：患者于 1 月前因阴痒到当地妇产医院求治，经查血糖 13.2mmol/L，尿糖（+++），口服二甲双胍等药效果不明显。期间曾寻求中医治疗，给予清利湿热药症状无明显改善。经友人介绍求笔者诊治。

既往史：高血压病史。

中医四诊：患者形体肥胖，愁苦面容，面部垢腻，语速快。自述心烦、口渴，小便频数，头脑昏沉，胸部满闷，夜晚梦寐纷纭，白天精神不振。舌体略胖大，舌尖红，苔薄黄，脉弦滑略细。自述半年前因工作变迁而长期抑郁失意，诊前一直情绪不佳，烦躁易怒，近日又因糖尿病情绪更加沮丧。

西医检查：尿糖（+++），空腹血糖 13.2mmol/L，餐后 2 小时血糖 15.5mmol/L；糖化血红蛋白（HbA1c）9.2%；血压 145/90mmHg；甘油三酯（TG）4.3mmol/L，总胆固醇（TCHO）3.14mmol/L，低密度脂蛋白（LDL）1.21mmol/L，高密度脂蛋白（HDL）0.98mmol/L。

中医诊断：消渴（肝气郁结，痰湿内蕴化热证）。

西医诊断：2 型糖尿病；高血压病。

中医诊断依据：观前医治疗，单纯从湿热考虑，而未能顾及患者情志为患，肝气无以条达，津液亦难以输布上承。患者发病前有长期情志抑郁不伸史，加之近来糖尿病发作，故有明显的肝气郁结之象，又见头昏胸闷、梦寐纷纭、舌体胖大、舌尖红、苔薄黄等症，故有痰湿内蕴化热、上犯心窍之象。故考虑辨为肝气郁结，痰湿内蕴化热，上犯心窍。

治法：疏肝理气，祛湿化痰清热。

处方：黄　连 10 克　　茯　苓 15 克　　半　夏 15 克　　陈　皮 15 克

生甘草 5 克　　枳　实 10 克　　竹　茹 15 克　　柴　胡 15 克

丹　皮 10 克　　栀　子 10 克　　白　芍 15 克　　当　归 10 克

白　术 15 克

10 剂，水煎服，每日一剂，早晚各一次，每次 150mL。

嘱其清淡饮食，调畅情志。

二诊：上方服用 10 剂后，心烦、口渴、小便频数减轻，胸闷减轻，睡眠好转，食欲稍差，舌脉如前。上方加砂仁以醒脾和胃助消化。

处方：黄　连 10 克　　茯　苓 15 克　　半　夏 15 克　　陈　皮 15 克

生甘草 5 克　　枳　实 10 克　　竹　茹 15 克　　柴　胡 15 克

丹　皮 10 克　　栀　子 10 克　　白　芍 15 克　　当　归 10 克

白　术 15 克　　砂　仁 10 克

10 剂，水煎服，每日一剂，早晚各一次，每次 150mL。

三诊：连服上方 10 剂后，仅稍微口渴，睡眠稍差，纳食正常，舌尖红消退。上方去黄连、栀子之苦寒，加合欢花、夜交藤以改善睡眠。

处方：夜交藤 20 克　　茯　苓 15 克　　半　夏 15 克　　陈　皮 15 克

生甘草 5 克　　枳　实 10 克　　竹　茹 15 克　　柴　胡 15 克

丹　皮 10 克　　合欢花 15 克　　白　芍 15 克　　当　归 10 克

白　术 15 克　　砂　仁 10 克

10 剂，水煎服，每日一剂，早晚各一次，每次 150mL。

四诊：连服上方10剂后，症状基本消失。复查：血糖降至正常，尿糖阴性。睡眠好转，上方去合欢花。

处方：砂　仁10克　　茯　苓15克　　半　夏15克　　陈　皮15克

　　　　生甘草5克　　枳　实10克　　竹　茹15克　　柴　胡15克

　　　　丹　皮10克　　夜交藤20克　　白　芍15克　　当　归10克

　　　　白　术15克

　　　　20剂，水煎服，每日一剂，早晚各一次，每次150mL。

随访：半年内，患者血糖偶有波动，HbA1c基本稳定在7.0%左右，无明显口渴症状。

【按语】

肝气郁结，多由于长期的情志抑郁、诸事不遂所致，故可见心烦、胸闷等症，体胖者多有痰湿内蕴，加之肝气郁结日久，则易化火生热，故可见头脑昏沉、梦寐纷纭、舌体胖大、舌尖红、苔薄黄等症。故考虑辨为肝气郁结、痰湿内蕴化热证，治宜疏肝理气、祛湿化痰清热。选用黄连、茯苓、半夏、陈皮、枳壳、竹茹等药治疗内蕴之痰热，消除梦寐纷纭等症状；用丹皮、栀子、柴胡、白芍等药治疗肝气郁结化火引起的心烦、胸闷等症。恰合病机，故用之疗效显著。二诊时食欲稍差，故加砂仁理气健脾和胃。三诊时睡眠稍差，加合欢花、夜交藤，且合欢花本就有疏肝之功，笔者常用此药治疗肝病而见睡眠不佳的患者，效果颇佳。叶天士《临证指南医案·三消》云："心境愁郁，内火自燃，乃消症大病。"在现今社会环境下，居民普遍压力较大，情志为病在临证中需要引起重视。

四、气阴两虚兼燥热、血瘀型

刘某，女，56岁，黑龙江省牡丹江市人。

首诊时间：2012年9月10日。

主诉：口渴多饮、腿酸乏力3个月。

现病史：患者3个月前因口渴喝水多，腿酸无力，在当地医院例行健康查体，空腹血糖（FBG）13.8mmol/L，尿糖（+++），服用降糖灵、二甲双胍、蜂胶及民间验方治疗，空腹血糖仍波动在11mmol/L左右。寻求当地中医治疗亦无明显疗效。经亲戚介绍求治于笔者。

既往史：高血压病史。

中医四诊：患者体型消瘦，愁苦面容，现口渴喝水多，夜间有时口干渴醒，晨起因口干而感到舌头发硬，伴有体倦乏力、腿酸懒动、手脚发麻、小便频数而混浊、睡眠不宁易醒、心烦易发火，体重下降 7kg，大便干结排解困难。舌质红，苔白欠润，脉沉细稍数。

西医检查：空腹血糖 10.7mmLo/L，餐后 2 小时血糖 13.5mmol/L。糖化血红蛋白（HbA1c）8.3%，尿糖（+++）；血压 130/90mmHg；血脂正常。

中医诊断：消渴（气阴两虚兼燥热、血瘀证）。

西医诊断：2 型糖尿病；高血压。

中医诊断依据：观前医用药仅从阴虚考虑，纯用生地、麦冬、沙参等养阴之品，辨证不全面，故无效。结合患者体型消瘦，属阴虚体质，舌质红、苔白欠润、心烦易发火，辨证为阴虚燥热，又见其体倦乏力、腿酸懒动，说明日久气阴两伤。手脚发麻，舌头发硬，说明阴亏血阻、瘀血自生、络脉受损。故辨为气阴两虚兼燥热、血瘀证。

治法：益气生津，泻火养阴，化瘀通络。

处方：人　参 10 克　　生地黄 15 克　　麦　冬 15 克　　黄　芩 15 克

　　　黄　连 15 克　　大　黄 10 克　　枸杞子 15 克　　女贞子 15 克

　　　墨旱莲 15 克　　丹　参 15 克　　水　蛭 10 克

　　　10 剂，水煎服，每日一剂，早晚各一次，每次 150mL。

嘱其清淡饮食，调畅情志，适当运动。

二诊：患者连服上药 10 剂，自觉口渴、尿浊明显改善，仍觉体力不足，稍微活动即感到腿酸乏力，手脚发麻，每天大便 2 次，通畅，夜间小便 1～2 次，复查 FBG 8.6mmol/L，尿糖（++）。舌质红，苔薄白，脉沉细。上方增黄芪以增益气固本之力。

处方：黄　芪 15 克　　人　参 10 克　　生地黄 15 克　　麦　冬 15 克

　　　黄　连 15 克　　大　黄 10 克　　枸杞子 15 克　　女贞子 15 克

　　　墨旱莲 15 克　　丹　参 15 克　　水　蛭 10 克　　黄　芩 15 克

　　　10 剂，水煎服，每日一剂，早晚各一次，每次 150mL。

三诊：连服上方 10 剂后，自述口渴基本缓解，体力较前增加，尿清便通，睡眠安宁，腿酸手麻也较前减轻。复查 FBG 5.9mmol/L，尿糖（－）。舌质红，苔薄白，脉沉细。继予上方加菟丝子以培补肝肾。

处方：黄　芪 15 克　　人　参 10 克　　生地黄 15 克　　麦　冬 15 克

　　　黄　连 15 克　　大　黄 10 克　　枸杞子 15 克　　女贞子 15 克

　　　墨旱莲 15 克　　丹　参 15 克　　水　蛭 10 克　　黄　芩 15 克

　　　菟丝子 15 克

　　　14 剂，水煎服，每日一剂，早晚各一次，每次 150mL。

四诊：连服上方 14 剂，自觉症状基本消失，恢复正常工作，复查 FBG 5.3mmol/L，HbA1c 5.4%，尿糖（－）。症状已明显缓解，上方稍调整药量。

处方：黄　芪 20 克　　人　参 10 克　　生地黄 10 克　　麦　冬 10 克

　　　黄　连 15 克　　大　黄 10 克　　枸杞子 10 克　　女贞子 10 克

　　　墨旱莲 10 克　　丹　参 15 克　　水　蛭 5 克　　　黄　芩 10 克

　　　菟丝子 10 克

　　　10 剂，水煎服，每日一剂，早晚各一次，每次 150mL。

随访半年，各项指标均在正常范围。

【按语】

体瘦之人，素多阴虚，然单纯养阴却难以生效。必须根据患者具体症状分析，把握其相关的兼证。此例患者素体偏瘦，阴虚无疑，然而又有心烦易怒、口干渴等症，则其尚兼燥火。阴虚燥火日久，则易伤正气，患者体倦乏力、腿酸懒动即其征也。且《素问·阴阳应象大论》有云："壮火之气衰，少火之气壮；壮火食气，气食少火；壮火散气，少火生气。"燥火日久，亦可损伤正气。辨证至此，仍不能随意处方，尚须注意患者还有手脚发麻等症，这一方面说明气阴两虚，无以濡养四肢，另一方面也存在瘀血阻络之机。况且，阴虚日久，加之气虚无以推动，难免出现瘀血为患。故笔者根据以上见症，综合辨为气阴两虚兼燥热、血瘀型，方选人参益气，生地、麦冬、女贞子、墨旱莲等药养阴，黄连、黄芩等药泻火，丹参、水蛭等药活血化瘀。二诊时即见显效，故加黄芪以增药力。三诊时加用菟丝子，缓补肾气，而又不伤肾阴，张景岳《新方八略引》亦云："善补阳者，必于阴中求阳，则阳得阴助而生化无穷；善补阴者，必于阳中求阴，则阴得阳升而泉源不竭。"总之，此案辨证须丝丝入扣，用药须面面俱到，不能见一证而忽略其他，如此方能见到显效。

五、瘀血内停证

肖某，女，56岁，黑龙江省大庆市人。

首诊时间：2013年6月18日。

主诉：口干渴3年，加重1月。

现病史：患者3年前查患有糖尿病，在当地西医院治疗，长期服用二甲双胍、降糖灵等药，血糖水平不稳定，常伴有口干渴等症状。近1月余患者口干渴比较明显，坚持服用二甲双胍、降糖灵效果不明显，在当地寻求中医治疗，亦没有明显疗效。为求更好的中医治疗，特来笔者处求治。

既往史：冠状动脉供血不足；高血压病史。

中医四诊：患者体型消瘦，皮肤干燥粗糙，下肢皮肤如鱼鳞状，容易脱屑。自觉口干燥、口渴明显，饮水不解渴，消食善饥、小便频数等症不明显。大便干结，数日一解。伴有阵发性胸背刺痛，胸闷，心情烦躁，眼圈发黑。舌质紫暗，舌底静脉曲张，苔白腻，脉弦缓。

西医检查：血糖13.8mmol/L，尿糖（++++），24小时尿糖定量30g；心电图示慢性冠状动脉供血不足；血压：160/100mmHg；血脂正常。

中医诊断：消渴（瘀血内停证）。

西医诊断：2型糖尿病；慢性冠状动脉供血不足；高血压病史。

中医诊断依据：患者体型消瘦，加之为糖尿病患者，按常规容易误辨为阴虚证，然而观之皮肤干燥粗糙，下肢皮肤如鱼鳞状，容易脱屑，结合阵发性胸背刺痛、眼圈发黑、舌质紫黯、舌底静脉曲张，显然为瘀血内停证。大便干结亦为干血内停，肠腑无以濡润所致。《金匮要略》亦有条文："病者如热伏，烦满，口干燥而渴，其脉反无热，此为阴伏，是瘀血也，当下之。"

治法：活血化瘀。

处方：桃　仁 15 克　　杏　仁 15 克　　干　漆 5 克　　虻　虫 10 克

　　　水　蛭 10 克　　丹　参 15 克　　鸡血藤 15 克　　大　黄 10 克

　　　黄　芩 10 克　　生甘草 10 克　　生地黄 15 克　　白　芍 15 克

　　10 剂，水煎服，每日一剂，早晚各一次，每次 150mL。

二诊：服药后口干燥、口渴较前减轻，大便不干。胸背刺痛稍见好转，稍感乏力。加黄芪，增强益气之功。

处方：桃　仁 15 克　　杏　仁 15 克　　干　漆 5 克　　虻　虫 10 克

　　　水　蛭 10 克　　丹　参 15 克　　鸡血藤 15 克　　大　黄 10 克

　　　黄　芩 10 克　　生甘草 10 克　　生地黄 15 克　　白　芍 15 克

　　　黄　芪 15 克

　　7 剂，水煎服，每日一剂，早晚各一次，每次 150mL。

三诊：口干渴继续减轻，胸背刺痛明显好转，舌质紫暗减轻。在当地西医院检查尿糖（＋），空腹血糖 10.3mmol/L，体力尚可。继续加黄芪量，加强药力。

处方：桃　仁 15 克　　杏　仁 15 克　　干　漆 5 克　　虻　虫 10 克

　　　水　蛭 10 克　　丹　参 15 克　　鸡血藤 15 克　　大　黄 10 克

　　　黄　芩 10 克　　生甘草 10 克　　生地黄 15 克　　白　芍 15 克

　　　黄　芪 20 克

　　15 剂，水煎服，每日一剂，早晚各一次，每次 150mL。

四诊：患者面带笑容，自诉血糖恢复正常，尿糖阴性。口干燥、口渴消失，胸背仅偶尔刺痛，舌质稍暗。为进一步巩固治疗，给予大黄䗪虫丸 10 盒，每次 1 丸，每日 2 次。

数月后患者带亲戚至哈尔滨寻余治疗，自诉服药后胸背痛消失，黑眼圈不明显。复查心电图较前明显好转，血糖、尿糖均正常。

【按语】

唐容川在《血证论》中指出："瘀血在里则口渴，所以然者，血与气体不相离，内有瘀血，故气不得通，不能载水津上升，是以发渴，名为血渴，瘀血祛则不渴矣。"此案患者形体消瘦，皮肤粗糙干燥，下肢皮肤如鱼鳞状，胸背阵发性刺痛，眼圈发黑，舌质紫暗，均为瘀血之明证，笔者据此用活血化瘀法治疗，疗效显著。二诊、三诊加黄芪，一方面顾及活血化瘀药攻逐太过之弊，使得活血而不伤正，另一方面，益气药更能增强活血药的效力。需要注意的是此患瘀血之症为本病之本，口干燥、口渴只是本病之标，临床辨证不可不明。

六、肾阴阳两虚型

李某，女，15 岁，学生，黑龙江省齐齐哈尔市人。

首诊时间：2013 年 5 月 19 日。

主诉：口渴、小便频数 3 月余，加重 1 个月。

现病史：患者身体素弱，3 个月来口渴，近 1 月加重，狂渴欲饮，饮不解渴，小便量与饮水量接近。在当地治疗效果不佳，遂至哈尔滨市某西医院治疗。经检查，尿比重（SG）为 0.004，尿糖阴性，脑造影显示蝶鞍大小正常，未见破坏及增生，诊断为尿崩症。西医治疗效果不佳，改求中医治疗，服用养阴生津药不效，辗转求治于笔者。

既往史：无。

中医四诊：患者形体瘦弱，神疲乏力，四肢酸软，口渴引饮，小便频数，小便量与饮水量接近。舌质红，苔黄而干，脉象沉弱。

西医检查：SG 0.004，尿糖阴性，脑造影示蝶鞍大小正常。

中医诊断：消渴（肾阴阳两虚证）。

西医诊断：尿崩症。

中医诊断依据：患者口渴、舌质红、苔黄而干，考虑为肾阴虚证，又据其脉沉弱之象，加之形体瘦弱、神疲乏力、四肢酸软、年方 15 岁，考虑为肾阴阳两虚证。肾阴阳两虚，则肾中之精微不能蒸化，津液无以上承，故口渴引饮；又关门不固，故小便频多。

治法：补肾助阳，滋肾固摄。

处方：熟地黄 15 克　　生地黄 15 克　　麦　冬 15 克　　山茱萸 15 克

　　　山　药 20 克　　茯　苓 15 克　　菟丝子 15 克　　五味子 15 克

益智仁 15 克　　　生龙骨 20 克　　　生牡蛎 20 克　　　制附片 10 克

10 剂，水煎服，每日一剂，早晚各一次，每次 150mL。

二诊：服上方 10 剂后，口渴减轻，饮水减少，小便量亦随之减少，全身稍感有力。舌边尖稍赤，苔黄稍润，脉沉细。前方加肉桂以增温阳之力，且可引火下行。

处方：熟地黄 15 克　　　生地黄 15 克　　　麦　冬 15 克　　　山茱萸 15 克

　　　山　药 20 克　　　茯　苓 15 克　　　菟丝子 15 克　　　五味子 15 克

　　　益智仁 15 克　　　生龙骨 20 克　　　生牡蛎 20 克　　　制附片 10 克

　　　肉　桂 5 克

15 剂，水煎服，每日一剂，早晚各一次，每次 150mL。

三诊：服药后口渴继续减轻，每日饮水量减少，小便量亦随之减少，体力逐渐恢复，但仍显消瘦。上方去生龙骨，加天花粉以增养阴生津之力。

处方：熟地黄 15 克　　　生地黄 15 克　　　麦　冬 15 克　　　山茱萸 15 克

　　　山　药 20 克　　　茯　苓 15 克　　　菟丝子 15 克　　　五味子 15 克

　　　益智仁 15 克　　　天花粉 20 克　　　生牡蛎 20 克　　　制附片 10 克

　　　肉　桂 5 克

15 剂，水煎服，每日一剂，早晚各一次，每次 150mL。

四诊：服药后饮水量已能控制在 4～6 茶杯，排尿次数及尿量也明显减少，尿量一昼夜在 1100mL 左右，饭量增加，体重随之增加 3kg，精神好转，体力有明显恢复。偶尔休息不好时饮水量及小便量稍微增多，休息即恢复。处三诊方 10 剂以善后。

随访 5 年，未见复发。

【按语】

本病现代医学认为是下丘脑—垂体功能受损，抗利尿激素分泌过少，尿量增多，形成脱水，故而狂渴引饮，身体消瘦，古人谓"饮一溲一，饮一溲二"，因此可知小便多为本病之症结，治疗的主要着力点在于多尿。张景岳说过："阳不化气，则水精不布，水不得火，则有降无升，所以直入膀胱而饮一溲二，以致泉源不滋，天壤枯涸者，是皆真阳不足，火亏于下之消症也。"由此可见，命火式微，水津不能四布，肾关不固，可见狂渴多尿。小便频多，致使肾中精华随之损伤，故可兼见肾精、肾阴亏虚之证，且使人日趋消瘦。由此笔者治以补肾助阳、滋肾固摄，药用附子、肉桂、菟丝子等以温肾助阳，生地、熟地、麦冬等药以滋肾阴，益智仁、五味子、生龙骨、生牡蛎等药以固摄肾精。服药一月余而使狂渴多尿之症得以消除，精神恢复正常，体重增加，疗效理想。本案若但见舌质红、苔黄而干等症，即辨为肾阴虚证，忽视患者神疲乏力、脉沉弱等象，而未能考虑补肾助阳，则势必难以建功。

【诊疗体会】

消渴是以口渴多饮、多食易饥、尿量频多、形体消瘦等为主要临床表现的病证。部分患者可并发肺痨、胸痹心痛、中风、眩晕、雀目、疮痈等病证。

【治疗特色】

笔者临证数十年来，治疗消渴病颇多，现从以下四个大的方面对治疗经验做个总结。

1. 从津液布化障碍辨治消渴

消渴一证，有津液耗伤而口渴能饮，谓之真渴，辨识较易；也有津液布化障碍而口渴不欲饮，谓之假渴，辨识较难，若误用养阴生津之品，则不仅口渴不除，且可反生他变，不可不辨。

（1）湿浊中阻，津不上承之消渴

治宜化湿布津，可选藿香、厚朴、陈皮、茯苓、薏苡仁、白蔻仁、苍术、半夏、大腹皮等药加味以化湿和中，若脾虚湿阻口渴，又当温阳健脾化湿，可选用茯苓、桂枝、白术等药加味。

（2）痰瘀互结，阻滞脉络之消渴

《金匮要略》云："病者如热状，烦满，口干燥而渴，其脉反无热，是瘀血也，当下之。"顽固性口渴，从"阴伏"治疗。常见于老年心衰、冠心病、风心病、肝硬化等病程中。治宜痰瘀同治，可选用桃仁、丹参、茜草、赤芍等活血药加陈皮、半夏、竹茹等化痰利湿之品。

（3）肝郁气滞，气机升降不利之消渴

口渴乃气机郁滞、津液输布不上承所致，常伴见胸闷脘痞、急躁易怒、脉弦等肝气郁滞见症。治宜疏肝调畅气机，可选用柴胡、白芍、枳壳、香附、佛手、香橼等药加减。

（4）水饮内停，肾阴不得上济之消渴

多见于慢性支气管炎。痰饮内停，阻滞肾阴，津液不得上济而口渴，伴见咳嗽痰多、面色黧黑、苔白腻等。治宜祛除水饮以止渴，可选用茯苓、猪苓、泽泻、白术、桂枝等药加减。

另外，阴虚血亏，气阴两虚，水津不足或不布，也可引起口渴而不思饮。此证临床多见，不多赘述。

2. 从脾肾阳虚辨治消渴

阳虚多不口干口渴，口不干渴常作为阳气虚寒证的主要症状之一，但阳虚无以化气生津而出现口干口渴，即所谓"寒证似燥"。虽觉口干口渴，但伴有颜面浮肿、畏寒喜暖、脉沉细无力、舌淡苔薄等脾肾阳虚见症。治宜温阳化气生津，可选用肾气丸、桂附理中丸等。尿崩症烦渴多尿属五脏虚寒、阴阳失和、下元不固、膀胱气化失司者，可用桂枝、生龙骨、生牡蛎、白芍等药加味。

3. 从脾蕴湿热辨治糖尿病消渴

糖尿病口干口渴，多从胃热、阴虚、气阴两虚、血瘀等论治，而脾虚生湿化热，湿热蕴积，津不上承也口干口渴，湿热上蒸则口甜口腻、舌苔黄腻，此种消渴则又宜清化湿热、健脾理气，可选用藿香、黄芩、滑石、茵陈、白蔻仁、浙贝母、菖蒲、陈皮等药加减，若属素嗜酒酪肥甘，致痰湿内蕴而致消渴，又宜化痰湿、健脾运，可选用茯苓、半夏、陈皮、苍术、厚朴等药加减。

4. 从肝气郁结辨治糖尿病消渴

临床观察发现，不少糖尿病患者多有精神不悦史，起病后，情志更加抑郁，而致肝气郁结，或肝郁化火伤阴，或肝郁气滞痰阻，均是形成糖尿病消渴的病因病机之一。尤其糖尿病早期、中期为多见。常伴有头晕胸闷、梦多纷纭、精神不畅、脉弦滑等肝气郁滞症状。治宜疏肝清热、祛湿化痰。可选用柴胡、白芍、香附、枳壳、陈皮等药加减治疗。

【结语】

笔者长期从事消渴病的中医治疗，所遇患者多为在他医处用常法治之无效、久治不愈而来者，遂发现这些消渴病患者常表现出肝脾方面的症状，抓住主要病机，从肝脾角度进行治疗，多能取得很好的疗效。如前所述之"从脾蕴湿热辨治糖尿病消渴"及"从肝气郁结辨治糖尿病消渴"均是笔者从肝脾角度治疗消渴病总结出来的宝贵经验。

血 证

一、脾胃虚弱兼肝血不足证

李某，女，27岁，黑龙江省哈尔滨市人。

首诊时间：2000年5月16日。

主诉：肢体散在紫癜伴倦怠乏力4个月。

现病史：该患者4个月前偶感风寒后出现倦怠乏力，胃纳不佳，四肢出现散在紫癜，至当地三甲医院就诊，查血常规显示：白细胞计数（WBC）5.6×10^9/L，血红蛋白（HGB）129g/L，血小板（PLT）10×10^9/L，红细胞计数（RBC）4.3×10^{12}/L。被确诊为特发性血小板减少性紫癜，予以强的松治疗，PLT升至100×10^9/L后，强的松开始减量，PLT又跌至10×10^9/L，其后PLT一直波动于（$10 \sim 20$）$\times 10^9$/L左右，肢体紫癜亦反复发作。今又查血常规示：WBC 6.3×10^9/L；HGB 130g/L；PLT 16×10^9/L；RBC 4.2×10^{12}/L。故来我处寻求中医药治疗。

中医四诊：面色苍白，倦怠乏力，胃纳不佳，心悸，气短，头晕目眩，四肢可见散在紫癜，色紫暗淡，舌质淡，舌苔薄白，脉细弱。

辅助检查：血常规：WBC 6.3×10^9/L，HGB 130g/L，PLT 16×10^9/L，RBC 4.2×10^{12}/L。

中医诊断：血证（紫斑）（脾胃虚弱兼肝血不足证）。

西医诊断：特发性血小板减少性紫癜。

中医诊断依据：气为血帅，气行则血行，气虚不能摄血，血溢脉外而见肌衄；劳倦过度、饮食失调伤及脾胃，或久病不愈，反复出血，使气随血去，正气亏虚，失于统摄，血不循经而外溢于肌肤则发为紫斑；脾胃虚弱，则胃纳不香，气虚则气短，倦怠乏力，肝血不足，则面色苍白，头晕目眩；舌质淡，舌苔薄白，脉沉细，均为气虚不能摄血且血虚之象。

治法：健脾柔肝，益气摄血。

处方：党　参 15 克　　　黄　芪 15 克　　　炒白术 10 克　　　当　归 10 克

　　　白　芍 10 克　　　茜　草 10 克　　　仙鹤草 15 克　　　砂　仁 10 克

　　　丹　参 10 克

14 剂，水煎服，每日早晚各一次，每次 150mL。

二诊：服上方后，患者头晕乏力、动则心悸、气短均较前好转，胃纳亦转佳。四肢散在紫癜吸收中，未见新现出血点。舌质淡，舌苔薄白，脉沉细。血常规：WBC 6.1 × 10^9/L，HGB 129g/L，PLT 80 × 10^9/L，RBC 4.2 × 10^{12}/L。在上方基础上加入茯苓补气健脾，方药如下：

处方：党　参 15 克　　　黄　芪 15 克　　　炒白术 10 克　　　当　归 10 克

　　　白　芍 10 克　　　茜　草 10 克　　　仙鹤草 15 克　　　砂　仁 10 克

　　　丹　参 10 克　　　茯　苓 15 克

14 剂，水煎服，每日早晚各一次，每次 150mL。

三诊：服药后，胃纳好转，面色红润，余无明显不适。舌质淡，舌苔薄白，脉沉细。血常规：WBC 6.1 × 10^9/L，HGB 129g/L，PLT 100 × 10^9/L，RBC 4.2 × 10^{12}/L。

处方：效方不变，上方再进十剂。

【按语】

中医将特发性血小板减少性紫癜归为"血证"范畴，对出血性疾病认识较早且深刻，早在《内经》中即有记载。如《灵枢·百病始生》说："阳络伤则血外溢，血外溢则衄血；阴络伤则血内溢，血内溢则后血。"《医学正传·血证》将各种出血归在一起，并以"血证"之名概之，也就是说血液循行不走常道，上溢于口鼻诸窍，或下泄于前后二阴，或外渗于肌肤而形成的出血疾患。

方中党参、黄芪、炒白术健脾益气；当归、丹参补血养血；白芍柔肝养血；茜草、仙鹤草加强止血；砂仁理气醒脾，以防益气补脾过于滋腻而伤及脾胃，诸药合用，共奏健脾柔肝、益气摄血之功。二诊时患者各症状明显改善，说明理法方药甚中病机，遵上法，加入茯苓以增强其补气健脾之力。

二、肝郁血瘀兼阴虚内火证

张某，女，34岁，已婚，黑龙江省牡丹江市人。

首诊时间：2003年1月8日。

主诉：双下肢出现青紫斑点2周。

现病史：患者两周前无明显诱因双下肢出现多处散在青紫色瘀点瘀斑，稍有痒感，未予重视，近1周瘀斑渐增，去当地某三甲医院检查后确诊为"过敏性紫癜"，未用西药，特来我门诊要求服中药治疗。

中医四诊：形体偏瘦，面色微黯无泽，眼眶略黯，心烦易急，腰酸乏力，无腹痛及关节痛，饮食尚可，便干溲黄，平时经行错后，量偏多，色深红常夹带血块，时有痛经。查体：双下肢散在瘀点瘀斑，呈青紫和黄褐色，大小不等，压之不退色，高出皮面，咽部色红不肿，舌质红偏暗，舌苔白稍厚而润，脉弦细带涩两尺略沉。

辅助检查：血、尿、便常规均未见异常。

中医诊断：血证（紫斑）（肝郁血瘀兼阴虚内火证）。

西医诊断：过敏性紫癜。

中医诊断依据：此患者急躁易怒，肝郁血瘀兼夹阴虚，加之劳累紧张，不知调养，虚火内生，日久导致瘀热搏结，血络受损，血不循经，溢出脉外而发为紫癜；肝气郁滞，血瘀胞宫，则平时经行错后，量偏多，色深红常夹带血块，时有痛经；肝郁气机不畅，则便干溲黄，心烦易急。舌质红偏暗，舌苔白稍厚而润，脉弦细带涩，两尺略沉，亦是肝郁血瘀兼阴虚内火之象。

治法：疏肝活血，凉血止血，滋阴降火。

处方：

生地黄15克	玄参15克	当归10克	桃仁10克
赤芍15克	白芍15克	柴胡10克	紫草20克
牡丹皮10克	茜草15克	生侧柏叶15克	藕节炭15克
生大黄10克	旱莲草20克	女贞子12克	

5剂，水煎服，每日早晚各一次，每次150mL。

并嘱咐患者戒急躁恼怒，勿劳累熬夜，忌食辛辣、鱼虾蟹贝等腥膻发物，预防感冒。

二诊：患者服 5 剂后复诊，紫癜明显减少且颜色变浅，未见新出血点，大便正常，舌质暗红，少许白腻苔，脉弦细带涩、两尺略沉。前方减紫草、生大黄，加仙鹤草收敛止血。方药如下：

处方：生地黄 15 克　　玄　参 15 克　　当　归 10 克　　桃　仁 10 克
　　　赤　芍 15 克　　白　芍 15 克　　柴　胡 10 克　　牡丹皮 10 克
　　　茜　草 15 克　　生侧柏叶 15 克　藕节炭 15 克　　旱莲草 20 克
　　　女贞子 12 克　　仙鹤草 20 克

7 剂，水煎服，每日早晚各一次，每次 150mL。

三诊：患者旧斑已基本消褪，无新出血点。舌质暗红，舌苔少许白腻苔，脉沉弦细。以滋补肝肾为主，佐以止血，调理善后。方药如下：

处方：当　归 10 克　　熟地黄 15 克　　山茱萸 15 克　　白芍（酒炒）15 克
　　　山　药 20 克　　泽　泻 10 克　　牡丹皮 10 克　　茯　苓 15 克
　　　三七粉 10 克

10 剂，水煎服，每日早晚各一次，每次 150mL。

一个月后患者回告症状无反复，经行错后、痛经等症竟意外较前明显改善。

【按语】

四诊合参，此患者急躁易怒，肝郁血瘀兼夹阴虚，加之劳累紧张，不知调养，虚火内生，日久导致瘀热搏结，血络受损，血不循经，溢出脉外而发为紫癜。方用生地黄、玄参、赤芍、旱莲草、女贞子滋阴清热止血；当归、桃仁、白芍、柴胡疏肝柔肝，活血化瘀；紫草、丹皮、茜草、生侧柏叶、藕节炭凉血止血消斑；佐以生大黄活血化瘀，润肠通便。二诊中，紫癜明显减少且颜色变浅，未见新出血点，大便正常，故在上方基础上减紫草、生大黄，加仙鹤草收敛止血。患者服至十二剂时旧斑已基本消褪，无新出血点。此时改用以滋补肝肾为主，佐以止血治疗调理巩固，滋肝肾，补阴血，清虚热止血。

三、肝脾两虚兼肾精不足证

吴某，男，44 岁，已婚，黑龙江省哈尔滨市人。

首诊时间：2012 年 4 月 28 日。

主诉：间断鼻衄 2 月。

现病史：患者于 2 月前无明显诱因出现间断鼻衄，血色鲜红，量约 10ml，当时未予诊治。随后 2 月来上述症状间断出现，全身四肢肌肤散布出血点，遂就诊于当地医院皮肤科，化验血常规示：血小板（PLT）25 × 10⁹/L。后分别就诊于天津市血液病研究所、天津市总医院，诊断为"早期肝硬化""脾大""血小板减少性紫癜"，予以激素、免疫抑制剂及升血小板药物等对症治疗后症状好转，并建议手术治疗。患者及其家属欲寻求中医药治疗，经人介绍来我处诊治。

中医四诊：面色萎黄，间断鼻衄，四肢肌肤散在瘀点，直径小于 2cm，纳呆，腰膝酸软，大小便可，睡眠欠佳，舌质暗红，少苔，脉弦细。

辅助检查：腹部增强 CT 示早期肝硬化，脾大，门脉高压，侧支循环形成；肝右叶后下段不典型血管瘤，胆囊壁厚，肝胃韧带区、肠系膜根部及腹主动脉周围多发淋巴结。血常规示 PLT 25 × 10⁹/L。

中医诊断：血证（鼻衄）（肝脾两虚兼肾精不足证）。

西医诊断：血小板减少性紫癜；肝硬化；脾大。

中医诊断依据：肝脾两虚，肝血不足，脾不统血，又久病使正气亏损，气虚不能摄血，以致血液外溢而形成衄血、紫斑；肝脾两虚，则见面色萎黄，纳呆；肾精不足，则有腰膝酸软。舌质暗红，少苔，脉弦细为久病肝脾两虚兼肾精不足之象。

治法：补益肝肾，健脾止血。

处方：黄　精 20 克　　薏苡仁 20 克　　女贞子 15 克　　旱莲草 15 克

　　　枸杞子 20 克　　仙鹤草 30 克　　白茅根 20 克　　炒杜仲 15 克

　　　炒白术 20 克　　甘　草 10 克　　鳖　甲（先煎）20 克

　　　7 剂，水煎服，每日早晚各一次，每次 150mL。

二诊：患者自服上述药以来，无鼻衄，四肢肌肤散在出血点较前明显减少，血常规示：PLT 69 × 10⁹/L；肝功能示：谷丙转氨酶（ALT）60U/L，乳酸脱氢酶（LDH）285U/L，谷氨酰转肽酶（GGT）68U/L，饮食、二便、睡眠均正常，舌暗红少苔，脉弦。

处方：效方不变，嘱续服原方 14 剂。

三诊：患者诉诸症明显好转，舌淡红，苔白，脉弦。原方加鸡内金消食导滞，黄芪补气健脾。方药如下：

处方：黄　精 20 克　　薏苡仁 20 克　　女贞子 15 克　　旱莲草 15 克

　　　枸杞子 20 克　　仙鹤草 30 克　　白茅根 20 克　　炒杜仲 15 克

　　　炒白术 20 克　　甘　草 10 克　　鸡内金 10 克　　黄　芪 20 克

　　　鳖　甲（先煎）20 克

　　　14 剂，水煎服，每日早晚各一次，每次 150mL。

【按语】

本例患者西医明确诊断为早期肝硬化、脾大、血小板减少性紫癜。西医发病过程大致为患者早期体质虚弱，抵抗力低下，患肝炎，日久不愈发展为肝硬化、脾大，继而出现血小板减少，终至出现全身性紫癜。属中医"血证"范畴，病因为肝实脾虚、肝木凌土、脾不统血而引发该病。病情长久不愈会导致肝肾阴虚。中医治法为补益肝肾、健脾止血。方中黄精、炒杜仲、女贞子、旱莲草、枸杞子补益肝肾；鳖甲软坚散结；仙鹤草、白茅根止血；炒白术、薏苡仁、甘草健脾气，使气血生化有源；诸药合用，共奏补肝肾、健脾而血止的目的。三诊时加入鸡内金消食导滞，加黄芪以增补气健脾之功。现代药理研究表明，仙鹤草有升血小板作用，白茅根有缩短凝血时间和出血时间的作用，甘草有降转氨酶的作用。

四、脾肾双亏兼气阴两虚证

病案一

陈某，女，29 岁，已婚，内蒙古自治区人。

首诊时间：2002 年 11 月 5 日。

主诉：腰酸乏力，泡沫尿、镜下血尿 2 年。

现病史：患者于 2 年前感冒后出现肉眼血尿，尿中泡沫增多，查尿常规示：尿蛋白（PRO）（++），镜检红细胞满视野；肾脏穿刺病理诊断为 IgA 肾病。经中西医综合治疗肉眼血尿消失，但 PRO 持续（+-）～（++），镜检红细胞数个～（++）；24 小时尿蛋白量 0.9～1.2g，肾功能持续正常，血压 120/75mmHg，肾区无叩痛，双下肢无浮肿。经其他病友介绍后到笔者处寻求中医药诊治。

中医四诊：面色晦暗，腰膝酸软，倦怠乏力，口干，咽痛，胃脘不适，纳可，寐可，二便调。舌质淡红，舌苔薄白，脉沉细。

辅助检查：PRO（+-）～（++），镜检红细胞数个～（++）；24小时尿蛋白量0.9～1.2g，肾功能正常；血压120/75mmHg。

中医诊断：血证（尿血）（脾肾双亏兼气阴两虚证）。

西医诊断：IgA肾病。

中医诊断依据：脾为气血生化之源，主四肢肌肉，肾为作强之官，腰为肾之府，脾肾亏虚，故症见腰酸乏力；肾司固摄，肾精亏虚，固摄无力，精微下注，故见尿中泡沫增多；脾主统血，脾虚血液收摄无力，加之阴虚虚热灼伤膀胱脉络，故血尿绵延；口干、咽痛为阴液不足之象；舌质淡红，舌苔薄白，脉沉细亦为脾肾双亏兼气阴两虚之象。

治法：补脾滋肾，益气养阴。

处方：党　参15克　　丹　参15克　　黄　芪15克　　熟地黄15克

　　　山　药15克　　山茱萸10克　　川　芎15克　　女贞子15克

　　　墨旱莲15克　　石　韦15克　　薏苡仁25克　　白茅根15克

　　　14剂，水煎服，每日早晚各一次，每次150mL。

二诊：服上药后，患者腰酸乏力较前好转，口干、咽痛、胃脘不适等症状消失，寐可，二便调。舌质淡红，舌苔薄白，脉沉细。检验尿蛋白及尿红细胞减少，但常波动。仍属气阴两虚，再拟益气滋肾和络之法。在上方基础上减女贞子、墨旱莲、白茅根，加枸杞子、金樱子补益肝肾，当归补血活血。方药如下：

处方：党　参15克　　丹　参15克　　黄　芪15克　　熟地黄15克

　　　山　药15克　　山茱萸10克　　川　芎15克　　枸杞子15克

　　　当　归15克　　金樱子15克　　石　韦15克　　薏苡仁25克

　　　14剂，水煎服，每日早晚各一次，每次150mL。

电话随访患者，患者述腰酸乏力消失，尿检蛋白转阴，血尿明显减少。

【按语】

IgA 肾病属中医"尿血"等范畴。本病的发生，多在人体御邪能力不足之时，外感风热之邪，或思虑劳倦伤脾，损伤脾肾，致气血失和，固摄无力，瘀血阻络，络伤血溢而成本证。本证总属本虚标实，本虚为脾、肾、气、阴之虚，标实为风热、瘀血。本病案以补脾滋肾，益气养阴为治疗大法。方选党参、黄芪、山药补脾肾之气；熟地黄、山茱萸滋补肾阴；女贞子、墨旱莲、白茅根养阴清热兼可宁络止血；川芎、丹参活血化瘀；石韦、薏苡仁根固摄下元。如此组方则本虚得补，标实得除，故效如桴鼓。二诊时辨证仍属气阴两虚，再拟益气滋肾和络之法。在上方基础上减女贞子、墨旱莲、白茅根；加枸杞子、金樱子补益肝肾，当归补血活血。

病案二

方某，女，52 岁，已婚，辽宁省人。

首诊时间：2002 年 6 月 12 日。

主诉：腰酸、乏力，伴镜下血尿 20 年。

现病史：患者 20 余年前无明显诱因下出现腰酸、乏力，在当地医院检查时发现尿常规中有红细胞（RBC）（++），随后做肾穿刺提示 IgA 肾病，曾经给予止血药物治疗，病情无好转。近 2 年出现血压升高约 140/90mmHg，平素服用福辛普利钠、保肾康等药物控制病情，尿检一直有红细胞。

中医四诊：腰酸，疲乏无力，手足心热，夜间盗汗，咽喉干痛，大便干结，双肾区无叩痛，双下肢不肿，舌质红，舌苔少，脉细数。

辅助检查：尿常规示 RBC（++）；肾穿刺提示 IgA 肾病。

中医诊断：血证（尿血）（脾肾双亏兼气阴两虚证）。

西医诊断：IgA 肾病。

中医诊断依据：患者先天禀赋不足，肾阴亏虚，阴虚生内热，故见手足心热；阴虚不能制约阳气，故有盗汗；虚火上炎，则咽喉干痛；阴津不足，肠道失润，故见大便干结；腰为肾之府，肾虚腰失所养则腰酸；脾胃虚弱，则见胃纳较差；舌脉皆为阴虚内热之征。

治法：益气养阴，滋肾健脾止血。

处方：太子参 20 克　　黄　芪 15 克　　生地黄 15 克　　玄　参 15 克

　　　知　母 10 克　　女贞子 15 克　　旱莲草 20 克　　山茱肉 15 克

　　　枸杞子 15 克　　赤　芍 15 克　　牡丹皮 10 克　　山　药 20 克

　　　柏子仁 15 克　　茯　苓 15 克

7 剂，水煎服，每日早晚各一次，每次 150mL。

二诊：患者服药后自觉腰酸、咽喉干痛减轻，唯胃纳较差，大便日行 1 次，舌质红，苔薄白，脉细。在上方基础上加陈皮、鸡内金健脾消食。方药如下：

处方：太子参 20 克　　黄　芪 15 克　　生地黄 15 克　　玄　参 15 克

　　　知　母 10 克　　女贞子 15 克　　旱莲草 20 克　　山茱肉 15 克

　　　枸杞子 15 克　　赤　芍 15 克　　牡丹皮 10 克　　山　药 20 克

　　　柏子仁 15 克　　茯　苓 15 克　　陈　皮 10 克　　鸡内金 10 克

14 剂，水煎服，每日早晚各一次，每次 150mL。

三诊：患者服上药后，自觉腰酸乏力明显减轻，胃纳可，二便调，尿检 RBC 2～3 个 /HP。舌质红，苔薄白，脉细。

处方：效方不变，继服上方 7 剂。

【按语】

《灵枢·决气》曰："中焦受气取汁，变化而赤，是谓血。"脾胃为气血生化之源，脾气亏虚，生化乏源，故血小板减少，脾主统血，统摄无力，血溢脉外故出血。且肾为先天之本，血的生成又与脾肾两脏气化功能关系最为密切。故本案例以益气养阴、滋肾健脾止血为治疗大法。方中太子参益气养阴；黄芪益气摄血；生地黄、玄参、知母、女贞子、旱莲草清热养阴生津；赤芍、丹皮清虚热；山茱肉、枸杞子补肾；茯苓、山药补气健脾；柏子仁润肠通便。全方共奏益气养阴、健脾补肾止血之功，故能收到显著疗效。二诊时患者胃纳较差，其余诸症均有所好转，故酌加健脾消食之品——陈皮、鸡内金。

尿血，属中医学"血证"范畴。为多种因素导致肾络受损，络破血溢而发病。肾属水脏，主气化，湿性趋下，每易犯肾留恋。此例每以外感或腹泻后发病，与 IgA 肾病的西医循环免疫发病机制一致。然而按中医学观点，此多为湿热侵袭、趋下伤肾络、肾络不和所致。同时病史多年，脾肾气阴亏虚，虚火灼络，气虚无力摄血，亦可导致尿血时作。

尿血既久，必有瘀血，单纯止血实难奏效，当化瘀止血，瘀血除而不治自止。故其治仍须遵从攻补兼施之意，益气养阴、健脾补肾治疗其本，化瘀止血治疗其标。方从参芪地黄汤之意，党参、黄芪、生地黄益气养阴；山药、山茱萸扶脾助肾；芦根、白茅根清热止血，又能利咽喉；茜草、炒蒲黄化瘀止血，力求止血不留瘀；杜仲、牛膝补益肾气；夜交藤养心安神。诸药合用，虚实兼顾，相得益彰，而获良效。

【诊疗体会】

血由水谷之精气所化生。《灵枢·决气》说："中焦受气取汁，变化而赤，是谓血。"血液生化于脾，藏受于肝，总统于心，输布于肺，脉为血之府。血液生成之后，在脉中运行不息，环周不休，以充润营养全身。当各种原因导致脉络损伤或血液妄行时，就会引起血液溢出脉外而形成血证。故《景岳全书·血证》概括血证的原因为："故有以七情而动火者，有以七情而伤气者，有以劳倦色欲而动火者，有以劳倦色欲而伤阴者，或外邪不解而热郁于经，或纵饮不节而火动于胃，或中气虚寒则不能收摄而注陷于下，或阴盛格阳则火不归原而泛滥于上，是皆动血之因也。"

血证的范围相当广泛。凡以出血为主要临床表现的内科病证，均属血证的范畴。现代医学中多种急慢性疾病所引起的出血，包括多系统疾病有出血症状者，以及造血系统病变所引起的出血性疾病，均可参考血证辨证论治。

【治疗特色】

1. 对尿血的治疗

笔者认为，尿血病因，或气虚、阳虚而不摄血，或实火内盛、迫血妄行，或虚火内炽、血液外溢；瘀血内阻，血不循经，亦为常因。下焦乃湿蕴、水积之处，前阴亦常受败精滞留之害，有形之邪滞碍气机，气瘀则血瘀；此外，治疗不当，或见血止血，纯用固涩收敛之品，血暂止而瘀血留；或见血清热，过用寒凉，寒性收引，致血凝失运；或外伤致损，离经之血变而为瘀。凡此种种，则治尿血一病，应充分注意化瘀。

尿血多责之于脾、肾两脏。脾为气血生化之源，主四肢肌肉，肾为作强之官，腰为肾之府，脾肾亏虚，故症见腰酸乏力；肾司固摄，肾精亏虚，固摄无力，精微下注，故见尿中泡沫增多；脾主统血，脾虚血液收摄无力，加之阴虚、虚热灼伤膀胱脉络，故血尿绵延。中医尿血病证多为西医诊断之 IgA 肾病。本病的发生，多在人体御邪能力不足之时，外感风热之邪，或思虑劳倦伤脾，损伤脾肾，致气血失和、固摄无力，瘀血阻络、络伤血溢而成本病。本病总属本虚标实，本虚为脾、肾、气、阴之虚，标实为风热、瘀血。

笔者于临床诊治中医内科杂病 30 余年，认为治疗尿血多以补脾滋肾、益气养阴为治疗大法。组方时多用党参、茯苓、山药健脾之气；太子参、黄芪益气滋阴摄血；熟地黄、山茱萸滋补肾阴；山萸肉、枸杞子补肾；赤芍、丹皮清虚热；女贞子、墨旱莲、白茅根养阴清热，兼可宁络止血；川芎、丹参活血化瘀；当归、川芎补血活血。如此组方则本虚得补，标实得除，故效如桴鼓。

2. 对紫斑的治疗

笔者根据多年临床经验探索，认为治疗当健脾补肾以生精化血，改善患者体质，增强机体抗邪能力，控制出血。血液病出血证大多为虚实夹杂，治疗时要根据标本缓急，初病以治火为主，久病则要脾肾同治。久病必虚，而血在脉管内正常运行有赖于气的推动与固摄，肝主疏泄，调畅全身气机，以推动血液运行，肝藏血、心行之，人动则血运行于诸经，人静则血归于肝脏，储藏调节血液功能失常，则血溢脉外而出血。《灵枢·决气》曰："中焦受气取汁，变化而赤，是谓血。"脾胃为气血生化之源，脾气亏虚，生化乏源，故血小板减少；脾主统血，统摄无力，血溢脉外故而出血。血小板本属于阴血，是血细胞的组成部分，血的生成又与脾肾两脏气化功能关系最为密切，血小板减少性紫癜起病大多缓慢，常常反复发作，病程较长，清代俞根初谓"暴病无虚，久病无实"，其论虽有绝对之嫌，但久病多虚确是临床上的事实。

在用药上多用党参、黄芪、茯苓、白术健脾益气；黄精、炒杜仲、枸杞子补益肝肾；当归、丹参补血养血；白芍柔肝养血；且常佐以砂仁理气醒脾，以防益气补脾之品过于滋腻而伤及脾胃；生地黄、玄参、赤芍、旱莲草、女贞子滋阴清热止血；当归、桃仁、白芍、柴胡疏肝柔肝，活血化瘀；紫草、丹皮、茜草、仙鹤草、白茅根、生侧柏叶、藕节炭凉血止血消斑。现代药理研究表明，仙鹤草有升血小板作用，白茅根有缩短凝血时间和出血时间的作用。

【结语】

血证具有明确而突出的临床表现——出血，一般不易混淆。但由于引起出血的原因以及出血部位的不同，应注意辨清不同的病证，如小便出血有尿血与血淋之别。应根据临床表现、病史等加以鉴别。同一血证，可以由不同的脏腑病变引起。例如同属鼻衄，但病变脏腑有在肺、在胃、在肝的不同；尿血则有病在膀胱、肾或脾的不同。

瘿　病

一、肝郁气滞，痰火蕴结证

杨某，女，31岁，黑龙江省绥化市人。

首诊时间：2012年2月12日。

主诉：颈部两侧对称性肿大1年。

现病史：患者1年前无明显诱因出现颈部左右两侧对称性肿大，伴烦热。遂到当地医院进行检查，诊断为"甲状腺机能亢进"，当地医院给予患者对症治疗（具体用药不详），经3个月治疗后，患者诸症好转。随后，患者每因情志不畅而诸症加重。近日患者因情志不遂后，出现颈部不适感并烦躁易怒、手颤。因在网上咨询，搜索相关信息，得知笔者拥有数十年临床经验，对于该疾病临床治疗效果佳，遂慕名前来就诊。

既往史：无。

中医四诊：甲状腺Ⅱ度弥漫性肿大，随吞咽动作上下运动，质软，血管杂音不明显，每因情志不遂反复发作，易怒，烦热，偶有两胁肋部胀闷疼痛不适感，面部烘热，伴口苦，二便尚可，舌红少津，脉弦数。

辅助检查：无。

中医诊断：瘿病（肝郁气滞，痰火蕴结证）。

西医诊断：甲状腺功能亢进。

中医诊断依据：根据患者病情，四诊合参，辨证诊断为"瘿病（肝郁气滞，痰火蕴结证）"，患者平素忿郁恼怒，使肝气失于调达，气机郁滞，则津液不得正常输布，故极易凝聚成痰，郁闭之气与凝聚之痰互为交结，壅结于颈部，故成"瘿病"，故可见左右颈部对称性肿大，每因情志不遂反复发作，易怒；经行于两胁部，肝气郁结、气机不畅故时有两胁肋部胀闷疼痛不适感；痰气郁结化火，痰、气、火交争，耗伤阴津，故口苦、烦热、面红，伴烘热、手颤，舌红少津、脉弦数均可为肝郁气滞、痰火蕴结之征。

治法：疏肝理气，化痰降火散结。

处方：柴　胡 15 克　　枳　壳 10 克　　香　附 10 克　　陈　皮 10 克

　　　浙贝母 10 克　　胆南星 10 克　　夏枯草 15 克　　麦门冬 10 克

　　　黄　芩 10 克　　栀　子 10 克　　白　芍 10 克　　丹　参 10 克

　　　当　归 10 克　　决明子 5 克　　桔　梗 5 克

10 剂，水煎服，每日早晚各一次，每次 150mL。

嘱患者服他巴唑，每日 15mg，分 3 次服，并根据患者病情控制情况，日益减量。

二诊：患者服药后双侧颈部肿胀疼痛缓解，烦热明显缓解，渐消失，手颤消失，舌红，苔白，脉弦细。嘱患者停服他巴唑，并在原方基础上去白芍、决明子，加三棱、莪术软坚散结，方药如下：

处方：柴　胡 15 克　　枳　壳 10 克　　香　附 10 克　　陈　皮 10 克

　　　浙贝母 10 克　　胆南星 10 克　　夏枯草 15 克　　麦门冬 10 克

　　　黄　芩 10 克　　栀　子 10 克　　丹　参 10 克　　当　归 10 克

　　　桔　梗 5 克　　莪　术 15 克　　三　棱 15 克

14 剂，水煎服，每日早晚各一次，每次 150mL。

三诊：患者现无明显不适感，自觉双侧颈部肿大渐小，无胁肋部疼痛，无口苦，无烦躁，舌质红，苔白，脉沉弦。巩固治疗，续服上诊中药汤剂：

处方：柴　胡 15 克　　枳　壳 10 克　　香　附 10 克　　陈　皮 10 克

　　　浙贝母 10 克　　胆南星 10 克　　夏枯草 15 克　　麦门冬 10 克

　　　黄　芩 10 克　　栀　子 10 克　　丹　参 10 克　　当　归 10 克

　　　桔　梗 5 克　　莪　术 15 克　　三　棱 15 克

15 剂，水煎服，每日早晚各一次，每次 150mL。

随诊：患者治疗 1 月余后症状、体征消失、并自行做检查提示：总三碘甲腺原氨酸（TT3）、总甲状腺素（TT4）、促甲状腺激素（TSH）值均在正常范围，中药继服 1 个月巩固疗效，随访 1 年无复发。

【按语】

瘿病病位在颈前结喉处，为肝经之脉所循之处。情志不畅，肝失调达，气机不利夹痰浊循经上行，气、痰郁闭化火，故结于颈部，遂发为瘿病。正如《诸病源候论·瘿候》云“瘿者，由忧恚气结所生”，“动气增患”。由此可见，瘿病的发生、发展与肝脏的疏泄功能正常与否有着密切的关系，故治肝之法是治疗瘿病大法。在本病治疗过程中以柴胡为君药，疏理肝气解郁滞；枳壳、香附相配，增加疏肝解郁之功；陈皮、浙贝母、胆南星理气化痰；夏枯草、麦门冬、黄芩、栀子清热滋阴以降火；白芍、决明子柔肝缓急治手颤；丹参、当归养血活血以软坚散结；佐以桔梗载药上行。二诊时患者手颤消失，火盛症状明显缓解，故可去白芍、决明子，加三棱、莪术贵在增强软坚化结之效。三诊复诊证明其功显著。笔者审视整个治病过程，瘿病每与情志不遂息息相关，故治疗此病时，医者应对患者进行心理疏导！情志与肝关系最为密切，故治疗总以“治肝为主”。

二、脾气虚弱，痰瘀互结证

于某，女，29岁，黑龙江省哈尔滨市人。

首诊时间：2012年11月26日。

主诉：乏力倦怠发作6年，伴自觉颈胀1月余。

现病史：患者6年前无明显诱因出现食欲亢进，汗出，乏力倦怠，偶有不明原因易怒，遂到当地医院寻求诊治，当地医院诊断为“甲状腺功能亢进”，经对症治疗后甲状腺功能指标已恢复正常（具体用药不详）。患者自患病至本次发病期间每因情志抑郁、情志不畅诱发上述症状反复发作，诱因除后病情可缓。1月前，患者自觉颈部明显胀满感，并到当地医院检查甲状腺功能：游离三碘甲腺原氨酸（FT3）5.40 pmol/L，游离甲状腺素（FT4）20.5 pmol/L，促甲状腺素（TSH）0.70 mIU/L，抗甲状腺过氧化物酶抗体（TPOAb）1000（<60 IU/mL），抗甲状腺球蛋白抗体（TgAb）100.5（<60 IU/mL）。从邻居患者口中得知，笔者治疗该病效果佳，遂慕名而来。

中医四诊：颈前两旁结块肿大饱满，随吞咽动作上下运动，双侧甲状腺肿大，质地柔软，未见结节，自觉颈部胀满，神疲乏力，无浮肿，月经不调，伴月经量少，纳食一般，大便溏薄，日行1次，寐安，舌质暗红，体略胖，边有齿痕，白腻苔，脉弦滑。

辅助检查：甲状腺功能示 FT3 4.2 pmol/L，FT4 16.5 pmol/L，TSH 0.73 mIU/L，TPOAb 1300（<60 IU/mL），TgAb 109.4（<60 IU/mL）。

中医诊断：瘿病（脾气虚弱，痰瘀互结证）。

西医诊断：桥本氏甲状腺炎。

中医诊断依据：根据患者主诉及相关病情，四诊合参，辨证诊断为"瘿病"。本病病位在肝，肝气郁滞，疏泄失常，津液代谢输布失司，津聚成痰，痰气互结于颈前而成患。肝郁乘脾，致脾虚，脾虚则运化失司，升精达四傍之效弱之，故可见神疲乏力、纳食差、大便溏泄；肝藏血，脾统血，肝脾失和、血行不畅而致瘀，生化无源，故女性见月经周期不定、月经量少；脾虚痰瘀则见舌质暗红、体略胖，边有齿痕，白腻苔，脉弦滑。综上皆为脾气虚弱、痰瘀互结之征。

治法：健脾理气，化痰祛瘀。

处方：黄　芪 15 克　　太子参 10 克　　薏苡仁 10 克　　炙鳖甲 10 克
　　　当　归 10 克　　柴　胡 10 克　　砂　仁 10 克　　丹　参 15 克
　　　枳　实 10 克　　陈　皮 10 克　　制半夏 10 克　　茯　苓 10 克
　　　白　芍 10 克　　木　香 5 克　　　桔　梗 5 克　　　五味子 10 克

　　14 剂，水煎服，每日早晚各一次，每次 150mL。

嘱保持心情舒畅，忌海鲜，忌碘盐。

二诊：患者服药后精神较前好转，乏力倦怠明显改善，纳可，甲状腺峡部仍肿大，但自觉肿胀稍有缓解，舌淡红，舌边有齿痕，苔薄白腻，脉弦细。给予效方巩固治疗，方药如下：

处方：黄　芪 15 克　　太子参 10 克　　薏苡仁 10 克　　炙鳖甲 10 克
　　　当　归 10 克　　柴　胡 10 克　　砂　仁 10 克　　丹　参 15 克
　　　枳　实 10 克　　陈　皮 10 克　　制半夏 10 克　　茯　苓 10 克
　　　白　芍 10 克　　木　香 5 克　　　桔　梗 5 克　　　五味子 10 克

　　7 剂，水煎服，每日早晚各一次，每次 150mL。

三诊：患者服 21 剂汤剂后，自诉感觉甲状腺峡部肿大缓解不明显，微微自汗，大便便质正常，日行 1 次，略有急躁，舌淡红，苔薄白微腻，脉弦细。在原方基础上去丹参、白芍、木香，加大柴胡、黄芪用量益气止汗，加郁金、莪术疏肝理气，方药如下：

处方：黄　芪 20 克　　太子参 10 克　　薏苡仁 10 克　　炙鳖甲 10 克

当　归 10 克　　柴　胡 15 克　　砂　仁 10 克　　桔　梗 5 克

枳　实 10 克　　陈　皮 10 克　　制半夏 10 克　　茯　苓 10 克

五味子 10 克　　莪　术 15 克　　郁　金 10 克

14 剂，水煎服，每日早晚各一次，每次 150mL。

四诊：精神佳，情志畅，甲状腺峡部肿大较前缩小，二便调，夜寐安，舌淡红，苔薄白，脉弦细。在前方基础上加大薏苡仁、太子参用量，加炒白术益气健脾，方药如下：

处方：黄　芪 20 克　　太子参 15 克　　炒白术 10 克　　薏苡仁 20 克

当　归 10 克　　柴　胡 15 克　　砂　仁 10 克　　炙鳖甲 10 克

枳　实 10 克　　陈　皮 10 克　　制半夏 10 克　　茯　苓 10 克

桔　梗 5 克　　五味子 10 克　　莪　术 15 克　　郁　金 10 克

14 剂，水煎服，每日早晚各一次，每次 150mL。

随诊：患者随诊半年期间随症加减处方，甲状腺肿大明显改善。于 2013 年 5 月 4 日在本院复查各项指标：甲状腺彩超示甲状腺 I 度肿大；甲状腺抗体指标逐渐下降；TPOAb 130（0–34 IU/mL），TgAb 82.11（0–115 IU/mL），FT3 3.66（3.2–6.8pmol/L），FT4 17.81（12–22pmol/L），TSH 1.04（0.27–4.2mIU/L）。继续调理巩固治疗 1 年余，期间未见复发。

【按语】

该患辨证论治诊断为"瘿病（脾气虚弱，痰瘀互结证）"，治以健脾理气、化痰祛瘀。以参苓白术散为基础方加减。黄芪、薏苡仁、太子参共为君药，益气健脾；茯苓、半夏、陈皮、砂仁共为臣药，醒脾燥湿化痰，配以疏肝理气之枳实、木香；五味子滋养阴液；制鳖甲化痰软坚散结；当归、丹参活血祛瘀调经。二诊时自诉诸症缓解，效方巩固治疗。三诊时，考虑到久病耗伤正气，故增大黄芪剂量，改为 20 克，大便便质正常，日行 1 次，故整理方药，上方去丹参、白芍、木香；略有急躁，以肝气疏泄不及之故，现代人工作压力大，心情急躁，如《济生方·瘿瘤论治》所言"夫瘿瘤者，多由喜怒不节，忧思过度，而成斯疾焉。大抵人之气血，循环一身，常欲无滞留之患，调摄失宜，气凝血滞，为瘿为瘤"，可见，情志内伤是本病发生的重要原因之一，故用柴胡加量合郁金舒肝解郁，调畅气机；肿胀感渐渐消散，故加莪术软坚散结化瘀。四诊时精神佳，情志畅，甲状腺峡部肿大较前缩小，二便调，夜寐安，舌淡红，苔薄白，脉弦细，在前方基础上薏苡仁、太子参加量，并加以炒白术顾护后天之本。笔者认为，桥本甲状腺炎伴甲状腺机能亢进的患者应忌用含碘量多的中药，即使是桥本甲状腺炎伴甲状腺机能减退的患者，也应忌长期大量食用高碘食品如海带、紫菜、海虾等，以及富碘药物，以免诱发甲状腺机能亢进。当然，根据患者的具体病情，可合理、适时地使用含碘量较少的中药（如香附、夏枯草、川贝、玄参、牛蒡子、龙骨、牡蛎等）以软坚散结。

三、气阴两虚证

秦某，男，10 岁，黑龙江省通河市人。

首诊时间：2014 年 1 月 17 日。

主诉：颈部双侧肿大近半个月。

现病史：患儿于半月前在家玩耍时，被其父母无意中发现其颈部双侧肿大，问其无疼痛感，并不影响日常生活。但却引起其父母的重视，主要原因为其家族有遗传病史。因其叔叔曾于 2012 年在我门诊治疗"瘿病"，疗效显著，遂在其父母共同陪伴下，带相关检查化验报告单，前来笔者门诊进行救治。（就诊时其父母时有代其回答相关病情的询问。）

既往史：无。

家族史：叔叔为甲状腺功能亢进患者。

中医四诊：颈前喉结两旁结块肿大、质软，随吞咽动作上下运动，白天出汗多，乏力倦怠，大便便质正常，1～2 次/日，伴时有心慌，舌质暗红，体略胖，少苔，脉滑数。

辅助检查：甲状腺彩超示甲状腺左右叶异常低回声，双侧颈部淋巴结肿大；甲状腺右侧大小 8.9cm × 5.5cm，左侧 7.8cm × 5.9cm。甲功示三碘甲状腺原氨酸（T3）4.49

nmol/L（升高），促甲状腺激素（TSH）14.9 nmol/L（升高），甲状腺过氧化物酶抗体（TPo–AB）大于 1300 IU/mL（升高），抗甲状腺球蛋白抗体（TGAB）59.34 IU/mL 升高。

中医诊断：瘿病（气阴两虚证）。

西医诊断：甲状腺功能亢进。

中医诊断依据：患儿具有家族史，根据其病情，四诊合参，辨证诊断为"瘿病（气阴两虚证）"，患儿气虚主要表现为脾气虚弱、气不固津、脾失健运，故面色萎黄、自汗、乏力倦怠；阴虚实为心阴虚、心阴虚，心动不安，故偶见心慌；舌质暗红、体略胖，少苔，脉滑数，以上共为气阴两虚的表现。

治法：益气养阴，软坚化瘀。

处方：柴　胡 15 克　　炒白术 10 克　　黄　芪 10 克　　夏枯草 9 克
　　　三　棱 5 克　　莪　术 5 克　　煅龙骨 6 克　　煅牡蛎 6 克
　　　北沙参 10 克　　当　归 6 克　　赤　芍 9 克　　郁　金 9 克
　　　五味子 10 克

10 剂，水煎服，每日早晚各一次，每次 150mL。

二诊：汗出明显缓解，食欲亢进，时有心悸，睡眠差，大便正常，1 次 / 日，心慌，舌质暗红，体略胖，少苔，脉滑数。复查甲功（2014 年 2 月 1 日）：T3 2.03nmol/L（上升），TSH 28.47 IU/mL。原方基础上佐以养心定悸之合欢花、炒酸枣仁，并去五味子，方药如下：

处方：柴　胡 15 克　　炒白术 10 克　　黄　芪 10 克　　夏枯草 9 克
　　　三　棱 5 克　　莪　术 5 克　　煅龙骨 6 克　　煅牡蛎 6 克
　　　北沙参 10 克　　当　归 6 克　　赤　芍 9 克　　郁　金 9 克
　　　合欢花 5 克　　炒酸枣仁 5 克

10 剂，水煎服，每日早晚各一次，每次 150mL。

三诊：服药后诸症好转，食欲亢进，睡眠好转，时有口干，余无明显不适，甲状腺视诊减小，舌质暗红、体略胖，少苔，脉滑数。在二诊方基础上加养阴之天花粉，去炒酸枣仁，调整方药如下：

处方：柴　胡 15 克　　炒白术 10 克　　黄　芪 10 克　　夏枯草 9 克

三　棱 5 克	莪　术 5 克	煅龙骨 6 克	煅牡蛎 6 克
北沙参 10 克	当　归 6 克	赤　芍 9 克	郁　金 9 克
合欢花 5 克	天花粉 10 克		

15 剂，水煎服，每日早晚各一次，每次 150mL。

四诊：可视颈部肿大减小，舌质暗红、体略胖，脉滑数。自行复查甲功（2014 年 4 月 20 日）：T3 1.98 nmol/L（上升），FT3 4.52 nmol/L（上升）。在三诊方基础上加清热解毒、散瘀消肿之重楼，去煅龙骨、煅牡蛎，方药如下：

处方：

柴　胡 15 克	炒白术 10 克	黄　芪 10 克	夏枯草 9 克
三　棱 5 克	莪　术 5 克	北沙参 10 克	当　归 6 克
赤　芍 9 克	郁　金 9 克	合欢花 5 克	天花粉 10 克
重　楼 9 克			

14 剂，水煎服，每日早晚各一次，每次 150mL。

随诊：患儿服用四诊汤剂后，诸症明显改善，故效方继续服用 10 剂，随诊 3 个月，复查甲功基本恢复正常，随访半年，未见复发。

【按语】

中医学认为甲亢之病机为肝脏升发、疏泄功能太过，治在调理肝脏。即按照调理本脏、"虚则补其母，实则泻其子"和"见肝之病，知肝传脾"的治疗原则，采用疏肝清热、泻心火、健脾胃法。同时身心调整，正确的饮食与生活起居习惯等是防止甲亢病情恶化的有效措施。本病之证，正合此意，故柴胡仍为君药，疏理肝气解郁滞；炒白术、黄芪健运脾胃，顾护后天之本；夏枯草、郁金清郁热除烦，配北沙参以清热养心肝之阴；三棱、莪术、当归、赤芍活血散瘀消结；煅龙骨、煅牡蛎定心悸、安心神，配五味子固涩止汗。二诊，诉睡眠欠佳，解为心阴不足，心失所养，故加养心阴安神之合欢花、炒酸枣仁。三诊诸症好转，口干，食欲亢进，余热灼津，故原方基础上加清热滋阴之天花粉，因其睡眠已改善，遂去炒酸枣仁。患儿四诊时，诸症已明显改善，故乘胜攻之，加清热解毒、散瘀消肿之重楼，去煅牡蛎减重镇之效。笔者根据自身临床经验总结，甲状腺疾病多数有家族史，相较无家族史患者治疗要难，故应审病谨慎，治疗得当。

四、心肝火旺，肝风内动证

陈某，女性，35 岁，黑龙江省哈尔滨市人。

首诊时间：2011 年 9 月 20 日。

主诉：乏力倦怠伴寐差易怒半个月。

现病史：患者半个月前无明显诱因出现心悸、乏力、夜寐不安，脾气急躁、易怒，并伴有体重下降 3kg，起初并未重视，后各种症状未见缓解，遂到哈尔滨医科大学附属第一医院进行诊治，该院确诊为"甲状腺功能亢进"，予药物对症治疗，症状虽见好转，但因出现肝功能损害而停药，加之患者不愿接受同位素和外科手术治疗，遂在朋友陪同下笔者门诊处寻求救治。

既往史：无。

中医四诊：颈前两旁未见肿大，汗多，皮肤潮湿，突眼，口苦，心悸不安，乏力倦怠，寐差，双手震颤阳性，舌质红、苔薄，脉弦数。

辅助检查：甲状腺彩超示双侧甲状腺轻度肿大，未见结节。

中医诊断：瘿病（心肝火旺，肝风内动证）。

西医诊断：甲状腺功能亢进。

中医诊断依据：患者因有"甲状腺功能亢进"，中医学称为"瘿病"，认为其病位在肝，肝疏泄失常，气机不畅，津液疏布失调，加之肝郁日久，肝郁火旺，汗液外泄，故汗出、皮肤潮湿、眼突、口苦；肝郁气滞，则易怒；肝失疏泄，甚则可见月经量少、月经周期不定；又因肝郁常侮脾，致肝郁脾虚，则乏力倦怠；心肝火旺，肝风内动，火盛扰乱心神，故心悸、寐差、手颤。

治法：清肝泻火、宁心安神。

处方：柴　胡 15 克　　山栀子 15 克　　牡丹皮 10 克　　当　归 10 克
　　　　白　芍 10 克　　枳　壳 15 克　　郁　金 10 克　　石决明 10 克
　　　　玄　参 10 克　　夏枯草 15 克　　五味子 10 克　　远　志 10 克
　　　　半枝莲 10 克　　淡竹叶 15 克　　丹　参 10 克

　　　　7 剂，水煎服，每日早晚各一次，每次 150mL。

二诊：患者服药后，自诉症状均缓解，汗出量减少，突眼、口苦、心悸不安、睡眠不安均减轻,双手震颤明显缓解,时有乏力倦怠,大便时稀,日3行,舌质暗红,苔白,脉弦滑。检验肝功正常,遂于原方基础上加黄芪益气健脾,并加大五味子用量以固涩,加大白芍、石决明用量以清肝止痉,方药如下:

处方:柴　胡15克　　山栀子15克　　牡丹皮10克　　当　归10克

　　　白　芍15克　　枳　壳15克　　郁　金10克　　石决明15克

　　　玄　参10克　　夏枯草15克　　五味子15克　　远　志10克

　　　半枝莲10克　　淡竹叶15克　　丹　参10克　　黄　芪10克

14剂,水煎服,每日早晚各一次,每次150mL。

三诊:患者诸症明显改善,大便便质正常,1~2次/日,乏力倦怠消失,烦躁心悸消失,睡眠改善明显,无口苦,手颤消失,舌质暗红,苔白,脉弦滑。在二诊方药基础上略去清心肝之品,加软坚之品,调方如下:

处方:柴　胡15克　　山栀子15克　　当　归10克　　莪　术10克

　　　枳　壳15克　　郁　金10克　　玄　参10克　　黄　芪10克

　　　夏枯草15克　　木　香10克　　半枝莲10克　　三　棱10克

　　　丹　参10克　　五味子15克

14剂,水煎服,每日早晚各一次,每次150mL。

四诊:患者诸症得除,续服三诊方剂7剂。

随诊:患者服用汤剂共50剂,随访6个月未见复发。

【按语】

本病属中医"瘿病"范畴,多由情志不畅、肝气郁结、郁而化火,甚则肝风内动,肝失疏泄、横逆侮土、脾不健运、津液不归正化,水反为湿,谷反为滞,水湿凝聚成痰,痰浊循经上行,与气搏结,交阻于颈而发病。严用和的《济生方·瘿瘤论治》载其病因"夫瘿瘤者,多由喜怒不节,忧思过度,而成斯疾焉",可见,瘿病的发生、发展与肝的疏泄功能息息相关,本例患者由于服用抗甲亢药物而出现肝损害而转服中药。辨证属于心肝火旺,肝风内动之证。予栀子清肝汤加减以清心降火、平肝息风。用药期间患者症状改善明显,且肝功能正常,可见中药调治效果理想。方中柴胡疏肝解郁;栀子、牡丹皮清泻肝火;当归、白芍、石决明、丹参养肝血、祛肝风、解肝痉;枳壳配柴胡疏肝理气；郁金配柴胡清肝火、理肝气；玄参、夏枯草养阴清热，配以淡竹叶、五味子、远志入心而清心火、养心神、定心悸；半枝莲软坚散结。二诊时，大量清热之品易伤脾阳，故可出现腹泻，患者乏力倦怠不减，加益气健脾的黄芪；加量白芍、石决明清肝火、止肝痉，治手颤；加量五味子，增其固涩之力，涩肠止泻。三诊诸症减轻，火热之势已除，故去清热之品，加软坚散结之三棱、莪术。综上所述，病案属心肝火旺，故全方以清肝泻火、宁心安神为主，清热养阴，使泻而不伤正，即治病之根本，又顾护后天以养肝脾。

五、肝郁气滞，痰瘀互结证

刘某，女，54岁，黑龙江省哈尔滨市人。

首诊时间：2011年11月19日。

主诉：甲状腺癌术后1年发现乳腺癌。

现病史：患者1年前体检时，发现左侧颈部肿块，此时未见乏力倦怠、食欲亢进，纳可，睡眠可，汗出多，无眼突，周身无不适感，但引起其家人的重视，遂到哈尔滨医科大学附属第二医院施左侧甲状腺切除术和右侧甲状腺大部切除术，术中取组织做病理检查，病理诊断为"甲状腺乳头状癌"。患者患病至今精神紧张，忧虑烦躁，伴食欲减退、纳差、夜寐不安、乏力倦怠，生活质量明显下降。术后患者在当地服食中药汤剂对症治疗，诸症缓解不明显。近期患者复查相关指标，又发现"乳腺癌"。以上诸症加重，遂来笔者门诊就诊。

既往史：无。

中医四诊：颈前两侧无肿大，神疲乏力，口干，腰酸，无心悸，偶有汗出，无发热，伴纳差，夜寐不安，二便尚正常，无局部疼痛，舌淡，苔薄腻，脉滑。

辅助检查：无。

中医诊断：瘿病（肝郁气滞兼痰瘀互结证）。

西医诊断：乳腺癌；甲状腺切除术后；甲状腺乳头状癌。

中医诊断依据：根据患者病情，四诊合参，辨证诊断为"瘿病"，气滞、痰凝、血瘀壅结为瘿病的基本病机。初期肝郁气滞，气机郁滞，津凝痰聚，痰气搏结，日久血液运行不畅，形成痰凝血脉瘀阻，气、痰、瘀合而为患。肝郁则气滞，郁而乘脾，脾伤则气结，运化失职、生化无力，故面色少华、形体偏瘦、面容忧虑、两目欠神、神疲乏力、纳差；痰气互结，津不上承，故可见口干；肝气郁闭，气机不畅，不能载津，故偶有汗出；该患略有肝气化火扰乱心神，故可见夜寐不安；水谷精微输布失施，痰湿内困于腰腑，故腰酸；口唇淡紫，舌质淡，苔薄腻，脉滑，皆可为解为肝气郁滞、痰瘀互结之象。

治法：疏肝理气，化痰散瘀。

处方：

柴 胡 15 克	香 附 10 克	夏枯草 10 克	蛇 莓 10 克
浙贝母 10 克	丹 参 15 克	半边莲 15 克	夜交藤 10 克
陈 皮 10 克	制半夏 10 克	当 归 15 克	黄 芪 15 克
怀牛膝 5 克	狗 脊 5 克		

14 剂，水煎服，每日早晚各一次，每次 150mL。

二诊：患者自诉神疲乏力减轻，睡眠稍有改善，时觉口干、咽痒，大便偏干 1 日 1 行，舌淡、苔薄白，脉小滑。在原方基础上加木蝴蝶利咽，玄参滋阴，调整方药如下：

处方：

柴 胡 15 克	香 附 10 克	夏枯草 10 克	蛇 莓 10 克
浙贝母 10 克	丹 参 15 克	半边莲 15 克	夜交藤 10 克
陈 皮 10 克	制半夏 10 克	当 归 15 克	黄 芪 15 克
怀牛膝 5 克	狗 脊 5 克	木蝴蝶 10 克	玄 参 15 克

14 剂，水煎服，每日早晚各一次，每次 150mL。

三诊：患者服食中药汤剂 28 剂，现诸症均有所缓解，为巩固治疗，二诊方继续服用 10 剂，方药如下：

处方：

柴 胡 15 克	香 附 10 克	夏枯草 10 克	蛇 莓 10 克
浙贝母 10 克	丹 参 15 克	半边莲 15 克	夜交藤 10 克
陈 皮 10 克	制半夏 10 克	当 归 15 克	黄 芪 15 克
怀牛膝 5 克	狗 脊 5 克	木蝴蝶 10 克	玄 参 15 克

14 剂，水煎服，每日早晚各一次，每次 150mL。

随诊：患者坚持服用中药，半年后复查，甲状腺癌及乳腺癌均未进展，各项生化、肿瘤指标均未见明显异常，神疲乏力、口干、咽痒等症较前有明显改善，基本无不适症状。

【按语】

本例患者因情志不畅导致肝郁气滞、痰湿凝聚、瘀血阻滞而发为本病。正符合《外科正宗·瘿病论》认为的"夫人生瘿瘤之症，非阴阳正气结肿，乃五脏瘀血、浊气、痰滞而成"。肝郁不舒，脾失健运，痰湿凝聚，随肝气上逆，结于颈部及乳房；气滞血瘀、痰结湿凝，日久则肿块坚如石。笔者认为，治疗此类疾病必须以疏肝理气、化痰散结、活血化瘀、解毒抗癌为主，兼以补益气血、调和阴阳。本例方中柴胡、香附疏肝理气、解郁散结；陈皮、半夏、浙贝母软坚散结化痰；夏枯草解郁除热；丹参活血祛瘀；半边莲、蛇莓清热解毒抗癌；当归、黄芪、夜交藤、狗脊、怀牛膝补益气血、调和阴阳。二诊时患者口干、咽痒，故加玄参、木蝴蝶养阴利咽。李时珍《本草纲目》载"玄参，滋阴降火，解斑毒，利咽喉，通小便血滞"。玄参不仅能养阴清热，还能软坚散结消肿，可谓一药多功、一举多得。全方共达疏肝理气、化痰散瘀之效，效果佳使肝气得舒、痰气消散、瘀血得化、解毒抗癌、气血阴阳得调和。

【诊疗体会】

瘿病是由于情志内伤、饮食及水土失宜等因素引起的，以气滞、痰凝、血瘀壅结颈前为基本病机，以颈前喉结两旁结块肿大为主要临床特征的一类疾病。瘿病一名，首见于《诸病源候论·瘿候》。在中医古籍里，又被称为瘿、瘿气、瘿瘤、瘿囊、影袋等名称。根据临床表现辨证，可对现代医学中单纯性甲状腺肿、甲状腺功能亢进症、甲状腺腺瘤等疾病进行治疗。笔者纵观该病的病因、病机、病情及转归，认为除采取治气、治痰、治瘀之法外，因其与肝脏功能失调最为密切，故治肝之法是治疗瘿病的主要方法，同时肝病又常犯脾，故顾护后天之本同样不可忽视。

【治疗特色】

1. 从肝而治

常用的治肝方法有疏肝、清肝、泻肝、平肝、镇肝、养肝、柔肝等。疏肝者，疏散肝郁；清肝者，清解肝热；泻肝者，泻除肝火，泻肝在作用上与清肝相似，但程度上较清肝为重；平肝者，平息肝风；镇肝者，镇定肝风，均适用于肝风内动，但选药有所不同，镇肝多选用金石重镇之品；养肝者，滋养肝阴之不足；柔肝者，以柔润之品来克制肝之过于刚燥，养肝与柔肝在性质上相似，但前者用药偏于滋养，后者用药偏于柔缓。以上几法，疏肝、清肝、泻肝、平肝、镇肝用于肝之实证，而养肝、柔肝、温肝用于肝之虚证。

①清肝法：适用于肝火燔灼，如眩晕、耳鸣、面红耳赤、急躁善怒、口干口苦、胁痛等症，药可选用羚羊角、丹皮、赤芍、山栀、黄芩、连翘、夏枯草、茵陈等。②泻肝法：适用于清肝不效者，方用龙胆泻肝汤、当归龙荟丸，药用龙胆草、黄芩、栀子等。③疏肝法：适用于肝郁气滞者，每因情志不畅而发，伴咽部不适感、嗳气、纳少等，方可选柴胡疏肝散加减，药用柴胡、郁金、香附、枳壳等。④平肝法：适用于肝阳上亢者，头晕目眩、面烘热、目赤耳鸣或常诱发肢体半身不遂，可选天麻钩藤饮加减，药常用钩藤、天麻、石决明、白芍、菊花等。⑤镇肝法：适用于泻肝平肝不效而肝阳上亢、肝风内动上扰者，药用石决明、牡蛎、龙骨、代赭石、磁石等。⑥养肝与柔肝法：适用于肝火内炽、易伤阴血，或肝郁日久、肝血不足，常配伍养肝柔肝之品，养肝多选用当归、阿胶、制首乌、柏子仁、枣仁等，柔肝之品常选用当归、白芍、地黄、首乌、枸杞子、女贞子、旱莲草、桑椹子等。

瘿病治肝之法，除上述外，根据兼夹病证等病情之不同，有的还需配伍石膏、知母等清胃之品，或桃仁、红花、丹参、三棱、莪术、川芎等活血之品，或法半夏、浙贝母、全瓜蒌、白芥子、穿山龙等化痰之品，或连翘、夏枯草、白花蛇舌草等清热解毒之品。总之，上述瘿病治肝诸法，彼此之间，并不孤立，应根据病情，分清主次，配伍使用。笔者认为，从病机气、痰、瘀出发，治肝的同时，兼备理气、化痰、活血祛瘀之法。故在此不一一详述。

2. 顾护脾胃

脾居中焦，主运化、升清、统血，与胃相表里，为人体气血生化之源。思虑伤脾，情志抑郁、肝失条达，久则肝旺侮土，脾失运化。瘿病在乎气，关于血，涉及于津，清代尤在泾谓："欲求阴阳之和者，必归于中气，求中气之立者，必以建中也。"脾气得健则脏腑气血化生有源。中医学认为，肝脾之间存在密切的关系，即疏泄与运化，藏血与生血、统血的关系，按照五行生克的规律，即土需木疏、木赖土荣。"肝病实脾"之说，是由《金匮要略》"见肝之病，知肝传脾，当先实脾"的理论演变而来，故为治瘿病的治疗方法中最常用的方法之一。根据笔者多年临床经验，总结病肝传脾常见肝气犯胃、肝气蕴结、肝脾失调三种证型。

（1）肝气犯胃证

症见胃脘胀痛，泛酸，呕吐，嘈杂，嗳气，烦躁易怒，脉弦苔黄，或情志不舒而上述症状加重。治宜疏肝和胃。常用柴胡、枳壳配苏子、茯苓、陈皮、佛手等。柴胡归肝胆经，能于顽土中疏理滞气；苏子亦能疏肝理气解郁，能使郁滞上下宣行；陈皮、茯苓、佛手理气和胃；枳壳行气除痞，而兼消滞；方中尤以柴胡、枳壳同用，一升一降，升降结合，有利于疏肝和胃，随症加减用药。

（2）肝气郁结证

症见咽梗如炙脔，吞之不下，吐之不出，胸闷善叹息，如是妇女则见乳房胀痛、经期不正常，脉弦细，苔薄白。治宜疏肝理气。常用方为柴胡疏肝散或逍遥散加减，两方均有疏肝解郁之功，药物组成同中有异。笔者善用柴胡为君药，以疏肝解郁，白芍养血柔肝止痛。柴胡配香附、枳壳、川芎以理气活血，气畅血行则郁滞自除。根据笔者临床心得，如见肝郁气滞为重，宜用柴胡疏肝散加减；如见肝郁气滞又兼见血虚者，则宜用逍遥散加减。随症酌加配伍。

（3）肝脾失调证

症见脘痛不甚，而少腹痛重，便下泄泻，食少作饱，痞满而闷，或腹中雷鸣，肢倦乏力，苔白或偏腻，脉弦滑。治宜培土抑木。常用方为痛泻要方合四逆散加减。药用白术、白芍、陈皮、防风、柴胡、枳实、甘草、煨木香、炒六曲。痛泻要方功能柔肝理脾、缓急止痛，善治因肝脾失调引起的腹鸣、腹泻。如见有腹泻必腹痛、泻后痛减者，宜加四逆散，以增强疏肝健脾、和解表里之效。其中白术健脾燥湿，陈皮理气和中，白芍柔肝止痛，配防风祛风解痉，柴胡和少阳枢机而解郁，甘草与芍药同用，调理肝脾，土木得和；枳实破气消积，与白术相伍为枳术丸，善治肠胃积滞；炒六曲、煨木香健脾止泻。诸药相合，调和肝脾以止痛泻。随症可酌情加减。

【结语】

以颈前喉结两旁结块肿大为主要体征的疾病，统称为瘿病。本病的病因是情志内伤，饮食及水土失宜，以致气滞、痰凝与血瘀壅结。病机在于气、痰、瘀互结为病。治疗以治肝为主，兼以治脾，以达理气化痰、消瘿散结之目的。平时应保持情志舒畅，饮食适宜，顺应四时，劳逸适度。

不孕症

一、下焦湿热兼瘀滞胞宫证

周某，女，28岁，黑龙江省哈尔滨市人。

首诊时间：2010年5月15日。

主诉：清宫术后2年未孕。

现病史：患者曾于4年前因"早孕45日，胚胎停育"行清宫手术。2年前怀孕30日住院保胎治疗，期间发现血中HCV（丙型肝炎）病毒为阳性，最终保胎失败，再次胚胎停育而行清宫手术。出院后转至感染科治疗，中药治疗后HCV-RNA一度转为阴性。其后继续求子未果，现两年未孕，前来门诊寻求治疗。

月经史：平素月经周期推后，经期正常，（4～5）/（30～50）天，量中，痛经。

中医四诊：胚胎停育后两年未孕，形体肥胖，经行延后，甚或闭经，带下量多、色黄质黏，头晕心悸，咽喉不利，痰多、质黏、色黄，胸闷泛恶，面色晦暗，纳呆，大便黏腻、2～3日一行，小便色赤，舌质紫暗，苔黄腻，舌下络瘀，脉弦滑。

既往史：2006年曾因胃、十二指肠溃疡出血住院治疗，输血400ml；否认其他疾病及药物过敏史。

辅助检查：肝功正常；多次盆腔彩超未见明显异常。

中医诊断：不孕症（下焦湿热兼瘀滞胞宫证）。

西医诊断：继发性不孕症；HCV感染。

中医诊断依据：肥胖之人，痰湿内盛，气机不畅则血瘀体内，日久痰湿化热，则冲任阻滞，脂膜壅塞于胞而致不孕；冲任阻滞，则经行延后，甚或闭经；痰湿中阻，清阳不升，则面色晦暗、头晕；痰湿停于心下，则心悸、胸闷泛恶；湿热下注，故带下量多、色黄质黏。苔黄腻，脉滑，为痰热内蕴之征。

治法：燥湿化痰，理气活血，调经止带。

处方：制半夏 15 克　　苍 术 15 克　　香 附 15 克　　茯 苓 20 克

巴戟天 15 克　　陈 皮 15 克　　川 芎 15 克　　炒蒲黄 20 克

五灵脂 10 克　　当 归 20 克　　薏苡仁 30 克　　泽 泻 15 克

鹿角胶 10 克　　淫羊藿 15 克

10 剂，水煎服，每日早晚各一次，每次 150mL。

二诊：服药后面色稍有光泽，头晕心悸、胸闷泛恶、纳呆均好转，痰量减少，但经行仍延后，带下量多，大便黏腻、2～3 日一行，小便色赤，舌质紫暗，苔黄腻，舌下络瘀缓解，脉弦滑。虽然诸症有所缓解，但体内湿热之邪仍在，需通腑气以祛湿。在原方基础加生大黄、枳壳、槟榔。方药如下：

处方：制半夏 15 克　　苍 术 15 克　　香 附 15 克　　茯 苓 20 克

巴戟天 15 克　　陈 皮 15 克　　川 芎 15 克　　炒蒲黄 20 克

五灵脂 10 克　　当 归 20 克　　薏苡仁 30 克　　泽 泻 15 克

鹿角胶 10 克　　淫羊藿 15 克　　槟 榔 15 克　　生大黄 10 克

枳 壳 15 克

7 剂，水煎服，每日早晚各一次，每次 150mL。

三诊：服药后面色有光泽，食欲好转，痰量减少，经期未至，带下量少，大便每日 2～3 行，小便正常，舌质紫暗，少许黄腻苔，舌下络瘀缓解，脉弦滑。诸症缓解，但经后易泻，故在原方基础减生大黄、槟榔。方药如下：

处方：制半夏 15 克　　苍 术 15 克　　香 附 15 克　　茯 苓 20 克

巴戟天 15 克　　陈 皮 15 克　　川 芎 15 克　　炒蒲黄 20 克

五灵脂 10 克　　当 归 20 克　　薏苡仁 30 克　　泽 泻 15 克

鹿角胶 10 克　　淫羊藿 15 克　　枳 壳 15 克

10 剂，水煎服，每日早晚各一次，每次 150mL。

四诊：服药后面色有光泽，纳呆好转，经期未至，带下量少，大便每日 1～2 行，小便正常，但最近时感乏力，舌质略紫暗，少许腻苔，脉弦滑。在原方的基础上减制半夏、泽泻、薏苡仁、枳壳，加山药、黄芪、炒白术以补气健脾。方药如下：

处方：苍 术 15 克　　香 附 15 克　　茯 苓 20 克　　淫羊藿 15 克

巴戟天 15 克	陈 皮 15 克	川 芎 15 克	炒蒲黄 20 克
五灵脂 10 克	当 归 20 克	山 药 20 克	鹿角胶 10 克
黄 芪 15 克	炒白术 15 克		

10 剂，水煎服，每日早晚各一次，每次 150mL。

五诊：服药后面色有光泽，经期将至，大便每日 1～2 行，小便正常，乏力感减轻，舌质正常，少许腻苔，脉弦滑。效不更方，原方继续服用。方药如下：

处方： 苍 术 15 克	香 附 15 克	茯 苓 20 克	淫羊藿 15 克
巴戟天 15 克	陈 皮 15 克	川 芎 15 克	炒蒲黄 20 克
五灵脂 10 克	当 归 20 克	山 药 20 克	鹿角胶 10 克
黄 芪 15 克	炒白术 15 克		

10 剂，水煎服，每日早晚各一次，每次 150mL。

随诊：3 个月后，患者月经正常。半年后，患者月经连续两月未至，患者担心再次闭经，前来就诊。诊脉察舌后嘱患者做尿妊娠试验（+），后得一女。

【按语】

笔者认为，脾运不健则气血郁滞，聚湿生痰，影响受孕，如《素问·骨空论》首先提出了"任脉为病……女子带下瘕聚……督脉为病……其女子不孕"。《素问·经脉别论》也认为，脾肾功能失常是生痰之主因："饮入于胃，游溢精气，上输于脾，脾气散精，上归于肺，通调水道，下输膀胱，水精四布，五经并行。"痰湿内阻，躯脂满溢，遮隔子宫，不能摄精成孕。《医宗金鉴·妇科心法要诀》谓："女子不孕之故……或因宿血积于胞中，新血不能成孕。"主要临床表现为月经前后不调，少腹胀痛，甚则经闭等。故笔者在治疗时以活血化痰、调达冲任为大法，以桃红四物汤、失笑散为代表方。

二、肝郁脾虚兼气滞血瘀证

赵某，女，26 岁，黑龙江省牡丹江市人。

首诊时间：2008 年 10 月 28 日。

主诉：未避孕未怀孕 2 年。

现病史：患者已婚 5 年，规律性生活，近 2 年来未避孕但未怀孕。2008 年 6 月子宫输卵管碘油造影：双侧输卵管串珠样改变，伞端上端粘连，通而不畅。2008 年 9 月 B 超监测卵泡发育及排卵：有优势卵泡；内膜不厚。2008 年 6 月 14 日（M3）化验血清激素：雌二醇（E2）52.23pmol/L，孕酮（PROG）0.1nmol/L，促卵泡生成素（FSH）3.56IU/L，黄体生成素（LH）3.83IU/L，催乳素（PRL）9.02mIU/L，睾酮（TTE）37.66nmol/L。患者经期腹痛轻微，不需服止痛药，经前乳房胀痛，以乳头为著。爱人曾在 2006 年查出弱精症，中药治疗后好转，近期未复查。求子两年未果，前来门诊寻求治疗。

月经史：患者 16 岁月经初潮，7/（29 ~ 31）天，量适中，色紫暗，有血块，经期腹痛轻微。

中医四诊：患者多年不孕，月经延期，量多少不定伴有血块，色黑，经前乳房胀痛，胸胁疼痛不舒，小腹疼痛，夜间尤甚，精神抑郁，或烦躁易怒，寐浅多梦，食欲不振，大便时干时稀不规律，小便正常，舌质紫暗，苔薄，舌下络瘀甚，脉弦涩。

中医诊断：不孕症（肝郁脾虚兼气滞血瘀证）。

西医诊断：原发性不孕症；输卵管不全梗阻。

中医诊断依据：情志不舒，则肝失条达，气血失调，冲任不能相资，故多年不孕；肝郁气滞，故经前乳房胀痛，胸胁不舒，小腹胀痛；气机不畅、血瘀体内则夜间痛甚；肝郁疏泄失常，血海失司，则月经延期，量多少不定；气血瘀滞、心神失养则寐浅多梦；肝郁克脾则食欲不振，大便时干时稀不规律；舌质紫暗，苔薄，舌下络瘀甚，脉弦涩，均为肝郁气滞血瘀之征。

治疗法则：疏肝健脾，理血调经。

处方：当　归 15 克　　香　附 15 克　　牛　膝 15 克　　通　草 15 克

川楝子 9 克　　瓜　蒌 15 克　　青　皮 10 克　　甘　草 10 克

炒白术 15 克　　茯　苓 20 克　　花　粉 15 克　　炒蒲黄 15 克

五灵脂 15 克

10 剂，水煎服，每日早晚各一次，每次 150mL。

二诊：此次就诊正值经期，量少伴有少量血块，服药后经前乳房胀痛，胸胁疼痛不舒,小腹疼痛缓解,时有烦躁易怒,寐浅,多梦,纳可,大便时干时稀不规律,小便正常,舌质紫暗,苔薄,舌下络瘀缓解,脉弦涩。于原方加丹参、郁金以加大行气活血化瘀之力,加炒枣仁养血安神。方药如下:

处方: 当　归 15 克　　丹　参 20 克　　牛　膝 15 克　　通　草 15 克

川楝子 9 克　　　瓜　蒌 15 克　　青　皮 10 克　　甘　草 10 克

炒白术 15 克　　茯　苓 20 克　　花　粉 15 克　　郁　金 10 克

香　附 15 克　　炒蒲黄 15 克　　五灵脂 15 克　　炒酸枣仁 15 克

7 剂,水煎服,每日早晚各一次,每次 150mL。

三诊:服药后胸胁疼痛不舒,小腹疼痛均好转,寐可,多梦,纳可,大便正常、日一次,小便正常,舌质紫暗,苔薄,脉弦涩。在原方的基础上减川楝子、瓜蒌,加合欢花以养心安神。方药如下:

处方: 当　归 15 克　　丹　参 20 克　　牛　膝 15 克　　通　草 15 克

合欢花 15 克　　青　皮 10 克　　甘　草 10 克　　炒酸枣仁 15 克

炒白术 15 克　　茯　苓 20 克　　花　粉 15 克　　郁　金 10 克

香　附 15 克　　炒蒲黄 15 克　　五灵脂 15 克

10 剂,水煎服,每日早晚各一次,每次 150mL。

四诊:服药后诸症均好转,大便正常、日一次,小便正常,舌质略紫暗,苔薄,脉弦。原方减青皮、花粉,加黄芪、山药益气健脾固元。方药如下:

处方: 当　归 15 克　　丹　参 20 克　　牛　膝 15 克　　通　草 15 克

合欢花 15 克　　黄　芪 20 克　　香　附 15 克　　炒酸枣仁 15 克

炒白术 15 克　　茯　苓 20 克　　山　药 20 克　　郁　金 10 克

炒蒲黄 15 克　　五灵脂 15 克　　甘　草 10 克

10 剂,水煎服,每日早晚各一次,每次 150mL。

随访:患者服用上方 1 个多月,2009 年 2 月中旬起嘱患者可解除避孕。2009 年 4 月 22 日发现怀孕。

【按语】

《妇科切要》曰:"妇人无子皆由经水不调,经水所以不调者,皆由内有七情之伤,外有六淫之感，或气血偏盛、阴阳相乘所致。"朱丹溪谓："求子之道，莫如调经。"故笔者认为，不孕先调经，调经先理气。因此，调经是治疗肝郁型不孕症的关键。因经闭不孕者，经不可以"瘀"论之，经闭而有所苦者，乃为虚证，不可犯"虚虚"之诫，故需辨明虚实。本病宜在经期之前服药，治疗效果最好。

三、肝经郁热兼心火上炎证

苗某，女，30岁，黑龙江省哈尔滨市人。

首诊时间：2006年10月15日。

主诉：胎停育行药物流产失败，清宫术后2年未孕。

现病史：患者于2004年6月因"早孕58日，胎儿停止发育"而行药物流产，流产不全，再行全麻+宫腔镜下清宫术，后未怀孕。2005年5月10日～2006年5月25日，曾间断服用中药治疗半年无效。前次月经2006年9月5日，末次月经10月3日。自测基础体温（BBT）连续7个月经周期显示黄体不健，即黄体期维持时间短，温度波动不稳定，体温上升及下降缓慢。曾多次行妇科检查提示双侧附件区增厚、压痛。夫妻性生活正常，未采取任何避孕措施至今未能受孕。故前来门诊寻求治疗。

月经史：平素月经规律，周期正常，经期正常，6天/28～33天。

中医四诊：形体消瘦，面色晦暗，婚后继发不孕，平素心烦易怒，情志不遂后加重，胸闷，心悸，两胁胀痛，食欲一般，睡眠不佳，多梦，月经先期、量少、色鲜红，大便干，2～3日一行，小便短赤，舌边尖红伴有芒刺，少许黄腻苔，脉弦细数。

中医诊断：不孕症（肝经湿热兼心火上炎证）。

西医诊断：继发性不孕症。

中医诊断依据：肝经郁热，气机不畅，气血失调，冲任不能相资，故2年不孕；肝气郁滞不舒，则两胁胀痛；肝气郁而化火则平素心烦易怒，情志不遂后加重；肝郁克脾则食欲一般；心火上炎、神不内守则睡眠不佳，多梦；心火下移则小便短赤；火迫血行则月经先期，色鲜红；火盛伤其津液则大便干；舌边尖红伴有芒刺，少许黄腻苔，脉弦细数均由肝经郁热兼心火上炎所致。

治法：疏肝解郁，清心泻火，调经接种。

处方： 柴　胡 15 克　　黄　芩 15 克　　丹　参 20 克　　麦　冬 15 克

　　　　川楝子 10 克　　白　芍 20 克　　黄　连 10 克　　酸枣仁 15 克

　　　　柏子仁 15 克　　合欢花 15 克　　石　斛 15 克　　竹　叶 20 克

　　　　栀　子 15 克　　通　草 15 克　　甘草梢 10 克

　　　　5 剂，水煎服，每日早晚各一次，每次 150mL。

二诊：形体消瘦，面色晦暗，经期未至，服药后胸闷、心悸均好转，睡眠尚可，仍心烦易怒，大便干，1 ～ 2 日一行，小便微赤，舌边尖红伴略有芒刺，少许黄腻苔，脉弦细数。原方基础上加青皮、槟榔、大黄行气通腑。方药如下：

处方： 柴　胡 15 克　　黄　芩 15 克　　丹　参 20 克　　麦　冬 15 克

　　　　川楝子 10 克　　白　芍 20 克　　黄　连 10 克　　酸枣仁 15 克

　　　　柏子仁 15 克　　合欢花 15 克　　石　斛 15 克　　竹　叶 20 克

　　　　栀　子 15 克　　通　草 15 克　　青　皮 10 克　　甘草梢 10 克

　　　　槟　榔 15 克　　大　黄 10 克（后下）

　　　　7 剂，水煎服，每日早晚各一次，每次 150mL。

三诊：形体消瘦，面色晦暗，服药后月经先期、量可、色鲜红，睡眠尚可，心烦易怒缓解，大便正常，每日 2 ～ 3 行，小便正常，舌边尖略红，少许腻苔，脉弦细。原方上减川楝子、酸枣仁、柏子仁，加当归、生地黄以养血活血。方药如下：

处方： 柴　胡 15 克　　黄　芩 15 克　　丹　参 20 克　　麦　冬 15 克

　　　　白　芍 20 克　　黄　连 10 克　　合欢花 15 克　　石　斛 15 克

　　　　栀　子 15 克　　通　草 15 克　　青　皮 10 克　　甘草梢 10 克

　　　　槟　榔 15 克　　竹　叶 20 克　　当　归 15 克　　生地黄 15 克

　　　　大　黄 10 克（后下）

　　　　10 剂，水煎服，每日早晚各一次，每次 150mL。

四诊：服药一月后，诸症均好转，无明显不适。在上方基础上减黄连、栀子、青皮、槟榔、大黄，加山药、玉竹、枸杞子以固其元。方药如下：

处方： 柴　胡 15 克　　黄　芩 15 克　　丹　参 20 克　　麦　冬 15 克

　　　　白　芍 20 克　　合欢花 15 克　　石　斛 15 克　　当　归 15 克

玉　竹 15 克　　　通　草 15 克　　　山　药 20 克　　　甘草梢 10 克

枸杞子 20 克　　　竹　叶 20 克　　　生地黄 15 克

15 剂，水煎服，每日早晚各一次，每次 150mL。

患者 2006 年 12 月 28 日发现怀孕。2007 年 3 月 5 日与患者联系，已妊娠 3 个半月余，一般情况良好，预产期为 2007 年 8 月 20 日前后。2007 年 8 月 17 日患者喜获一子，体重 3.35Kg，体健；特发短信表示感谢。

【按语】

笔者认为：肝郁易化热，可用香附、青皮、川芎、延胡索，加牡丹皮、生地黄、栀子、丹参等。调肝注意不可过用升散疏泄之品，以免重伤阴血，常以逍遥散加减以养血调肝、化瘀消癥、调达气血，择时用药。

四、气血亏虚兼湿阻下焦证

程某，女，29 岁，黑龙江省哈尔滨市人。

首诊时间：2006 年 1 月 22 日。

主诉：不良妊娠 5 次，第 5 次胎停育清宫术后 2 年未孕。

现病史：患者 5 次不良妊娠史：分别于 2000 年孕 30 日、2002 年孕 43 日行刮宫术；2003 年妊娠 8 个月因脐带绕颈胎死宫内而引产；2001 年孕 13 周及 2004 年 3 月早孕 50 日胎死宫内，行清宫术。其后继续求子未果，现两年未孕，前来门诊寻求治疗。

月经史：月经周期正常，经期缩短，2 天 /25 ～ 27 天，月经量少。

中医四诊：形体消瘦，面色萎黄晦暗，平素易感冒，婚后继发不孕，胸闷气短，神疲乏力，时有汗出，活动尤甚，经期延后，量少、色淡，白带量多，大便日 1 次，排便前下脓血、有异味，小便正常，食欲不振，食后腹部胀满，夜眠欠佳，腰痛，舌质嫩，色黯、苔白腻，脉细滑。

辅助检查：爱人精液常规正常，夫妻染色体正常，TORCH 及血清激素指标均正常。

中医诊断：不孕症（气血亏虚兼湿阻下焦证）。

西医诊断：继发性不孕症。

中医诊断依据：患者多次行刮宫术，伤其气血，气血不足，冲任不能相资，故多年不孕；患者素体虚弱、气不固表，则易感冒、时有汗出、活动尤甚；宗气亏虚则胸闷气短、神疲乏力；气虚固摄失职则排便前下脓血；气虚无力运化水湿，则水液下行，白带量多；血虚则经期延后，量少、色淡；血不养神则夜眠欠佳；舌质嫩、色黯、苔白腻，脉细滑等皆因气血亏兼湿阻下焦所致。

治法：益气养血，祛湿通络，调经止带。

处方：

黄 芪 20 克	益母草 15 克	茯 苓 20 克	薏苡仁 30 克
猪 苓 15 克	炒白术 15 克	神 曲 10 克	白扁豆 15 克
陈 皮 15 克	砂 仁 15 克	地榆炭 15 克	白 及 10 克

7 剂，水煎服，每日早晚各一次，每次 150mL。

二诊：服药后，面色略有好转，月经未至，胸闷气短、神疲乏力、时有汗出均缓解，白带量减少，大便日 1 次，排便前仍有少量脓血，小便正常，饮食一般，夜眠欠佳，腰痛，舌质嫩、色黯，少许白腻苔，脉细滑。原方加夜交藤、炒酸枣仁养血安神。方药如下：

处方：

黄 芪 20 克	益母草 15 克	茯 苓 20 克	薏苡仁 30 克
猪 苓 15 克	炒白术 15 克	神 曲 10 克	白扁豆 15 克
陈 皮 15 克	砂 仁 15 克	夜交藤 20 克	炒酸枣仁 15 克
地榆炭 15 克	白 及 10 克		

10 剂，水煎服，每日早晚各一次，每次 150mL。

三诊：服药后，面色略有光泽，月经至，量少、色淡，胸闷气短、神疲乏力、时有汗出均好转，大便日 1 次，小便正常，饮食一般，夜眠欠佳，腰痛仍有，舌质嫩、色黯，少许白腻苔，脉细滑。原方减地榆炭、白及；加续断、杜仲以滋补肝肾。方药如下：

处方：

黄 芪 20 克	益母草 15 克	茯 苓 20 克	薏苡仁 30 克
猪 苓 15 克	炒白术 15 克	神 曲 10 克	白扁豆 15 克
陈 皮 15 克	砂 仁 15 克	夜交藤 20 克	炒酸枣仁 15 克
续 断 15 克	杜 仲 10 克		

10 剂，水煎服，每日早晚各一次，每次 150mL。

四诊：服药后，面色红润，诸症均好转，舌质正常，少许白腻苔，脉细滑。于原方基础上减夜交藤、炒酸枣仁，加当归、山药、人参益气养血，以固其元。方药如下：

处方：黄　芪 20 克　　益母草 15 克　　茯　苓 20 克　　薏苡仁 30 克

　　　猪　苓 15 克　　炒白术 15 克　　神　曲 10 克　　白扁豆 15 克

　　　陈　皮 15 克　　砂　仁 15 克　　人　参 15 克　　山　药 20 克

　　　续　断 15 克　　杜　仲 10 克　　当　归 15 克

　　　10 剂，水煎服，每日早晚各一次，每次 150mL。

2008 年 9 月 30 日停经 154 天（4 个月余）自测尿妊娠试验为阳性。自 9 月 2 日起 BBT 持续高温相（36.7～37℃）29 天，按照排卵日估算（相当于末次月经 8 月 20 日）为早孕 6 周，预产期在 2009 年 5 月 25 日左右。

【按语】

《素问·通评虚实论》说："邪气盛则实，精气夺则虚。"故笔者认为，因虚而致不孕，其机制之关键在于不足，冲任脉虚、胞络失养，不能摄精成孕。此类患者多先天较弱，平素易感，故方中黄芪应是初期治疗不可缺少的药物。脾胃乃气血生化之源，故补气血必须调理脾胃，脾胃健则气血旺。脾主水湿，故除湿不忘健脾，脾气旺则湿无以生。此病多夹肝郁，故当佐以行气之剂，气行则湿无以聚。

五、脾肾阳虚兼湿阻胞宫证

马某，女，30 岁。

首诊时间：2007 年 3 月 13 日。

主诉：月经稀发 11 年，结婚 4 年未孕。

现病史：患者 19 岁以后月经稀发并逐渐加重，每隔 3～4 个月肌注黄体酮催经；2000 年夏季曾因过用黄体酮而导致黄体破裂（左）行卵巢修补术。2003 年起每月肌注黄体酮，同年 6 月确诊为多囊卵巢综合征，行腹腔镜下双侧卵巢打孔手术；同年 7～8 月应用"补佳乐"+HC+HM 促排卵治疗，基础体温无上升。2004 年起应用"补佳乐"+黄体酮连续人工周期治疗 2 年多；2006 年后半年改用"达英 35"+地塞米松，连续治疗 6 个月，直至就诊当月停药。至此，患者应用各类激素治疗月经病的疗程超过 10 年，连续不间断应用激素治疗闭经、不孕大于 4 年。2003 年 1 月结婚，婚后至今性生活规律，未避孕但始终未能有孕。末次人工月经（激素撤退性出血）2007 年 3 月 10 日。丈夫体健；患者否认其他疾病及药物过敏史。此次为求中医药治疗故来门诊就诊。

月经史：患者月经延后、稀发 11 年；月经初潮 14 岁，自月经初潮开始周期延后，经期尚可，3 ~ 4 天 /45 ~ 60 天，血量中等，有痛经。

中医四诊：婚久不孕，月经后期，量少色淡，甚则闭经，平时白带量多，腰痛如折，腹冷肢寒，面色晦黯，食欲不振，食后腹胀，下肢时有浮肿，大便稀，每日 1 ~ 2 次，性欲淡漠，小便失禁，舌淡，苔白滑，脉沉细而迟。

中医诊断：不孕症（脾肾阳虚兼湿阻胞宫证）。

西医诊断：原发性不孕症。

中医诊断依据：肾阳不足，命门火衰，冲任失于温煦，不能摄精成孕，故致不孕；阳虚气弱，不能生血行血，冲任空虚，血海不按时满，故月经后期、量少色淡，甚则闭经；脾肾阳虚，气化失常，水湿内停，伤及任带，故带下量多、下肢时肿；肾阳不足，命门火衰，胞脉失煦，故腰痛如折、腹冷肢寒、性欲淡漠；脾肾阳不足，气化失常，关门不固，故小便频数或不禁；脾阳不足，脾失健运则食欲不振、食后腹胀；面色晦暗，舌淡，苔白滑，脉沉细而迟或沉迟无力，均为脾肾阳不足之征。

治疗法则：温肾助阳，化湿固精。

处方：巴戟天 15 克　　补骨脂 15 克　　菟丝子 20 克　　肉　桂 5 克

　　　熟附子 15 克　　杜　仲 15 克　　白　术 20 克　　山　药 20 克

　　　人　参 15 克　　茯　苓 15 克　　猪　苓 15 克　　薏苡仁 30 克

10 剂，水煎服，每日早晚各一次，每次 150mL。

二诊：服药后月经至，量少色淡，腰痛如折、腹冷肢寒均好转，食欲不振，食后腹胀，时感乏力，嗜睡。白带量减少，大便稀，每日 1 ~ 2 次，性欲淡漠，小便失禁，舌淡，苔白滑，脉沉迟无力。原方加神曲、苍术益气健脾，路路通活血通络。方药如下：

处方：巴戟天 15 克　　补骨脂 15 克　　菟丝子 20 克　　肉　桂 5 克

　　　熟附子 15 克　　杜　仲 15 克　　白　术 20 克　　山　药 20 克

人　参 15 克　　茯　苓 15 克　　猪　苓 15 克　　薏苡仁 30 克

神　曲 10 克　　苍　术 15 克　　路路通 15 克

10 剂，水煎服，每日早晚各一次，每次 150mL。

三诊：服药后腰痛如折、腹冷肢寒均好转，纳可。白带量少，大便稀，每日 1 次，小便正常，舌淡，苔白，脉沉迟无力。原方加黄芪益气健脾，以固其元。方药如下：

处方：巴戟天 15 克　　补骨脂 15 克　　菟丝子 20 克　　肉　桂 5 克

熟附子 15 克　　杜　仲 15 克　　白　术 20 克　　山　药 20 克

人　参 15 克　　茯　苓 15 克　　猪　苓 15 克　　薏苡仁 30 克

神　曲 10 克　　苍　术 15 克　　路路通 15 克　　黄　芪 20 克

10 剂，水煎服，每日早晚各一次，每次 150mL。

随诊：患者于 12 月 22 日发现已怀孕 6 周，B 超提示宫内早孕活胎。2008 年 1 月 9 日来诊，诉便秘、4 日一次，食少，乳胀，胃脘胀疼，少腹隐痛；舌淡红，苔薄黄，脉细弦。予中药七剂。预产期为 2008 年 8 月底。

【按语】

古人云："善补阳者，必于阴中求阳。"因此笔者认为，遇此种类型患者，用药不可一味以温热之品单补阳虚，如果阴也虚，则会导致阳无以附，或无以化生，所以佐以滋阴剂也非常重要。肾阳虚，多见脾虚，故须兼顾脾脉；滋阴之剂也不可过腻，以免伤及脾阳，临证要灵活变通。笔者认为，肾阳不足，冲任虚寒，治疗只有鼓动先天之少火，而后天之土自生，脾旺痰湿自绝，培植下焦真阳，冲任之寒自散，冲盛任通，自能摄精成孕。如《傅青主女科·种子》所言："妇人有下身冰冷，非火不暖，交感之际，阴中绝无温热之气。人以为天分之薄也，谁知是胞胎寒之极乎！夫寒冰之地，不生草木；重阴之渊，不长鱼龙。今胞胎既寒，何能受孕。"

六、肾阴虚兼肝气郁滞证

王某，女，37 岁，黑龙江省哈尔滨市人。

首诊时间：2006 年 1 月 20 日。

主诉：结婚 6 年，未避孕 2 年余未孕。

现病史：患者于 2000 年结婚，2003 年在国外学习工作 1 年，出现月经失常，半月出血 1 次。回国后于 2004 年 4 月 17 日行诊刮术，病理为"子宫内膜单纯性增生"。2004 年 5 月～2005 年 3 月用人工周期（倍美力＋安宫黄体酮）治疗后恢复排卵，但连续 4 个月 B 超监测提示卵泡小，伴月经提前，遂于黄体期服用孕激素，4 个月后患霉菌性阴道炎而停用孕激素。2005 年 7 月停药后仍无排卵，应用克罗米芬促排卵治疗，因 B 超监测发现卵巢囊肿故未继续应用；来诊时连续 7 个月基础体温（BBT）均为单相型。2005 年 7 月 23 日行输卵管通液检查术，过程中显示压力升高，腹部疼痛，诊为"输卵管通而不畅"。其他多项检查提示乳腺增生、宫颈肥大、阴道炎等疾病。此次为求中医药治疗，特来笔者门诊。

中医四诊：形体消瘦，面色潮红，月经先后不定期，量少，带下极少，腰酸痛，情绪急躁，两胁胀痛，足跟痛，夜寐欠安，饮食如常，大便不爽或泄泻，小便正常，舌嫩暗、苔黄，脉细弦。BBT 持续单相 7 个月提示无排卵。

辅助检查：性激素化验示卵泡生成素（FSH）9.4lmIU/mL，促黄体生成素（LH）2.99mIU/mL，雌二醇（E2）39pg/mL，孕酮（PROG）4ng/mL，睾酮（TESTO）0.440ng/mL，泌乳素（PRL）17.61ng/mL。抗精子抗体、抗子宫内膜抗体、抗卵巢抗体、抗滋养层细胞抗体、抗透明带抗体、抗心磷脂抗体结果均为阴性。阴道 B 超示子宫前位，约 4.9cm×4.2cm×3.3cm，肌层回声均匀，内膜厚约 0.5cm；右卵巢约 3.0cm×2.2cm，内见 2～3 个卵泡回声，最大约 0.5cm×0.4cm；左卵巢约 4.1cm×1.9cm，内见 2～3 个卵泡回声，最大 1.7cm×1.0cm，外形欠饱满。阴道分泌物检查示清洁度Ⅲ度，细菌性阴道病（BV）阴性，沙眼衣原体（CT）阴性。

中医诊断：不孕症（肾阴虚兼肝气郁滞证）。

西医诊断：原发性不孕症（无排卵型）；输卵管炎（双侧输卵管通而不畅）。

中医诊断依据：气机不畅，阴液亏虚，冲任不能相资，故 2 年不孕；肾为元阴元阳之府，元阴亏虚则面色潮红、月经先后不定期、量少、带下极少；腰府失养则腰酸痛；肾阴亏虚则足跟痛；肝气郁滞则情绪急躁，两胁胀痛。故综上所述，诊断为不孕症（肾阴虚兼肝气郁滞证）。

治法：疏肝理气，补肾健脾，养血通络。

处方： 柴　胡 15 克　　黄　芪 15 克　　桔　梗 15 克　　香　附 15 克

　　　 百　合 20 克　　茯　苓 20 克　　炒白术 15 克　　赤　芍 15 克

　　　 桑寄生 15 克　　续　断 15 克　　杜　仲 15 克　　菟丝子 20 克

　　　 金银花 15 克　　炙甘草 10 克

10 剂，水煎服，每日早晚各一次，每次 150mL。

二诊：月经先期，前次月经 8 月 25 日，末次月经 9 月 16 日；BBT 均有双相改变，说明排卵功能已恢复，月经色、质、量基本正常。本次来诊时 BBT 上升 8 天，大便黏滞，日 1 ～ 2 次，无其他不适；舌质嫩、色暗、舌苔薄黄，脉象细滑。仍以寿胎丸与逍遥散合方加减，补肾固冲、疏肝通络。方药如下：

处方： 桑寄生 15 克　　续　断 15 克　　杜　仲 15 克　　菟丝子 20 克

　　　 枸杞子 15 克　　柴　胡 15 克　　枳　实 15 克　　白　芍 20 克

　　　 黄　芪 20 克　　椿　皮 15 克　　覆盆子 15 克　　炒白术 15 克

　　　 炙甘草 10 克　　路路通 15 克

10 剂，水煎服，每日早晚各一次，每次 150mL。

三诊：诸症均好转，在原方基础上加阿胶养血。方药如下：

处方： 桑寄生 15 克　　续　断 15 克　　杜　仲 15 克　　菟丝子 20 克

　　　 枸杞子 15 克　　柴　胡 15 克　　枳　实 15 克　　白　芍 20 克

　　　 黄　芪 20 克　　椿　皮 15 克　　覆盆子 15 克　　炒白术 15 克

　　　 炙甘草 10 克　　路路通 15 克　　阿　胶 15 克

10 剂，水煎服，每日早晚各一次，每次 150mL。

随访：患者末次月经 2006 年 10 月 13 日，月经期后继续服用上方 14 剂，11 月 14 日来诊时 BBT 已持续位于高温相 19 天，停经 32 天，化验人绒毛膜促性腺激素（HCG）值 368.06mIU/mL，证实已成功受孕。其后以寿胎丸合四君子汤、黄体酮、HCG 保胎治疗 3 周。2007 年 8 月 8 日收到短信：患者于 7 月 6 日顺利分娩一女婴，母女平安。

【按语】

笔者认为，补阴不得过腻，免碍脾胃之运化。注意经期变化：经前加当归、川芎以调养精血；经后加当归、阿胶以补精血。笔者重视先后天，补肾为主，兼调肝脾，认为不孕之本在于肾，所谓"精源于肾"。肾藏阴阳，又以精为本，以气为要，通常阴损必伴精亏，精亏则肾根动摇，故补肾则以填精为根本，同时常辅以补气涩精之品。肾阴虚之不孕，治当重资肾水，兼养肝血，肝肾得养，冲任得调，则摄精成孕，方如养精种玉汤。

【诊疗体会】

不孕症指女子婚后夫妇同居 2 年以上，配偶生殖功能正常，未避孕而未受孕者；或曾孕育过，未避孕又 2 年以上未再受孕者。前者称为"原发性不孕症"，后者称为"继发性不孕症"。古称前者为"全不产"，后者为"断绪"。中医学对女性因先天生理缺陷和畸形所致的不孕进行了总结——"五不女"，即螺（又作骡）、纹、鼓、角、脉五种，其中除脉之外，均非药物治疗所能奏效的，故不属本节论述范畴。

西医学认为女性不孕症主要与排卵功能障碍、盆腔炎症、盆腔肿瘤和生殖器官畸形等疾病有关。

【治疗特色】

1. 活血化瘀法

适用于瘀血积于胞中的不孕患者。如现代医学的子宫内膜增生，盆腔炎，附件炎，子宫肌瘤，输卵管积水、粘连或其他原因堵塞等。王淑贞认为，输卵管因炎症、粘连、堵塞造成的不通畅是导致不孕的主要原因之一，约占不孕症的 1/2。《医宗金鉴·妇科心法要诀》谓："女子不孕之故……或因宿血积于胞中，新血不能成孕。"主要临床表现为月经先后不调、少腹胀痛、甚则经闭等。治当活血化瘀、调达冲任，以桃红四汤、失笑散为代表方。

2. 清热化瘀法

适用于湿热蕴结、浸淫阴中而致不孕者。经检查证实多为滴虫、霉菌或细菌性阴道炎引起，因局部受邪，直接造成精虫活动减弱或运动不畅而影响受孕。其治疗多采用专病专药的方法：如湿热下注，则用蒲公英、黄柏、苦参清热解毒燥湿；属霉菌性阴道炎者，加用生大黄、生黄精、白鲜皮、刺蒺藜；对滴虫性阴道炎，则重用百部、鹤虱、蛇床子、白头翁；细菌性阴道炎，重用金银花、紫花地丁、败酱草之类，以达到清热化瘀、祛其邪毒、消除病因之目的。

3. 疏肝化瘀法

笔者认为，肝主疏泄，调畅全身气机。若肝气郁结失于疏泄，气机逆乱，气乱血亦乱，月经不调故不孕。因气滞常可导致血瘀，瘀血阻络，可产生一系列妇科疾病。本法适用于肝郁气滞、胞脉受阻所致之不孕，症见经期先后不定、经来腹痛、行而不畅、量少色黯、有小血块，经前乳房胀痛、精神抑郁、烦躁易怒。治当舒肝解郁、行气化瘀，以逍遥散为代表方。

4. 益肾化瘀法

适用于先天肾气不充，阳虚不能温煦子宫，宫寒胞冷，以致不能摄精而孕者。《圣济总录》说："妇人所以无子，由冲任不足，肾气虚寒故也。"症见婚久不孕，月经后期、量少色淡，或月经稀少、经闭，面色晦黯，腰酸腿软，性欲淡漠，小便清长，大便不实，舌淡、苔白，脉沉细或沉迟。但临证时多见肾虚夹实者，故治疗时，第一阶段以补肾阴或肾阳为主，兼化瘀为辅，视其病情化裁；第二阶段可停服化瘀类药物。笔者对肾虚不孕患者多以攻补兼施，用益肾化瘀法治疗。

【结语】

历代医籍对不孕症的病名定义、分类、病因病机、辨证论治、服药方法等论述不尽相同，而笔者治疗不孕症的经验可以概括为以肾为主轴，兼调肝脾；以精为中心，并调气血。盖肾为人体之先天，主藏精生殖；肝为女子之先天，主藏血疏泄；脾为后天之本，主运化奉养；是以精充血旺气和，则能受精孕育。

带 下

一、脾虚夹湿证

张某，女，30岁，已婚。

首诊时间：2011年9月12日。

主诉：带下量多半年余。

现病史：患者半年前出现白带增多，但未予重视。1月前患者自觉白带量多、质稀，就诊于当地医院，经检查诊断为"细菌性阴道炎"。经患者家属介绍遂来我院就诊。患者平素月经正常，初潮14岁，5～6天/30～35天，末次月经：2011年8月25日。近半年来出现白带量多、清稀无臭，劳累或性生活后症状加重。

既往史：既往体健，否认高血压、糖尿病、肝炎、结核等病史。

中医四诊：患者现白带量多、清稀无臭，神疲乏力，面色㿠白，四肢不温，纳谷不振，夜寐欠安，无尿频、尿急、尿痛，无腰酸，大便溏稀，舌质淡、体胖，边有齿痕，苔白腻，脉濡弱。

妇检：外阴已婚经产式；阴道畅，内见白色分泌物，量多，无腥臭味；宫颈光滑，肥大；宫体水平位，正常大小，活动可，无压痛；双侧附件未扪及异常。

辅助检查：白带检查示霉菌（-），滴虫（-），脓细胞（+）。

中医诊断：白带（脾虚夹湿证）。

西医诊断：细菌性阴道炎。

中医诊断依据：脾阳虚弱，运化失职，水湿内停，湿浊下注，损伤任带二脉，约固无力，故带下量多、色白、质稀薄、无臭气，绵绵不断；脾虚中阳不振，则神疲乏力、四肢不温；脾虚运化失职，则纳少便溏；脾虚清阳不升，则面色㿠白。舌淡，苔白腻，脉濡弱，均为脾虚夹湿之征。

治法：健脾益气，升阳除湿。

处方：党　参 15 克　　炒白术 15 克　　茯　苓 15 克　　生甘草 10 克

陈　皮 10 克　　椿根皮 15 克　　乌贼骨 15 克　　芡　实 10 克

蒲公英 15 克　　焦山楂 15 克　　枳　壳 10 克　　佛　手 10 克

焦神曲 10 克

7 剂，水煎服，每日早晚各一次，每次 150mL。

二诊：白带减少，食欲增加，但仍感全身乏力。舌质淡、体胖，边有齿痕，脉濡弱。原方减去生甘草，加入黄芪、苍术、薏苡仁。方药如下：

处方：党　参 15 克　　炒白术 15 克　　茯　苓 15 克　　薏苡仁 15 克

陈　皮 10 克　　椿根皮 10 克　　乌贼骨 15 克　　芡　实 10 克

蒲公英 15 克　　焦山楂 15 克　　枳　壳 10 克　　苍　术 10 克

焦神曲 10 克　　佛　手 10 克　　黄　芪 15 克

7 剂，水煎服，每日早晚各一次，每次 150mL。

三诊：白带消失，余无明显不适。舌质淡红，薄白苔，脉平。续服上方，方药如下：

处方：党　参 15 克　　炒白术 15 克　　茯　苓 15 克　　薏苡仁 15 克

陈　皮 10 克　　椿根皮 10 克　　乌贼骨 15 克　　芡　实 10 克

蒲公英 15 克　　焦山楂 15 克　　枳　壳 10 克　　苍　术 10 克

焦神曲 10 克　　佛　手 10 克　　黄　芪 15 克

14 剂，水煎服，每日早晚各一次，每次 150mL。

随诊：3 月后随诊，患者诸症消失。

【按语】

《女科经纶》引缪仲淳语："白带多是脾虚，肝气郁则脾受伤，脾伤则湿土之气下陷，是脾精不守，不能输为荣血，而下白滑之物，皆由肝木郁于地中使然，法当开提肝气，补助脾元，盖以白带多属气虚，故健脾补气要法也。"脾阳虚弱，运化失职，水湿内停，湿浊下注，损伤任带二脉，约固无力，故带下量多、色白、质稀薄、无臭气，绵绵不断；脾虚中阳不振，则神疲乏力、四肢不温；脾虚运化失职，则纳少便溏；脾虚清阳不升，则面色㿠白。舌淡，苔白腻，脉濡弱，亦为脾虚夹湿之象。

治当益气养血，健脾和胃除湿。一诊时，党参、白术、茯苓、甘草补中健脾，兼以除湿；芡实、乌贼骨补脾固肾涩带；蒲公英、椿根皮清热利湿；枳壳、佛手理气燥湿化痰；陈皮、焦山楂、焦神曲健脾和胃。诸药配伍，共奏健脾益气、升阳除湿之功，本固邪去而病体自安。二诊时，患者仍感全身乏力，故加入黄芪用以补中益气；加入苍术用以健脾燥湿；加入薏苡仁以淡渗利湿健脾。三诊时患者诸症消失，嘱患者继续口服 14 剂以巩固治疗。

二、肝郁气滞兼脾虚夹湿证

张某，女，37 岁，已婚，黑龙江省哈尔滨市人。

首诊时间：2010 年 8 月 8 日。

主诉：白带增多 1 年余。

现病史：1 年前患者因生气后月经量多，之后白带增多，未予治疗。后经人介绍来我院就诊。患者平素月经正常，初潮 14 岁,6～7 天/28～32 天。白带量多，清稀无臭，劳累或生气后症状加重。

既往史：既往体健，否认高血压、糖尿病、肝炎、结核等病史。

中医四诊：患者现头身右半边疼痛，但不剧烈，时作时止，经常感觉右胁肋部疼痛胀满，连及腹部，且自感易于生气，经期正常，经量较多，白带质稀量多，经期前后尤甚，有时呈淡黄色，舌质淡红，舌苔薄白而滑，脉弦。

辅助检查：白带检查示霉菌（－），滴虫（－），脓细胞（＋）。

中医诊断：白带（肝郁气滞兼脾虚夹湿证）。

西医诊断：细菌性阴道炎。

中医诊断依据：肝气失于条达，阻于胁络，故胁肋疼痛胀满；脾气虚弱，健运失常，水湿之气下陷任带二脉而为带，白带质稀量多；舌质淡红，舌苔薄白而滑，脉弦。以上符合为肝郁气滞兼脾虚夹湿证。

治法：疏肝理气，健脾燥湿。

处方： 当　归 15 克　　白　芍 15 克　　柴　胡 10 克　　炒白术 15 克
　　　　陈　皮 10 克　　芡　实 10 克　　人　参 10 克　　甘　草 10 克

香　橼 10 克　　茯　苓 15 克　　苍　术 15 克　　金樱子 10 克

7 剂，水煎服，每日早晚各一次，每次 150mL。

二诊：右胁肋部疼痛胀满明显好转，性情好转，经期正常，白带量少，大便稀溏，舌质淡红，舌苔薄白而滑，脉弦。原方加白扁豆、山药、山萸肉。方药如下：

处方：当　归 15 克　　白　芍 15 克　　柴　胡 10 克　　炒白术 15 克

　　　陈　皮 10 克　　芡　实 10 克　　人　参 10 克　　甘　草 10 克

　　　香　橼 10 克　　茯　苓 15 克　　苍　术 15 克　　金樱子 10 克

　　　白扁豆 10 克　　山　药 10 克　　山萸肉 10 克

10 剂，水煎服，每日早晚各一次，每次 150mL。

三诊：白带正常，无胁肋疼痛，经期正常，舌质淡红，舌苔薄白，脉平。续服上方，方药如下：

处方：当　归 15 克　　白　芍 15 克　　柴　胡 10 克　　炒白术 10 克

　　　陈　皮 10 克　　芡　实 10 克　　人　参 10 克　　甘　草 10 克

　　　香　橼 10 克　　茯　苓 15 克　　苍　术 15 克　　金樱子 10 克

　　　白扁豆 10 克　　山　药 10 克　　山萸肉 10 克

14 剂，水煎服，每日早晚各一次，每次 150mL。

随诊：3 月后随诊，诸症消失，痊愈。

【按语】

《傅青主女科·带下》曰："肝之性既违，则肝之气必逆，气欲上升，而湿欲下降，两相牵掣，以停住于中焦之间，而走于带脉，遂从阴器而出。""况加以脾气之虚、肝气之郁、湿气之侵、热气之逼，安得不成带下之病哉。"一诊时，苍术、炒白术、茯苓健脾燥湿；柴胡、白芍、香橼、陈皮疏肝解郁，理气升阳；人参、甘草健脾益气；金樱子、芡实固涩止带。二诊时，患者大便溏稀，加入山药补脾益气、固精止带，山萸肉、白扁豆健脾化湿。三诊时患者症状基本消失，嘱患者继续口服 14 剂以巩固治疗。

三、肝郁湿热下注证

柳某，女，38 岁，已婚，吉林省四平市人。

首诊时间：2013 年 11 月 1 日。

主诉：白带量多色黄，间断发作 3 年余，加重 7 天。

现病史：患者 3 年前因情绪抑郁后出现白带量多伴色黄，遂就诊于当地医院，经检查诊断为"带下病"，后口服中药治疗，未见好转。之后患者未继续治疗，7 天前，上述症状加重，白带量多，色黄。后经人介绍来我院门诊就诊。患者平素月经正常，初潮 15 岁，4 ～ 6 天 /28 ～ 30 天。

既往史：体健，否认高血压、糖尿病、肝炎、结核等病史。

中医四诊：白带量多色黄、淋漓不断、质黏稠、有秽臭，伴见头晕目眩、心烦易怒、胸闷不舒、口干苦、大便干结、小便短赤，舌红苔黄腻，脉弦滑。

妇检：外阴已婚经产式；阴道畅，内见脓性分泌物，量多、色黄、有腥臭味；宫颈轻度糜；宫体水平偏后位，正常大小，活动可，轻压痛；双侧附件未扪及异常。

辅助检查：白带检查示霉菌（-），滴虫（-），脓细胞（+++），支原体、衣原体检查均阴性，无淋球菌生长。宫颈防癌涂片示巴氏 I 级。

中医诊断：黄带（肝郁湿热下注证）。

西医诊断：细菌性阴道炎。

中医诊断依据：湿热蕴积于下，损伤任带二脉，故带下量多、色黄、黏稠、臭秽；湿热熏蒸，则胸闷心烦、口干口苦；肝气失于条达、循经上扰故头晕目眩；肝郁日久化热，扰乱心神，故心烦易怒；湿热伤津，故大便干结、小便短赤；舌红苔黄腻，脉弦滑为肝郁湿热下注之象。

治法：清热利湿，疏肝止带。

处方：

炒薏苡仁 15 克	石　斛 10 克	柴　胡 10 克	当　归 15 克
茯　苓 10 克	姜半夏 10 克	陈　皮 10 克	佛　手 10 克
黄　芪 15 克	椿根皮 10 克	乌贼骨 15 克	香　附 10 克
郁　金 10 克	黄　柏 10 克	红　藤 15 克	苍　术 10 克

7 剂，水煎服，每日早晚各一次，每次 150mL。

二诊：自觉症状减轻，口干苦消失，偶有胸闷心烦，舌质淡红，少许黄腻苔，脉弦滑。原方减石斛，加合欢花。方药如下：

处方：炒薏苡仁 15 克　　柴　胡 10 克　　当　归 15 克　　佛　手 10 克

　　　茯　苓 10 克　　姜半夏 10 克　　陈　皮 10 克　　苍　术 10 克

　　　黄　芪 15 克　　椿根皮 10 克　　乌贼骨 15 克　　香　附 10 克

　　　郁　金 10 克　　黄　柏 10 克　　红　藤 15 克　　合欢花 10 克

7 剂，水煎服，每日早晚各一次，每次 150mL。

三诊：诸症好转，胸闷、心烦消失，舌质淡红，苔薄白，脉滑。为巩固治疗，继续口服上方。方药如下：

处方：炒薏苡仁 15 克　　柴　胡 10 克　　当　归 15 克　　佛　手 10 克

　　　茯　苓 10 克　　姜半夏 10 克　　陈　皮 10 克　　苍　术 10 克

　　　黄　芪 15 克　　椿根皮 10 克　　乌贼骨 15 克　　香　附 10 克

　　　郁　金 10 克　　黄　柏 10 克　　红　藤 15 克　　合欢花 10 克

10 剂，水煎服，每日早晚各一次，每次 150mL。

随诊：1 月后随诊，患者白带消失，无明显不适症状。

【按语】

《傅青主女科·上卷·带下》云："妇人有带下而色黄者，宛如黄茶浓汁，其气腥秽，所谓黄带是也。夫黄带乃任脉之湿热也。"中医学认为，带下病主要由于湿邪引起。湿有内湿、外湿之别，内湿为脏腑功能失调所致，外湿由外邪入侵，久之伤及肾、肝、脾胃而致下元不固所致。此患者因湿热蕴积于下，损伤任带二脉，故带下量多、色黄、黏稠、臭秽；湿热熏蒸，则胸闷心烦、口干口苦；肝气失于条达，循经上扰，故头晕目眩；肝郁日久化热，扰乱心神，故心烦易怒；湿热伤津，故大便干结、小便短赤；舌红苔黄腻，脉弦滑为肝郁湿热下注之象。一诊时，方中炒薏苡仁为君药，健脾和胃、利水渗湿；石斛养胃生津、滋阴清热；柴胡、香附、郁金、佛手疏肝理气；当归、茯苓、黄芪益气养血固表；姜半夏、陈皮健脾和胃；椿根皮、黄柏、红藤清热泻火解毒；乌贼骨利湿止带。二诊时，患者偶有胸闷心烦，加入疏肝解郁的合欢花。三诊时，患者诸症消失，嘱患者继续口服药物以巩固治疗。全方配伍，利湿而不伤正，清热而不耗阴，使湿去热清，则病自除。

四、肝肾亏虚证

刘某，女，42岁，黑龙江省哈尔滨市人。

首诊时间：2012年8月7日。

主诉：带下稀少，阴道干涩2年。

现病史：患者2年前出现带下稀少，阴道干涩，性交痛，遂就诊于当地医院，经各项检查诊断为"带下过少"，虽经多方求治，疗效不显。后经朋友介绍来笔者门诊就诊。患者平素月经正常，初潮14岁，5～6天/30～33天，末次月经：2010年7月10日。

既往史：冠心病病史2年，否认高血压、糖尿病、肝炎、结核等病史。

中医四诊：患者现阴道干涩，带下量少，伴见头晕胸闷、腰酸乏力、心烦易怒、时汗出、纳谷尚可、夜寐欠安，二便正常，舌质偏红，苔少，脉细弦。

妇检：外阴已婚经产式；阴道干燥，黏膜菲薄，见点状出血；宫颈光滑，无抬举痛；宫体及双侧附件未扪及异常。

辅助检查：白带检查正常。宫颈防癌涂片示巴氏Ⅰ级。内分泌各项检查均正常。B超示子宫附件未见异常。

中医诊断：带下过少（肝肾阴虚证）。

西医诊断：阴道萎缩。

中医诊断依据：阴道干燥，带下亏少，性交疼痛，皆与肝肾有关。肝肾同司下焦，肝主藏血，肾主藏精，精血互生。肝肾亏虚则气血津液不充，于下则不能涵养阴窍，于上则不能奉养七窍，则燥证现矣。

治法：滋补肝肾，养阴止带安神。

处方：沙　参15克　　炙鳖甲15克　　熟地黄15克　　生地黄15克
　　　山　药15克　　石　斛10克　　桑椹子10克　　薏苡仁10克
　　　牡丹皮15克　　丹　参15克　　茯　苓15克　　麦　冬10克
　　　夜交藤15克　　莲子心10克　　合欢皮10克

　　　7剂，水煎服，每日早晚各一次，每次150mL。

二诊：自诉心烦见减，夜寐安，时汗出，阴部津津然。舌质偏红，苔少，脉细弦。原方减夜交藤、莲子心，加入浮小麦。方药如下：

处方：沙　参 15 克　　炙鳖甲 15 克　　熟地黄 15 克　　生地黄 15 克

山　药 15 克　　石　斛 10 克　　桑椹子 10 克　　薏苡仁 10 克

牡丹皮 15 克　　丹　参 15 克　　茯　苓 15 克　　麦　冬 10 克

合欢皮 10 克　　浮小麦 15 克

7 剂，水煎服，每日早晚各一次，每次 150mL。

三诊：患者诸症减轻，阴道干涩消失，舌质淡红，苔薄白，脉细弦。续服上方，方药如下：

处方：沙　参 15 克　　炙鳖甲 15 克　　熟地黄 15 克　　生地黄 15 克

山　药 15 克　　石　斛 10 克　　桑椹子 10 克　　薏苡仁 10 克

牡丹皮 15 克　　丹　参 15 克　　茯　苓 15 克　　麦　冬 10 克

合欢皮 10 克　　浮小麦 15 克

10 剂，水煎服，每日早晚各一次，每次 150mL。

随诊：10 天后随诊，患者自诉症状消失，白带正常。

【按语】

王孟英曾云："带下乃女子生而即有，津津常润。"阴精亏虚，阴部失荣，故干涩不适；肾阴亏损，髓海不足，则腰膝酸软，头晕胸闷；阴虚内热，热扰心神，则心烦易怒，夜寐欠安；阴精亏虚，虚火内生，热逼津液外泄故汗出。一诊方中炙鳖甲为君药，养血益阴、滋补肝肾，以固其本；生地黄、熟地黄、山药、石斛、桑椹子、麦冬、沙参健脾益肾、滋阴养血；薏苡仁、茯苓清热、利湿、健脾；牡丹皮、丹参清热平肝；夜交藤、莲子心、合欢皮养血安神。二诊时患者汗出尤甚，加入浮小麦以收敛汗液。三诊时患者诸症减轻，嘱患者继续口服 10 剂以巩固治疗。全方配伍，补中有泻，泻中寓补，使补而不腻，以补为主。共收补肝肾、益阴血之功效。

五、血虚内热兼气虚证

张某，女，42 岁，已婚，黑龙江省大庆市人。

首诊时间：2013 年 8 月 18 日。

主诉：阴道流赤白相间白带半年余。

现病史：半年前患者出现阴道流出赤白相间的白带，遂就诊于当地医院，经检查诊断为"带下病"，后口服中药治疗，疗效不显，经朋友介绍遂来笔者门诊就诊。患者平素月经提前，初潮13岁，3～4天/30～35天。

既往史：既往体健，否认高血压、糖尿病、肝炎、结核等病史。

中医四诊：面色少华，形瘦，体倦乏力，经阴道流淡红色白带，劳累后尤甚，气短懒言，腰酸，头晕，口干，手足心发热，舌质淡红、苔薄黄，脉沉细。

辅助检查：白带检查示霉菌（－），滴虫（－），脓细胞（＋＋）。支原体、衣原体检查均阴性，无淋球菌生长。

中医诊断：赤带（血虚内热兼气虚证）。

西医诊断：细菌性阴道炎。

中医诊断依据：血虚不能上滋头目，外濡肢体，故见头晕、体倦乏力；血虚不能上荣于面及充盈血脉，故致面色少华；血本属阴，阴虚生内热故见手足心热；内热熏蒸故见口干；本有气虚，劳则耗气，故气短懒言、劳累后尤甚；气血两虚，胞络失于濡养，故见腰酸。

治法：益气养血，清热止带。

处方：党　参15克　　黄　芪15克　　炒白术15克　　甘　草15克

　　　茯　苓10克　　当　归10克　　山　药15克　　杜　仲15克

　　　香　附10克　　乌　梅10克　　黄　柏10克　　生地黄10克

　　　8剂，水煎服，每日早晚各一次，每次150mL。

二诊：诸症好转，带下明显减少，偶有心悸，舌质淡红、苔薄黄，脉沉细。药症相适应，故在原方基础上加入养心安神之品。原方加入远志、酸枣仁。方药如下：

处方：党　参15克　　黄　芪15克　　炒白术15克　　甘　草15克

　　　茯　苓10克　　当　归10克　　山　药15克　　杜　仲15克

　　　香　附10克　　乌　梅10克　　黄　柏10克　　生地黄10克

　　　远　志10克　　酸枣仁10克

　　　7剂，水煎服，每日早晚各一次，每次150mL。

三诊：诸症好转，舌质淡红、苔薄白，脉沉细。患者诸症好转，继续服用上方。

方药如下：

处方：党　参 15 克　　黄　芪 15 克　　炒白术 15 克　　甘　草 15 克
　　　茯　苓 10 克　　当　归 10 克　　山　药 15 克　　杜　仲 15 克
　　　香　附 10 克　　乌　梅 10 克　　黄　柏 10 克　　生地黄 10 克
　　　远　志 10 克　　酸枣仁 10 克

　　　15 剂，水煎服，每日早晚各一次，每次 150mL。

随诊：1 月后随诊，患者带下正常，未再复发。

【按语】

赤带病机多为内热气血双虚，前贤所谓："带下之病，妇女多有之，赤者属热，兼虚兼火治之。"血虚不能上滋头目，外濡肢体，故见头晕、体倦乏力；血虚不能上荣于面及充盈血脉，故致面色少华；血本属阴，阴虚生内热故见手足心热；内热熏蒸故见口干；本有气虚，劳则耗气，故气短懒言，劳累后尤甚；气血两虚，胞络失于濡养，故见腰酸。

一诊方中，黄芪、党参、茯苓、炒白术、甘草益气健脾；当归补血活血；山药、杜仲补肝肾治带下；香附理血气，调经血；乌梅酸涩止带；黄柏泻火清热；生地黄滋阴清热，凉血止血。二诊时，患者偶有心悸，加入养心安神之品远志、酸枣仁。三诊时患者诸症消失，嘱患者继续口服 15 剂以巩固治疗。

六、肾阳虚带下证

徐某，女，37 岁，黑龙江省佳木斯市人。

首诊时间：2003 年 11 月 15 日。

主诉：白带量多半年余。

现病史：半年前患者怀孕近 2 月时做过一次人工流产，后白带量多，带下质稀，淋漓不断，无色无味，服妇科千金片效果不佳，遂就诊于我院。患者平素月经后错，初潮 15 岁，5 ～ 7 天 /30 ～ 34 天。近半年来出现白带量多，带下质稀，淋漓不断，无色无味。

既往史：既往体健，否认高血压、糖尿病、肝炎、结核等病史。

中医四诊：患者现经常感觉小腹凉、腰酸痛，每次月经后错5～7天，量少、色黯，夜间小便次数多，一般3～4次，面色㿠白不润，精神疲倦，畏寒肢冷，舌质淡暗，苔薄白，脉沉细。

辅助检查：白带检查示霉菌（－），滴虫（－），脓细胞（＋）。支原体、衣原体检查均阴性，无淋球菌生长。

中医诊断：白带（肾阳虚证）。

西医诊断：细菌性阴道炎。

中医诊断依据：肾阳不足，命门火衰，气化失常，寒湿内盛，致带脉失约，任脉不固，故带下量多、色白清冷、稀薄如水、淋漓不断；肾阳虚胞络失于温煦，故小腹冷感；膀胱失于温煦，气化失常，故小便频数、夜间尤甚；阳虚寒从内生，故畏寒肢冷；肾阳虚外府失荣，故腰酸痛；肾虚髓海不足，故面色晦暗；舌质淡暗，苔薄白，脉沉细为肾阳虚、虚寒内盛之象。

治法：温肾助阳，涩精止带。

处方：菟丝子20克　　续　断20克　　杜　仲15克　　山茱萸15克

　　　　牛　膝10克　　枸杞子10克　　山　药20克　　茯　苓15克

　　　　炒白术10克　　泽　泻10克　　附　子10克　　肉　桂10克

　　　　乌贼骨15克　　益智仁15克　　牛　膝10克

5剂，水煎服，每日早晚各一次，每次150mL。

二诊：服上药后白带量减少，腰酸痛明显减轻，有时头晕，其他无变化，舌质淡暗，苔薄白，脉沉细。减去附子，加入补中益气之党参。方药如下：

处方：菟丝子20克　　续　断20克　　杜　仲15克　　山茱萸15克

　　　　牛　膝10克　　枸杞子10克　　山　药20克　　茯　苓15克

　　　　炒白术10克　　泽　泻10克　　党　参20克　　肉　桂10克

　　　　乌贼骨15克　　益智仁15克　　牛　膝10克

10剂，水煎服，每日早晚各一次，每次150mL。

三诊：自述服上药后带下量少，头晕减轻，腰已不酸痛，其他正常，舌质淡暗，苔薄白，脉沉细。续服上方，方药如下：

处方：菟丝子 20 克　　续　断 20 克　　杜　仲 15 克　　山茱萸 15 克

　　　牛　膝 10 克　　枸杞子 10 克　　山　药 20 克　　茯　苓 15 克

　　　炒白术 10 克　　泽　泻 10 克　　党　参 20 克　　肉　桂 10 克

　　　乌贼骨 15 克　　益智仁 15 克　　牛　膝 10 克

　　　10 剂，水煎服，每日早晚各一次，每次 150mL。

随诊：2 月后随诊，诸症消失，带下正常。

【按语】

《素问·逆调论》称"肾者水脏，主津液。"而湿为人体水液代谢异常的病理产物，在女子由于生理特性不同，更因带脉不能约束而表现为带下。又肾为水火之脏，内寓元阴元阳，冲任所系。"五脏之阴气非此不能滋，五脏之阳气非此不能发"，肾气的强弱与否，关系到水湿代谢的正常与否。若肾阳虚衰，失于蒸化，则脾阳失运，水谷津液不能升清输布，冲任不固，带脉失约，水湿滞于胞宫，可致带下绵绵不绝。应审因辨证，认清病的本质，方能对症下药。此例患者为肾虚带下偏于肾阳虚，一诊中，菟丝子用以温肾填精益髓；续断、杜仲、牛膝温补肾阳，固涩止带；山药、山茱萸健脾固涩；茯苓、炒白术、泽泻健脾燥湿；肉桂、附子增强温补肾阳之力；乌贼骨、益智仁收涩止带，防止阴精过于滑脱，病情难复，使脾健肾强、任带得固。二诊时患者诸症减轻，减去附子，加入补中益气之党参。三诊时，患者明显好转，嘱患者继续口服10 剂以巩固治疗。

【诊疗体会】

带下病是指带下的量明显增多，色、质发生异常，或有臭气，或伴有其他症状者。此处定义指出了带下病中的带下过多症，而生理性带下减少，或在临床上出现阴道干涩等症状时，则可归纳为带下病中的带下缺少症。《李积敏医学文集》中指出："带下病是指带下的期、量、色、质、气味发生异常，并伴有局部或全身症状为特征的疾病。"本病主要涉及西医的细菌性阴道炎、阴道萎缩等病。

【治疗特色】

1. 从肝论带

肝主疏泄，通调三焦气机促进湿化。湿邪侵袭，肝木最喜水润，湿亦水之积，似湿非肝木之所恶；水为肝木之所喜，而湿实为肝木之所恶，是湿为土之气。以所恶者合之所喜，必有违背。肝之性既违，则肝之气必逆。气欲上升，而湿欲下降，两相牵掣，以停住于中焦之间，而走于带脉，遂从阴器而出成白带。《丹溪心法》云："妇人赤白带下之症，多是怒气伤肝……湿而生热。"《傅青主女科》则云："……于是肝经之郁火内炽……致湿热之气蕴于带脉之间。"故治疗此类带下，常在清肝热的同时理肝气，从而在根本上利湿止带。在具体治疗上，《景岳全书》和《傅青主女科》中均以加减逍遥散治疗，方中以白芍佐以柴胡来疏肝，佐陈皮以理气开郁，栀子以清热，共助疏肝解郁、清热渗湿之力。还可在黄连、黄柏等苦寒药的基础上加香附开郁疏肝，川楝子疏肝解郁、加强去湿之力。也可选用龙胆泻肝汤加减，方用苦寒之龙胆草佐以黄芩、栀子泻肝胆实火，泽泻等以利湿，当归、生地益阴血，加上柴胡疏理肝气，共奏清热利湿止带之功。而当症状加重，带下颜色加深，出现黄绿如脓，或有泡沫血丝等时，多是湿毒蕴结，方中除了清热解毒的蒲公英、白花蛇舌草，益气的黄芪外，更加香附、元胡、丹参、赤芍以疏肝理气活血；或在金银花、连翘、败酱草、红藤等药基础上，加疏理肝气的丹皮、川楝子、延胡索以助祛湿止带。

《傅青主女科》云："肝郁而气弱，则脾土受伤，湿土之气下陷，是以脾精不守，不能化荣血以为经水，反变成白滑之物。"故此时常在健脾基础上加上疏肝理气之药以助止带。如若湿邪郁久化热，带下可色黄质稠，变为湿热，则在健脾疏肝同时加以清肝热之品。对于肝郁脾虚引起的带下，最有代表性的当属《傅青主女科》中的完带汤，方以"宜大补脾胃之气，稍佐以肝之品"为治法，用白芍以柔肝理脾，柴胡以疏肝柔肝，从而达到"使风木不闭塞于地中，则地气自升腾于天上，脾气健而湿气消，自无白带之患"的效果。以党参、白术、黄芪、山药等为主的补中益气汤加减治疗，补中益气、升阳化湿止带，并加柴胡、枳壳、陈皮等疏理气机，升降相因，气机得畅而湿易去。

2. 从脾论带

带下属液，来源于脾所运化转输的水谷精微。脾尚主运化水液，脾喜燥而恶湿，《素问·至真要大论》曰："诸湿肿满，皆属于脾。"若脾阳虚衰，或脾肾阳虚，温煦升提无力，脾气下陷，使妇人终年累月下流白物，如涕如唾，不能禁止者，即为白带也。傅山认为其病机是"湿盛而火衰，肝郁而气弱，则脾土受伤，湿土之气下陷，是以脾精不守，不能化荣血以为经水，反变为白滑之物，由阴门直下"，制名方完带汤以治之。

脾虚带下，脾为后天之本，主运化水湿，脾虚失运，湿浊内停，流注下焦，伤及任带而为带下。《医学心悟》："大抵此症不外脾虚有湿。脾气壮旺，则饮食之精华生气血而不生带；脾气虚弱则五味之实秀，生带而不生气血。"症见带下量多，色白或淡黄，质粘如涕，无臭气，绵绵不断，脘胀纳少便溏，面浮足肿，神疲倦怠，舌淡苔白，脉濡缓。治宜健脾益气，升阳祛湿，使脾气健，湿浊消，则带自止。方选《傅青主女科》完带汤加减。药用党参、白术、苍术、陈皮、莲肉、车前子。如有腹痛加香附、小茴香；病久带下如崩，中气虚弱，加黄芪或用补中益气汤；大便溏加扁豆、薏苡仁。

3. 从肾论带

《景岳全书·妇人规》曰："盖白带出自胞宫，精之余也。"《血证论》又云："带脉下系胞宫。"胞宫为奇恒之府，是肾－天癸－冲任－胞宫轴的作用靶点，肾－胞宫－带下可谓源与流的关系。胞脉系于肾，冲任二脉源于肾，肾气之盛衰，直接影响到冲脉之盈亏、任脉之通涩和胞宫之功能。肾气充沛，才能保证太冲脉盛，任脉通畅，胞宫功能旺盛，月经正常来潮，带下盈亏有时之时润而清稀。古人云"水之体在肾"，乃封藏之本。《素问·逆调论》云："肾者水脏，主津液。"带下属阴液，源于水谷精微，津液既能化气、载气，亦能生血、濡养，但若长年累月，绵绵而下不止，津液长期枉耗，阴精亏损，不仅可导致筋骨失常而有腰酸，少腹辣痛，肢体乏力等之变，而且可因脏腑失养造成经行紊乱，胎孕困难或受孕之后易堕小产等不良后果。故时时固护肾中元阴元阳是养生保健，预防和治疗带下病的根本。

肾为水火之脏，相火居于其中，它不仅使津液蒸腾气化，膀胱水府开合有度，也是主持三焦水道的动力源泉。三焦者决渎之官，水道出焉。若肾阳衰惫，命门火衰，下元虚冷，水不化津，水湿下流，则带下滑脱不止。景岳尤重肾与命门，强调心旌之摇，多欲之滑，房室之逆，虚寒不固等伤肾而故带下遗多，治法除药物外，尚需节欲以养生。

临证但见带下量多，色白或淡黄，质稀不臭，伴面色萎黄，纳呆便溏，四肢欠温，舌淡嫩，苔薄白润，脉细缓者，治可用温肾健脾、升阳除湿之法，方用《傅青主女科》完带汤加巴戟、补骨脂、鹿角霜等温肾化湿止带；症见带下绵绵，质稀如水，腰酸如折，小腹冷痛，小便频数清长，舌淡、脉沉迟者，治以温肾扶阳，温化水湿，选用熟附子、党参、白术、茯苓、益智仁、山药、金樱子、桑螵蛸温肾固涩，治湿及泉，使阳气流通，阴湿能化；症见带少或无，阴道干涩，畏寒肢冷，舌质淡，脉沉者，治以补肾之元阴元阳；症见带下或多或少，色黄或阴道灼热，头晕耳鸣，失眠心悸，腰背酸困，舌红少苔，脉细数者，常用知母、黄柏、熟地、山药、山萸肉、丹皮、茯苓、泽泻、白芍、甘草，壮水制火，滋阴柔肝，使真水行而邪湿无所容；若黄浊臭秽，或赤白相兼，伴心烦易怒，胸胁胀满，口苦口干，舌红苔黄脉弦数者，为肾失封藏，脾失健运，湿热下注所致，本病治以清肝经湿热，泻肾经虚火。脾肾阳虚，寒湿内阻，治以温补脾肾，温阳化湿。常选用黄芪、白术、干姜、小茴香、鹿角霜、巴戟天、淫羊藿、枸杞子、杜仲、菟丝子。总之，不论是寒湿带下还是湿热带下，均宜以肾为本，温化总以温肾健脾为宗，清利则以泄肾泻肝为法。

4. 湿邪与带下的关系

湿邪因其质重浊，故而袭病有趋下性。《傅青主女科》开篇即提出："夫带下俱是湿症。"湿邪流注下焦，伤及任带而为带下病。《灵枢·百病始生》云："清湿袭虚，则病起于下。"《素问·太阴阳明论》云："伤于湿者，下先受之。"《素问·六元正纪大论》曰："太阴在泉，湿客下焦。"水重易下，湿类于水，浊阴为地，出下窍，故湿邪侵袭人体，易趋下部脏腑及组织器官，女性阴部首当其冲。湿蕴下焦，治以淡渗利湿。药选茯苓、车前子、益母草、薏苡仁、泽泻、泽兰、牛膝等利水祛湿。

湿邪易与寒邪或热邪相兼，又可随体质的阴阳盛衰而发生寒化或热化，从而形成临床常见湿热与寒湿之邪。两邪合而为病，使疾病的病机更加复杂，愈发缠绵难愈。《傅青主女科》云："脾土不能运化，致湿热之气蕴于带脉之间，而肝不藏血，亦渗于带脉之内。"湿热流注下焦，任带两脉失约，故呈带下量多、色黄之带下病。湿热蕴结下焦，治以清热利湿。药选黄柏、栀子、龙胆草、猪苓、茯苓、泽泻。

"湿胜则阳微"，寒湿伤阳，阳气不振，脏腑失温，寒从中生，脾失运化，肾失气化，湿邪再生，因果更替，寒湿日盛。寒湿为病，妇人常见腰骶冷痛，手脚冰凉。药选肉苁蓉、肉桂、附子、巴戟天、补骨脂、仙茅、淫羊藿、杜仲等，以助温阳散寒暖宫。

【结语】

根据笔者多年临床经验带下病系湿邪为患，而肝、脾、肾功能失常又是发病的内在条件。在治疗上应当以健脾、升阳、除湿为主，辅以疏肝固肾；同时湿浊可以从阳化热而成湿热，也可以从阴化寒而成寒湿，所以要佐以清热除湿、清热解毒、散寒除湿等法。

痛 经

一、脾肾不足兼血瘀证

王某，25岁，已婚，黑龙江省哈尔滨市人。

首诊时间：2005年3月2日。

主诉：经期腹部剧烈疼痛3年，不孕2年。

现病史：患者近3年无明显诱因出现行经期间小腹部疼痛明显，伴恶心、呕吐、怕冷，于行经第1～2天经量较多，腹痛明显，夹有暗红色血块，经前自觉乳房胀痛。曾于哈尔滨医科大学第二附属医院诊断为"子宫内膜异位症"，建议中医药调治。自诉末次月经（LMP）2005年1月29日。现月经周期22天，经期4～5天。经产史：孕1产0，2002年6月18日自然流产。自诉近两年未避孕，未怀孕，于妇科进行相关检查未见异常。患病曾服食中药汤剂调理，未收佳效，经朋友介绍，遂来笔者门诊诊治。

既往史：无。

中医四诊：经量较多，腹痛明显，夹有暗红色血块，经前自觉乳房胀痛，神疲乏力，时有腹部胀满，手足冷，面色萎黄，大便溏、一日2～3次、肛门下坠感，小便正常。舌质暗红，苔薄白，脉弦。

辅助检查：腹腔镜示子宫内膜异位病变。

中医诊断：痛经（脾肾不足兼血瘀证）。

西医诊断：子宫内膜异位症；继发性不孕。

中医诊断依据：患者青年女性，因素体禀赋不足，后天失养，日久发为脾肾虚弱、气血瘀滞的经行腹痛；脾胃后天虚弱，气血生化乏源，气虚无力运血，血少流行不畅，则见瘀血停滞、阻于胞宫，故见经血排出不畅，不通则痛，则见痛经、不孕；脾胃升降失常，见恶心、呕吐；病久伤及阳气，阳气不足则怕冷、便溏；气虚气滞则乳胀腹胀；舌质暗红，苔薄白，脉弦皆为气虚血瘀之象。

治法：温阳健脾，行气散瘀。

处方：黄　芪 20 克　　党　参 20 克　　山　药 10 克　　莲子肉 15 克

白扁豆 15 克　　丹　参 15 克　　柴　胡 7 克　　旱莲草 15 克

菟丝子 15 克　　莪　术 10 克　　三　棱 8 克　　当　归 10 克

女贞子 15 克　　升　麻 7 克

7 剂，水煎服，早晚各一次，每次 150mL。

二诊：患者现神疲乏力明显缓解，自觉工作时明显轻松，腹部胀满减轻，大便溏、每日 1～2 次，仍手足不温，肛门下坠感减轻，舌质暗红，苔薄白，脉弦。原方加温经通络之桂枝、通草。

处方：黄　芪 20 克　　党　参 20 克　　山　药 10 克　　莲子肉 15 克

白扁豆 15 克　　丹　参 15 克　　柴　胡 7 克　　旱莲草 15 克

菟丝子 15 克　　莪　术 10 克　　三　棱 8 克　　当　归 10 克

女贞子 15 克　　升　麻 7 克　　桂　枝 10 克　　通　草 5 克

15 剂，水煎服，早晚各一次，每次 150mL。

三诊：患者自觉形神俱佳，腹胀明显缓解，大便每日 1～2 次，质软，手足略有暖感，时值月经初来，腹痛缓解，经量稍加，色暗，仍伴有少量血块，舌质暗红，苔薄白，脉弦缓。因在经期气血不足，去升麻、柴胡升散耗伤气血之品及三棱、莪术破气之品，加香附、益母草行气活血通经。

处方：黄　芪 20 克　　党　参 20 克　　山　药 10 克　　莲子肉 15 克

白扁豆 15 克　　丹　参 15 克　　香　附 10 克　　旱莲草 15 克

菟丝子 15 克　　当　归 10 克　　通　草 5 克　　女贞子 15 克

益母草 15 克　　桂　枝 10 克

5 剂，水煎服，早晚各一次，每次 150mL。

四诊：患者经期 5 天，腹痛已明显缓解，月经量可、色淡红，伴少量血块，疲乏无力消失。舌质暗，苔薄白，脉弦。续守原方。

处方：黄　芪 20 克　　党　参 20 克　　山　药 10 克　　莲子肉 15 克

白扁豆 15 克　　丹　参 15 克　　香　附 10 克　　旱莲草 15 克

菟丝子 15 克　　当　归 10 克　　通　草 5 克　　女贞子 15 克

　　益母草 15 克　　　桂　枝 10 克

　　5 剂，水煎服，早晚各一次，每次 150mL。

　　一个月后复诊言经期腹痛已明显减轻，不影响正常生活，诸多症状明显好转，续服上方 3 个月后，电话回访喜言怀孕。

【按语】

　　笔者认为，妇人月经之病多因虚因郁，或为先天不足，或为情志不畅，或因外感邪气，本患者为先天禀赋不足，后天劳伤过度，脾肾虚损，化生乏源，气血不得通畅，故笔者认为治宜补脾气助行气血，养后天以助先天。黄芪益气升阳，补中焦虚损，为君药；以升、柴二味助君药升提下陷的阳气，《本草纲目》谓："升麻引阳明清气上升，柴胡引少阳清气上行，此乃禀赋虚弱，元气虚馁，及劳役饥饱，生冷内伤，脾胃引经最要药也。"因气亏营血亦亏，故用当归养血合营；女贞子、旱莲草养肝肾之阴；丹参、当归活血化血中之滞，以补养气血，为经间期调养的大法；经期之时笔者以排瘀血、通血脉为治法，故以温经活血之桂枝、通草加入方中；因经期气血不足，胞宫外泻经血，故将三棱、莪术破血行气力大之药祛除，并将柴胡、升麻升散耗气之品祛除以防伤气耗血。全方以达补而不滞、通而不伤之效，则中焦得补、气血得通，月事以顺，合而有子。全方分其时而治，在不同时期抓住胞宫的生理特征调治，攻补兼施，效佳。

二、肝经郁热证

张某，女，20 岁，未婚，黑龙江省大庆市人。

首诊时间：2012 年 7 月 8 日。

主诉：经期腹痛难忍 4 年，伴紫暗血块。

现病史：患者 4 年前因精神紧张从月经初潮开始痛经，多于经期之前一周感觉小腹部隐隐作痛，待月经来潮即疼痛剧烈，难以忍受，伴有紫暗血块随经血排出，经色暗，经量较多，经时常伴有带下量多、色微黄，每当腹痛发作之时，需要卧床休息，常自行口服止痛药物才觉缓解，曾就诊于当地医院，建议中药调治，后求诊于中医院门诊，服中药调理 2 年余略见缓解，但痛经仍较严重，治疗效果不佳。言经期常常提前，周期 22 ～ 24 天，经期 3 ～ 4 天。今为进一步治疗，经亲属介绍来笔者门诊处就诊。

既往史：无。

中医四诊：腹部疼痛难忍，发作时面白、汗出，月经量多，有血块，色紫暗，白带量多色黄，月经前有口渴、喜冷饮、烦躁易怒等经前期紧张症状，舌红苔黄，脉细数。

辅助检查：妇科彩超未见异常。

中医诊断：痛经（肝经郁热证）。

西医诊断：原发性痛经。

中医诊断依据：患者自月经初潮即痛经，自幼沉默寡言，学习紧张，诸多原因夹杂致肝气不舒、郁而化热，又兼脾虚不运化，则日久痰湿瘀阻，气机不利，不通则痛；肝经有热，体内有湿热内阻，则见带下色黄；脾虚不摄，则带下量多；热盛迫血妄行，则月经量大，经期前口渴甚；肝郁气滞则烦躁易怒，瘀血阻于胞宫则经水下夹紫暗斑块；舌红苔黄，脉细数皆为肝热、痰瘀阻滞之象。

治法：疏肝解郁，行气泄热。

处方：柴　胡 20 克　　香　附 20 克　　郁　金 10 克　　黄　芩 15 克

　　　栀　子 15 克　　玫瑰花 10 克　　当　归 5 克　　　赤　芍 15 克

　　　丹　参 15 克　　白　芍 10 克　　炒蒲黄 10 克　　薏苡仁 7 克

　　　延胡索 7 克　　　醋五灵脂 10 克

　　　7 剂，水煎服，早晚各一次，每次 150mL。

二诊：患者现白带略减，口干苦明显减轻，心烦减，舌红苔薄黄，脉细数。加清热燥湿止带之黄柏。

处方：柴　胡 20 克　　香　附 20 克　　郁　金 10 克　　黄　芩 15 克

　　　栀　子 15 克　　玫瑰花 10 克　　当　归 5 克　　　赤　芍 15 克

　　　丹　参 15 克　　白　芍 10 克　　炒蒲黄 10 克　　薏苡仁 7 克

　　　延胡索 7 克　　　黄　柏 7 克　　　醋五灵脂 10 克

　　　7 剂，水煎服，早晚各一次，每次 150mL。

三诊：患者诸症减轻，情志舒畅，等待月经期来潮时再调。续守原方。

处方：柴　胡 20 克　　香　附 20 克　　郁　金 10 克　　黄　芩 15 克

　　　　栀　子 15 克　　玫瑰花 10 克　　当　归 5 克　　赤　芍 15 克

　　　　丹　参 15 克　　白　芍 10 克　　炒蒲黄 10 克　　薏苡仁 7 克

　　　　延胡索 7 克　　醋五灵脂 10 克　　黄　柏 7 克

7 剂，水煎服，早晚各一次，每次 150mL。

四诊：患者月经来潮，自诉本次月经来时腹痛明显缓解，疼痛可忍耐，未服用镇痛药物，仍伴有经前带下色白略黄，但带下量明显减少，经时仍伴有紫暗血块。原方去栀子，加活血通络的鸡血藤。

处方：柴　胡 20 克　　香　附 20 克　　郁　金 10 克　　黄　芩 15 克

　　　　丹　参 15 克　　玫瑰花 10 克　　当　归 5 克　　赤　芍 15 克

　　　　白　芍 10 克　　炒蒲黄 10 克　　薏苡仁 7 克　　鸡血藤 10 克

　　　　延胡索 7 克　　黄　柏 7 克　　醋五灵脂 10 克

7 剂，水煎服，早晚各一次，每次 150mL。

五诊：服上方后，于 2012 年 9 月 8 日就诊，患者言月经已净，自诉本次月经腹痛继续减轻，偶有心烦不适，自诉服药效果佳，续守原方，续服 1 月余，待下次经期复诊。

六诊：2012 年 10 月 10 日复诊，患者言本次月经经色转为鲜红，少量血块，经时腹痛明显缓解，未见其他明显不适，原方久服耗气伤血，故去延胡索、郁金，再以本方调理一个月。

患者现痛经已痊愈，其家属心中甚是高兴，一年后因他病就诊，自诉未见复发。

【按语】

笔者多年从事临床工作，多以调理肝脾、疏肝解郁、调畅情志为治病的核心，今该患因自身性情孤僻，郁结致病，病久热痰瘀病理产物合邪致经时剧痛，笔者抓住气郁病机，疏肝解郁，清热化瘀，以疏肝之柴胡加清肝经郁热的药物为主方，柴胡疏肝解郁，宣畅气血，散结调经，黄芩清热燥湿，泻火解毒，柴胡长开郁，黄芩善泄热，两药同为君，可疏调肝胆之气机，又能清泄内蕴之热；香附、玫瑰花助君疏肝理气，而郁金一味体轻气窜，其气先上行而微下达，入于气分以行气解郁，达于血分以凉血破瘀，为疏肝解郁、祛瘀止痛的要药；丹参、栀子清热凉血，佐以失笑散祛瘀止痛，推陈出新，使脉道通畅。二诊时对症加以黄柏清下焦之湿热，四诊时加调经活血之良药鸡血藤以助诸药调经之力。总之，笔者以疏肝解郁、泻火除瘀之法组方，结构严谨，疏泄得宜，为治疗肝经郁热证痛经的良方。

三、肝肾不足证

杜某，女，40 岁，已婚，黑龙江省双城市人。

首诊时间：2013 年 5 月 28 日。

主诉：腹隐痛伴腰酸困不适 3 年。

现病史：患者 3 年前因劳累后正值月经来潮时感小腹部隐痛，伴有腰部酸困无力，月经量甚少，色淡红，不伴有血块，其后每次月经来潮时小腹部均感隐隐作痛，伴腰困乏，头昏乏力，时有目眩，夜寐不安，寐时易醒，未予重视，近日自觉经时腰部酸困不适加重，发时必需休息后才觉缓解，时有双下肢困沉，影响正常劳作，患者自诉经期常推后，周期 32 ～ 35 天，经期 2 ～ 3 天。曾就诊于当地医院，服金匮肾气丸，症状有改善但不明显，听其邻居言笔者调理本病效果较好，遂前来求诊。

既往史：无。

中医四诊：面色少华，神疲乏力，形寒肢冷，腰部酸困无力，双下肢困沉，眼目干涩，经时腹部隐痛，小便正常，大便时稀，日 2 ～ 3 次，舌质淡红，苔薄白，脉细弦。

辅助检查：妇科彩超示盆腔少量积液。

中医诊断：痛经（肝肾不足证）。

西医诊断：原发性痛经。

中医诊断依据：患者中年女性，肝肾不足，血不得藏，精不化血，失于封藏，失于疏泄则见月经后期、经血量少、颜色淡红；平素常有腰痛不适，腰为肾之府，肾气不足化生精微，腰府不得濡养则酸困不适；肝肾亏损不得养脑窍，头晕目眩，寐差；气血不足可致乏力等症；舌质淡红，苔薄白，脉细弱皆为肝肾亏损、气血不足之象。

治法：滋补肝肾，调养气血。

处方：熟地黄 20 克　　山茱萸 15 克　　当　归 15 克　　白　芍 10 克

　　　枸杞子 15 克　　香　附 15 克　　杜　仲 15 克　　牛　膝 10 克

　　　补骨脂 10 克　　延胡索 10 克　　墨旱莲 7 克　　女贞子 7 克

　　　7 剂，水煎服，早晚各一次，每次 150mL。

二诊：自诉经前数日困乏无力，腰酸困重。小腹部略有隐痛，伴冷感。头昏乏力缓解，时有目眩。原方加温补肾阳之仙茅、淫羊藿。

处方：熟地黄 20 克　　山茱萸 15 克　　当　归 15 克　　白　芍 10 克

　　　枸杞子 15 克　　香　附 15 克　　杜　仲 15 克　　牛　膝 10 克

　　　补骨脂 10 克　　延胡索 10 克　　墨旱莲 7 克　　女贞子 7 克

　　　仙　茅 10 克　　淫羊藿 10 克

　　　7 剂，水煎服，早晚各一次，每次 150mL。

三诊：时值经期，腹部隐痛少发，腰部及膝部酸困不适明显缓解。神疲乏力、头晕等症较前明显减轻，寐差。原方加养血安神之何首乌。

处方：熟地黄 20 克　　山茱萸 15 克　　当　归 15 克　　白　芍 10 克

　　　枸杞子 15 克　　香　附 15 克　　杜　仲 15 克　　牛　膝 10 克

　　　补骨脂 10 克　　延胡索 10 克　　墨旱莲 7 克　　女贞子 7 克

　　　仙　茅 10 克　　淫羊藿 10 克　　何首乌 10 克

　　　7 剂，水煎服，早晚各一次，每次 150mL。

四诊：腰部及膝部酸困不适明显减轻，头晕等症较前明显减轻，寐可。续守原方。

处方：熟地黄 20 克　　山茱萸 15 克　　当　归 15 克　　白　芍 10 克

　　　枸杞子 15 克　　香　附 15 克　　杜　仲 15 克　　牛　膝 10 克

　　　补骨脂 10 克　　延胡索 10 克　　墨旱莲 7 克　　女贞子 7 克

　　　仙　茅 10 克　　淫羊藿 10 克　　何首乌 10 克

　　　10 剂，水煎服，早晚各一次，每次 150mL。

五诊：月经至，腹部隐痛未见，月经量较前增多，自觉偶有腰部不适，头晕乏力等症劳累后偶发，神清寐可，二便利。续守原方。

处方：熟地黄 20 克　　山茱萸 15 克　　当　归 15 克　　白　芍 10 克

　　　枸杞子 15 克　　香　附 15 克　　杜　仲 15 克　　牛　膝 10 克

　　　补骨脂 10 克　　延胡索 10 克　　墨旱莲 7 克　　女贞子 7 克

　　　仙　茅 10 克　　淫羊藿 10 克　　何首乌 10 克

　　　10 剂，水煎服，早晚各一次，每次 150mL。

服药尽后来复诊，面色红润，神清，自觉浑身轻松，原方续服 1 个月。一年后复诊，状态良好。

【按语】

笔者认为该患者为肝肾虚损之痛，虚病之痛隐隐而作。笔者以熟地黄、山茱萸滋补肝肾，填精益髓；枸杞子、女贞子、墨旱莲滋养肝肾之阴，使精足得以化血；用当归补血兼以活血，白芍养血益阴，与当归同用调补气血；补骨脂、牛膝、杜仲补肝肾强筋骨。《质疑录》云："血虚亦须补气，以气有生血之功。"《人身通考》云："调经尤须养气，气得其养则能运。"以香附、延胡索同用疏肝气，行气活血止痛，使其补而不滞。二诊加仙茅、淫羊藿以温肾壮阳，因其善补命门而助阳道之用。三诊因其虚而不眠，故加补肾益精安神之何首乌。笔者补肝肾以使气血得化，胞宫充盈，冲任得养，而经痛得除，诸药合用，效佳。

四、寒凝血瘀，冲任不调证

姜某，女，16 岁，未婚，黑龙江省哈尔滨市人。

首诊时间：2013 年 4 月 16 日。

主诉：经时腹痛甚剧，量少色黑 3 年。

现病史：患者近 3 年来月经仅来 6 次，每次月经经期腹冷痛甚剧，痛时面色苍白，冷汗淋漓，月经量少、色黑，伴有紫暗血块等症，平素畏寒喜暖，手足不温，诉经期 3～4 天，时有带下清稀。就诊时，正值经期第 1 天，以手护小腹部，痛苦面容，面色苍白，其家长因其年幼怕延误病情故四处求诊，服中药一年余，效果不明显，听其邻里言笔者处治疗效果较好，遂前来就诊。

既往史：无。

中医四诊：腹部冷痛剧烈，痛苦面容，冷汗淋漓，面色苍白，唇、甲色淡，带下清白，手足不温，舌色淡有瘀斑，苔薄白，脉沉迟。

辅助检查：妇科彩超及其他检查未见异常。

中医诊断：痛经（寒凝血瘀，冲任不调证）。

西医诊断：原发性痛经。

中医诊断依据：患者少年女性，素体寒盛，客于胞宫，气血因寒而滞，运行不畅，气血瘀滞，因寒性收引，故经血排出不畅，经水量少，月经未按期而至，血色不鲜而有块；瘀血停滞，不通则痛，则见疼痛甚剧；舌色淡，苔薄白，脉沉弦，均为寒邪内闭，气血瘀滞之象。

治法：散寒除瘀，调补冲任。

处方：艾　叶20克　　香　附15克　　川　芎15克　　赤　芍10克

　　　乌　药15克　　柴　胡10克　　阿　胶8克　　当　归10克

　　　益母草15克　　炮　姜15克　　巴戟天10克　　荔枝核15克

10剂，水煎服，早晚各一次，每次150mL。

嘱患者每于经前前来就诊。平时口服艾附暖宫丸。

二诊：月经至经期腹冷痛缓解，已可忍受，月经量较前稍增，色仍黑，伴有少量紫暗血块，舌色淡有瘀斑，苔薄白，脉沉迟。原方加温经通络之桂枝。

处方：艾　叶20克　　香　附15克　　川　芎15克　　赤　芍10克

　　　乌　药15克　　柴　胡10克　　阿　胶8克　　当　归10克

　　　益母草15克　　炮　姜15克　　巴戟天10克　　荔枝核15克

　　　桂　枝10克

10剂，水煎服，早晚各一次，每次150mL。

三诊：月经至，经期腹冷痛明显缓解，月经量增多，色仍紫暗，伴有少量血块，舌色淡有瘀斑，苔薄白，脉沉迟。续守原方。

处方：艾　叶20克　　香　附15克　　川　芎15克　　赤　芍10克

　　　乌　药15克　　柴　胡10克　　阿　胶8克　　当　归10克

　　　益母草15克　　炮　姜15克　　巴戟天10克　　荔枝核15克

桂　枝 10 克

10 剂，水煎服，早晚各一次，每次 150mL。

四诊：月经至，月经周期基本正常，偶有腹部经期冷痛，月经量正常，经色暗红，伴有少量血块，手足冷减，带下减少，舌色淡、有少量瘀斑，苔薄白，脉沉迟。原方加养血通经之鸡血藤。

处方：

艾　叶 20 克	香　附 15 克	川　芎 15 克	赤　芍 10 克
乌　药 15 克	柴　胡 10 克	阿　胶 8 克	当　归 10 克
益母草 15 克	炮　姜 15 克	巴戟天 10 克	荔枝核 15 克
桂　枝 10 克	鸡血藤 15 克		

10 剂，水煎服，早晚各一次，每次 150mL。

患者月经至，来复诊，自诉服药后诸症已经痊愈，月经每月按时而至，不痛，色红，月经量正常，其母亲称其效果甚好，随诊半年未见复发。

【按语】

笔者认为患者素体寒盛，凝于胞宫，客于冲任二脉，则见诸症，《诸病源候论》云："妇人月水来腹痛者，由劳伤气血，以致体虚，受风冷之气，客于胞络，损冲任之脉。"笔者处以散寒除瘀、调补冲任之剂，艾叶温经血、暖胞宫、散寒止痛，香附开郁调经、行气止痛，艾叶以除沉寒痼冷为主，香附以行气开郁为要，二药相合，温开并举，调经散寒止痛；当归、川芎源自《医宗金鉴》谓"命名不曰归芎，而曰佛手者，谓妇人胎前、产后诸疾，如佛手之神妙也"，当归、川芎为血分、气分之主药，二味气血兼顾，养血调经，行气活血，散瘀止痛；乌药一味，调下焦冷气，助君止痛；柴胡疏肝解郁，赤芍养血活血以除瘀滞；炮姜、荔枝核温肾行气；巴戟天温肾壮阳，温而不燥。二诊时加温通经脉之桂枝，助阳气达四末，使手足得温煦。四诊时加鸡血藤养血通经。全方温下元，调冲任，祛瘀血，止疼痛。

五、肝气郁滞兼邪毒证

张某，女，25 岁，已婚，黑龙江省牡丹江市人。

首诊时间：2006 年 3 月 13 日。

主诉：经时腹痛剧烈 1 年余，加重半年。

现病史：患者 1 年前因经期情志不畅，与人生气后发剧烈腹痛，后每次经前及经后腹痛剧烈，伴有胁肋部刺痛，就诊于当地医院做相关检查未见异常。近半年经时诸症加重，现每次经色紫暗伴见黑色血块，伴有下坠感，经期胸闷不舒尤甚，善太息，烦躁易怒，头晕不适，胁肋部刺痛，小便时黄，大便略干。患者言患病一年余，深受病痛折磨，精神苦楚，求医于四处，茫茫然未得佳效，心情时怒时悲，后喜得亲友推荐，来笔者门诊处就诊，听言同类疾病治疗效果甚佳，遂信心满满，并积极配合。

既往史：慢性乙型肝炎 3 年余，为"小三阳"，服用保肝药物治疗。

中医四诊：经期腹痛剧，色紫黑有块，胸闷不舒，善太息，烦躁易怒，头晕不适，胁肋部刺痛，小便黄，大便干、2 ～ 3 日一行。面色萎黄，舌质略暗，苔薄黄，脉弦数。

辅助检查：肝功示 AST 89 U/L，ALT 105 U/L，谷氨酰转肽酶（GGT） 77 U/L；乙肝六项示 HBsAg（＋）、HBeAb（＋）、HBcAb（＋）。妇科彩超示未见明显异常。

中医诊断：痛经（肝气郁滞兼邪毒证）。

西医诊断：继发性痛经。

中医诊断依据：患者外感毒邪郁于肝经，素体情志抑郁，肝气郁结，气血不畅，不通则痛，则见患者胁肋部刺痛；肝藏血主疏泄，肝经客邪，功能受阻，则经血至腹痛剧烈，烦躁易怒，头晕不适，胸闷不舒尤甚；邪毒内结，煎熬经血则经时伴经色紫黑有块；面色萎黄，舌质略暗，苔薄黄，脉弦数皆为肝气郁滞、邪毒内盛之象。

治法：清肝祛邪，调血达气。

处方：

柴　胡 20 克	当　归 15 克	川　芎 15 克	赤　芍 10 克
白　芍 15 克	枳　壳 10 克	川楝子 7 克	香　附 15 克
茵　陈 15 克	泽　兰 10 克	延胡索 10 克	丹　皮 10 克
栀　子 10 克			

10 剂，水煎服，早晚各一次，每次 150mL。

二诊：患者胸闷略减，急躁易怒、肝区及胁肋部刺痛好转，腹痛减轻。原方加妇科调经要药鸡血藤。

处方：

柴　胡 20 克	当　归 15 克	川　芎 15 克	赤　芍 10 克

白　芍 15 克	枳　壳 10 克	川楝子 7 克	香　附 15 克
茵　陈 15 克	泽　兰 10 克	延胡索 10 克	丹　皮 10 克
栀　子 10 克	鸡血藤 10 克		

10 剂，水煎服，早晚各一次，每次 150mL。

三诊：患者月经至，经时腹痛较前减轻，胸闷明显减轻，急躁易怒、胁肋部刺痛明显好转，小便正常，大便时干。续守原方。

处方：柴　胡 20 克	当　归 15 克	川　芎 15 克	赤　芍 10 克
白　芍 15 克	枳　壳 10 克	川楝子 7 克	香　附 15 克
茵　陈 15 克	泽　兰 10 克	延胡索 10 克	丹　皮 10 克
栀　子 10 克	鸡血藤 10 克		

10 剂，水煎服，早晚各一次，每次 150mL。

四诊：患者自诉经时未见剧烈疼痛，自觉经色较前色红，偶有胸闷，偶见肝区刺痛，二便调。加活血调经之茜草。

处方：柴　胡 20 克	当　归 15 克	川　芎 15 克	赤　芍 10 克
白　芍 15 克	枳　壳 10 克	川楝子 7 克	香　附 15 克
延胡索 10 克	茵　陈 15 克	泽　兰 10 克	丹　皮 10 克
栀　子 10 克	鸡血藤 10 克	茜　草 8 克	

20 剂，水煎服，早晚各一次，每次 150mL。

五诊：患者自诉月经至，未见明显疼痛，经色转为暗红，未见血块，服药后未见胸闷，偶见肝区刺痛，二便调。原方去栀子、丹皮，加养血活血之牛膝。

处方：柴　胡 20 克	当　归 15 克	川　芎 15 克	赤　芍 10 克
白　芍 15 克	枳　壳 10 克	川楝子 7 克	香　附 15 克
延胡索 10 克	茵　陈 15 克	泽　兰 10 克	茜　草 8 克
鸡血藤 10 克	牛　膝 5 克		

20 剂，水煎服，早晚各一次，每次 150mL。

服药尽后来复诊，自诉近日复查肝功基本正常，痛经诸症好转，嘱此药续服 1 月，随诊半年未见痛经复发，肝功能亦良好。

【按语】

笔者认为，对于一些顽固性的痛经，屡治无效，应详询病因。本患者为慢性肝炎所致痛经，与他患有异，因其邪毒在内，用药时必须抓住重点，仅调经则冲任难顺，只补益则邪毒蠢动，故用扶正解毒、通经祛瘀之法。《女科经纶·月经门》谓"血乃气之配。其升降寒热虚实，一从乎气"，"盖人身血随气行，气一滞则血为气并，或月事不调，心腹作痛，或月事将行，预先作痛……"。故以柴胡、川芎、枳壳、香附疏肝行气；赤芍、白芍养血活血；川楝子、延胡索疏肝气，泻肝火，畅血行，止疼痛；茵陈、泽兰清热利湿，解肝经毒邪；丹皮活血凉血。二诊加入鸡血藤行血补血，以藤类最为活血，祛瘀血生新血，流利经脉。四诊加入茜草，以其凉血活血之功除肝郁之热。五诊患者病情稳定，郁热已退，去丹皮、栀子，加养血活血之牛膝以补养气血。全方以解肝毒、调气血为宗旨，收效较好。

【诊疗体会】

凡在经期或行经前后，出现周期性小腹疼痛，或痛引腰骶，甚则剧痛晕厥者，称为"痛经"。笔者博览群书，见我国古代对于妇科疾病的认识较早，先秦时期，文献中即有关于妇女孕、产方面的记载。秦汉之际的《内经》《神农本草经》对于妇女月经的生理，月经病的病因病机、证候、治则以及治疗方药均有涉及。隋代《诸病源候论》首次明确提出了"妇人月水来腹痛"这一病名。

西医妇产科学将痛经分为原发性痛经和继发性痛经。原发性痛经又称功能性痛经。继发性痛经由盆腔器质性疾病，如子宫内膜异位症、子宫腺肌症、子宫肌瘤、子宫内膜息肉、子宫颈粘连、盆腔炎症或宫颈狭窄等所引起。

【治疗特色】

宋代齐仲甫的《女科百问》认为痛在经前是因为"外亏卫气之充养，内乏荣血之灌溉"，明代虞抟《医学正传》认为痛在经后者是气血虚，《傅青主女科》认为痛经的内因有肝经郁火和肾虚肝旺二种，清代黄元御的《四圣心源·妇人解》则指出：经行腹痛，肝气郁塞而刑脾也，其痛在经后者，血虚肝燥，风木克土也。故笔者认为此病多以虚为主，或虚实夹杂，纯属实者少见。

1. 重视肝脾同治

笔者善用调摄肝脾之法，以调畅气机为中心思想，笔者常以肝脾论治疗痛经一病，以疏肝健脾作为治疗大法，《血证论·阴阳水火气血论》说："运血者，即是气。"故调肝经以调畅气机，健脾胃以化生气血，气足以运，气行则血运，则瘀除，则痛止。气与血在生理上互根互用，病理上相互影响的关系，最终决定了疏肝健脾，调气法在痛经的治疗中有着不可替代的作用。常以黄芪、人参补气养血，香附疏肝解郁行气；枳壳行气导滞；延胡索、乌药行气止痛，疏肝健脾调经止痛。

2. 注重补养先后天之本

笔者认为肾为先天之本，脾为气血生化之源，笔者多年来重视脾肾的补养，《景岳全书》卷38又云"凡妇人经行作痛，挟虚者多，全实者少…此以气虚血滞，无力流通而然"。气虚不能鼓动血行，也能引起血行不畅而发生瘀滞。可见痛经方剂配伍补气药，既可治病求本，又能补气以生血，补气以行血，或增强补血之功，或助祛瘀之力。故善用六味地黄丸、补中益气汤等调补先后天之良方，用地黄、人参、黄芪、白术等补养脾肾，助生气血，使气行血足，瘀化痛止。

3. 注重通调和运

笔者认为其总由气血为病，或由情志不舒，气机郁滞，胞宫血行瘀阻或由寒湿凝遏胞宫，气血瘀滞或由气血亏虚，胞脉失养。故痛经之治，总以通调和运气血为主，使胞宫气血充养有度，循行有常。然气滞血瘀有偏盛之异，气血亏虚有微甚之变，用药之时尤须究心审慎。病由情志不遂、肝气郁结、气滞血瘀、胞宫血行不畅而见经前或经期少腹疼痛拒按，痛引腰脊，月经量少，或血行不畅，忽有忽无，经色紫暗有块，经前乳房胀痛，伴有心烦、口苦、头晕，舌黯有瘀点，苔薄白，脉沉弦或沉涩者，治宜行气活血，祛瘀止痛。常用桃仁、红花、丹参、元胡、灵脂通经活血、祛瘀止痛。香附、乌药、木香疏理肝气，牛膝引血下行。总之，理气活血，通调冲任，因势利导则经血可调，腹痛可消。

4. 注重除瘀血生新血

笔者认为，瘀血此病理产物，在引起痛经过程中，既为原发病因，又是继发病因，无论是外感六淫之寒、湿、热，还是内伤七情之肝郁气滞及气血阴阳之亏损均可造成瘀血。故治疗痛经病要注重祛瘀血生新血的理念。也就是说，绝大多痛经患者，均有轻重不同的瘀血在，正如唐容川在《血证论》卷4云："若无瘀血，则经自流通，安行无恙"。因此，活血化瘀药的应用，既可消除病因，又寓"未病先防"之意。现代研究活血化瘀中药多具有改善微循环、扩张血管或加快血流的作用，对于缓解疼痛具有重要意义。对活血化瘀药的遣用以活血兼止痛者尤佳，川芎、赤芍、延胡索、红花、丹参等药物的使用取得的良好功效即可佐证。故笔者用活血化瘀药以治疗痛经。

【结语】

笔者认为，痛经之病，乃由冲任失调、胞宫气血失和所致。病在冲任、胞宫，又与肝、脾、肾等三脏紧密相关。肝主疏泄且藏血，脾主运化且统血，肾主纳气且藏精，若三脏失调，则肝失疏泄而气滞血瘀，脾失运化而气血生化乏源，肾失封藏而精气血亏损，以致冲任受损，胞宫血行不畅或胞脉失养，而致经行腹痛、周期而痛。治疗以疏肝健脾、调和冲任的药物治疗。

月经后期

一、肝郁气滞兼阳虚血瘀证

杨某，女，28 岁，未婚，黑龙江省绥化市人。

首诊时间：2009 年 1 月 31 日。

主诉：月经周期延长 4 年，近 2 年加重。

现病史：患者月经 14 岁初潮，周期 28～32 天，经期 4～5 天，经量中等，色鲜红，无痛经。4 年前因工作生活压力情绪不佳，月经周期延长，2～3 个月一行，曾用西药治疗有效，近两年病情复发而来笔者门诊寻求中医药治疗。

中医四诊：来诊时停经 46 天。末次月经 2008 年 12 月 16 日，经行 6～7 天，量中等，色暗红，夹小血块，经前自觉乳胀，平素手足凉，性情急躁，现无明显不适。未婚，否认性生活史。舌质暗，苔白，脉沉弦稍滑，尺弱。

辅助检查（2008 年 12 月 31 日）：激素检查示促卵泡生成素（FSH） 6.7mIU/mL，促黄体生成素（LH） 11.83mIU/mL，垂体催乳素（PRL） 5.51ng/mL，雌二醇（E2） 99pg/mL，胰岛素（INS） 10mU/L，睾酮（T） 0.50ng/mL。

中医诊断：月经后期（肝郁气滞兼阳虚血瘀证）。

西医诊断：月经不调。

中医诊断依据：参合脉症，系肝郁不舒、素体阳虚，气滞血瘀于冲任，冲任失调而发为月经后期。

治法：理气活血，疏通冲任兼以温阳。

处方：当　归 15 克　　川　芎 15 克　　柴　胡 15 克　　赤　芍 20 克
　　　桃　仁 15 克　　红　花 15 克　　仙　茅 10 克　　女贞子 20 克
　　　丹　参 15 克　　肉　桂 15 克　　路路通 15 克

　　　10 剂，水煎服，每日早晚各一次，每次 150mL。

若月经来潮停止服药。

二诊：停经 56 天，自觉白带稍增，手足较温，2 月 2 日见透明白带，舌质暗，舌苔薄白，脉沉稍滑，尺弱。在上方基础上加三棱、姜黄、王不留行引经下行，减柴胡、女贞子、丹参、肉桂。方药如下：

处方：三　棱 15 克　　姜　黄 15 克　　路路通 15 克　　王不留行 15 克

　　　当　归 15 克　　川　芎 15 克　　赤　芍 20 克　　桃　仁 15 克

　　　红　花 15 克　　仙　茅 10 克

　　　7 剂，水煎服，每日早晚各一次，每次 150mL。

若月经来潮停止服药。

三诊：末次月经 2009 年 2 月 13 日，行经至今，量少于正常量，色暗红，质黏，无血块，腰酸腹胀，手足凉。舌质暗，苔薄白，脉沉尺弱。正值月经，故以调补肝肾养血为主，方药如下：

处方：当　归 15 克　　川　芎 15 克　　赤　芍 20 克　　生地黄 20 克

　　　熟地黄 20 克　　枸杞子 15 克　　菟丝子 15 克　　丹　参 15 克

　　　经后第 5 天服用。10 剂，水煎服，每日早晚各一次，每次 150mL。

嘱患者 2009 年 3 月 8 日来诊，进行经前调治。

此患者经过此辨证治疗方法治疗 3 个周期后，月经周期规律，26～28 天一行。于 2009 年 5 月 4 日激素检查回报：PRL　7.59ng/mL，INS　10mU/L，FSH　4.57mIU/mL，LH　5.68mIU/mL，T　0.48ng/mL，孕酮（P）0.76ng/mL，E2　109.0pg/mL。随访半年未复发。

【按语】

本例月经后期患者系情志不畅、木郁克土，因而气血郁滞、冲任受阻、气滞不行、血行不畅、冲任不利，故以理气调冲、活血祛瘀调经为主。患者素体偏阳虚，调经同时以仙茅温补肾阳，女贞子补阴益阳。二诊服药后肝木得舒，诸症缓解，见透明白带可知阴精聚于冲任，下注胞宫，应顺其势而导之，故加三棱、姜黄、王不留行，减柴胡、女贞子、丹参、肉桂。三诊时经后期血海空虚，正气更显不足，脾肾阳虚之征显著，故用当归、川芎、赤芍、生熟地黄、枸杞子、菟丝子、丹参温肾健脾，温补冲任气血，正气得护，诸症自除。

二、肾虚兼气滞血瘀证

病案一

王某，28 岁，已婚，黑龙江省哈尔滨市人。

首诊时间：2009 年 9 月 8 日。

主诉：月经错后伴量少 2 年，近 3 个月月经未潮。

现病史：患者 14 岁月经初潮，既往月经 25～31 天一行，5 天经净，量中等，色鲜红，偶有小血块。孕 2 产 0 人流 1 引产 1（因胎儿异常），未避孕。自 2007 年 7 月起月经欠规律，2～3 个月一行，2～3 天经净，经量较前明显减少，为原来四分之一量，色暗红，有血块，如钱币大小，伴轻痛经，白带同以往。末次月经 2009 年 6 月 4 日，至今未潮。经人介绍后到笔者门诊寻求中医药治疗。

中医四诊：神志清楚，形体中等，平素烦躁易怒，善太息，行经前乳房胀痛，自觉腰膝酸软，手足欠温，怕冷。饮食睡眠均可，二便正常。舌质淡红，舌边有瘀点，苔薄白，脉弦尺弱。

辅助检查：尿妊娠试验（ - ）。性激素六项示 E2　81pg/mL，FSH　11.02IU/L，LH　12.05IU/L，PRL　15.44ng/mL，P　0.83ng/mL，T　0.42ng/mL。彩超提示子宫前位，子宫大小 5.0cm × 4.2cm × 3.2cm，子宫内膜厚 0.4cm，双附件未见异常。

中医诊断：月经后期（肾虚兼气滞血瘀证）。

西医诊断：月经不调。

中医诊断依据：患者腰膝酸软，手足欠温，此为肾虚之征；色暗红有血块，舌边有瘀点，脉弦，此为瘀血之象；烦躁易怒，善太息，经前乳房胀痛，脉弦，此为气滞之征。患者曾行人工流产术，因人流术直接扰乱了肾 - 天癸 - 冲任 - 胞宫的生理，使冲任、胞宫直接受损，导致冲任、胞脉瘀滞，耗伤肾之元气精血，使肾气不足，精血不充，加之患者情志不畅，抑郁伤肝，肝失疏泄，气机不畅，气滞血瘀，血海不能按时满溢，故月经错后、量少、色暗红；肾主骨，腰为肾之府，肾虚不能濡养腰膝，故腰膝酸软；气滞不行，血流不畅，故经血有块，舌边有瘀点；肝气不舒，经脉瘀滞，故烦躁易怒、善太息、脉弦；肾阳不足，不能温煦四肢，故手足欠温。

治法：补肾养血调经，疏肝活血化瘀。

处方：熟地黄 20 克　　菟丝子 20 克　　炒杜仲 15 克　　茯　苓 15 克

当　归 15 克　　枸杞子 15 克　　山茱萸 20 克　　山　药 20 克

川　芎 10 克　　牛　膝 15 克　　鸡血藤 15 克　　柴　胡 15 克

佛　手 15 克

7 剂，水煎服，每日早晚各一次，每次 150mL。

二诊：服上药后，月经未潮，自觉腰膝酸软、手足欠温、烦躁易怒、善太息等症状较前明显好转，诉胃脘胀痛。舌质淡红，边有瘀点，苔薄白，脉弦滑。前方基础上加炒白术补气健脾。方药如下：

处方：熟地黄 20 克　　菟丝子 20 克　　炒杜仲 15 克　　茯　苓 15 克

当　归 15 克　　枸杞子 15 克　　山茱萸 20 克　　山　药 20 克

川　芎 10 克　　牛　膝 15 克　　鸡血藤 15 克　　柴　胡 15 克

佛　手 15 克　　炒白术 15 克

7 剂，水煎服，每日早晚各一次，每次 150mL。

三诊：患者自诉于 2009 年 10 月 5 日月经来潮，行经 4 天，量较前增加 1 倍，色暗红，有少量小血块，伴腰酸。前方基础上加续断、狗脊补益肝肾，减川芎、牛膝、鸡血藤、柴胡、佛手、炒白术。方药如下：

处方：熟地黄 20 克　　菟丝子 20 克　　炒杜仲 15 克　　茯　苓 15 克

当　归 15 克　　枸杞子 15 克　　山茱萸 20 克　　山　药 20 克

续　断 15 克　　狗　脊 15 克

7 剂，水煎服，每日早晚各一次，每次 150mL。

嘱患者放松心情，适度运动，注意休息，规律饮食，随诊 3 个月，月经转为正常。

【按语】

本病属于肾虚兼气滞血瘀型月经后期、月经过少。初诊在补肾调经的基础上，加疏肝活血之方药，其中以养血之品养肝体，疏肝之药顺肝性，意在顺肝体阴用阳之性。重用甘温入肝肾经之熟地黄，性润而补，为"益阴养血之上品"，长于滋阴肾、填精血，《本草纲目》记载熟地黄可"填精髓，生精血，补五脏内伤之不足，通血脉"。当归，甘辛温，甘补辛散，温通质润，既能补血又能活血，补血入血分，补中有动、行中有补，能走能守，且味辛可而活血化瘀，用之既可行血活血，又可养血，为调经之要药。当归配熟地黄，有补而不滞、温而不燥、滋而不腻之特点。菟丝子补肾固精，既补肾阴又补肾阳；枸杞子，入肾能生精益髓，补肝肾之阴；山茱萸酸温质润，温而不燥，滋肾益肝，双补阴阳，通称为平补肝肾阴阳之要药。山药性甘平，补脾之后天以养肾之先天，《本草正》中记载："山药能健脾补虚，滋精固肾，治诸虚百损，疗五劳七伤。"杜仲能补肝肾，强筋骨，暖下元，调冲任，炒用疗效较生用更佳。茯苓，甘补淡渗，性平，作用和缓，无寒热之偏，又能健脾补中，方中配用茯苓，以佐补肾诸药，使之补而无柔腻之弊。复诊腰膝酸软、手足欠温、烦躁易怒、善太息等症状较前明显好转，本着效不更方的原则，针对其他症状酌情加减方药。根据"调经之法，必先补肾"的理论，并在补肾的基础上，根据患者的特殊病情，佐以疏肝理气、活血化瘀之法，肾充肝舒，气血畅达，则月经自调。

病案二

唐某，女，18 岁，未婚，黑龙江省哈尔滨市人。

首诊时间：2008 年 11 月 27 日。

主诉：月经 2 个月未潮。

现病史：患者既往月经规律，13 岁初潮，近半年来月经 40～60 天一潮，经期 5 天，末次月经 2008 年 9 月 7 日，量少，色黯，有血块，伴小腹胀痛不适，偶有腰酸。至今两个月未潮，故由其母带至笔者门诊寻求中医药治疗。

中医四诊：患者末次月经 2008 年 9 月 7 日，至今两个月未潮，现小腹坠胀不适，偶有腰酸，双乳胀痛，舌质紫暗，舌苔薄白，脉沉弦。

中医诊断：月经后期（肾虚兼气滞血瘀证）。

西医诊断：月经不调。

中医诊断依据：肝气郁结、气滞血瘀而血行不畅，血海不能按时满溢，而致月经后期；气机不畅，则小腹坠胀不适；肾气虚衰，故见腰酸时有；舌质紫暗，舌苔薄白，脉沉弦亦为肾虚兼气滞血瘀之象。

治法：补肾养血调经，疏肝活血化瘀。

处方：当　归15克　　川　芎10克　　香　附15克　　郁　金15克

柴　胡10克　　赤　芍20克　　桃　仁10克　　红　花15克

牛　膝15克　　鸡血藤20克　　泽　兰15克　　熟地黄20克

枸　杞20克

10剂，水煎服，每日早晚各一次，每次150mL。

二诊：患者服上药后月经未潮，自诉小腹、双乳房胀痛症状缓解，舌质紫暗，舌苔薄白，脉沉弦。效不更方。

处方：当　归15克　　川　芎10克　　香　附15克　　郁　金15克

柴　胡10克　　赤　芍20克　　桃　仁10克　　红　花15克

牛　膝15克　　鸡血藤20克　　泽　兰15克　　熟地黄20克

枸　杞20克

10剂，水煎服，每日早晚各一次，每次150mL。

三诊：患者服药20剂后，于2008年12月18日月经来潮，经期3天，量少，色黯，偶有血块，伴有轻微腰酸腹痛。舌质紫暗，舌苔薄白，脉沉弦。在上方基础上加菟丝子、炒杜仲。方药如下：

处方：当　归15克　　川　芎10克　　香　附15克　　郁　金15克

柴　胡10克　　赤　芍20克　　桃　仁10克　　红　花15克

牛　膝15克　　鸡血藤20克　　泽　兰15克　　熟地黄20克

枸　杞20克　　菟丝子15克　　炒杜仲15克

10剂，水煎服，每日早晚各一次，每次150mL。

在治疗期间嘱其注意饮食起居，保持心情愉快，避免精神刺激，适度运动锻炼身体。随诊3个月，月经正常来潮。

【按语】

本验案患者为青年女性，因肝气郁结、气滞血瘀而血行不畅，血海不能按时满溢，而致月经后期。故治疗以活血化瘀行气兼以补肾，其中当归、川芎、香附、郁金、柴胡、泽兰活血调经，疏肝理气；赤芍、桃仁、红花、牛膝活血化瘀；鸡血藤、川芎行血补血；熟地黄、枸杞补益肝肾。复诊时，月经已来潮，唯轻微腰酸腹痛，肾虚较明显，故加菟丝子、炒杜仲补肾填精。并给予患者相应的心理疏导，对于学习和生活不要有太大的压力，叮嘱患者家属做好开导工作，不要给孩子施加太大的学习压力，帮助树立战胜疾病的信心，同时嘱咐其饮食上加以调整，现在正是发育身体、学习用脑的时期，要多增加营养，适当地锻炼身体，经期也要树立卫生意识。经过一段时间中药、心理、饮食等调理，收效颇佳。

病案三

张某，女，27 岁，已婚，黑龙江省大庆市人。

首诊时间：2007 年 11 月 3 日。

主诉：月经错后伴量少半年。

现病史：患者自然流产后半年，出现月经 40～60 天一潮，且月经量较以往少了近一半，血色较暗，质稀，夹有血块。既往月经一月一潮，经期 5 天，量色正常，末次月经 2007 年 9 月 15 日。

中医四诊：面色少华，形体适中，月经 40～60 天一潮，且月经量较以往少了近一半，血色较暗，质稀，夹有血块。常自觉腰酸乏力，畏寒，手足不温，两胁肋刺痛，善太息，小便频，大便尚可。舌质淡黯，苔白，脉沉细。

辅助检查：尿妊娠试验（－）。彩超示子宫大小 5.1cm×4.2cm×3.7cm，子宫内膜 0.5cm，右侧卵巢 2.7cm×2.6cm，左侧卵巢 2.8cm×2.3cm，子宫及双附件大小形态正常。

中医诊断：月经后期（肾虚兼气滞血瘀证）。

西医诊断：月经不调。

中医诊断依据：肾虚精血亏少，冲任不足，血海不能按时满溢，故经行错后量少；肾虚命门火衰，阴血失于温煦，故月经血色较暗，质稀，夹有血块，畏寒，手足不温；肝郁气滞血瘀，故见两胁肋刺痛、善太息；舌质淡黯，苔白，脉沉细亦为肾虚兼气滞血瘀之象。

治法：补肾养血调经，疏肝活血化瘀。

处方：熟地黄 20 克　　　菟丝子 20 克　　　炒杜仲 15 克　　　茯　苓 15 克

当　归 15 克	枸杞子 15 克	山茱萸 20 克	山　药 20 克
川　芎 10 克	牛　膝 15 克	鸡血藤 15 克	柴　胡 15 克
佛　手 15 克	仙　茅 15 克		

6 剂，水煎服，每日早晚各一次，每次 150mL。

二诊：自诉 11 月 10 日晨起发现月经来潮，色红，量无明显改变，小腹稍有坠胀感，腰微酸。舌质淡黯，苔白，脉沉细。嘱其暂停服药，待月经净后复诊。

三诊：自诉此次月经持续 6 天，量明显增多，色正常。舌淡，苔白，脉沉细。于原方中加黄芪、党参益气健脾，加鹿角胶温阳补血，减鸡血藤。方药如下：

处方：
熟地黄 20 克	菟丝子 20 克	炒杜仲 15 克	茯　苓 15 克
当　归 15 克	枸杞子 15 克	山茱萸 20 克	山　药 20 克
川　芎 10 克	牛　膝 15 克	柴　胡 15 克	佛　手 15 克
仙　茅 15 克	黄　芪 15 克	党　参 15 克	鹿角胶 15 克

6 剂，水煎服，每日早晚各一次，每次 150mL。

四诊：患者服完上药后自觉无明显不适。舌淡，苔白，脉沉细。复查彩超：子宫内膜 0.7cm。在上方基础上加牡丹皮、泽兰清热活血，减仙茅、牛膝、鹿角胶。方药如下：

处方：
熟地黄 20 克	菟丝子 20 克	炒杜仲 15 克	茯　苓 15 克
当　归 15 克	枸杞子 15 克	山茱萸 20 克	山　药 20 克
川　芎 10 克	柴　胡 15 克	佛　手 15 克	黄　芪 15 克
党　参 15 克	牡丹皮 10 克	泽　兰 10 克	

6 剂，水煎服，每日早晚各一次，每次 150mL。

五诊：患者自觉乳房胀，腰偶有酸痛。复查彩超：子宫内膜 1.1cm。舌质暗，舌苔薄白，脉沉弦。在上方基础上加桃仁活血化瘀。具体方药如下：

处方：
熟地黄 20 克	菟丝子 20 克	炒杜仲 15 克	茯　苓 15 克
当　归 15 克	枸杞子 15 克	山茱萸 20 克	山　药 20 克
川　芎 10 克	柴　胡 15 克	佛　手 15 克	黄　芪 15 克
党　参 15 克	牡丹皮 10 克	泽　兰 10 克	桃　仁 15 克

6 剂，水煎服，每日早晚各一次，每次 150mL。

嘱月经来即停药。

该患者于 12 月 12 日月经来潮。复又按前法治疗两个月，据症状及舌脉变化随证加减，随诊 3 个月，月经均按时来潮，量色亦正常。

【按语】

对妇女来说，肾对生殖功能的调节是通过肾－天癸－冲任－胞宫轴而进行的，以肾气为主导，由天癸来调节，通过冲任的通盛相资，由胞宫体现女子经带胎产的生理特点。正如《傅青主女科》所言："月经全借肾水施化，肾水既乏，则经血日以干涸……"因此补肾药物在治疗月经后期中起着非常重要的作用，但往往不可忽视肝脾在月经的产生及调节中的作用，可结合具体患者适当加减，或疏肝解郁以调情志，或健脾益气以后天养先天。女子以血为用，血是月经的物质基础，故《丹溪心法》有"过期而来，乃是血虚"之论。重用甘温入肝肾经之熟地黄，性润而补，为"益阴养血之上品"，长于滋阴肾、填精血；当归，甘辛温，甘补辛散，温通质润，既能补血又能活血，补血入血分，补中有动、行中有补，能走能守，且味辛可而活血化瘀，用之既可行血活血，又可养血，为调经之要药。当归配熟地黄，有补而不滞、温而不燥、滋而不腻之特点。菟丝子补肾固精，既补肾阴又补肾阳；枸杞子入肾能生精益髓，补肝肾之阴；山茱萸酸温质润，温而不燥，滋肾益肝，双补阴阳，通称为平补肝肾阴阳之要药。山药性甘平，补脾之后天以养肾之先天；杜仲能补肝肾、强筋骨、暖下元、调冲任，炒用疗效较生用更佳；茯苓，甘补淡渗，性平作用和缓，无寒热之偏，又能健脾补中，方中配用茯苓，以佐补肾诸药，使之补而无柔腻之弊。

病案四

王某，女，30 岁，已婚，山东人。

首诊时间：2008 年 8 月 7 日。

主诉：月经周期错后 7 年，近 3 月月经未至。

现病史：患者月经周期错后 7 年，未避孕未孕 1 年余，曾多处治疗不见其效。现已停经 3 个月，尿 HCG(－)。患者 16 岁月经初潮，规律行经 5 年后出现月经周期推后，60 余天一行，5～6 天经净。末次月经：2008 年 4 月 16 日。量中，色黯，夹少量血块，经行少腹胀痛。

中医四诊：白带量少，脱发甚，健忘，性欲减退，口干口苦，心情烦躁，手足心热，压力大，舌红，苔薄白，脉弦细。

辅助检查：彩超示子宫前后径3.8cm，内膜厚0.6cm，余未见异常。性激素六项示FSH 5.85mIU/mL，LH 9.35mIU/mL，E2 80.84pg/mL，P 4.07ng/mL，T 21.9ng/dl，PRL 99.77µIU/mL。

中医诊断：月经后期（肾虚兼气滞血瘀证）。

西医诊断：不孕症；月经不调。

中医诊断依据：肾虚精血亏少，冲任不足，血海不能按时满溢，故经行错后量少；肾虚髓海不足，故见白带量少、脱发甚、健忘、性欲减退；肝郁气滞血瘀，故见月经量中、色黯、夹少量血块、经行少腹胀痛；肝郁气滞化热，故口干口苦、心情烦躁、手足心热。

治法：补肾疏肝，活血调经。

处方：当　归15克　　生地黄10克　　山萸肉10克　　茯　苓10克
　　　枸杞子10克　　枳　壳10克　　柴　胡10克　　白　芍15克
　　　山　药15克　　制首乌10克

10剂，水煎服，每日早晚各一次，每次150mL。

二诊：患者服药后于2008年8月17日月经来潮，经行腹痛明显减轻，经行夹血块较前减少，心烦改善，舌质暗红，苔薄白，脉沉弦细。守上方随症加减再服14剂。

处方：当　归15克　　生地黄10克　　山萸肉10克　　茯　苓10克
　　　枸杞子10克　　枳　壳10克　　柴　胡10克　　白　芍15克
　　　山　药15克　　制首乌10克

14剂，水煎服，每日早晚各一次，每次150mL。

三诊：末次月经2008年9月30日，周期为45天，经行腹痛消失。但月经量少、色暗，经行腰痛明显。白带量少，脱发甚，夜尿频，健忘，舌红，苔薄白，脉沉细。在上方基础上加龟板、鹿角胶、香附补肾养血，疏肝行气。方药如下：

处方：龟　板10克　　鹿角胶10克　　香　附10克　　当　归10克

生地黄 10 克	山萸肉 10 克	茯苓 10 克	枸杞子 10 克
枳壳 10 克	柴胡 10 克	白芍 15 克	山药 15 克
制首乌 10 克			

10 剂，水煎服，每日早晚各一次，每次 150mL。

随访月经规律，并已怀孕。

【按语】

本案例是以疏肝养血调经法治疗肝郁导致的月经后期，多以调肝养血为主。柴胡、白芍、当归三者同用，补肝体而助肝用，使血和则肝和，血充则肝柔；白术、茯苓健脾益气，非但实土以抑木，且使营血生化有源；当归甘温和血，川芎辛温活血，白芍酸寒敛血，生地黄甘平补血，诸药合用，共使营气安行经隧也；山药、山萸肉、枸杞子、制首乌补肾填精而生血；枳壳疏肝行气而不伤阴。复诊时患者诉月经量少、色暗，经行腰痛明显，白带量少，脱发甚，夜尿频，健忘，故加龟板、鹿角胶、香附，补肾养血，疏肝行气。

【诊疗体会】

胞宫周期性出血，月月如期，经常不变，称为"月经"。月经周期错后 1 周以上，甚至 3 ～ 5 个月一行，经期正常，连续 2 个月经周期以上者，为"月经后期"，亦称"经期错后""经行后期""经迟"。笔者通过临床实践认为，肾气封藏有度，肝气疏泄有序，脾气运化有常，冲脉聚脏腑之血，任脉司全身之阴液，二脉阴血下注胞宫，依时由满而溢，月经方能如期而至。而肝脾肾三脏功能失调，冲任损伤瘀阻，胞宫经血不能依时由满而溢，视为月经后期的基本病机。冲任损伤瘀阻为其标，肾精亏虚、肾气不足、肝郁气滞、肝血损伤、脾失健运、湿浊瘀阻为其本。

现代医学的月经稀发、月经不调等可参照本病辨证治疗。

【治疗特色】

对于月经后期的患者，首当调畅冲任、疏其瘀滞以治标。调畅冲任如同通调沟渠，水道通利，江湖之水方可应时给水成池，池水满而溢之，以溉四方。若沟渠之水久积不泄便成瘀，江湖新水不行，日久死水已。故调畅之法首当行之。《妇科玉尺》云："女子十四岁，任脉通而天癸至，任与冲遂为经脉之海，外循经络，内荣脏腑，气血调和，营运不息，一月之间，冲任溢而行，月事以时下，此常经也。故曰，经贵乎如期。"

1. 养血疏瘀，调补冲任

因精气亏虚，冲任虚损，日久因虚致瘀而阻于冲任者，当调补冲任促其功能恢复，同时应运用养血疏瘀之法，投以养血调经之药达到静中求动的目的，帮助胞宫完成"泄"的变化。临床多见形体肥胖，肢倦懒言，胸闷气短，纳呆便溏，带多，舌质胖有齿痕，苔腻，脉滑。方药多用苍术、厚朴、半夏、桔梗、薏苡仁、山药、白术、五灵脂、益母草、泽兰。其中山药、白术健脾益气；厚朴、半夏、薏苡仁化湿醒脾，顺气祛痰；桔梗斡旋气机；五灵脂活血化瘀；益母草、泽兰活血调经，疏利冲任之湿阻。兼见气滞明显者，加紫苏梗、香附、木香；寒湿困阻见肢体浮肿不温者加路路通、泽泻、车前子；带下色白量多者加芡实、桑螵蛸；湿热蕴结，经血浓黏不畅加黄芩、地榆；脘腹胀满、便溏不爽加白豆蔻、砂仁。

2. 调理肝脾肾三脏功能，经后扶正固本

《素问·遗篇·刺法论》说："正气存内，邪不可干。"《素问·评热病论》云："邪之所凑，其气必虚。"笔者认为《内经》中阐述的正气不足是发病的内在依据，正气旺盛与否是决定发病与不发病的的关键，在治疗月经后期这一疾病中有一定的指导意义。经后冲任胞宫气血偏虚，应就其虚以补之。特别是在经前治以调畅冲任、疏其瘀滞之后更应顾护正气，补虚培元。因此在经血来潮后，胞脉空虚之时通过调理肝脾肾三脏功能，以达气血生化有源、脏腑机能有常、冲任调摄有度，帮助胞宫完成蕴藏的目的。根据五行相生相克的关系，综合分析病因病机，抓住主要矛盾和次要矛盾，经常两脏同时调理，达到事半功倍的效果。

（1）温肾健脾

肾为先天之本，脾为后天之本。笔者用益火补土之法，运用温补肾阳之药达先天以温养激发后天作用，运用温补脾阳、芳香化湿或温燥去湿之药达到后天以补充培育先天、以土治水的作用。

（2）理气活血，疏通冲任

笔者认为，辨证论治首当辨其虚实。肝气失于调达，气机、经血不畅，瘀阻冲任，大多见于实证患者。治疗应用行气破气之法开其郁结、散其气滞，血实宜决之，故同时灵活运用活血力偏强之药去菀陈莝，方可复冲任之通调，用此疏通治法，经血方可依时藏泄。

（3）化湿行血，疏利冲任

湿浊阻滞冲任，是因其脾失健运引发，脾失健运亦提示脾气不足。故采用化湿健脾兼顾行气的同时，常配以性味平和的活血调经之药促使冲任通利。因破血之力强的活血调经药会更伤已虚之脾气，所以临床避免使用。正所谓疏利之法，就是化冲任湿浊瘀阻之时，不伤其已虚之气。

【结语】

胞宫在功能上有"藏"有"泻"，其规律符合西医学中子宫内膜增生期、分泌期、月经期的周期规律。对于月经后期的患者，首当调畅冲任、疏其瘀滞，冲任通利，胞宫则按时汇聚经血，从而促使胞宫"泻"的功能恢复。

脏 躁

一、心脾两虚证

姜某，女，30岁，已婚，黑龙江省哈尔滨市人。

首诊时间：2009年3月5日。

主诉：无故悲伤欲哭伴见烦躁失眠5年。

现病史：患者因5年前亲属病故后出现悲伤欲哭，伴心烦不寐，平素精神抑郁寡欢，近年来反复出现无明显原因悲伤欲哭，每当受到轻微精神刺激便见烦躁失眠多梦，梦中纷扰惊恐，时常从梦中惊醒，神疲乏力，空闲时常坐立不安，其父母恐其患有精神疾病，曾于当地医院精神科检查，未予诊断。患者现烦躁不安，心悸，口干渴，面色少华，语声低微，喜卧，易疲乏，失眠，二便正常。患病至今求诊于中医，曾于多家医院治疗，病情虽微有好转但未满意，辗转多人得知笔者处，遂前来求诊。

既往史：无。

中医四诊：悲伤欲哭，面色少华，语声低微，喜卧，易疲乏，口干渴，心悸不安，失眠，烦躁，舌质偏红，苔薄白，脉濡缓。

辅助检查：心电图示正常；心脏彩超未见明显异常。

中医诊断：脏躁（心脾两虚证）。

西医诊断：植物神经功能紊乱。

中医诊断依据：患者性格内向兼有神经质，因悲伤过度，伤情耗志，耗伤心脾，心脾两虚，表现为精神忧郁、烦躁不安、面色少华、语声低微、喜卧易疲乏、失眠；耗伤气阴，阴伤致虚火旺盛，热扰心神见烦躁、神不守舍、梦中纷扰惊恐；热为阳邪，空闲时常坐立不安；舌质偏红，苔薄白，脉濡缓，皆为心脾两虚、内生虚火之象。

治法：补益心脾，清热除烦。

处方：炙甘草20克　　浮小麦15克　　茯　神15克　　炒白芍10克

　　　当　归15克　　大　枣3枚　　酸枣仁15克　　生龙骨15克

五味子 8 克　　　　玉　竹 8 克　　　　生牡蛎 15 克　　　知　母 15 克

柏子仁 10 克　　　莲子心 10 克

10 剂，水煎服，早晚各一次，每次 150mL。

二诊：患者现心情较前舒畅，悲伤哭泣已能控制，失眠多梦亦见改善，烦躁不安亦改善，时面色少华，语声低微，喜卧易疲乏。原方加清心火之栀子。

处方：炙甘草 20 克　　　浮小麦 15 克　　　茯　神 15 克　　　炒白芍 10 克

当　归 15 克　　　大　枣 3 枚　　　酸枣仁 15 克　　　生龙骨 15 克

五味子 8 克　　　　玉　竹 8 克　　　　生牡蛎 15 克　　　知　母 15 克

柏子仁 10 克　　　莲子心 10 克　　　栀　子 8 克

7 剂，水煎服，早晚各一次，每次 150mL。

三诊：患者明显感觉心情畅快，悲伤哭泣感觉减轻，失眠，近日未见噩梦，喜卧易疲乏感减轻。原方去生龙骨、生牡蛎，加健脾益气之党参、白术。

处方：炙甘草 20 克　　　浮小麦 15 克　　　茯　神 15 克　　　炒白芍 10 克

当　归 15 克　　　大　枣 3 枚　　　酸枣仁 15 克　　　党　参 15 克

五味子 8 克　　　　玉　竹 8 克　　　　白　术 15 克　　　知　母 15 克

柏子仁 10 克　　　莲子心 10 克　　　栀　子 8 克

14 剂，水煎服，早晚各一次，每次 150mL。

四诊：患者明显感觉心情畅快，偶有悲伤哭泣的感觉，寐可，寐时未见惊醒，自觉倦怠乏力明显减轻。续守原方。

处方：炙甘草 20 克　　　浮小麦 15 克　　　茯　神 15 克　　　炒白芍 10 克

当　归 15 克　　　大　枣 3 枚　　　酸枣仁 15 克　　　党　参 15 克

五味子 8 克　　　　玉　竹 8 克　　　　白　术 15 克　　　知　母 15 克

柏子仁 10 克　　　莲子心 10 克　　　栀　子 8 克

10 剂，水煎服，早晚各一次，每次 150mL。

自诉服药两个月后，诸症消失，随诊半年未见复发。

【按语】

笔者认为本病大多发生于性格内向兼有神经质的妇女，多因情志刺激后诱发本病。病位累及心脾，经云："心藏神，神有余则笑不休，神不足则悲。"故以心阴不足、虚火旺盛证进行针对性治疗，本方味甘液浓而质厚，长于补血而入脾，以有"脾经血分药"之称之大枣，厚脾生血，以溉滋心主之血枯，盖脾生血、心主血者也；以色黄味甘液浓之炙甘草入脾助大枣补脾生血，盖甘草炙则气温也，大量令其充分发挥"效与参芪并也"之甘温益气之能，并助入心具甘润滋养之功之小麦润燥缓急以治标；盖血虚脏枯，脏躁甚则神躁扰之亦甚也。三药合用，主以补脾生血以养心，次以滋濡润燥以缓急。以茯神、酸枣仁、莲子心，宁心安神、调养心志；柏子仁养心安神；炒白芍、当归养血润燥补肝；生龙牡镇静安神治其标；五味子、牡蛎安神敛汗；玉竹、知母养阴清虚热除虚烦。二诊加大清热除烦之力，故以栀子入心经解烦渴。三诊患者病情稳定，睡眠改善，去重镇安神之龙牡，加调养之参术，补益气血之不足。全方有清有补，共除心脾虚所致的虚热内扰证。

二、血虚热扰证

赵某，女，46岁，已婚，黑龙江省佳木斯市人。

首诊时间：2004年7月5日。

主诉：遇事稍有不悦后哭笑大作躁急难奈，不发时一如常人半年。

现病史：患者半年前因大怒后出现哭笑大作伴有烦躁惊扰，后每当遇不悦之事，则"象如神灵所作"大发。每次发作多以伸腰哈欠之"数欠伸"始。继之，如神鬼附体，哭笑大作。且躁急难奈，尖声惊叫，撕衣抓胸，满地翻滚，间或昏仆欲绝。不发时一如常人。不发时失眠健忘，记忆力减退，头晕，半年来发作多次，求诊于多处，中医诊断为"脏躁"，但治疗效果不佳。患者现神疲乏力，心悸心烦，易惊少眠，易梦魇，健忘，眩晕。面色苍白无华，经过半年多求诊失败，心情抑郁，欲放弃治疗，偶得邻里言及我处，遂在其引荐之下来笔者门诊就诊。

既往史：无。

中医四诊：神疲乏力，心悸心烦，易惊少眠，易梦魇，健忘，眩晕。面色苍白无华，舌质淡红，无苔，脉细弱。

辅助检查：心电图示Ⅱ、Ⅲ、aVF导联可见ST段轻度偏移。

中医诊断：脏躁（血虚热扰证）。

西医诊断：植物神经功能紊乱。

中医诊断依据：患者中年女性，因情志所伤，发为情志疾病，素来心情抑郁不欲言，神疲乏力，心悸心烦，易惊少眠，易梦魇，为心血不足，健忘，眩晕为心血不足日久耗伤肾阴，不养脑窍所致，心阴不足，生虚火，情绪波动时，触动虚火上扰神明，则"象如神灵所作"大发。不发时一如常人。见发作时面色苍白无华，舌质淡红，无苔，脉细弱。皆为体虚，虚热扰神之象。

治法：滋阴清热，养血安神。

处方：生地黄20克　　玄　参15克　　茯　神15克　　远　志10克

炙甘草15克　　大　枣5枚　　酸枣仁15克　　当　归10克

浮小麦10克　　柏子仁10克　　丹　参8克　　龟　板5克

石菖蒲10克

7剂，水煎服，早晚各一次，每次150mL。

二诊：患者现心情较前舒畅，神疲乏力减轻，时感心悸心烦，易惊少眠，易梦魇，眩晕减轻。面色苍白，舌质淡红，无苔，脉细弱。原方加重镇安神之磁石、生龙骨。

处方：生地黄20克　　玄　参15克　　茯　神15克　　远　志10克

炙甘草15克　　大　枣5枚　　酸枣仁15克　　当　归10克

浮小麦10克　　柏子仁10克　　丹　参8克　　龟　板5克

石菖蒲10克　　磁　石15克　　生龙骨15克

7剂，水煎服，早晚各一次，每次150mL。

三诊：患者现梦魇明显减少，睡眠较前明显好转，近日心情较前舒畅，神疲乏力明显减轻，时感心悸心烦，眩晕减轻。面色少华，舌质淡红，少苔，脉细弱。续守原方。

处方：生地黄20克　　玄　参15克　　茯　神15克　　远　志10克

炙甘草15克　　大　枣5枚　　酸枣仁15克　　当　归10克

浮小麦 10 克	柏子仁 10 克	丹 参 8 克	龟 板 5 克
石菖蒲 10 克	磁 石 15 克	生龙骨 15 克	

5 剂，水煎服，早晚各一次，每次 150mL。

四诊：患者现心情较前舒畅，遇事稍有不悦后哭笑大作躁急难奈已能控制，服药期间发作一次较前明显减轻，神疲乏力明显减轻，偶有心悸，眩晕。寐可，面色少华，舌质淡红，少苔，脉沉细。原方减生龙骨、磁石，加益气养阴之人参、黄芪。

处方：生地黄 20 克	玄 参 15 克	茯 神 15 克	远 志 10 克
炙甘草 15 克	大 枣 5 枚	酸枣仁 15 克	当 归 10 克
浮小麦 10 克	柏子仁 10 克	丹 参 8 克	龟 板 5 克
石菖蒲 10 克	人 参 8 克	黄 芪 8 克	

7 剂，水煎服，早晚各一次，每次 150mL。

自诉服药半后，自觉诸症消失，未见类似神鬼附体，哭笑大作。随诊 1 年未见复发。

【按语】

患者中年女性，经云"女子七七，任脉虚，太冲脉衰少，天癸竭。"患者年近七七，肾阴不足，心肾两亏，心血不足，则火浮刑金，肺金受克而悲生。情志刺激，阴虚火动，故以强调补心者，必清其火而神始安，故滋阴清热，养血安神，加以养心安神，交通心肾之品，方中生地黄入心养血，入肾滋阴，滋阴养血，壮水以制虚火，茯神、远志养心安神，炙甘草、大枣、淮小麦养心安神，玄参、当归补血润燥滋阴降火，《古今名医方论》言："凡果核之有仁，犹心之有神也，清气无如柏子仁，补血无如酸枣仁。"丹参清心活血，使其补而不滞，则心血易生，龟板滋阴潜阳，宁神益智，石菖蒲交通心肾，使心血得养，心神得安，心血足而神自藏则诸症自消；二诊因梦多为肝不藏魂，易惊少眠、易梦魇加入重镇安神之品磁石、生龙骨；四诊病情稳定，生气行血，血得气则化生更快，故加益气健脾之参芪，使其达到满意治疗效果。

三、肝郁脾虚化热证

杨某，女，34 岁，已婚，黑龙江省大庆市人。

首诊时间：2011 年 12 月 13 日。

主诉：哭笑无常，浑身颤抖，不思饮食，夜不能寐 3 个月。

现病史：患者于 3 个月前因与人发生争执，愤怒不已，后回到家中自觉心胸憋闷，心慌气急喘促，头昏蒙；随即便睡，第 2 天哈欠频作，长吁短叹，哭笑无常不能控制，浑身颤抖，不思饮食，夜不能寐。当即就诊于当地市中医院，完善各项检查，未见异常，给予诊断"植物神经功能紊乱"给予对症汤剂治疗，略见改善，患者现思绪不定，精神不集中，时感胸闷心慌，头部不清利，后听他人言及我处治疗本病效果较好，遂前来就诊。

既往史：无。

中医四诊：面色萎黄，善太息，思绪不定，心胸憋闷，头昏蒙；心慌，纳差，寐差，大便 2 日一次，时干时稀，舌苔微腻而黄，脉弦细而滑

辅助检查：心电图，头颅 CT 未见异常。

中医诊断：脏躁（肝郁脾虚化热证）。

西医诊断：植物神经功能紊乱。

中医诊断依据：患者因剧烈情志刺激致病，郁怒伤肝，气机不畅，心胸憋闷，气机逆乱，心慌气急喘促，气不行则脑窍不通、头昏蒙，气结于内加之素体脾虚，夹有湿邪停滞，气滞湿阻则见哭笑无常不能控制，浑身颤抖，不思饮食，夜不能寐。面色萎黄，善太息，思绪不定，舌苔微腻而黄，脉弦细而滑。皆为脾气虚弱，肝气郁结，气机不畅，化热扰神，心神不安之象。

治法：疏肝解郁，养血和脾，清热安神。

处方：柴　胡20克　　玄　参15克　　黄　芩15克　　茯　神15克
　　　白　芍10克　　白　术8克　　酸枣仁10克　　当　归10克
　　　清半夏15克　　枳　壳10克　　莲子心10克　　丹　参8克
　　　生牡蛎15克

5 剂，水煎服，早晚各一次，每次 150mL。

二诊：患者现心胸憋闷减轻，心慌气急明显缓解，头目稍感清利，近日少有长吁短叹，哭笑无常尚能控制，浑身颤抖，不思饮食，夜不能寐。舌苔微腻而黄，脉弦细

而滑。原方加疏肝泄热之川楝子。

处方：柴　胡 20 克　玄　参 15 克　黄　芩 15 克　茯　神 15 克
白　芍 10 克　白　术 8 克　酸枣仁 10 克　当　归 10 克
清半夏 15 克　枳　壳 10 克　莲子心 10 克　丹　参 8 克
生牡蛎 15 克　川楝子 5 克

10 剂，水煎服，早晚各一次，每次 150mL。

三诊：患者现心胸憋闷明显减轻，偶有心慌气急明显缓解，少发哭笑无常，浑身颤抖可以自制，纳食可，寐尚可。舌苔薄黄，脉弦细而滑。续守原方。

处方：柴　胡 20 克　玄　参 15 克　黄　芩 15 克　茯　神 15 克
白　芍 10 克　白　术 8 克　酸枣仁 10 克　当　归 10 克
清半夏 15 克　枳　壳 10 克　莲子心 10 克　丹　参 8 克
生牡蛎 15 克　川楝子 5 克

7 剂，水煎服，早晚各一次，每次 150mL。

四诊：患者现情绪明显轻松，自觉心胸憋闷近日未见，哭笑无常近日未发，头目清利，纳食可，寐尚可。舌苔薄黄，脉弦细而滑。原方去生牡蛎。

处方：柴　胡 20 克　玄　参 15 克　黄　芩 15 克　茯　神 15 克
白　芍 10 克　白　术 8 克　酸枣仁 10 克　当　归 10 克
清半夏 15 克　枳　壳 10 克　莲子心 10 克　丹　参 8 克
川楝子 5 克

10 剂，水煎服，早晚各一次，每次 150mL。

患者服药尽后自诉情绪良好，未见哭笑无常，不欲发怒，近日少见太息声，但仍有夜寐不安，上方续服 1 月余，随诊半年未见复发，情志舒畅。

【按语】

笔者认为本病多因肝气郁滞，多为虚实夹杂，疏理肝气，补中气以疏气机，肝气充旺则肝体和而诸症自愈。严用和云："夫肝者，……虚则生寒，……悒悒不乐，如人将捕之，……喜悲善怒，不得太息。"本病患者除肝郁之证还见震颤、筋脉不利之肝虚之象。笔者处以疏肝健脾养血之剂，柴胡、黄芩相配为君，疏肝解郁，宣畅气机，黄芩善清上焦之火，治其气郁于肺，郁结而化之火，配以白芍助君疏肝解郁，配以竹茹疏肝散热除烦。柴胡一味为治疗本病的要药，清·杨时泰《本草述钩玄》："六气之郁，升降不前谁为之？惟柴胡能转其枢纽。"半夏、竹茹相配合取其健脾燥湿之功，以酸枣仁、柏子仁以心入心，安心神。川楝子一味，遂肝脏调达之性，故于第三诊时加用。全方谨守病机，用药恰切，效佳。

四、瘀热内阻证

刘某，女，28岁，已婚，黑龙江省哈尔滨市人。

首诊时间：2012年5月6日。

主诉：心中烦乱，郁闷不舒，时有悲伤欲哭3年。

现病史：患者自诉3年前因情志刺激后，心中烦闷，悲伤欲哭心情不舒，逐步出现神情失常，后常常自觉心中烦闷，郁闷不舒，捶胸顿足，坐立不安，时有悲哀欲哭，寐差，易醒，醒后再难入睡，患者患病3年，身心苦楚，求医多处，未见良效，服食较多中医中药，未有满意的治疗效果，今忽听他人谈论此病患者已愈，遂详询之，前来到笔者门诊处就诊。

既往史：无。

中医四诊：心烦易怒，心悸怔忡，腰身疼痛不适，饥不欲食，甚者见食欲呕，常见油腻食物欲吐，大便秘结数日一行，月经量少色暗，痛经严重，舌淡紫，有齿痕，舌尖部见瘀斑，苔薄黄，脉细涩。

辅助检查：心电图示T波低平、双向或倒置，但服普奈洛尔（心得安）30mg后则恢复正常（心得安试验阳性）。

中医诊断：脏躁（瘀热内阻证）。

西医诊断：植物神经功能紊乱。

中医诊断依据：患者青年女性，情志不畅致气滞，气血运化不佳，气滞血瘀于久化为郁热，热郁胸膈见心中烦闷，郁闷不舒，捶胸顿足，坐立不安；病久肺气虚损，时有悲哀欲哭，瘀血停滞，不通则痛，见腰身疼痛不适；气机不畅，饮食不化，阻滞中焦，故常见油腻食物欲吐；郁久血不濡养，血虚津亏热结，见大便秘结数日一行；

瘀血流行，阻滞胞宫，见月经量少色暗，痛经严重；舌淡紫，有齿痕，尖部见瘀斑，苔薄黄，脉细涩皆气血瘀滞之象。

治法：攻下除瘀，清热安神。

处方：

桃　仁 20 克	红　花 15 克	黄　芩 15 克	栀　子 15 克
大　黄 10 克	牡丹皮 10 克	酸枣仁 10 克	丹　参 8 克
枳　壳 15 克	延胡索 15 克	莲子心 10 克	赤　芍 10 克

7 剂，水煎服，早晚各一次，每次 150mL。

二诊：患者现精神自觉较前舒畅，腰身疼痛明显缓解，烦躁易怒减轻，服药后大便每日 2～3 次，质稀，便后身体清爽。寐仍有不安，纳食少，舌质红，伴有齿痕，苔薄黄润，脉细涩。原方加养心安神茯神、焦山楂。

处方：

桃　仁 20 克	红　花 15 克	黄　芩 15 克	栀　子 15 克
大　黄 10 克	牡丹皮 10 克	酸枣仁 10 克	丹　参 8 克
枳　壳 15 克	延胡索 15 克	莲子心 10 克	赤　芍 10 克
茯　神 8 克	焦山楂 15 克		

10 剂，水煎服，早晚各一次，每次 150mL。

三诊：患者心悸、周身痛仍有，前日傍晚出现恶寒发热交替出现，夜半后减退，晨起口干苦，寐可，纳可舌质红，伴有齿痕，苔薄黄润，脉细涩。原方去酸枣仁、莲子心，加和解之柴胡、清半夏。

处方：

桃　仁 20 克	红　花 15 克	黄　芩 15 克	栀　子 15 克
大　黄 10 克	牡丹皮 10 克	赤　芍 10 克	丹　参 8 克
延胡索 15 克	枳　壳 15 克	柴　胡 10 克	清半夏 10 克
茯　神 8 克	焦山楂 15 克		

7 剂，水煎服，早晚各一次，每次 150mL。

四诊：患者寒热平，口干苦明显减轻，神清，腰身疼痛减轻，二便调，经期至，月经量稍增，痛经缓解，经色暗，舌质红，伴有齿痕，苔薄黄润，脉细。原方去茯神、焦山楂，加养血之鸡血藤。

处方：桃　仁 20 克　　红　花 15 克　　黄　芩 15 克　　栀　子 15 克

大　黄 10 克　　牡丹皮 10 克　　赤　芍 10 克　　丹　参 8 克

延胡索 15 克　　枳　壳 15 克　　柴　胡 10 克　　清半夏 10 克

鸡血藤 15 克

10 剂，水煎服，早晚各一次，每次 150mL。

服药尽心悸宁，夜寐佳，饮食可，轻微痛经，经色变淡，精神舒畅，周身轻松，二便调，自觉诸证如丢失一般，欣喜，嘱患者口服逍遥丸，血府逐瘀丸 1 月，随访半年未见复发。

【按语】

笔者认为治疗脏躁一病，不应局限于甘麦大枣养心安神，而应积极辨证，临证施治。本患者为气血瘀滞致病，笔者治以攻下瘀热之剂，桃仁破血行瘀，润燥滑肠，红花活血通经，祛瘀生新，桃仁破瘀力强，红花行血力强，相配为君共奏活血通经，去瘀生新，瘀血去新血生，心神得以濡养。黄芩体轻主浮，清上焦肺火，除肺气之郁结之火，栀子泻心火，同治上焦火邪扰神，伤情之证。以大黄、枳壳行气除瘀泄热，以牡丹皮、丹参、赤芍凉血活血，通经活络，以莲子心、酸枣仁以心补心，养心安神。清热活血养血之品相配伍，泄其热，散其瘀，安其神。二诊因心神不宁夜寐不安，食欲不佳故加茯神清心安神，焦山楂健脾助运化。三诊感邪于半表半里故以小柴胡解之，四诊值患者经期，加活血调经之鸡血藤，全方具祛瘀活血、攻补兼施之效。瘀去热退，心得静、神得养则精神舒畅，身体轻松。

五、阴虚阳亢证

李某，女，21 岁，未婚，内蒙古自治区呼伦贝尔市人。

首诊时间：2011 年 8 月 13 日。

主诉：语无伦次，恐惧多疑，时有悲伤欲哭，幻听幻视半年。

现病史：患者半年前因与男友分手失恋后出现神情失常，同年冬季病情严重，症见语无伦次，恐惧多疑，逐步加重，时有悲伤欲哭，幻听幻视，扬言要寻短见。经当地某医院诊断为"精神分裂症"，后曾住院治疗 3 个月，曾服用氯丙嗪、巴比妥等药治疗，未见效果。因其年纪还小，家属十分焦急，遂托朋友带领并介绍，前来我处就诊。

既往史：无。

中医四诊：精神恍惚，情志失常，头痛失眠，惊恐畏人，两目直视，大便困难，小便量少，舌尖红少苔，脉弦滑。

辅助检查：心电图示心动过速。

中医诊断：脏躁（阴虚阳亢证）。

西医诊断：植物神经功能紊乱。

中医诊断依据：患者年轻女性，由于五志过极，心阳过动而化火，内火自燥，阴津暗损，而为脏躁。神不守舍，见语无伦次，恐惧多疑，时有悲伤欲哭，幻听幻视扬言要寻短见。《内经》曰"心主血脉""心主神明"，故有神明错乱而发狂者。阴虚不制约阳气，精神恍惚，情志失常，头痛失眠，惊恐畏人，两目直视。舌尖红少苔，脉弦细皆为阴虚阳亢，津血亏少之象。

治法：滋阴潜阳，清热凉血安神。

处方：生地黄 20 克　　天门冬 15 克　　麦门冬 15 克　　川　芎 10 克

　　　　炙甘草 30 克　　浮小麦 15 克　　茯　神 15 克　　炒白芍 10 克

　　　　当　归 15 克　　大　枣 10 枚　　酸枣仁 15 克　　丹　参 15 克

7 剂，水煎服，早晚各一次，每次 150mL。

二诊：近日情绪较前安定，头痛减轻，月经来潮 3 天，量多，夜能安眠。原方加清心除烦之栀子。

处方：桃　仁 20 克　　红　花 15 克　　黄　芩 15 克　　栀　子 15 克

　　　　大　黄 10 克　　牡丹皮 10 克　　酸枣仁 10 克　　丹　参 8 克

　　　　枳　壳 15 克　　延胡索 15 克　　莲子心 10 克　　赤　芍 10 克

　　　　栀　子 8 克

8 剂，水煎服，早晚各一次，每次 150mL。

三诊：诸症缓解，心情较前开朗，月经干净，日前小便频急而痛，尿常规：白细胞满视野。原方去栀子，加养阴清热黄芩、知母。

处方：
桃　仁 20 克	红　花 15 克	黄　芩 15 克	栀　子 15 克
大　黄 10 克	牡丹皮 10 克	酸枣仁 10 克	丹　参 8 克
枳　壳 15 克	延胡索 15 克	莲子心 10 克	赤　芍 10 克
知　母 10 克	黄　芩 8 克		

10 剂，水煎服，早晚各一次，每次 150mL。

四诊：诸症明显改善，无尿频尿痛，寐可。原方去黄芩、知母。

处方：
桃　仁 20 克	红　花 15 克	黄　芩 15 克	栀　子 15 克
大　黄 10 克	牡丹皮 10 克	酸枣仁 10 克	丹　参 8 克
枳　壳 15 克	延胡索 15 克	莲子心 10 克	赤　芍 10 克

7 剂，水煎服，早晚各一次，每次 150mL。

五诊：恐惧多疑、幻听幻视等症均已消失，脉弦，苔薄腻，舌尖红。续守原方。

处方：
桃　仁 20 克	红　花 15 克	黄　芩 15 克	栀　子 15 克
大　黄 10 克	牡丹皮 10 克	酸枣仁 10 克	丹　参 8 克
枳　壳 15 克	延胡索 15 克	莲子心 10 克	赤　芍 10 克

10 剂，水煎服，早晚各一次，每次 150mL。

患者服药尽后夜间入睡酣甜，可满足正常睡眠时间，诸症未发，面色润泽，精神面貌很好，脉弦，舌苔薄白。原方改为丸剂，到本年底。病情基本痊愈。随诊 1 年未见复发。

【按语】

《金匮要略》载有："妇人脏躁，喜悲伤欲哭，象如神灵所作，数欠伸，甘麦大枣汤主之。"仲景所称脏躁是指脏中干燥，并非单纯的指子脏（子宫）而言。本患者因精神刺激，情志不畅，津血不足，致瘀致火，笔者以小麦和肝阴，养心液而安躁扰，甘草、大枣补中益营，培土生津而悲消，又借其甘缓之力而除躁。并用以丹参凉血活血，酸枣仁、柏子仁、莲子心养心安神，栀子清热除烦。总之，此方为甘润滋养，佐以凉血安神活血。川芎调肝血而舒肝气，有助于血行不滞，后用以生地、二冬清气分之火，心气和而神自归。

六、血燥肝急夹痰证

赵某，女，34岁，已婚，黑龙江省双城市人。

首诊时间：2001年5月11日。

主诉：自言自语，哭笑不休，夜间寐差2月余。

现病史：患者2个月前因孩子病逝，遭遇巨大打击，悲愤异常，后每天午后至夜半独自一人自言自语，哭笑不停，夜间很晚入睡，睡后易醒，每夜醒来多次，心绪不宁，焦躁不安，时精神恍惚，晨起至上午清醒如常人。患者发病2个月来，虽然连续治疗，但未见明显效果，时好时坏，常常复发。因病情反复，心情抑郁，后由亲属带领来笔者门诊处就诊。就诊时患者意识清醒，故能将症状详细叙述，心神或清醒如常，或模模糊糊，胸下憋胀不适，口咽干，不欲饮，善太息，易怒，寐差，纳差。

既往史：不详。

中医四诊：烦冤懊恼，焦躁不安，胸下憋胀不适，口咽干，不欲饮，善太息，易怒，夜醒多次，纳差，舌质淡，苔黄腻，脉滑数。

辅助检查：心电图示正常。

中医诊断：脏躁（血燥肝急夹痰证）。

西医诊断：植物神经功能紊乱。

中医诊断依据：患者因遭到巨大情志刺激，悲伤过度，伤于心肝，肝气不舒，脾气不运，化湿生痰，痰热胶结，耗伤阴血，肝失于濡养，则见肝急之急躁易怒；心经有热，见烦冤懊恼、胸下憋胀不适；瘀血阻滞，津液不上承于口，见口干舌燥；痰湿之邪为阴邪，于日晡至夜半，阴气渐旺，合于痰邪，病情加重，见每天午后至夜半独自一人自言自语、哭笑不停；肝气郁而常以太息疏肝中郁，畅胸中气机。舌质淡，苔黄腻，脉滑数皆为血虚痰热扰动之象。

治法：养血柔肝，豁痰开窍。

处方：
清半夏15克	党参20克	黄芩10克	黄连10克
炙甘草20克	干姜15克	大枣5枚	浮小麦15克
石菖蒲15克	陈皮15克	茯苓10克	当归10克
栀子8克			

5 剂，水煎服，早晚各一次，每次 150mL。

二诊：患者现烦冤懊恼明显缓解，胸下憋胀减轻，口干舌燥、善太息减，情绪较前好转，夜寐不安易醒，焦躁不安仍有，自言自语次数明显减轻。舌质淡，苔黄腻、少津，脉滑数。加清心安神之百合、知母。

处方：清半夏 15 克　　党　参 20 克　　黄　芩 10 克　　黄　连 10 克
　　　炙甘草 20 克　　干　姜 15 克　　大　枣 5 枚　　浮小麦 15 克
　　　石菖蒲 15 克　　陈　皮 15 克　　茯　苓 10 克　　当　归 10 克
　　　栀　子 8 克　　百　合 8 克　　知　母 8 克

7 剂，水煎服，早晚各一次，每次 150mL。

三诊：患者现精神轻松，偶见胸下憋胀，口咽干减轻，偶见嗳气，夜寐好转，午后至夜间发作时间缩短。舌质淡，苔略黄腻、少津，脉滑数。续守原方。

处方：清半夏 15 克　　党　参 20 克　　黄　芩 10 克　　黄　连 10 克
　　　炙甘草 20 克　　干　姜 15 克　　大　枣 5 枚　　浮小麦 15 克
　　　石菖蒲 15 克　　陈　皮 15 克　　茯　苓 10 克　　当　归 10 克
　　　栀　子 8 克　　百　合 8 克　　知　母 8 克

7 剂，水煎服，早晚各一次，每次 150mL。

四诊：患者现精神轻松，诸症好转，寐可，近日少见下午到夜间发病，隔几日一发。舌质淡，苔薄黄，脉滑数。原方去石菖蒲、茯苓、黄连。

处方：清半夏 15 克　　党　参 20 克　　黄　芩 10 克　　栀　子 8 克
　　　干　姜 15 克　　大　枣 5 枚　　炙甘草 20 克　　浮小麦 15 克
　　　陈　皮 15 克　　当　归 10 克　　百　合 8 克　　知　母 8 克

7 剂，水煎服，早晚各一次，每次 150mL。

【按语】

笔者认为凡怪诞之病，久治不愈，皆可归于痰邪作祟，现患者情志不畅，郁而为痰为热，故笔者以养血柔肝，消痞散结，化痰开窍为主要治疗方法。《成方便读》言"夫肝藏魂，有相火内寄。烦自心生，心火动则相火随之，于是内火扰乱，则魂无所归。故凡有夜卧魂梦不安之证，无不皆以治肝为主。"肝苦急，急食甘以缓之。本方以半夏、黄芩辛开苦降，以顺其阴阳之性而调和阴阳，消痞散结。干姜温中散寒，温脾阳以化水湿去痰邪，半夏燥湿化痰，散结除痞，大枣、炙甘草、小麦缓肝急，养心神。当归养血柔肝，陈皮、茯苓、半夏之燥湿，渗湿健脾以助除痰之功，痰邪去则热邪除，则诸证得解。石菖蒲益神健脑，开窍除痰，栀子散胸膈之郁热，诸症得解，郁烦得除。二诊因其热扰心神，心神不安故加以百合、知母清心除烦，四诊患者病情较为稳定故去黄芩、茯苓以防耗伤津血。全方谨和病机，辨证施治，已收佳效。

【诊疗体会】

癔病，又叫歇斯底里症，是神经官能症中的一种类型。本病患者多具有易受暗示，感情用事，富于幻想和好表现自己等性格特点。常由于精神因素如激动、惊吓、委屈、悲伤等，而突然起病，出现各种躯体症状或精神障碍。表现可轻可重，多种多样，有的甚至很严重，但无器质性病变。中医根据其精神忧郁，烦躁不宁，悲忧善哭，喜怒无常等表现称之为"脏躁"。

笔者认为脏躁者，以情志方面的疾患为主，而五脏各有所主之情志。如《灵枢·本神第八》云："故生之来谓之精，两精相搏谓之神，随神往来者谓之魂，并精而出入者谓之魄，所以任物者谓之心，心有所忆谓之意，意之所存谓之志。"笔者认为恐、怒、悲、笑等情志之变，是由肝气之虚实，心神之有余不足的变化所致。说明脏躁病必与肝气及心气的虚实变化、心神之有余不足有关。心神与肝胆气机紊乱则神情多变。故治疗时注重调肝养心等法。

【治疗特色】

1.重视疏肝健脾

笔者善用肝脾论，用以疏肝健脾为治病的主导思想，笔者常以疏肝健脾，解郁养血治疗脏燥一病，以肝脾同调为理论的核心，脾藏营，营舍意，只有脾胃功能正常，营阴充足，意才有所藏，情志才能正常。本病又多属于肝气郁滞，亦有肝气虚衰和肝阳虚等。《本草经疏》论小麦谓"肝心为母子之脏，子能令母实，……主养肝气。"说明小麦既养心，又补肝。笔者治疗时常以小柴胡疏理肝胆气机，黄芩、半夏调中和胃，陈皮、白芍疏肝柔肝等药物同用达气疏肝健脾之功，发挥其治疗脏躁之效。

2. 注重以甘润调补心肝

笔者认为以甘缓肝之急，养心肝气血为治疗本病主要思路，笔者常使用经典方剂甘麦大枣汤加减治疗。《顾松园医镜》言：此方以甘润之剂调补脾胃为主，以脾胃为生化气血之源也，血充则燥止，而病自除矣。清·徐彬在《金匮要略论注》指出：小麦能和肝阴之客热，而养心液，且有消烦利溲止汗之功，故以为君；甘草泻心火而和胃，故以为臣；大枣调胃，而利其上壅之燥，故以为佐。盖病本于血，必为血主，肝之子也，心火泻而土气和，则胃气下达。肺脏润，肝气调，燥止而病自除也。补脾气者，火为土之母，心得所养，则火能生土也。故治疗脏躁一病，应用甘润调补心肝法贯穿病程之中，屡达佳效。

3. 注重养阴润燥

笔者认为本病与心、肝、肾有关，阴血不足，水不制火，虚火扰神而发为本病。陈修园言："脏属阴，阴虚而火乘之则为躁。"《医宗金鉴》谓："心静则神藏，若为七情所伤，则心不得静而神躁扰不宁也。"阳助阴升，肾阴以涵肝木，木气繁荣，使肝藏血正常，疏泄有度，肝得上腾之阴以养心火，则心火温润不亢，心得上升之阴以养脾土，脾土健运，统血有权。脾得上升之阴以养肺金，肺居上焦，为华盖，肺得阴涵则不至宣发过度，肺之阳气得阴而降于肾，则阳气潜藏而不妄越，下降之阳亦助肾中之阳，又助肾阴以升。则阴阳相交，气机条畅，化生无穷。故笔者常用，当归、生地、二冬、玄参等品发挥其养阴润燥，治疗本病之功。

4. 注重化痰除瘀

笔者认为，痰瘀阻滞，痰热扰神，瘀血阻窍而清阳不升，遂发为本病，提出不宜忽视其血瘀的病理变化，既要注重机体肾虚之"常"，又要顾及血瘀继发病之"变"。治血之要，取其调气补血，血足则躁止；化痰浊，痰化则清阳生，然气血者后天，精神者先天，故精神不散，气血和调，形体不蔽，精神内守。故治血者，必与安神固精同用。又言怪病皆由痰作祟，故笔者以桃仁、红花活血祛瘀，以半夏、黄芩以顺其阴阳之性而调和阴阳，陈皮、茯苓、半夏之燥湿，渗湿健脾除痰之功，痰邪去则热邪除，瘀结除则诸症得解。故笔者重视化痰除瘀，消除病理产物对人体的进一步耗伤。

【结语】

笔者认为脏躁者，躁扰不宁也，非脏的气血不足，失于濡润而干燥，乃脏本身的功能失于疏理，发生紊乱，从而出现躁扰不宁的现象。脏躁，现在已经将其归属于情志方面的的疾病。故笔者重视调肝脾畅气机，养阴血，补肝肾，去痰瘀，使气血调达，气机调畅，情志舒畅，身体轻松，则病去安来。

崩 漏

一、脾虚气弱兼血虚证

王某，女，27 岁，已婚，黑龙江省哈尔滨市人。

首诊时间：2012 年 9 月 12 日。

主诉：月经淋漓不净 2 月余。

现病史：2 月前患者因经期劳累后出现月经淋漓不净，色淡质稀，量少，未予重视。后半月患者自觉病情加重。就诊于当地医院，门诊诊断为"崩漏"，口服 1 月中药，效果不显，经朋友介绍遂到我院门诊就诊。

中医四诊：患者现神倦乏力，气短懒言，面目虚浮而少泽，口淡胃呆，心悸寐少，脉濡缓，舌质淡，苔薄腻。

辅助检查：血常规示 Hb 87g/L，红细胞压积（HCT） 0.24，红细胞分布宽度（RDW） 24.3%，RBC 3.39 × 10^{12}/L。

中医诊断：崩漏（脾虚气弱兼血虚证）。

西医诊断：月经失调。

中医诊断依据：脾气虚陷，冲任不固，血失统摄，故经血非时而下，淋漓不断；脾虚气血化源不足，故经色淡而质稀；脾虚中气不足，故神疲乏力，气短懒言；脾主四肢，脾虚则四肢失于温养，故四肢不温；脾虚中阳不振。运化失职，则不思饮食；血虚不能上荣于面兼之水湿泛溢肌肤，故面目虚浮而少泽。舌质淡，体胖，苔薄白腻，脉濡缓为脾虚气弱兼血虚之象。

治法：健脾益气，固冲止血。

处方：党　参 15 克　　黄　芪 20 克　　炒白术 15 克　　血余炭 15 克
阿　胶 15 克　　大　枣 10 克　　煅龙骨 20 克　　煅牡蛎 20 克
蒲黄炭 15 克　　棕榈炭 15 克　　茯　苓 15 克　　炙甘草 10 克
龙眼肉 20 克　　陈　皮 10 克　　焦神曲 10 克　　炒麦芽 10 克

7 剂，水煎服，每日早晚各一次，每次 150mL。

二诊：服药后患者诉月经量减少，饮食增加，神倦乏力，气短懒言，心悸寐少，脉濡缓，舌质淡，苔薄腻。原方基础上加黄芪、当归；减去焦神曲、炒麦芽。方药如下：

处方：党　参15克　　黄　芪20克　　炒白术15克　　血余炭15克

阿　胶15克　　大　枣10克　　煅龙骨20克　　煅牡蛎20克

蒲黄炭15克　　棕榈炭15克　　茯　苓15克　　炙甘草10克

龙眼肉20克　　陈　皮10克　　黄　芪15克　　当　归10克

7剂，水煎服，每日早晚各一次，每次150mL。

三诊：患者诸症明显好转，月经停止，偶有心悸少寐，舌质淡红，苔薄白，脉沉缓。原方加夜交藤、莲子心、柏子仁；减去蒲黄炭、棕榈炭。方药如下：

处方：党　参15克　　黄　芪20克　　炒白术15克　　血余炭15克

阿　胶15克　　大　枣10克　　煅龙骨20克　　茯　苓15克

炙甘草10克　　龙眼肉20克　　陈　皮10克　　黄　芪15克

当　归10克　　夜交藤10克　　莲子心10克　　柏子仁20克

煅牡蛎20克

7剂，水煎服，每日早晚各一次，每次150mL。

四诊：诸症消失，舌质淡红，苔薄白，脉沉缓。续服上方；方药如下：

处方：党　参15克　　黄　芪20克　　炒白术15克　　血余炭15克

阿　胶15克　　大　枣10克　　煅龙骨20克　　茯　苓15克

炙甘草10克　　龙眼肉20克　　陈　皮10克　　黄　芪15克

当　归10克　　夜交藤10克　　莲子心10克　　柏子仁20克

煅牡蛎20克

10剂，水煎服，每日早晚各一次，每次150mL。

随诊：1月后随诊，患者月经正常，无明显不适。

【按语】

由于水谷精微通过脾的吸收转输作用化赤为血，悉归于脾统，故有脾生血统血的说法，脾虚则中气下陷，血无所统。然妇女以血为用，气虚不能摄血，血去则气随血伤。本例经事淋漓月余未净，神倦乏力，为脾虚不能统摄。血去以后，营气衰少，同时水谷不能生化精微，中焦无从取汁化赤为血上华于面，故面目虚浮少泽，口为脾窍，脾虚则口淡，纳减，心失血养，神不内守，以致心悸少寐。脾主四肢，脾虚则四肢失于温养，故四肢不温。以归脾汤健脾益气，脾气旺盛，始能统血归经，如舍本逐末而徒止其血，无补于事。一诊中，党参、黄芪、炒白术健脾益气以摄血；煅龙骨、煅牡蛎固摄冲任兼以安神；血余炭、蒲黄炭、棕榈炭涩血止血；大枣、阿胶活血止血，止血而不留瘀；龙眼肉用以益气补血、安神定志；陈皮、焦神曲、炒麦芽健运脾胃。二诊中，因患者仍有体倦乏力故增加补中益气的黄芪，再加入当归以养血活血。三诊中，患者心悸少寐加入养心安神之夜交藤、柏子仁、莲子心。四诊中，患者诸症消失，嘱患者继续口服 10 剂以巩固治疗。

二、脾肾两虚兼心血不足证

王某，女，40 岁，黑龙江省哈尔滨市人。

首诊时间：2010 年 1 月 20 日。

主诉：月经先后无定期 3 月，月经量多如崩 10 余日。

现病史：近 3 月患者月经先后无定期，曾就诊于当地医院，诊断为"月经先后不定期"，口服中药后症状明显好转。本次经期延后 10 余日，因负重劳累，突然阴道下血如崩，初为红色，继而色淡量多。遂就诊于我院。

中医四诊：患者平素体弱，健忘失眠，四肢不温，白带清稀量多，伴腰痛乏力、头晕心悸。面色苍白，自汗淋漓，气短懒言，精神疲惫，舌淡、苔白，脉虚大无力。

辅助检查：血常规示 Hb　100g/L，HCT　0.34L/L，RBC　3.25×10^{12}/L。性激素六项正常。

中医诊断：崩漏（脾肾两虚兼心血不足证）。

西医诊断：月经不调。

中医诊断依据：肾阳虚衰，冲任不固，血失封藏，故经乱无期，经血量多，淋漓不断，肾阳不足，经血失于温煦，故色淡质稀；肾阳虚衰，外府失荣，故腰痛；脾虚中气不足，故神疲乏力、气短懒言、自汗淋漓；脾主四肢，脾虚则四肢失于温养，故四肢不温；心主血脉，脾肾两虚，不能供养心之血脉，故面色苍白、失眠健忘；心血不足，不能养心故心悸；心血亏损不能上营于脑，故而头晕。舌淡、苔白，脉虚大无力为脾肾两虚兼心血不足之象。

治法：补中益气，温肾健脾，养血安神。

处方：党　参 15 克　　黄　芪 15 克　　炒白术 15 克　　炒山药 15 克

山茱萸 15 克　　杜　仲 15 克　　炒白芍 15 克　　茯　神 15 克

茜草根 15 克　　血余炭 15 克　　炒蒲黄 15 克　　煅龙骨 20 克

煅牡蛎 20 克　　阿　胶 10 克　　升　麻 10 克　　柴　胡 10 克

5 剂，水煎服，每日早晚各一次，每次 150mL。

二诊：患者自诉血崩止，自汗愈，唯漏下淡红、淋漓不断，伴心悸乏力，头晕眼花，腰身困重，舌淡、苔白，脉虚大无力。原方党参变红参，减去茯神、茜根草；加入当归、熟地黄、五味子。方药如下：

处方：红　参 15 克　　黄　芪 15 克　　炒白术 15 克　　炒山药 15 克

山茱萸 15 克　　杜　仲 15 克　　炒白芍 15 克　　血余炭 15 克

炒蒲黄 15 克　　煅龙骨 20 克　　阿　胶 10 克　　升　麻 10 克

柴　胡 10 克　　当　归 10 克　　熟地黄 10 克　　五味子 10 克

煅牡蛎 20 克

7 剂，水煎服，每日早晚各一次，每次 150mL。

三诊：漏下止，余无明显不适，舌淡、苔白，脉沉弱。原方减去五味子。方药如下：

处方：红　参 15 克　　黄　芪 15 克　　炒白术 15 克　　炒山药 15 克

山茱萸 15 克　　杜　仲 15 克　　炒白芍 15 克　　血余炭 15 克

炒蒲黄 15 克　　煅龙骨 20 克　　阿　胶 10 克　　升　麻 10 克

柴　胡 10 克　　当　归 10 克　　熟地黄 10 克　　煅牡蛎 20 克

10 剂，水煎服，每日早晚各一次，每次 150mL。

随诊：6 月后随诊，患者月经正常，诸症消失。

【按语】

患者多由于长期饮食劳倦失调或思虑过度，使脾气受损，中气下陷，统摄失权。肾阳虚衰则机体失于温煦气化，故封藏无力，冲任不固。心主血脉，脾肾两虚，不能供养心之血脉，心血不足，不能养心供于脑。若患者出现气随血脱之危候，急宜补气固脱，再止血固冲，以澄其源而塞其流，并兼顾复旧。健后天以安冲，滋先天以固本，肾气不衰，冲任安则血止经调。一诊中，党参、黄芪、炒白术、炙甘草益气健脾，以资生血之源；炒山药、山茱萸以健脾益肾、添精补髓、固气涩精；杜仲补肾强腰；白芍、山茱萸益肾养血，酸收止血；茜草根、血余炭、炒蒲黄收敛止血；茯神、煅龙骨、煅牡蛎重镇安神；阿胶活血止血，使止血不留瘀；升麻、柴胡引脾胃清阳之气上升。二诊中，加入当归以养血；熟地黄用以补血填精益髓；五味子增加收敛止血之功。三诊中，患者诸症消失，嘱患者继续口服 10 剂以巩固治疗。

三、肾气不足兼肾阳虚证

李某，女，16 岁，黑龙江省哈尔滨市人。

首诊时间：2011 年 10 月 19 日。

主诉：月经量多 2 年，加重 1 周。

现病史：患者初潮 14 岁，每次经来量多，色淡质稀，一般均需十天半月方净。同时伴头晕乏力，偶有腰痛，患者 1 周前上述症状加重，月经量多，就诊于当地医院，经检查诊断为"崩漏"。后经人介绍来我院门诊就诊。

中医四诊：患者现面色少华，头晕乏力，并兼腰痛如折，经后带多质清，精神萎靡不振，小便清长，大便溏薄。今适经来，舌淡，苔薄，脉细弱。

妇科检查：未见异常。

中医诊断：崩漏（肾气不足兼肾阳虚证）。

西医诊断：月经不调。

中医诊断依据：患者禀赋不足，肾气未充，封藏不固，可致崩漏；肾阳不足，经血失于温煦，故色淡质稀；肾阳虚衰，外府失荣，故腰痛如折；膀胱失于温化，故小便清长；不能上温脾土，则大便溏薄。舌淡，苔薄，脉细弱为肾气不足兼肾阳虚之象。

治法：补肾益气，温阳摄血。

处方：党　参 15 克　　黄　芪 15 克　　炒白术 15 克　　炙甘草 15 克

　　　枸杞子 15 克　　藕节炭 15 克　　续　断 15 克　　牛　膝 15 克

　　　土鳖虫 10 克　　山　药 15 克　　地榆炭 15 克　　血余炭 15 克

　　　阿　胶 10 克　　仙　茅 15 克　　淫羊藿 15 克

　　　7 剂，水煎服，每日早晚各一次，每次 150mL。

二诊：经来 5 天即净，精神略为振作，经后带下仍多，舌淡，苔薄，脉细弱。继进益气补肾治之，加入补肾之品狗脊。方药如下：

处方：党　参 15 克　　黄　芪 15 克　　炒白术 15 克　　炙甘草 15 克

　　　枸杞子 15 克　　藕节炭 15 克　　续　断 15 克　　牛　膝 15 克

　　　土鳖虫 10 克　　山　药 15 克　　地榆炭 15 克　　血余炭 15 克

　　　阿　胶 10 克　　仙　茅 15 克　　淫羊藿 15 克　　狗　脊 15 克

　　　7 剂，水煎服，每日早晚各一次，每次 150mL。

三诊：患者诸症明显减轻，舌淡，苔薄，脉细弱。续服原方；方药如下：

处方：党　参 15 克　　黄　芪 15 克　　炒白术 15 克　　炙甘草 15 克

　　　枸杞子 15 克　　藕节炭 15 克　　续　断 15 克　　牛　膝 15 克

　　　土鳖虫 10 克　　山　药 15 克　　地榆炭 15 克　　血余炭 15 克

　　　阿　胶 10 克　　仙　茅 15 克　　淫羊藿 15 克　　狗　脊 15 克

　　　10 剂，水煎服，每日早晚各一次，每次 150mL。

随诊：患者自诉口服中药 1 月余，本次月经按时来潮，量可，色淡红，经期 6 天。

【按语】

对于肾气虚无力推动血液运行而致崩漏的患者，补气就成为治疗本证型的关键。故一诊中，脾为后天之本，先天肾精必赖后天水谷之精微不断补充，故以党参、黄芪、炒白术、炙甘草以益气健脾，升阳固本，以资生血之源，使脾气旺盛，生化有源，肾气可固，故治疗应宜健脾益气固冲。治以仙茅、淫羊藿温补肾阳；藕节炭、地榆炭、血余炭以止血；阿胶用以补血止血；用枸杞子、山药、续断、牛膝、土鳖虫以补肾填精。二诊中，加入益气补肾之品狗脊。三诊中，诸症消失，嘱患者继续口服 10 剂以巩固治疗。对于素体亏虚之人，短期药治难取长远效果，故以后每天经行之际，嘱以调补之品服用。

四、阴虚血热、冲任失固证

郑某，女，40 岁，黑龙江省佳木斯市人。

首诊时间：2013 年 11 月 15 日。

主诉：月经周期推后 1 年，伴经净后 1 周见阴道不规则出血 6 月余。

现病史：平素月经周期推后，1 年余前就诊当地医院，经检查诊断为"月经后期"，经中药调理月经周期恢复至 35 天左右，6 个月前出现经净后 1 周见阴道不规则少量出血，未予药物治疗，症状一直没有改善，后经朋友介绍来我院门诊就诊。

中医四诊：患者现经净后 1 周见阴道不规则少量出血，色鲜红，无血块，经行小腹隐痛、腰酸，无乳胀。带下量中，夹血丝。饮食尚可，寐差，情绪易怒，无口干口苦，怕冷，怕热，手足心发热出汗，潮热盗汗，颧赤唇红，偶有腰酸、头晕耳鸣，记忆力差，小便可，夜尿 2 次/晚，大便不成形，便后有不尽感，4 次/天，舌淡，苔白厚，脉沉滑。

辅助检查：B 超示子宫附件未见异常。血常规示 Hb　90g/L，RBC　3.21×10^{12}/L。

中医诊断：崩漏（阴虚血热，冲任失固证）。

西医诊断：阴道不规则出血。

中医诊断依据：肾阴不足，虚火内炽，热伏冲任，迫血妄行，故经血非时而下，出血量少，淋漓不断；阴虚内热，故血色鲜红；肾阴不足，精血衰少，不能上荣空窍，故头晕耳鸣；精亏血少，不能濡养外府，故腰腿酸软；阴虚内热，则手足心发热出汗，潮热盗汗；虚热上浮，则颧赤唇红。舌淡苔白厚，脉沉滑为阴虚血热，冲任失固之象。

治法：补肝肾，调冲任，滋阴潜阳。

处方：　牛　膝 20 克　　生地黄 20 克　　麦　冬 15 克　　天　冬 15 克

　　　　枸杞子 10 克　　山萸肉 10 克　　熟地黄 10 克　　白　芍 15 克

　　　　山　药 15 克　　续　断 15 克　　龟　板 10 克　　炒地榆 10 克

炙甘草 10 克 　　　 女贞子 15 克 　　　 菟丝子 10 克 　　　 乌贼骨 15 克

10 剂，水煎服，每日早晚各一次，每次 150mL。

二诊：服用上药后无不适，腰酸、耳鸣有所缓解，潮热盗汗缓解不明显，小便色黄，夜尿 2 次 / 晚，大便不成形，舌红苔黄腻，脉弦。减去麦冬、天冬、炒地榆、乌贼骨、龟板、炙甘草；加入牡丹皮、栀子、黄柏、苍术。方药如下：

处方：牛　　膝 20 克 　　　 生地黄 20 克 　　　 枸杞子 10 克 　　　 山萸肉 10 克

熟地黄 10 克 　　　 白　　芍 15 克 　　　 山　　药 15 克 　　　 续　　断 15 克

女贞子 15 克 　　　 菟丝子 10 克 　　　 牡丹皮 10 克 　　　 栀　　子 10 克

苍　　术 10 克 　　　 黄　　柏 10 克

10 剂，水煎服，每日早晚各一次，每次 150mL。

三诊：服用上药期间，正直月经来潮期间，阴道不规则出血量稍增多，色鲜红，无异味，纳可，眠差，多梦，感疲劳，情绪易激动，舌红苔薄黄，脉滑数。原方减牡丹皮、栀子、苍术、黄柏、女贞子、菟丝子；加入当归、川芎、党参、黄芪、桑寄生、益母草。方药如下：

处方：牛　　膝 20 克 　　　 生地黄 20 克 　　　 枸杞子 10 克 　　　 山萸肉 10 克

熟地黄 10 克 　　　 白　　芍 15 克 　　　 山　　药 15 克 　　　 续　　断 15 克

当　　归 10 克 　　　 川　　芎 10 克 　　　 党　　参 20 克 　　　 黄　　芪 20 克

桑寄生 15 克 　　　 益母草 15 克

7 剂，水煎服，每日早晚各一次，每次 150mL。

四诊：服用上药后血止 2 天，大便先干后稀，小便频，腰酸，口苦不干，舌红苔厚，脉沉细。原方加入黄柏、菊花。方药如下：

处方：牛　　膝 20 克 　　　 生地黄 20 克 　　　 枸杞子 10 克 　　　 山萸肉 10 克

熟地黄 10 克 　　　 白　　芍 15 克 　　　 山　　药 15 克 　　　 续　　断 15 克

当　　归 10 克 　　　 川　　芎 10 克 　　　 党　　参 20 克 　　　 黄　　芪 20 克

桑寄生 15 克 　　　 益母草 15 克 　　　 黄　　柏 10 克 　　　 菊　　花 10 克

10 剂，水煎服，每日早晚各一次，每次 150mL。

随诊：经以中药为主的调治，月经周期基本规律，经净后未见阴道少量出血，潮热盗汗均见缓解。

【按语】

崩漏者病程缠绵，常暴崩与漏下交替而作。肝藏血而主疏泄，肾主蛰而为封藏之本、主全身之阴；久崩漏下，日久势必耗伤阴血，使肝肾水亏，木火失养，相火偏旺，且阴愈虚则火欲旺，热破血行，则崩漏迁延难愈。故《内经》有"阴虚阳搏谓之崩"之说。本证由于起居失常，情志不遂，引起胞络阳气内动，耗损心营肾水，以致心肾阳虚，不能镇于胞络命门，导致肝郁肾虚，肝郁化热，疏泄于下，肾阴不足，封藏失职，热迫血海，损伤冲任发为本病，治宜补肝肾，调冲任，固摄潜阳。一诊中，熟地黄、枸杞子、山茱萸滋肾阴而填精血；菟丝子补肾阳而益精气，阳生阴长之意；龟板、炒地榆育阴凉血止血；阴虚有热加入生地黄、麦冬、天冬；白芍敛肝阴；山药补脾阴；麦冬补肺阴；牛膝、续断、乌贼骨补肾强腰膝。二诊中，患者出血量少，潮热盗汗缓解不明显，小便色黄，夜尿2次/晚，大便不成形。调整方药，黄芪、党参补益中气；栀子、黄柏清热解毒；苍术利湿健脾；牡丹皮用以清热凉血；牛膝用以补肝肾，强腰膝；三诊中，当归、川芎补血活血；桑寄生益精填髓；四诊中，菊花、黄柏清肝热兼以燥湿。

五、瘀血蕴结兼肝郁证

赵某，女，37岁，已婚，黑龙江省哈尔滨市人。

首诊时间：2006年7月25日。

主诉：经来量多、夹血块、腹痛6月余。

现病史：6月前患者无明显诱因出现月经量多，夹血块伴有腹痛，就诊于当地医院，经妇科检查诊断为"子宫内膜增生症"。曾用中西药物治疗，可取一时效果，停药后仍复原样，经行拖延十余日以上，有时净后带下夹红。患者情绪低落，后经患者介绍来我院门诊就诊。

中医四诊：本次经行第2天，量多，小腹按之痛，血块大，色紫褐，情志不遂后尤甚，善太息。舌边紫黯，脉弦涩。

辅助检查：B超示子宫内膜增生。血常规示 Hb 89g/L，HCT 0.3，RDW 22.3%，

RBC 4.39 × 10^{12}/L。

中医诊断：崩漏（瘀血蕴结兼肝郁证）。

西医诊断：子宫内膜增生症。

中医诊断依据：瘀滞冲任，血不循经，故经血非时而下，量多，淋漓不断；冲任阻滞，经血运行不畅，故血色紫暗有块，"不通则痛"，故小腹疼痛拒按。肝气郁结导致气机不畅，故善太息。舌边紫黯，脉弦涩为血瘀之象。

治法：疏肝理气，活血化瘀，调经固冲。

处方：柴　胡 15 克　　香　橼 15 克　　血　竭 10 克　　大黄炭 10 克
　　　延胡索 15 克　　血余炭 10 克　　赤白芍 10 克　　五灵脂 10 克
　　　蒲黄炭 10 克　　丹　参 10 克　　当　归 20 克　　藕　节 20 克

　　　3 剂，水煎服，每日早晚各一次，每次 150mL。

二诊：2006 年 7 月 28 日，药后块下更多，腹痛时或减缓，舌边紫黯，脉弦涩。原方减去延胡索、血余炭、五灵脂、蒲黄炭、丹参；加入小蓟、仙鹤草、地榆、炙甘草。方药如下：

处方：血　竭 10 克　　大黄炭 10 克　　小　蓟 10 克　　地　榆 10 克
　　　当　归 20 克　　炒白芍 15 克　　仙鹤草 20 克　　藕　节 20 克
　　　炙甘草 10 克　　柴　胡 15 克　　香　橼 15 克

　　　3 剂，水煎服，每日早晚各一次，每次 150mL。

三诊：2006 年 7 月 31 日，服药后块下仍多，血量减少似有净状，按之腹不痛，精神也转佳，自诉太息减少，舌边紫黯，脉弦涩。原方加入黄芪、党参、炒白术、补骨脂、狗脊、山药、山萸肉、续断；减去血竭、大黄炭、小蓟、地榆、仙鹤草、藕节、香橼。方药如下：

处方：黄　芪 15 克　　党　参 15 克　　炒白术 15 克　　当　归 15 克
　　　补骨脂 15 克　　炒白芍 10 克　　狗　脊 10 克　　山　药 10 克
　　　山萸肉 10 克　　续　断 10 克　　炙甘草 10 克　　柴　胡 15 克

　　　10 剂，水煎服，每日早晚各一次，每次 150mL。

四诊：2006 年 8 月 18 日，月经已有来潮之征，慎防量多崩下，再以养血调冲观察。

加入丹参、仙鹤草；减去黄芪、党参、炒白术、补骨脂、山药。方药如下：

处方：当　归15克　　炒白芍10克　　狗　脊10克　　山萸肉10克

　　　续　断10克　　炙甘草10克　　柴　胡15克　　丹　参10克

　　　仙鹤草10克

　　　5剂，水煎服，每日早晚各一次，每次150mL。

五诊：2006年08月21日，服药2天，经来量不甚多，未见块下，色鲜红，无腹痛，仍以益气养血调经巩固。续服原方；方药如下：

处方：当　归15克　　炒白芍10克　　狗　脊10克　　山萸肉10克

　　　续　断10克　　炙甘草10克　　柴　胡15克　　丹　参10克

　　　仙鹤草10克

　　　5剂，水煎服，每日早晚各一次，每次150mL。

随诊：此后患者定期调理月经，1年后患者月经正常。

【按语】

依据经来量多夹块，少腹作痛，情志不遂后尤甚，善太息，舌紫脉涩，中医辨证为瘀血蕴结兼肝郁。瘀血内阻，又加气机不畅，情绪抑郁，气不畅则血泣冲任，失于调节，血海失于蓄溢，乃至崩漏，故用祛瘀之法。气行则冲任调，瘀化则血归经。所以采用活血化瘀之剂，使宫净道平，瘀血祛新血生。针对瘀滞，选用血竭、大黄炭、丹参、赤芍、五灵脂、蒲黄等功专力猛之药。大黄取炭，又取其逐瘀下血，而攻中有守，不致一泻千里，不堪收拾；气滞所以采用柴胡、香橼、延胡索以疏肝理气；血余炭、藕节、当归化瘀止血。初诊后块下痛未止，则示瘀血尚未尽，复诊依法继进得瘀去痛除。三诊转为养血调冲，及时扶正，是很必要的。四诊，五诊均作为巩固性治疗，为谋求长远疗效而已。

六、肝郁脾虚兼气虚证

宋某，女，40岁，已婚，黑龙江省牡丹江市人。

首诊时间：2002年10月6日。

主诉：月经时断时续6个月。

现病史：6月前患者因生气后出现行经半月余，就诊于当地医院，经检查诊断为"崩漏"，服中药（药不祥）无效，此后月经时有时无，时多时少，但每月06日左右量多2天。多次经中西医治疗或补气，或清热，或化瘀，或消炎止血，均无明显效果。

中医四诊：现自9月21日行经至今不断，量不多，色红，体倦乏力，气短懒言，乳房作胀，少腹坠痛，郁郁不乐，便溏，舌淡红，苔薄白，脉沉弦。

辅助检查：B超示子宫附件未见异常。血常规示 Hb 89g/L，RBC 3.67 × 10^{12}/L。

中医诊断：崩漏（肝郁脾虚兼气虚证）。

西医诊断：功能性子宫出血。

中医诊断依据：患者因肝郁乘脾，或脾虚木乘，损伤脾气，气虚下陷，统摄无权，冲任不固而致崩漏。脾虚气血化源不足，故经色淡而质稀；脾虚中气不足，故体倦乏力，气短懒言；脾虚运化失健致便溏。肝气失于条达，故见乳房作胀、少腹坠痛；肝气郁滞，气机不畅故见郁郁不乐。舌淡红，苔薄白，脉沉弦为肝郁脾虚兼气虚之象。

治法：疏肝解郁、补中益气。

处方：柴　胡15克　　黄　芪15克　　党　参15克　　炒白术15克

香　橼15克　　郁　金15克　　地榆炭15克　　茯　苓15克

煅龙骨20克　　煅牡蛎20克　　海螵蛸20克　　白　芍15克

山萸肉15克　　枳　壳10克

10剂，水煎服，每日早晚各一次，每次150mL。

二诊：患者服药后，自觉心情好转，月经干净，诉纳食减少，舌淡红，苔薄白，脉沉弦。原方减枳壳；加入焦山楂、陈皮。方药如下：

处方：柴　胡15克　　黄　芪15克　　党　参15克　　炒白术15克

香　橼15克　　郁　金15克　　地榆炭15克　　茯　苓15克

煅龙骨20克　　煅牡蛎20克　　海螵蛸20克　　白　芍15克

山萸肉15克　　焦山楂10克　　陈　皮10克

15剂，水煎服，每日早晚各一次，每次150mL。

随诊：1月后随诊，患者月经正常，未出现月经淋漓现象。嘱患者平时应调节情志，勿过劳，随时就诊。

【按语】

肝与脾在血的生成、贮藏及运行等方面有密切关系。肝的疏泄正常，脾运健旺，生血有源，且血不溢出脉，则肝有所藏，冲任得养。肝与脾既在生理上相互协调，在病理上也必然互相影响。一诊方中用黄芪、党参、炒白术、茯苓补气健脾配枳壳防滋补太过，又有促进子宫收缩作用；柴胡、香橼、郁金疏肝理气；煅龙骨、煅牡蛎、海螵蛸固摄冲任；地榆炭以止血；白芍、山萸肉益肾养血，酸收止血。二诊中，患者食欲欠佳，增加健脾之焦山楂、陈皮。

【诊疗体会】

妇女不在行经期间阴道突然大量出血，或淋漓下血不断者，称为"崩漏"，前者称为"崩中"，后者称为"漏下"。若经期延长达 2 周以上者，应届崩漏范畴，称为"经崩"或"经漏"。

【治疗特色】

1. 肝与崩漏

肝为血脏，与冲脉血海相关。冲脉隶属于肝，叶天士认为："女子以肝为先天"。妇人经、孕、产、乳数伤于血、易使肝血不足，木火偏盛，疏泄失常，肝疏血失调，扰动血海，致经血妄行而致崩漏。肝体阴而用阳，即肝以阴血为体，而能调节一身之气机为用。肝藏一身之血，阴血充足则肝体得养，而肝木畅茂。肝性喜柔而恶刚，调节情志，条达气血，尽疏泄之能事。尤其在经行、孕后阴血下注，肝血不足，肝阳偏盛，诸症滋生。再加上女子之身阴性凝结，常有不得隐曲，易于忧郁，郁结难解，气机下利，气病则诸病又起。此即妇科病的重要发病机理之一。肝郁血瘀，治当舒肝开郁以止血。常选用柴胡疏肝散、逍遥散合失笑散等加减。肝火动血，治当清肝凉血以止血。用丹栀逍遥散、龙胆泻肝汤等加减治疗。肝郁脾虚，治当疏肝健脾以摄血。常选用逍遥散、补中益气汤等加减。肝肾阴虚，治当滋补肝肾以固崩。常选用左归丸、知柏地黄丸、二至丸等加减。常用药物：疏肝理气之柴胡、枳壳、香附、陈皮、木香；养血活血之当归、白芍、川芎、桃仁、红花等，然另一些药必用，即养肝肾、益肝阴、补肝血诸药，如何首乌、桑寄生、鸡血藤、夜交藤、续断、枸杞、牛膝等。

2. 肝肾与崩漏

明代医家李中梓在《医宗必读·乙癸同源》中提到，"古称乙癸同源，肝肾同治，其说维何？盖火分君相……故之气有余，便是火者，愈知乙癸同源之义矣"。这是肝肾同源理论真正形成的标志，使之形成一个较完整的体系。其所提出的益肾水即所以补肝血，泻肝气即所以驱肾邪的肝肾互治理论一直有效地指导着广大医家对疾病的辨证论治。肝肾本为同源，其病理变化，按五行生克学说，必然是母病及子、子病累母或母子同病。因此在临证论治时，肝肾同治，这一原则，其规律是：虚则补其母，实则泻其子。当代医家根据理论结合自身实践，也提出了"肝肾同源"的概念。常用中药有熟地黄、山茱萸肉、山药、菟丝子、枸杞子、龟板胶、川牛膝、女贞子、旱莲草、阿胶、麦冬等。肝郁化火证，常用中药有柴胡、白芍、牡丹皮、生地黄、白术、焦栀子、藕汁、乌贼骨等。

3. 脾胃与崩漏

脾为后天之本，气血生化之源。《素问·灵兰秘典论》指出："脾胃者，仓廪之官，五味出焉。"即脾胃受纳水谷，化生气血以养五脏六腑。《景岳全书·妇人规》亦指出："经血为水谷之精气……凡其源源而来，生化于脾，总统于心，藏受于肝，宣布于肺，施泄于肾，以灌溉一身……妇人则上为乳汁，下归血海而为经脉。"故脾气健运，则血液化生充足，滋养冲任，血海按时由满而溢，月事以时下。脾主统血。《难经·四十二难》曰："（脾）主裹血，温五脏。"脾气统摄血液的功能，实际为气的固摄作用的一种体现。脾气充足，即能统摄血液，控制血液在脉中运行，而不致逸出脉外，肆意妄行。明·薛己《薛氏医案》指出"心主血，肝藏血，脾能统摄于血。"清·沈明宗《张仲景金匮要略》也讲到"五脏六腑之血，全赖脾气统摄。"脾主运化水湿。脾为土脏，居于中州，上输心肺，下达肝肾，外灌四旁，主升而运化水湿，脾气健运则清升浊降，湿得以化，自无带下之虞。若素体脾虚，或饮食所伤，或劳逸过度，或忧虑气结损伤脾气，脾虚运化水谷精微功能不足，气血乏源，无以充养血海，或中气下陷，统摄无能，则血海满溢失常，发为崩漏。临证多选用归脾汤、固本止崩汤、固冲汤等加减化裁，药用：生黄芪、生晒参、炒白术、熟地黄、当归、白芍、炮姜、煅龙骨、煅牡蛎等品，以健脾固冲治其本，收敛止血治其标，共奏补气摄血，固冲止血佳效。

4. 肾与崩漏

肾在月经产生的过程中起着主导作用。肾藏精，主生殖。精是由禀受于父母的生命物质与后天水谷精微相融合而形成的一种精微物质。肾有肾精和肾气两个方面。肾主藏精，《素问·上古天真论》指出："肾者，主水，受五脏六腑之精而藏之。"肾既藏先天之精又藏后天之精，为生殖发育之源。精能生血，血能化精，精血同源而互相滋生，成为月经的基础物质。精又能化气，肾精所化之气为肾气，肾气的盛衰主宰着天癸的至与竭。妇女从童稚开始，肾气逐渐长养，到了二七之年，肾气盛实，促使天癸成熟，导致任通冲盛，月事以时下。冲任二脉直接关系月经的潮止，冲脉为血海，广聚脏腑之血，使子宫满盈，任脉为阴脉之海，使所司精、血、津液充沛。然冲任的通盛以肾气盛为前提。胞宫司月经，肾与胞宫相系，《素问·奇病论》云："胞络者，系于肾。"肾与脑髓相通，肾主骨生髓通脑，脑为元神之府，主宰人体的一切生命活动，月经的产生亦离不开脑的调节。综上所述，肾通过多渠道、多层次、多位点对月经的产生发挥主导作用，所以《傅青主女科》谓"经本于肾"，"经水出诸肾"。先天禀赋不足，肾气虚弱，或少女肾气未盛，天癸未充，或房劳过度、屡孕屡堕、久病伤肾，或是七七之年肾气虚弱、天癸竭，亦或是肾气虚、封藏失职，均可导致经乱无期。而崩漏多是由于素体肾虚、藏精不足、精血俱亏、封藏失职，或肾阴亏虚、虚热内生、热扰血海、伤及胞络等多种原因使体内瘀血形成，瘀阻冲任、胞宫，血不循经而妄行，即成崩漏。肾阴虚临床常用熟地、山药、山茱萸、枸杞子、当归、白芍、鹿角霜、阿胶、菟丝子，少佐一味柴胡，以补中有疏、滋而不腻，阳生阴长，通过补阴以配阳，达壮水制火、肾能蛰藏、血不妄行之目的。肾阳虚临床常用右归丸、右归饮加减治之。肾气不足证，常用中药有肉苁蓉、菟丝子、覆盆子、枸杞子、桑寄生、熟地黄、当归、焦艾叶、黄芪、阿胶等。

5. 血瘀与崩漏

历代医家把"虚、热、瘀"作为崩漏辨证的基本特征，而瘀血最为重要，乃本病的共性。《诸病源候论》亦云："内有瘀血，故时崩时止，淋漓不断。"瘀血阻滞胞宫，宫室不宁，瘀迫血流，血不循经，是形成瘀血崩漏的病理关键，而离经之血又可滞而成瘀，形成新的致病因素，以至崩漏经久不愈。明·戴元礼曰："大凡血之为患，欲出未出之际，停在腹中，即成瘀血。"冲任瘀积，血道被阻，血溢宫外，崩漏乃成。唐容川《血证论·癖血》言"吐衄便漏，其血无不离经，……然既是离经之血，虽清血鲜血，亦是瘀血"，并称"离经之血与好血不相合是谓瘀血"，"原其致病之由，……又有瘀血内阻，新血不归经而下者"。宋·陈自明《妇人大全良方》云："血崩乃经脉错乱，不循故道，淖溢妄行，一二日不止，便有结瘀之血，凝成窠臼。"清·叶天士提出崩漏"是因冲、任不能摄血……又有瘀血内阻，新血不能归经而下者"，可见出血症乃"络伤血溢"，属于"离经之血"的"瘀血"范畴，阐述了瘀血是导致崩漏的主要病机。临床常用桃红四物汤合失笑散加减治之。

6. 血热与崩漏

《素问·离合真邪论》载："天暑地热，则经水沸溢。"宋·陈自明《妇人大全良方》载："血得热则流散，譬如天暑地热，则经水沸溢。"两者都认为热邪伤及冲任，可导致血热崩漏。故笔者认为，长时间、反复不规则出血要考虑血热所致。阴虚血热型临床常用二至丸合两地汤加减治之，也可用续断、黄柏、知母、女贞子、阿胶、贯众炭、地骨皮、党参、黄芩；肝郁血热型临床常用丹栀逍遥散加减治之；湿热蕴结型临床常用黄柏、炒丹皮、焦山栀、土茯苓、鱼腥草、白花蛇舌草、生地黄。

【结语】

崩漏发病总因冲任失常所致，导致冲任失常可以由于气虚、气陷、脾虚、肾虚、火热、虚寒、血瘀等因素。现代医家经总结归纳，认为崩漏常见的致病因素不外乎四大方面，即脾虚、肾虚、血热与血瘀。脾气受损，气虚下陷，统摄无权，冲任不固，不能制约经血，经血非时妄行；肾虚则封藏失职，冲任失摄，经血非时妄行；热为阳邪，每易生风动血，热伏冲任胞宫，经血妄动，血溢脉外；离经之血即为瘀血，倘若瘀阻冲任胞宫，则新血不得归经，遂致崩中漏下。

闭 经

一、痰湿阻滞兼肾阳虚证

林某，女，29 岁，黑龙江省鸡西市人，已婚。

首诊时间：2006 年 2 月 10 日。

主诉：月经停闭 2 年。

现病史：该患者于 2002 年 7 月因葡萄胎行刮宫术后体重逐渐增加约 15kg，月经量逐渐少，直至 2004 年月经停闭至今未行，2 年间曾多次求诊于当地西医院，服用雌、孕激素治疗，无明显疗效，亦在当地中医院服用过养血通经之类中药方剂，效果均不佳。后经人介绍来我院处门诊就诊。

既往史：2002 年刮宫术史。

中医四诊：月经停闭 2 年，无白带、头昏畏冷，腰痛腿疼，足踵发冷且痛，食欲不振，大便时溏。舌质暗红，舌体胖大，边有齿痕，苔白，脉沉无力。

辅助检查：妇科彩超：未见异常血流，子宫、双侧卵巢未见异常。

中医诊断：闭经（痰湿阻滞兼肾阳虚证）。

西医诊断：继发性闭经。

中医诊断依据：该患脾胃不健，痰湿内生，痰湿下注，阻滞冲任，胞脉闭塞而经不行，又肾阳虚衰，肾精亏损，精亏血少，冲任血虚，血海不能按时满盈，故月经量逐渐减少，直至月经停闭两年；脾胃不健，痰湿内盛，故因葡萄胎行刮宫术后体重逐渐增加约 15kg，并出现食欲不振，大便时溏；痰湿停于心下，清阳不升，故见头昏畏冷；肾阳虚衰，不足以温养外府，故腰痛腿疼，足踵发冷且痛。舌质暗红，舌体胖大，边有齿痕，苔白，脉沉无力，亦为脾虚痰湿之象。

治法：健脾化痰，补益肝肾。

处方：茯　苓 15 克　　陈　皮 10 克　　当　归 15 克　　藿　香 15 克

制香附 15 克　　白　芍 15 克　　菟丝子 20 克　　炒杜仲 20 克

续　断20克　　牛　膝20克

4剂，水煎服，每日早晚各一次，每次150mL。

二诊：患者服上药四剂后，头晕腰痛减，食欲好转，白带增多，舌质暗红，舌体胖大，边有齿痕，苔白，脉沉无力。在原方基础上加党参、炒白术、枸杞子以健脾补肾；减藿香、制香附。方药如下：

处方：党　参10克　　炒白术15克　　茯　苓15克　　陈　皮10克

当　归15克　　白　芍15克　　菟丝子20克　　枸　杞15克

炒杜仲20克　　续　断20克　　牛　膝20克

7剂，水煎服，每日早晚各一次，每次150mL。

三诊：自述二诊后返当地续服二诊时方药十余剂，于3月1日月经来潮，量少，色黯红，3天净，4月9日第2次行经量多，色红，8天净，6月6日第3次来潮，半月始净，体重已减5kg。目前见头晕、目眩、耳鸣，偶感骶骨疼痛，眠差多梦，白带减少，食少闷油，恶心，大便时溏时干，尿多，口渴喜热饮，上身发凉，下身发热，掌心热，手背凉。舌质暗红，舌苔少许黄白腻，脉沉缓。痰湿较重，故上方减党参、当归、白芍；加山药、法半夏、藿香。方药如下：

处方：炒白术15克　　山　药20克　　茯　苓15克　　陈　皮10克

法半夏10克　　藿　香15克　　续　断20克　　枸　杞15克

菟丝子20克　　炒杜仲20克　　牛　膝20克。

7剂，水煎服，每日早晚各一次，每次150mL。

【按语】

本例闭经发生于刮宫术后，用健脾化痰，补益肝肾为治疗大法，从肝脾肾以调养冲任，随证用药。虽未通经而经自通。经云："谨守病机"此其义也。该患痰湿阻于冲任，占据血海，经血不能满溢，又肾阳虚衰，肝肾同源，脏腑失于温养，精血化生之源不足，冲任气血不足，血海不能满溢，故月经逐渐减少，直至经闭两年；痰湿内盛，故于2002年7月因葡萄胎行刮宫术后体重逐渐增加约15kg；痰湿停于心下，清阳不升，故头昏畏冷；脾胃不健，故食欲不振，大便时溏；肾阳虚衰，不足以温养外府，故腰痛腿疼，足踵发冷且痛。舌质暗红，舌体胖大，边有齿痕，苔白，脉沉无力，也为脾虚痰湿之象。治疗中当以茯苓健脾祛湿；当归、制香附行气活血；白芍、菟丝子、炒杜仲、续断、牛膝补益肝肾，以滋养经血之源；佐以陈皮、藿香化湿和胃。二诊中患者自述白带增多，系脾虚痰湿盛，继加党参、炒白术益气健脾；枸杞养阴补血，滋补肝肾。三诊来时已有经水，气血虽渐复，但阴阳尚未调和，故见脾胃不和，肾阴肾阳虚弱之象，当以脾肾同治。故加山药健脾化湿，使脾气盛，气血生化有源；佐以半夏、藿香燥湿化痰和胃。三次诊治所出方药变化加减均围绕健脾化痰，补益肝肾的治疗大法。

二、肝郁气滞证

病案一

徐某，女，39 岁，黑龙江省哈尔滨市人，教师，已婚。

首诊时间：2009 年 3 月 31 日。

主诉：月经停闭 6 月余。

现病史：该患于 2008 年 9 月行人工流产术，术中及术后经过顺利，术后即闭经，但每月自觉白带量有周期性变化，并小腹周期性掣痛，阵发加剧，矢气后略减，持续4 ～ 5 天，曾经妇科双合诊检查：未发现器质性病变，经中药及人工周期（二疗程）治疗，均未效，故于 2009 年 3 月 31 日来我院门诊。

既往史：2008 年人工流产术史。

中医四诊：经水未至 6 月余，每月自觉白带量有周期性变化，伴有小腹周期性掣痛，阵发加剧，矢气后略减，持续 4 ～ 5 天。舌质紫暗，苔白，脉沉弦。

辅助检查：妇科双合诊检查示外阴阴道经产式；宫颈光滑；子宫前位，常大，外形规则，活动度良好；附件软；宫腔 6.5cm。

中医诊断：闭经（肝气郁滞兼肾虚证）。

西医诊断：继发性闭经。

中医诊断依据：人工流产术后伤肾，以致肾精亏损，精亏血少，冲任血虚，血海不能按时满盈，加之七情所伤，肝气郁结而不达，气滞则血瘀，瘀阻冲任，胞脉不通，经血不得下而致闭经；肝气郁结，气滞血瘀，瘀阻胞脉，故小腹周期性掣痛，阵发加剧，且矢气后略减；舌质紫暗，脉沉弦亦是肝郁血瘀之象。

治法：补肾疏肝，佐以通经。

处方：菟丝子 20 克　　当　归 10 克　　枸　杞 20 克　　山　楂 10 克

　　　党　参 10 克　　牛　膝 20 克　　覆盆子 15 克　　丹　参 10 克

　　　淫羊藿 20 克　　山　药 20 克　　路路通 10 克　　泽　兰 10 克

　　　6 剂，水煎服，每日早晚各一次，每次 150mL。

二诊：患者服上方 6 剂后，腹痛仍如前，舌质紫暗，苔白，脉沉弦兼细。在原方基础上加黄芪、续断增补益之力。方药如下：

处方：黄　芪 10 克　　续　断 20 克　　菟丝子 20 克　　当　归 10 克

　　　枸　杞 20 克　　山　楂 10 克　　党　参 10 克　　牛　膝 20 克

　　　覆盆子 15 克　　丹　参 10 克　　淫羊藿 20 克　　山　药 20 克

　　　路路通 10 克　　泽　兰 10 克

　　　5 剂，水煎服，每日早晚各一次，每次 150mL。

三诊：小腹仍痛，月经仍不行，形体尚可，舌质紫暗，少许白腻苔，脉沉。在二诊方药上加川芎、桃仁以活血。方药如下：

处方：当　归 20 克　　川　芎 10 克　　牛　膝 20 克　　桃　仁 10 克

　　　黄　芪 10 克　　续　断 20 克　　菟丝子 20 克　　枸　杞 20 克

　　　山　楂 10 克　　党　参 10 克　　覆盆子 15 克　　丹　参 10 克

　　　淫羊藿 20 克　　山　药 20 克　　路路通 10 克　　泽　兰 10 克

　　　5 剂，水煎服，每日早晚各一次，每次 150mL。

四诊：经仍未至，自述于妇科诊室取宫内膜活检结果示"呈分泌期改变"。腹痛稍有缓解，舌质紫暗，苔白，脉沉弦。续服上方，方药如下：

处方：当　归 20 克　　川　芎 10 克　　牛　膝 20 克　　桃　仁 10 克

　　　黄　芪 10 克　　续　断 20 克　　菟丝子 20 克　　枸　杞 20 克

　　　山　楂 10 克　　党　参 10 克　　覆盆子 15 克　　丹　参 10 克

　　　淫羊藿 20 克　　山　药 20 克　　路路通 10 克　　泽　兰 10 克

　　　10 剂，水煎服，每日早晚各一次，每次 150mL。

五诊：5 月 25 日阴道流血 1 天，量少，色暗褐色，腰微胀，心烦，舌质暗红，苔白，脉沉。上方减川芎、桃仁、路路通；加白芍、川楝子以调肝。方药如下：

处方：当　归20克　　牛　膝20克　　黄　芪10克　　续　断20克

　　　　菟丝子20克　　枸　杞20克　　山　楂10克　　党　参10克

　　　　覆盆子15克　　丹　参10克　　白　芍10克　　川楝子10克

　　　　淫羊藿20克　　山　药20克　　泽　兰10克

　　　　5剂，水煎服，每日早晚各一次，每次150mL。

六诊：此次月经5天净，量中等，用纸1包，经期第3天觉小腹胀痛，约十分钟后自行缓解，舌尖红，苔白，脉弦。上方加黄芩、香附、益母草以清热理气；减牛膝、泽兰、川楝子之活血。方药如下：

处方：当　归20克　　黄　芪10克　　续　断20克　　菟丝子20克

　　　　枸　杞20克　　山　楂10克　　党　参10克　　覆盆子15克

　　　　丹　参10克　　白　芍10克　　淫羊藿20克　　山　药20克

　　　　黄　芩10克　　香　附10克　　益母草20克

　　　　10剂，水煎服，每日早晚各一次，每次150mL。

【按语】

患者有人工流产史，继而闭经（有的患者是术后经潮一次后继发闭经），并有周期性白带增加和小腹痛，经妇科双合诊检查，未发现器质性病变。从病史和临床表现辨证，此类经闭当属冲任损伤、肾虚夹瘀所致，据"损者益之"的道理，既有损则应先益之，故采用补肾、疏肝、化瘀、调补冲任法，使肾气足，冲任通盛，肝气条达，疏泄无间，气畅血行，才能使月经得以复至。因而选用补肾药物为主，以疏肝通经之品寓于方中。否则单用通经之法是不能获效的。曾治一例即如此，第一次就诊时为不全流产清宫术后停经3月，即以活血通经法治疗1月无效，改用补肾、疏肝化瘀法治疗15天经至。若一见经闭，便徒事攻破，岂不犯虚虚之戒乎！虚中夹瘀，寓攻于补，此案是其法也。

病案二

陈某，女，34岁，黑龙江大庆人，已婚。

首诊日期：2012 年 7 月 13 日。

主诉：月经 7 月未行。

现病史：患者月经 15 岁初潮，一向周期尚准，最多过两天即来，经行有腹痛，但不甚重，经色发黑，量正常，每次带经 5 天左右，2008 年曾生过一胎，足月产。但近期月经已有 7 个多月未行，并无怀孕似的异常感觉，于当地医院行妇科内诊检查除外妊娠，亦无明显器质性疾病改变。但常常两胁胀满，有时窜痛，性情急躁，且越来越甚，当地医院予雌、孕激素调节人工周期治疗，患者拒绝，遂经患相似疾病患者介绍来我处门诊就诊。

既往史：无。

中医四诊：月经已有 7 个多月未行，并无象怀孕似的异常感觉。亦无骨蒸、肌热、倦怠、瘦削等现象。常常两胁胀满，有时窜痛，性情急躁，且越来越甚，由于胸闷不舒，有时自寻烦恼，尤其每逢周期，更觉视听皆不顺，并有腹痛多饮等现象出现，只是月水不行。饮食尚正常，无头痛眩晕。精神抑郁，营养中等。舌质紫暗，舌体胖大，舌苔少许黄白腻苔。脉息弦细而涩。

辅助检查：内诊检查除外妊娠。

中医诊断：闭经（肝郁气滞兼血虚证）。

西医诊断：继发性闭经。

中医诊断依据：血虚肝失所养，肝木失荣，而致肝气郁结不舒，气机失畅，经隧壅滞，导致经闭。肝郁气滞，故证见两胁满，时而窜痛，性急好怒，胸闷不舒，并神情抑郁而不快；郁久气结血瘀，以致壅塞经脉，更加郁久化热，故出现每逢周期，腹痛多饮，而月经不行。脉来弦细而涩，弦为肝郁，细乃血虚，涩不乏力，当主经脉滞涩，气滞血瘀。

治法：行气开郁，养血调肝。

处方：当　归 20 克　　茯　苓 20 克　　炒白术 20 克　　柴　胡 10 克

牡丹皮 15 克　　栀　子 15 克　　白　芍 20 克　　香　附 20 克

桃　仁 15 克

7 剂，水煎服，每日早晚各一次，每次 150mL。

二诊：服上方 7 剂后，少腹微感疼痛，经犹未通，胸闷不舒稍有改善。舌质紫暗，舌苔正常，脉沉弦。上方加香橼、路路通行气活血。方药如下：

处方：香　橼 20 克　　路路通 15 克　　当　归 20 克　　茯　苓 20 克

炒白术 20 克　　柴　胡 10 克　　牡丹皮 15 克　　栀　子 15 克

白　芍 20 克　　香　附 20 克　　桃　仁 15 克

7 剂，水煎服，每日早晚各一次，每次 150mL。

2014 年 4 月 9 日因乳房胀痛来诊，述及 2012 年曾经闭半载，12 天汤药服完之后，第 13 天月经即通。一年多来，按月而行，一直良好。最近从上月月经后不到半月，乳房出现胀痛，日以益甚，至临经期，则不敢近衣，月经来潮，胀痛消失，过后十余日，则又发作。予以疏肝解郁而安。

【按语】

经闭五月有余，脉来弦细而涩，弦为肝郁，细乃血虚，涩不乏力，当主经脉滞涩，气滞血瘀。证见两胁满，时而窜痛，性急好怒，胸闷不舒，并神情抑郁而不快，此一派肝郁气滞表现，殊为明显。证无头痛眩晕，肝郁气滞、犹未至重，于此可知。更有肝郁气滞表现是出现于经闭之后，究其源当由血虚肝失所养，肝木失荣，而致肝气郁结不舒，气机失畅，经隧壅滞，导致经闭。然脉之涩不乏力又为气滞血瘀。每逢周期，腹痛多饮，而月经不行，又为瘀兼郁热，当由于郁久气结血瘀，以致壅塞经脉，更加郁久化热使然。方用柴胡疏理肝气；白芍、当归、香附行气养血活血；茯苓、炒白术健脾胃，使气血生化有源，此即"见肝之病，当先实脾"；牡丹皮、栀子、桃仁活血祛瘀兼疗郁热。二诊中，盖肝气郁结日久，经脉尚未通调，加入疏理肝气之品香橼，疏肝解郁，路路通性平，利水通经，用于经闭治疗疗效颇佳。

三、肝郁脾虚证

病案一

王某，女，32 岁，黑龙江省哈尔滨市人，已婚。

首诊时间：2009 年 7 月 16 日。

主诉：闭经 5 个月伴痛经 2 年。

现病史：该患者于两年前（2007年）产后25天大出血，据北京市第一医院检查，认为是胎盘部分稽留，刮宫后血即止。从此身体觉弱，常感通身无力，心跳不宁，迨小孩周岁，月经来潮，每次腹痛甚至牵引肛门重坠难堪。两年来曾多次就诊于西医院，相关妇科检查均未有明显异常，亦无特殊诊疗方案。患者每每苦痛于病，便自行服用逍遥丸等中成药类，但无明显改善。近期更五个月未见月经，西医诊察妊娠排除，苦于无从治疗，遂来我处求诊。

既往史：无。

中医四诊：面色萎黄，轻度浮肿，五个月月经未见，面部出现浮肿，周身脸手腿足均发胀，不时觉有游走性窜痛，经常腰疼，有时腹痛，饮食二便如常。舌质紫暗，舌体略胖，边有齿痕，苔白。脉弦近数、两尺均微。

中医诊断：闭经（肝郁脾虚兼心肾不交证）。

西医诊断：继发性闭经。

中医诊断依据：此病例血脱于前，又因肾伤于后，血脱气随血耗，身体致衰，因此常感无力。血不养心，心神不安，于是心跳不宁。血不养肝，肝木失荣，则肝气郁结，气郁血凝则阻滞经脉，故哺乳期过，月经来潮出现痛经。两尺脉微，显是肾经亏损，肾为先天之本，乃安身立命之原，肾伤故腹痛引肛坠，肾主二阴也。经闭常腰痛，腰为肾府也。肾伤又必影响于肝，肝阴不足则阳亢为害，脉弦近数，肝郁阳热之出现，盖由于此。肝阳为害，势必木乘土位，脾困于中，脾虚生湿，当即面色萎黄，呈现浮肿。脾失健运则化源不足，当即阴血愈虚。心肝脾肾辗转相因，其结果必然要导致经闭。至于经闭之后周身脸手腿足均发胀，乃脾虚气郁所致，时有游走性窜痛，为肝气攻窜使然。脉证互勘，可知病属肝郁脾虚，心肾不交。

治法：疏肝健脾，益肾调肝，佐以通经。

处方：

当　归15克	白　芍15克	川　芎10克	鸡内金10克
制香附15克	茯　苓15克	丹　参15克	白豆蔻10克
草豆蔻10克	炒白术15克	桑寄生15克	厚　朴10克
炒杜仲15克			

5剂，水煎服，每日早晚各一次，每次150mL。

二诊：患者服药后感觉身体较前有力，腰痛减轻，腹中作响而未发疼痛。唯昨晚受凉，又腹痛大便溏。舌质紫暗，舌体略胖大，舌苔薄中心微黄腻。脉沉弦近数、两尺犹弱。上方减白芍、桑寄生、炒杜仲之补肝肾；加焦三仙、藿香、陈皮、白扁豆调理脾胃。方药如下：

处方：
当　归 15 克	川　芎 10 克	厚　朴 10 克	制香附 15 克
茯　苓 15 克	丹　参 15 克	白豆蔻 10 克	草豆蔻 10 克
炒白术 15 克	焦三仙 20 克	藿　香 15 克	陈　皮 10 克
白扁豆 10 克	鸡内金 10 克		

5 剂，水煎服，每日早晚各一次，每次 150mL。

三诊：患者服药以后，泄泻即除，第九剂药尚未服，月经即来，经前腹痛较甚，但引肛下坠感不明显，量少色黑，今已更少。嘱其行经期间，先暂停服药。下次经期临近，予第一方加减再服 5 剂。

【按语】

此病例在治疗上应予以疏肝健脾，养血安神，益肾调肝，佐以通经。方中用当归、丹参、白芍、川芎养血行血活血；厚朴、制香附、白豆蔻、草豆蔻疏肝解郁，行气宽中；炒白术、茯苓、鸡内金健脾胃消食；桑寄生、炒杜仲补肾益精。二诊中患者服药后感觉身体较前有力，腰痛减轻，腹中作响而未发疼痛。唯夜晚受凉，又腹痛大便溏。故减白芍、桑寄生、炒杜仲补肾柔肝之品；重在调理脾胃，加焦三仙、藿香、陈皮、白扁豆。《张氏医通》："其为患，有因脾盛不能生血，或郁结伤脾而血损者；有因劳伤心脾而血耗者；有因积怒伤肝而血闭者；有因肾水不能生肝而血少者……治疗治法，损其心者，调其营卫；损其脾胃者，调其饮食，适其寒温；损其肝者，缓其中；损其肾者，益其精。审而治之，庶无误矣。"

病案二

黄某，女，20 岁，本校学生，未婚。

首诊时间：2013 年 11 月 19 日。

主诉：月经未行 4 月余。

现病史：患者末次月经 7 月 8 日，迄今四月将半未见下行。体倦神疲，气短心悸，头昏眩晕，动辄益甚，两胁时有疼痛，饮食尚可，唯大便时而腹泻，时而便秘，反复无常。因在本校住校学习期间患病，故来我处门诊就医。

既往史：无。

中医四诊：面色㿠白无华，末次月经 7 月 8 日，迄今四月将半未见下行。体倦神疲，气短心悸，头昏眩晕，动辄益甚，两胁时有疼痛，饮食尚可，唯大便时而腹泻，时而便秘，反复无常。口鼻干燥。舌质暗红，苔少，脉息弦细，双寸均微。

中医诊断：闭经（肝郁脾虚兼气血俱虚证）。

西医诊断：继发性闭经。

中医诊断依据：患者经闭，面色㿠白无华，脉息弦细，双寸均微，显是气血兼虚，肝脾郁结。盖体倦神疲，气短心悸，为气血兼虚之候，脉来双寸微，当更明矣。两胁时有疼痛，头昏眩晕，乃肝气横逆之象，脉弦细是其征也。大便泻秘无常，面色㿠白无华，是由于脾郁失运，消化不良。口鼻干燥，乃因为肝旺气火易升，阴津不得上承。于是气虚则血少，血虚则肝郁，木旺则脾衰、肝脾郁结，化源日少，由此气血愈虚，肝脾益郁，化源愈少，经闭形成。

治法：气血双补，调和肝脾，兼佐通经。

处方：

当　归 20 克	制香附 20 克	鸡内金 20 克	赤　芍 15 克
白　芍 15 克	川　芎 15 克	柴　胡 10 克	炒白术 15 克
茯　苓 15 克	黄　芪 15 克	佛　手 15 克	

5 剂，水煎服，每日早晚各一次，每次 150mL。

二诊：经尚未通，服药后只感腹有微胀，他无所觉。口鼻干燥已减轻，日前头觉疼，身疲软，今已轻。舌质暗红，少许白腻苔，脉弦细。在上方基础上加厚朴、草豆蔻理气消胀。方药如下：

处方：

厚　朴 15 克	草豆蔻 10 克	当　归 20 克	制香附 20 克
鸡内金 20 克	赤　芍 15 克	白　芍 15 克	川　芎 15 克
柴　胡 10 克	炒白术 15 克	茯　苓 15 克	黄　芪 15 克
佛　手 15 克			

5 剂，水煎服，每日早晚各一次，每次 150mL。

三诊：经犹未通，从昨天感觉头疼较重，气短，晨起面显虚浮，食入脘胀，手梢发胀而麻，形疲欲睡，曾于 11 月 25 日出现鼻衄，日来带盛。舌质暗红，苔常，脉息弱弦而近数。在二诊方药基础上加太子参、夜交藤健脾安神。方药如下：

处方：太子参 10 克　　　夜交藤 15 克　　　厚　朴 15 克　　　草豆蔻 10 克

　　　当　归 20 克　　　制香附 20 克　　　鸡内金 20 克　　　赤　芍 15 克

　　　白　芍 15 克　　　川　芎 15 克　　　柴　胡 10 克　　　炒白术 15 克

　　　茯　苓 15 克　　　黄　芪 15 克　　　佛　手 15 克

　　　5 剂，水煎服，每日早晚各一次，每次 150mL。

四诊：脘胀手麻，头疼眩晕诸证均减轻，腹部偶有疼痛，但月经仍未行，昨日（12 月 6 日）又发鼻衄。舌质暗红，少许白腻苔，脉弦弱。在上方基础上加鸡血藤养血活血。方药如下：

处方：太子参 10 克　　　夜交藤 15 克　　　厚　朴 15 克　　　草豆蔻 10 克

　　　当　归 20 克　　　制香附 20 克　　　鸡内金 20 克　　　赤　芍 15 克

　　　白　芍 15 克　　　川　芎 15 克　　　柴　胡 10 克　　　炒白术 15 克

　　　茯　苓 15 克　　　黄　芪 15 克　　　佛　手 15 克　　　鸡血藤 15 克

　　　5 剂，水煎服，每日早晚各一次，每次 150mL。

五诊：经犹未下，纳量大增，头痛眩晕更减，带下亦轻。数月以来，发现少腹左侧有向下方横斜一条，粗细如指，偶作微痛，按之痛亦不剧，今日晨起面部尚有轻度虚浮。舌质暗红，苔常，脉息较和，但仍形弦弱。在上方基础上加路路通活血通经。方药如下：

处方：太子参 10 克　　　夜交藤 15 克　　　厚　朴 15 克　　　草豆蔻 10 克

　　　当　归 20 克　　　制香附 20 克　　　鸡内金 20 克　　　赤　芍 15 克

　　　白　芍 15 克　　　川　芎 15 克　　　柴　胡 10 克　　　炒白术 15 克

　　　茯　苓 15 克　　　黄　芪 15 克　　　佛　手 15 克　　　鸡血藤 15 克

　　　路路通 10 克

　　　5 剂，水煎服，每日早晚各一次，每次 150mL。

六诊：今上午（12 月 17 日）经水来潮，量中等，色较黑。经行以后，腹痛较甚，但比以往为轻，以往经行腹痛剧烈，甚至手凉，气短。此次月经距上次为五个月另十天。舌质暗红，苔常，脉息沉细弱弦而近数。经水已至，以腹痛为主要症状，故以行气活血止痛为主。方药如下：

处方：当　归20克　　　川　芎15克　　　白　芍20克　　　吴茱萸10克

　　　川楝子10克　　　草豆蔻10克

　　　5剂，水煎服，每日早晚各一次，每次150mL。

【按语】

此病案五个多月之闭经，共诊6次，服药30剂，历时不足一月而通。腹虽仍痛，但较前为轻，量虽不多而行无滞涩。治疗上以气血双补，调和肝脾，兼佐通经为大法。方中用当归、川芎养血活血行气调经；制香附、柴胡、佛手疏肝解郁，行气止痛；炒白术、茯苓、黄芪、鸡内金益气健脾以生血；白芍柔肝养血；佐以赤芍活血祛瘀止痛；二诊中患者服药后腹感微胀，故加厚朴、草豆蔻温中行气；三诊中患者头疼较重、形疲欲睡加太子参、夜交藤养阴安神；四诊时患者腹部偶有疼痛，但月经仍未行，且诉其又发鼻衄，故加鸡血藤补血活血调经；五诊时诸证均减轻，唯经水未行，加入路路通增强其活血通经之力；六诊时患者经水已来潮，量中等，色黑，但仍有腹痛出现，故以养血柔肝，温中行气止痛为主，方药精当。中间11月25日及12月6日，两次出现鼻衄，乃兆经水之将通，盖由于肝脾郁结，气火易升、血随气行，不得下降，唯其素质气血兼虚，难胜攻降，于是加鸡血藤，及少量桃仁、路路通，使轻柔之品，引血下行，病既得愈，正且无伤。此即"血有因瘀气实者，宜行之降之；血有因虚而涩滞者，宜补之活之。"意在通闭解结，反之于平，则尽之矣。

【诊疗体会】

闭经指女子年逾16周岁，月经尚未来潮，或月经来潮后又中断6个月以上，古称"女子不月""月事不来""经水不通"等。其发病机理主要是冲任气血失调，有虚、实两个方面，但临床多是虚实夹杂，虚瘀俱备。虚者由于冲任亏败，源断其流；实者因邪气阻隔冲任，经血不通。导致闭经的病因复杂，有先天因素，也有后天获得，可由月经不调发展而来，也有因他病致闭经者。本病的病因病机复杂，有因脏腑功能失常以致冲任气血失调或脏腑虚亏而致冲任俱虚发生经闭者，有因冲任损伤．器质性受损而经不来者，也有因它病而致经不潮者。按辨证求因原则可分虚实两端。虚者多因先天不足或后天损伤以致肝肾不足或气血虚弱，以致血虚精少，血海空虚，无余可下，也有阴虚血燥而闭经的，但较少见；实者多因邪气阻隔如气滞血瘀或痰湿阻滞，脉道不通经血不得下行。

现代医学认为闭经是各类疾病所引起的症状。下丘脑－垂体－卵巢轴的神经内分泌调节、靶器官子宫内膜对性激素的周期性反应和下生殖道的通畅均是建立和维持正常月经的重要保证，任何一个环节发生障碍均可导致闭经。闭经分为原发性闭经和继发性闭经。原发性闭经较少见，多为遗传性原因或先天性发育缺陷引起，而继发性闭经发生率明显高于原发性闭经，其病因复杂，根据控制正常月经周期的 4 个主要环节，以下丘脑行最常见，依次为垂体、卵巢及子宫性闭经。

【治疗特色】

1. 治疗经闭之法

笔者以为因经闭而致病者，必须调经，因病而致经闭者，必先去病。是伏其所主，必先其所因也。

因瘀致经闭者，如《内经》云："坚者削之，留者攻之。"此时多以活血化瘀，引血下行为主要治法，药用川芎、当归、桃仁、赤芍、牛膝等均有活血祛瘀止痛作用。并常配以水蛭、土虫等虫类药物增加祛瘀之力；

经闭者，攻之不应，用补法多效，若见虚损之象，更宜以补为主。因怒气伤肝者，肝气郁滞，常用柴胡、栀子、牡丹皮疏肝解郁，清热凉血；当归、白芍养血柔肝；白术、茯苓培脾和中；若周期乳房胀痛较甚，可酌加路路通以解郁行滞止痛；

忧思伤脾者，用人参、白术、茯苓健脾益气，山药健脾化湿，砂仁芳香醒脾；李东垣曰："经闭不行有三，补前人之阙。妇人脾胃久虚，形体羸弱，气血俱衰，而致经水断绝不行。或病中消胃热，善食渐瘦，津液不生。夫经者血脉津液所化，津液既绝，为热所烁，肌肉渐瘦，时见渴燥，血海枯竭，名曰血枯经绝。宜泻胃之燥热，补益气血，经自行矣。此病或经适行而有子，子亦不成，而为胎病者有矣。"

伤肾者，多用炒杜仲、续断、菟丝子、山茱萸补肾益精；牛膝活血祛瘀，补肝肾，引血下行；

视其病在何经，出现何经症状，而以不同之法治之，症乃见愈，气血充足，经血自见。否则，但事攻破，是缘木求鱼，非徒无益，而又害之。

2. 闭经的病理机转

主要是脏腑功能失常影响冲任为病以及气血失调影响冲任为病。女子以血为本，以气为用。气为阳，血为阴；气为血之帅，血为气之母；气生血、行血、摄血，血能载气、养气。在生理上气血互相滋生，互相依存；在病理上互相影响，血病及气，气病及血。气血在生理、病理上的密切关系，决定了在治疗上不可分离。虽然闭经与淫邪因素、情志因素、生活因素、体质因素等相关，病情错综复杂，但就其根本而言，均为气血失调。气血失调不仅是经闭之因，亦是其果。气血来源于脏腑，运行于经络，是妇女经水的物质基础。

在治血的同时，本人认为更应疏肝理气，使气血调畅，以使经水通畅。因此，在经闭的辨证中，笔者主张以调畅气机为主，气血调畅的同时辨明虚实寒热。再着重调理肝脾肾三脏，结合具体病例归经来分析，才能抓住疾病的症结，从而血虚者养之，血热者凉之，血瘀者通之，气滞者疏之，气弱者补之，血寒者温之。总之，气血以通调为贵。

【结语】

闭经辨证应根据发病原因、全身症状，并结合月经史及胎产史等以辨虚实。根据病证，虚证者补而通之，或补益肝肾，或健脾益气，或补血益阴，以滋养经血之源；实证者泻而通之，或理气活血，或温经通脉，或祛邪行滞，以疏通冲任经脉；虚实夹杂者当补中有通，攻中有养。切不可不分虚实，滥用攻破之法，或一味峻补，误犯虚虚实实之戒。

乳　癖

一、肝郁气滞，瘀阻乳络证

病案一

李某，女，42 岁，已婚，黑龙江省哈尔滨市人。

首诊时间：2009 年 4 月 8 日。

主诉：发现双乳肿块 2 个月。

现病史：患者于 2 个月前发现双乳肿块，如蚕豆大小，质硬，触痛。平素月经 6～7 天 /28 天，量中，色深红，有血块，经前乳胀。末次月经 2008 年 3 月 7 日，量中等。曾在某医院求诊，西医建议激素治疗，患者畏惧激素的副作用，最后经亲戚介绍求治于笔者。

既往史：无。

中医四诊：患者左乳外上方可触及蚕豆大小结节，触之疼痛。平素工作压力大，情志抑郁，易激怒。现月经未潮，腰腹隐隐作痛，乳房胀痛，纳食可，睡眠欠佳，二便尚可。面部有黄褐斑。舌质红，苔薄黄，脉缓。

辅助检查：双乳皮色正常，左、右侧乳房外上象限各触及一结节，质地较硬，触痛明显，双腋下未触及淋巴结。乳腺彩超显示探及左侧外上象限有一直径为 0.6cm 的结节，右侧外上象限有一直径为 0.7cm 结节。

中医诊断：乳癖（肝郁气滞，瘀阻乳络证）。

西医诊断：乳腺增生。

中医诊断依据：患者主诉双乳肿块，加之平素工作压力大，情志抑郁，易激怒，表明存在肝气郁滞的病机；又双乳肿块触之疼痛，接近经期时乳房胀痛，表明还有瘀阻乳络的病机。患者面部黄褐斑亦为佐证。故而笔者综合诊断为肝郁气滞，瘀阻乳络型乳癖。

治法：疏肝解郁，理气活血，软坚散结。

处方：柴　胡 15 克　　当　归 10 克　　白　芍 10 克　　赤　芍 10 克

丹　皮 10 克　　茯　苓 15 克　　白　术 10 克　　香　附 10 克

郁　金 10 克　　栀　子 10 克　　桃　仁 10 克　　益母草 10 克

炮姜炭 5 克

7 剂，水煎服，每日一剂，早晚各一次，每次 150mL。

另外，嘱咐患者平素注意调畅情志，适当出外活动锻炼。

二诊：2009 年 4 月 15 日。上方连服 7 剂后，月经仍未至，但乳房已无胀痛，自觉乳房肿块较前变软，小腹稍觉胀痛，无腰痛，睡眠欠佳，易惊醒，二便调。舌暗红，苔薄黄，脉弦缓。守上方去栀子之苦寒，加浙贝以化痰散结。

处方：柴　胡 15 克　　当　归 10 克　　白　芍 10 克　　赤　芍 10 克

丹　皮 10 克　　茯　苓 15 克　　白　术 10 克　　香　附 10 克

郁　金 10 克　　浙贝母 10 克　　桃　仁 10 克　　益母草 10 克

炮姜炭 5 克

7 剂，水煎服，每日一剂，早晚各一次，每次 150mL。

三诊：2009 年 4 月 22 日。上方连服 7 剂后，月经于 4 月 16 日来潮，今已净，乳房无胀痛，腹胀减轻，睡眠好转。舌质红，苔灰黄，脉弦。月经已过，前方去桃仁、炮姜炭、丹皮、白术、浙贝母，另加行气化痰，软坚散结药青皮、陈皮、炮山甲、瓜蒌、甘草、川芎。

处方：柴　胡 15 克　　当　归 10 克　　白　芍 10 克　　赤　芍 10 克

茯　苓 15 克　　甘　草 5 克　　香　附 10 克　　郁　金 10 克

川　芎 10 克　　益母草 15 克　　青　皮 10 克　　陈　皮 10 克

炮山甲 10 克　　瓜　蒌 15 克

7 剂，水煎服，每日一剂，早晚各一次，每次 150mL。

四诊：2009 年 4 月 29 日。现无乳房胀痛，面部黄褐斑较前减少，腹胀减轻，睡眠尚可，大便日 1 到 2 次，纳可。舌质红，有齿痕，苔灰黄，脉弦。上方去青皮、陈皮、炮山甲、瓜蒌，加用消瘰丸玄参、浙贝母、生牡蛎以化痰散结。

处方：柴　胡 15 克　　当　归 10 克　　白　芍 10 克　　赤　芍 10 克

茯　苓 15 克　　甘　草 5 克　　香　附 10 克　　郁　金 10 克

川　芎 10 克　　益母草 15 克　　玄　参 15 克　　浙贝母 15 克

生牡蛎 20 克

21 剂，水煎服，每日一剂，早晚各一次，每次 150mL。

五诊：2009 年 5 月 20 日。患者连服上方 21 剂后，末次月经 2009 年 5 月 12 日来潮，5 天净。量中，无血块，无腰痛，无乳房胀痛，睡眠尚可，纳食可，二便调。舌质暗红，苔薄黄，脉弦。上方去川芎，加菟丝子滋补肝肾。

处方：柴　胡 15 克　　当　归 10 克　　白　芍 10 克　　赤　芍 10 克

茯　苓 15 克　　甘　草 5 克　　香　附 10 克　　郁　金 10 克

菟丝子 15 克　　益母草 15 克　　玄　参 15 克　　浙贝母 15 克

生牡蛎 20 克

14 剂，水煎服，每日一剂，早晚各一次，每次 150mL。

六诊：2009 年 6 月 10 日。现为经前，诉小腹略胀，无乳房疼痛，夜寐尚可，舌质红，苔薄黄，脉沉软。拟用疏肝健脾养血之法。

处方：柴　胡 15 克　　当　归 10 克　　白　芍 10 克　　赤　芍 10 克

白　术 10 克　　茯　苓 10 克　　甘　草 5 克　　香　附 10 克

郁　金 10 克　　川　芎 10 克　　益母草 15 克　　荔枝核 15 克

橘　核 15 克　　枳　壳 10 克　　白　芷 10 克　　制首乌 20 克

白鲜皮 15 克　　地肤子 15 克

7 剂，水煎服，每日一剂，早晚各一次，每次 150mL。

七诊：2009 年 6 月 17 日。连服上方 7 剂后，末次月经于 2009 年 6 月 12 日来潮，5 天净。量中，无血块，无腰痛，乳房包块已消，彩超显示未探及明显结节。面部黄褐斑较前明显减轻，近两日稍觉夜寐欠佳，头痛，纳可。二便调。舌质红，苔灰，脉弦。

随访：半年未复发。

【按语】

"乳癖"多因肝郁气滞，血行不畅，瘀阻乳络，日久成癖，当以疏肝理气活血，软坚消瘀散结法治疗。此患初诊时正值经前，故笔者以疏肝健脾，理气调经兼清郁热之法治之，方中柴胡、当归、白芍疏肝解郁，白术、茯苓、甘草健脾补虚，丹皮、栀子清理肝经郁热。更加香附、郁金理气疏肝，川芎、益母草行气活血调经。由于患者月经逾期未至，故笔者加用桃仁、川芎等药以活血催经。月经来潮后，又于方中加化痰软坚散结之品，其中玄参清热解毒，散结消痈；浙贝清热化痰散结；牡蛎生用能软件以散结，共助乳癖消散。程氏在《医学心悟·瘰》曰："瘰者，肝病也。肝主筋，肝经血燥有火，则筋急而生瘰，瘰多生于耳前后者，肝之部位也。其初起即宜消瘰丸消散之。""此方奇效，治愈者不可胜记。"而患者乳癖亦为肝之部位，故而笔者合用玄参、贝母、生牡蛎等药治之。由于其面部黄褐斑，故笔者加制首乌以滋肾养肝，加白芷、白鲜皮、地肤子以祛风消散，菟丝子以补益肝肾，共奏化斑之效。前后诊治近 10 次，乳房肿块消失。

病案二

马某，女，48 岁，黑龙江省哈尔滨市人。

首诊时间：2009 年 6 月 13 日。

主诉：双乳肿胀疼痛 1 年余，加重 2 周。

现病史：患者双乳乳腺增生 1 年余，自觉双乳反复疼痛 1 年余，加剧两周，与情志关系密切。曾服用相应中成药效果不明显。到某西医院建议手术治疗，因恐惧而该求中医。经邻居介绍来求余诊治。

既往史：无。

中医四诊：患者双乳增生，有痛经，月经规律，月经来前双乳胀痛加重，经后减轻。平素情志不畅，易发怒，胸胁胀闷。舌质淡，边有齿痕，苔白腻，脉弦。

辅助检查：双乳皮色正常，左侧乳房外上象限触及一结节，质地稍硬，触痛明显，右侧乳房无明显结节，双腋下未触及淋巴结。乳腺彩超显示探及左侧外上象限有一直径为 0.8cm 的结节。

中医诊断：乳癖（肝郁气滞，瘀阻乳络证）。

西医诊断：乳腺增生。

中医诊断依据：乳头为足厥阴肝经经脉所过之处，故乳头疾患，从肝考虑，常需理气疏肝，软坚散结。患者双乳乳房胀痛，兼之平素情志不畅，容易发怒，胸胁胀闷，有明显的肝气郁滞病机；又见有明显结节，触痛明显，质地稍硬，也表现出瘀阻乳络的病机。故笔者综合判断为肝郁气滞，瘀阻乳络的乳癖。

治法：疏肝解郁，理气活血，软坚散结。

方药：柴　胡 15 克　　香　附 10 克　　茯　苓 15 克　　白　术 15 克

白　芍 15 克　　赤　芍 15 克　　当　归 15 克　　川　芎 10 克

陈　皮 15 克　　半　夏 10 克　　生牡蛎 25 克　　郁　金 10 克

甘　草 5 克

7 剂，水煎服，每日一剂，早晚各一次，每次 150mL。

另外，嘱咐患者平素注意调畅情志，适当出外活动锻炼。

二诊：上方连服 7 剂后，乳房胀痛减轻，胸胁胀闷减轻，情志稍有改善。近来胃部偶有不适，纳差。舌质淡，边有齿痕，苔白腻，脉弦。上方去郁金、川芎，加党参、砂仁，行气健脾。

处方：柴　胡 15 克　　香　附 10 克　　茯　苓 15 克　　白　术 15 克

白　芍 15 克　　赤　芍 15 克　　当　归 15 克　　党　参 10 克

陈　皮 15 克　　半　夏 10 克　　生牡蛎 20 克　　砂　仁 5 克

甘　草 5 克

15 剂，水煎服，每日一剂，早晚各一次，每次 150mL。

三诊：上方连服 15 剂后，患者乳房胀痛进一步减轻，胸胁胀闷轻微，情志舒畅。纳佳。舌质淡，边有齿痕，苔薄白腻，脉弦。上方加浙贝以化痰散结，因纳佳，故去砂仁、党参。

处方：柴　胡 15 克　　香　附 10 克　　茯　苓 15 克　　白　术 15 克

白　芍 15 克　　赤　芍 15 克　　当　归 15 克　　浙贝母 15 克

陈　皮 15 克　　半　夏 10 克　　生牡蛎 20 克　　甘　草 5 克

15 剂，水煎服，每日一剂，早晚各一次，每次 150mL。

四诊：上方连服 15 剂后，胃纳可，乳房偶有胀痛，胸胁无胀闷，自觉胸廓宽舒，情志舒畅。舌质淡，边有齿痕，苔薄白，脉稍弦。上方加半夏量以增化痰之力。

处方：柴　胡 15 克　　香　附 10 克　　茯　苓 15 克　　白　术 15 克

白　芍 15 克　　赤　芍 15 克　　当　归 15 克　　甘　草 5 克

陈　皮 15 克　　生牡蛎 20 克　　浙贝母 15 克　　半　夏 15 克

15 剂，水煎服，每日一剂，早晚各一次，每次 150mL。

五诊：患者连服上方 15 剂后，乳房胀痛已消失。触诊无压痛，乳腺彩超示：未探及明显结节。

随访：患者情志尚可，1 年未复发。

【按语】

此例患者因见苔白腻，故而加茯苓、半夏、陈皮以化痰除湿；情志不畅，胸胁胀闷，加香附、郁金助柴胡理气疏肝。二诊见纳差，又患者舌淡有齿痕，故笔者加党参、砂仁，益气健脾，行气除湿，使脾胃健而痰湿除。据笔者临床观察，本病与情绪、精神状态有密切联系，患者应保持性格开朗，避免情志抑郁、恼怒，生活要有规律和注意休息。患者还应适当控制脂肪的摄入，忌食油炸炙煿，避免烟酒嗜好，多食富含维生素的水果及新鲜蔬菜。若在药物治疗的同时，注重患者心理以及生活、饮食习惯的调节，可以进一步加快乳房癖块的消除，且可以减少复发。

二、冲任虚寒，痰瘀凝滞证

病案一

刘某，男，54 岁，干部，黑龙江省哈尔滨市人。

首诊时间：2011 年 6 月 25 日。

主诉：乳头下肿块 3 个月。

现病史：患者于 2011 年 3 月发现左侧乳头内陷，乳头下有一核桃大之肿块，能推动，没有疼痛感。当月在本市某医院检查、拍片，拟诊为为男性乳腺癌。又改为另一著名西医院，病理科、门诊均认为是乳腺癌。4 月份被收入院，23 日手术，术中取相关组织进行活检，结果为良性。乃改诊断为"男性乳腺增生病"。认为可能与患者过去患前列腺炎，较长时间服用雌激素引起内分泌紊乱有关。至 6 月下旬，右侧乳头下又出现核桃大的肿块，某西医院诊断为"右侧乳腺小叶增生"，建议试服中药。在某处前后用疏肝理气，活血化瘀，软坚散结中药30余剂，无明显效果。于是经他人介绍到笔者处就诊。

既往史：无。

中医四诊：患者左、右两侧乳头下各有一核桃大肿块，能推动，没有疼痛感。平素压力稍大，情志稍觉抑郁，近期由于患病而增重。睡眠较差。饮食、二便尚可。舌质淡红，苔薄白，脉沉弦。

辅助检查：乳腺肿块组织活检良性。

中医诊断：乳癖（冲任虚寒，痰瘀凝滞证）。

西医诊断：男性乳腺小叶增生。

中医诊断依据：其一，乳头为足厥阴肝经经脉所过之处，故乳头疾患，从肝考虑，理气疏肝，软坚散结，本为常法，但服前医所处之药，久服而无效，且患者年过50，提示要进一步考虑冲任失调。其二，冲任隶属于肝肾，故在一定意义上，补肝肾即补冲任，故当以补肝肾为大法。其三，结块久结不散，无红灼疼痛，则属阴寒，非温通无以祛寒散结。此外，还要考虑到结聚之处，气血不行，易于留痰停瘀的问题。故而笔者综合考虑为冲任亏虚，阴寒内生，痰瘀凝滞的乳癖。

治法：补肝肾，调冲任，散阴寒，化痰瘀。

处方：熟地黄20克　炮姜10克　陈皮10克　青皮5克
麻黄5克　肉桂5克　当归10克　丹参15克
淫羊藿15克　白芥子10克　半夏10克　甘草5克
鹿角胶10克（研粉分两次冲服）

7剂，水煎服，每日一剂，早晚各一次，每次150mL。

二诊：上方连服7剂后，乳头肿块无明显变化，纳食尚可，觉精神、体力稍振。舌淡苔薄白，脉沉弦。冲任虚损，难以骤复。加菟丝子以增强温补冲任之力。

处方：熟地黄20克　炮姜10克　陈皮10克　青皮5克
麻黄5克　肉桂5克　当归10克　丹参15克
淫羊藿15克　白芥子10克　半夏10克　甘草5克

鹿角胶 10 克（研粉分两次冲服）　　　菟丝子 20 克

10 剂，水煎服，每日一剂，早晚各一次，每次 150mL。

三诊：上方服至第七剂时，觉察乳部肿块开始缩小。纳食尚可，精神、体力振作。舌淡苔薄白，脉沉弦。上方既效，稍加当归、陈皮用量，加强养血及行气散结之力。

处方：熟地黄 20 克　　　炮　姜 10 克　　　陈　皮 15 克　　　青　皮 5 克

麻　黄 5 克　　　肉　桂 5 克　　　当　归 15 克　　　丹　参 15 克

淫羊藿 15 克　　　白芥子 10 克　　　半　夏 10 克　　　甘　草 5 克

鹿角胶 10 克（研粉分两次冲服）　　　菟丝子 20 克

10 剂，水煎服，每日一剂，早晚各一次，每次 150mL。

四诊：上方连服 10 剂后，乳房肿块明显缩小，患者体力比以前明显增强，精神振奋。舌淡苔薄白，脉细弦。上方加橘核以增强理气散结之力。

处方：熟地黄 20 克　　　炮　姜 10 克　　　陈　皮 15 克　　　青　皮 5 克

麻　黄 5 克　　　肉　桂 5 克　　　当　归 15 克　　　丹　参 15 克

淫羊藿 15 克　　　白芥子 10 克　　　半　夏 10 克　　　甘　草 5 克

鹿角胶 10 克（研粉分两次冲服）　　　菟丝子 20 克　　　橘　核 15 克

10 剂，水煎服，每日一剂，早晚各一次，每次 150mL。

五诊：上方服至第八剂时，乳房肿块完全消散。舌淡苔薄白，脉弦。再次来诊，一表感谢，二为巩固疗效。继续温阳活血化痰散结。

处方：熟地黄 20 克　　　鹿角胶 10 克（研粉分两次冲服）　　　炮干姜 10 克

麻　黄 5 克　　　肉　桂 5 克　　　当　归 15 克　　　丹　参 15 克

淫羊藿 15 克　　　炒白芥子 10 克　　　半　夏 10 克　　　陈　皮 15 克

甘　草 5 克　　　菟丝子 20 克

10 剂，水煎服，每日一剂，早晚各一次，每次 150mL。

随访：1 年未复发，患者体力精神均较好。

【按语】

笔者多年临床经验发现，乳癖（乳腺增生病）有虚实之分。实证多见于青年妇女，多由肝郁气滞，瘀血痰浊凝聚，治宜疏肝理气、活血化瘀、软坚散结为主，笔者常用疏肝健脾养血之法治疗，如上述李某、马某两例医案。而虚证多见于中老年患者，但也偶见于儿童，多由冲任亏虚，不能煦荣，阴寒内生，痰瘀凝滞，且冲为血海，隶属于肝肾，肝气不舒，冲任失调，上则乳房痰浊凝结有块，胀痛；下则可能出现经水逆乱而腹部不舒，并随情志消长进退。治宜补肝肾，调冲任，软坚化痰散结，笔者常用补肝肾、调冲任、散阴寒、化痰瘀之法治疗。此案即为笔者运用补肝肾、调冲任、散阴寒、化痰瘀之法治疗乳癖的典型病例之一，其中用麻黄开其腠理之郁滞，用炮姜、肉桂解散其内在之寒凝，腠理一开，寒凝一解，气血乃行。又用熟地大补营血，鹿角胶生精补髓，养血温阳，且能通补奇经，温散寒结，白芥子消痰散结，生甘草解毒而和诸药。诸药合用，能使血脉宣通，阳回阴消。在二诊加菟丝子以加强温补肾精之力，三诊增加当归、陈皮用量加强养血活血理气之力，四诊更加橘络以增强散结之功。总之，辨证准确，选方恰当，加减得宜，疑难怪病亦随手而愈。

病案二

王某，女，63岁，黑龙江省哈尔滨市人。

首诊时间：2012年3月23日。

主诉：乳房肿块明显增大2个月。

现病史：患者于6个月前无意间发现乳房出现肿块，近2个月来逐渐增大，甚为恐惧。在某医院检查为乳腺癌待查。因打听到上案患者曾在笔者处治疗乳腺病完全消散，决定找笔者处以中医汤药一试。

既往史：无。

中医四诊：患者左侧乳房有一核桃大肿块，质硬，推之可移动，无疼痛感。患者尚有颈椎病，常有上肢发麻、头晕等症状。平时体力稍差，不耐劳动。劳动过多则腰酸乏力，精神疲惫。舌质淡，苔薄白，脉沉细。

辅助检查：双乳皮色正常，左侧乳房外上象限触及一结节，质地稍硬，无疼痛感，右侧乳房无明显结节，双腋下未触及淋巴结。乳腺彩超显示探及左侧外上象限有一直径为1.5cm的结节。

中医诊断：乳癖（冲任虚寒，痰瘀凝滞证）。

西医诊断：乳腺增生。

中医诊断依据：基本同上案，其一，乳头为足厥阴肝经经脉所过之处，故乳头疾患，从肝考虑，但患者年过60，提示要进一步考虑冲任失调。其二，冲任隶属于肝肾，故在一定意义上，补肝肾即补冲任，故当以补肝肾为大法。其三，结块久结不散，无红灼疼痛，则属阴寒，非温通无以祛寒散结。且患者舌淡苔白，脉沉细亦表明阳虚寒凝的病机。此外，结聚之处，气血不行，易于留痰停瘀。故而笔者考虑为冲任亏虚，阴寒内生，痰瘀凝滞的乳癖。

治法：补肝肾，调冲任，散阴寒，化痰瘀。

处方：熟地黄 20 克　　鹿角胶 10 克（研粉分两次冲服）　　炮干姜 10 克

麻　黄 5 克　　　肉　桂 5 克　　　当　归 15 克　　　丹　参 15 克

淫羊藿 15 克　　炒白芥子 10 克　　半　夏 10 克　　　青　皮 5 克

陈　皮 10 克　　甘　草 5 克

10 剂，水煎服，每日一剂，早晚各一次，每次 150mL。

二诊：连服上方 10 剂后，患者乳房肿块不再增大，却也尚未见明显缩小。但患者体力、精神则较前好转。舌质淡，苔薄白，脉沉细。上方加菟丝子增强补肾之力。

处方：熟地黄 20 克　　鹿角胶 10 克（研粉分两次冲服）　　炮干姜 10 克

麻　黄 5 克　　　肉　桂 5 克　　　当　归 15 克　　　丹　参 15 克

淫羊藿 15 克　　炒白芥子 10 克　　半　夏 10 克　　　青　皮 5 克

陈　皮 10 克　　甘　草 5 克　　　菟丝子 20 克

10 剂，水煎服，每日一剂，早晚各一次，每次 150mL。

三诊：连服上方 10 剂后，患者乳房肿块开始缩小，体力、精神进一步好转。舌质淡，苔薄白，脉沉细。上方加香附以行气解郁。

处方：熟地黄 20 克　　鹿角胶 10 克（研粉分两次冲服）　　炮干姜 10 克

麻　黄 5 克　　　肉　桂 5 克　　　当　归 15 克　　　丹　参 15 克

淫羊藿 15 克　　炒白芥子 10 克　　半　夏 10 克　　　青　皮 5 克

陈　皮 10 克　　甘　草 5 克　　　菟丝子 20 克　　　香　附 10 克

10 剂，水煎服，每日一剂，早晚各一次，每次 150mL。

四诊：连服上方 10 剂后，患者乳房肿块明显缩小，体力、精神明显好转。能耐久劳，稍加休息即恢复。舌淡苔薄白，脉仍沉细。上方稍增淫羊藿用量以加强温补肾阳之力。

处方：熟地黄 20 克　　鹿角胶 10 克（研粉分两次冲服）　　炮干姜 10 克

麻　黄 5 克　　　肉　桂 5 克　　当　归 15 克　　丹　参 15 克

淫羊藿 20 克　　炒白芥子 10 克　　半　夏 10 克　　青　皮 5 克

陈　皮 10 克　　甘　草 5 克　　菟丝子 20 克　　香　附 10 克

15 剂，水煎服，每日一剂，早晚各一次，每次 150mL。

随访：药后肿块完全消散，1 年未复发，患者体力、精神均较好。

【按语】

此例患者乃女性，与上案男性可以参看，均为补肝肾、调冲任、散阴寒、化痰瘀之法取得佳效的病例。常用药物为麻黄、鹿角胶、白芥子、炮姜、肉桂、甘草、熟地等，其中"非麻黄不能开其腠理，非肉桂、炮姜不能解其寒凝。此三味，虽酷暑，不可缺一也。腠理一开，寒凝一解，气血乃行，毒亦随之消矣"，更有熟地大补营血，鹿角胶生精补髓，养血温阳，且能通补奇经，温散寒结，白芥子消痰散结，生甘草解毒而和诸药。诸药合用，阳回阴消，血脉宣通，用于冲任亏虚，阴寒内生，痰瘀凝滞之乳癖，正合病机。若阳虚明显者，再加菟丝子、淫羊藿温阳；瘀血明显者，加赤芍、丹参活血；气滞明显者，加青皮、陈皮、香附等疏肝理气。笔者临床专注于中医肝脾病的研究，常活用此方加减治疗乳腺增生、腹膜结核、溃疡性结肠炎等疾病证属阳虚寒凝，痰瘀凝结者，效果卓著。

病案三

齐某，男，10 岁，黑龙江省哈尔滨市人。

首诊时间：2009 年 10 月 6 日。

主诉：双乳房增大 2 月余。

现病史：患儿近 2 月来双乳房增大，肤色正常，无寒热。查：双乳房均可触及 3cm × 3cm 质较硬的圆形肿块，边缘光滑，活动尚可，触之不痛。患儿父母十分担心，领患儿在哈市多家医院进行检查，最终诊断为男性儿童乳房发育症。西医建议进行激素治疗，患儿父母考虑的激素的副作用，打算先寻求中医进行试探治疗，无效后再考虑激素治疗。最后经多方打听后，求笔者为患儿治疗。

既往史：无。

中医四诊：患儿双乳可触及桃核大圆形肿块，触之不痛。母亲代诉患儿夜尿频，发育尚可，饮食、大便均正常。舌质淡红，舌体胖嫩，边有齿痕，苔薄白，脉沉细。

辅助检查：双乳房均可触及 3cm × 3cm 质较硬的圆形肿块，边缘光滑，活动尚可，触之不痛。为了不影响小儿发育，父母未同意做 B 超。

中医诊断：乳癖（肾阳亏虚，阴寒内生，痰瘀凝滞证）。

西医诊断：男性儿童乳房发育症。

中医诊断依据：患儿年幼，性格天真单纯，笔者未考虑肝气郁滞的可能，又得知其夜尿较频，观其舌体胖嫩，边有齿痕，苔薄白，脉沉细，兼之小儿本为稚阳之体，素体易阳气不足，此外，还要考虑到结聚之处，气血不行，易于留痰停瘀的问题。故笔者综合诊断为肾阳亏虚，阴寒内生，痰瘀凝滞证。

治法：补肾阳，散阴寒，化痰瘀。

方药：熟地黄 10 克　　鹿角胶 5 克（研粉分两次冲服）　　炮干姜 5 克

　　　炙麻黄 2 克　　肉　桂 5 克　　当　归 10 克　　丹　参 10 克

　　　益智仁 10 克　　炒白芥子 5 克　　半　夏 10 克　　青　皮 5 克

　　　甘　草 5 克

7 剂，水煎服，每日一剂，早晚各一次，每次 150mL。

二诊：患儿连服上方 7 剂后，遗尿消失。双乳房肿块稍有减小，但不明显。患儿较服药前活泼。舌体胖嫩，边有齿痕，苔薄白，脉沉。遗尿消失，故去益智仁，加陈皮以理气健脾散结。

处方：熟地黄 10 克　　鹿角胶 5 克（研粉分两次冲服）　　炮干姜 5 克

　　　炙麻黄 2 克　　肉　桂 5 克　　当　归 10 克　　丹　参 10 克

　　　陈　皮 10 克　　炒白芥子 5 克　　半　夏 10 克　　青　皮 5 克

　　　甘　草 5 克

10 剂，水煎服，每日一剂，早晚各一次，每次 150mL。

三诊：患儿连服上方10剂后，未再遗尿，双乳房肿块开始缩小。患儿精神尚佳，饮食可，大便较稀。舌脉如前。上方去青皮，加党参、茯苓、白术以健脾化湿。

处方：熟地黄10克　鹿角胶5克（研粉分两次冲服）　炮干姜5克

炙麻黄2克　肉　桂5克　当　归10克　丹　参10克

陈　皮10克　炒白芥子5克　半　夏10克　茯　苓5克

甘　草5克　党　参10克　生白术10克

15剂，水煎服，每日一剂，早晚各一次，每次150mL。

四诊：患儿连服上方15剂后，双乳肿块明显缩小。舌体稍胖，齿痕减少，苔薄白，脉稍沉。效不更方。

处方：熟地黄10克　鹿角胶5克（研粉分两次冲服）　炮干姜5克

炙麻黄2克　肉　桂5克　当　归10克　丹　参10克

陈　皮10克　炒白芥子5克　半　夏10克　茯　苓5克

甘　草5克　党　参10克　生白术10克

10剂，水煎服，每日一剂，早晚各一次，每次150mL。

患儿连服上方10剂后，双乳肿块仅剩很小部分尚未消散。笔者以上方加减给其续服14剂后，肿块完全消散。并嘱咐常服金匮肾气丸，以补助肾阳。随访5年，患儿正常上学，发育正常，未再复发。

【按语】

此例患儿年方10岁，双乳可触及桃核大圆形肿块，触之不痛，考虑患儿年纪，笔者首先排除了肝气郁滞的病机。然而患儿除了夜尿频外，发育尚可，饮食、大便均正常，似乎无证可辨，但考虑到患儿正值发育时期，脏腑娇嫩，形气未充，且清代吴鞠通经过临床观察，认为小儿"稚阳未充，稚阴未长者也"，说明小儿在生长发育阶段，无论是在物质基础还是生理功能方面，都是幼稚娇嫩和未曾完善的。同时又结合患儿舌质淡红，舌体胖嫩，边有齿痕，苔薄白，脉沉细的情况，笔者果断判断为为肾阳亏虚，阴寒内生，痰瘀凝滞证，处以补肝肾，调冲任，软坚化痰散结之剂。且考虑到患儿肾虚脾亦虚，故而加用党参、茯苓、白术、陈皮等药，寓异功散意，益气补中，理气健脾，以斡旋中焦，使麻黄、白芥子发散而不伤正，熟地、鹿角胶补而不滞。后期嘱咐患儿常服金匮肾气丸，以补助肾阳，亦为要法，以防止复发。

【诊疗体会】

乳房出现形状、大小、数量不一的结块，成为乳癖。其特点是不红肿，不破溃，不活动，无浸润，生长缓慢，病程长，不转移。又称"乳粟"、"奶癖"、"乳痞"。相当于西医学之乳腺结构不良，又称乳腺增生病。

【治疗特色】

乳腺增生总的病机是痰瘀为患，因而笔者认为其治法离不开温化和疏解，温化痰湿以消痰块，疏解行气以化瘀滞。对本病的治疗，笔者主张健脾化湿兼以除痰，疏肝理气兼以柔肝，补肾调肝佐以软坚，但又不可拘泥于一法，而应时刻注意注意随证型变化而灵活用药。

1. 调肝法

乳癖多为肝气郁滞、滞久血瘀之证，多因平素抑郁，或郁怒过度，情志不畅，以致肝气逆乱之变。肝体阴而用阳，主藏血，郁久则易化火伤阴，耗伤肝阴肝血，正如《素问·脏气法时论》曰："肝苦急，急食甘以缓之，……肝欲散，急食辛以散之，用辛补之，酸泻之"。对于此证，一方面治宜疏肝解郁，行气化瘀，以达"疏其气血，令其条达"的目的，使得肝气得舒，瘀血得化；另一方面当兼用柔养之法，使肝阴精得复。笔者擅用疏肝健脾养血法治疗，常用当归、白芍养血柔肝；茯苓、白术、甘草健脾和中；柴胡、甘草疏肝解郁。全方"治用、治体、治阳明"俱备，如以疏肝为主，则可加香附、玫瑰花；如以柔肝为主，则可见枸杞子、女贞子等。如患者气滞血瘀明显，则考虑疏肝理气的基础上加丹参、当归、海藻、昆布、夏枯草等活血软坚散结药物治疗。

2. 健脾化痰法

脾胃气虚，痰湿互结也是乳癖的重要病机之一。痰的形成，有外感六淫之邪，也有内伤七情之变，但不论病因是由于外感还是内伤，均是脏腑功能失常，水谷不能化为气血，反而变为痰湿停滞之结果。脾运化功能失职，则水湿潴留，痰湿日久而胶结于乳络则为乳癖。痰与湿均属阴邪，对脾胃气虚、运化失常、痰湿互结之患，治宜健脾益气，温化痰湿之法，正如《金匮要略·痰饮咳嗽病脉证并治》中讲到的："病痰饮者，当以温药和之。"笔者常用化痰除湿之剂，药用茯苓、甘草健脾；陈皮、香附行气化湿；半夏、苍术燥湿化痰；橘核、荔枝核理气散结止痛。

3. 补肾法

对于乳癖属于肝肾亏损、冲任失调为病的，笔者认为此为"虚痰"之患，痰为病之标，元气不足方为病之本。肾阳虚弱，命门之火衰微，既不能蒸化水液，又不能暖土以制火，水津不化而壅滞为痰湿；肾阴亏损，虚火上炎，肺失治节宣降，灼烁肺阴，炼液成痰；故此类乳癖的形成根源在于肾阳的衰微或肾阴的亏损。

（1）滋补肾阴

对于肝肾之阴亏虚者，笔者常用滋补肝肾之阴之法，取沙参、麦冬、生地、枸杞、白芍、玄参等充养肝肾之阴；取川楝子、柴胡、佛手、香橼等药疏肝理气；取当归、丹参等药养血活血；取橘核理气散结。

（2）温补肾阳

对于肾阳不足者，若表现为冲任亏虚，不能煦荣，阴寒内生，痰瘀凝滞，且由于冲为血海，隶属于肝肾，肝气不舒，冲任失调，上则乳房痰浊凝结有块，胀痛；下则可能出现经水逆乱而腹部不舒，并随情志消长进退。治宜补肝肾，调冲任，软坚化痰散结，笔者常用补肝肾、调冲任、散阴寒、化痰瘀之法。其中"非麻黄不能开其腠理，非肉桂、炮姜不能解其寒凝。此三味，虽酷暑，不可缺一也。腠理一开，寒凝一解，气血乃行，毒亦随之消矣"，更有熟地大补营血，鹿角胶生精补髓，养血温阳，且能通补奇经，温散寒结，白芥子消痰散结，生甘草解毒而和诸药。诸药合用，阳回阴消，血脉宣通，用于冲任亏虚，阴寒内生，痰瘀凝滞之乳癖，正合病机。若阳虚明显者，再加菟丝子、淫羊藿温阳；瘀血明显者，加赤芍、丹参活血；气滞明显者，加青皮、陈皮、香附等疏肝理气。

【结语】

笔者经多年临床经验发现，乳癖（乳腺增生病）有虚实之分。实证多见于青年妇女，多由肝郁气滞，瘀血痰浊凝聚，治宜疏肝理气、活血化瘀、软坚散结为主。而虚证多见于中老年患者，或由冲任亏虚，不能煦荣，阴寒内生，痰瘀凝滞，笔者常用补肝肾、调冲任、散阴寒、化痰瘀之法治疗；或由肝肾阴虚，虚火上炎，炼液成痰，笔者常用滋补肝肾之阴、软件散结药物治疗。

瘾 疹

一、湿热内盛兼风热证

李某，男，28 岁，未婚，黑龙江省哈尔滨市人。

首诊时间：2010 年 7 月 11 日。

主诉：全身起红疹，灼热感伴瘙痒疼痛 2 天。

现病史：患者 2 天前吹电扇受寒出现高热，自觉畏寒，头痛剧烈，咳嗽，咽痛，口干渴，心中烦闷，随即全身起红色斑疹，疹部灼热感，剧烈瘙痒疼痛，自行服感冒药及布洛芬等解热镇痛药物，诸症状未见明显缓解，患者因起病急聚，遂由亲友带领来笔者门诊就诊，于我院门诊完善检查。

既往史：无。

中医四诊：发热，畏寒，头痛，心烦，全身起红疹，灼热感，瘙痒疼痛，伴咳嗽，咽痛，口苦，口干不欲饮，口气重，头昏蒙，纳呆食少，小便黄，大便时干时溏，便粘滞，舌质红，苔薄黄，脉浮数略滑。

辅助检查：血常规示嗜酸性粒细胞升高；皮肤划痕征阳性；变应原检查阴性；血沉未见异常。

中医诊断：瘾疹（湿热内盛兼风热证）。

西医诊断：荨麻疹。

中医诊断依据：患者平素嗜食肥甘厚味及辛辣之品，加之饮酒过度，湿热内蕴，今又因外感风邪，内外之邪合而致病，邪气行于皮肤肌肤腠理之间，发为瘾疹，外感风热则见高热畏寒，头痛，咳嗽咽痛等外感表证，因素体湿热困阻则口干苦平日口气较重，大便溏结不调，纳呆食少，本病责之风热故疹灼热瘙痒疼痛。

治法：疏风除湿，凉血清热。

处方：防　风 20 克　　栀　子 10 克　　黄　芩 15 克　　蝉　蜕 15 克
　　　荆　芥 15 克　　姜　黄 12 克　　当　归 10 克　　大　黄 10 克

苍　术 20 克　　白鲜皮 15 克　　川　芎 8 克　　苍　术 8 克

7 剂，水煎服，早晚各一次，每次 150mL。

二诊：高热畏寒，头痛，咳嗽咽痛等外感表证基本痊愈，疹部疼痛灼热感减轻，口干苦减轻，心烦减，大便干，2 日一行，纳食尚可，昨日进食火锅后疹复起痒痛难忍，自觉口中粘腻，口气重，胸膈满闷，舌质红，苔黄白腻，脉弦滑数。原方加凉血活血之牡丹皮。

处方：防　风 20 克　　栀　子 10 克　　黄　芩 15 克　　蝉　蜕 15 克

荆　芥 15 克　　姜　黄 12 克　　当　归 10 克　　大　黄 10 克

苍　术 20 克　　白鲜皮 15 克　　川　芎 8 克　　苍　术 8 克

牡丹皮 10 克

7 剂，水煎服，早晚各一次，每次 150mL。

三诊：瘾疹近几日发作减少，疹部疼痛灼热感减轻，晨起偶见口干苦，心烦，胸膈满闷已无，大便正常 1 日一行，质软，进食可，舌质红，苔薄黄，脉滑数。续守原方。

处方：防　风 20 克　　栀　子 10 克　　黄　芩 15 克　　蝉　蜕 15 克

荆　芥 15 克　　姜　黄 12 克　　当　归 10 克　　大　黄 10 克

苍　术 20 克　　白鲜皮 15 克　　川　芎 8 克　　苍　术 8 克

牡丹皮 10 克

7 剂，水煎服，早晚各一次，每次 150mL。

四诊：患者瘾疹近日未发，诸症已无，嘱患者少食生冷，肥甘厚味之品，自行调养，随诊半年后未见复发。

【按语】

笔者认为本病为湿毒之病，发病部位为肝脾二经所行之处，并且本病处于急性发作期风邪兼热。《诸病源候论》曰："若赤疹者，由凉湿折于肌中之热，热结成赤疹也。得天热则剧，得取冷则灭也。白疹者，由风气折于肌中热，热与风相搏所为"。痒自风来，痛自热来，故止痒必先疏风，止痛必先除热，使用荆芥、防风、蝉蜕辛散透达，疏风散邪，当归养血活血，因取其"治风先治血，血行风自灭"之意。黄芩之降泄热邪，姜黄疏肝清热燥湿使其气机调畅，白鲜皮燥湿，以皮治皮之病，二诊加苍术健脾燥湿，清热凉血之牡丹皮，使湿邪祛，气血安，治疗本病有佳效。全方祛湿清热养血之品同用，祛邪兼以扶正，使风散，湿消，血和则痒痛除疹自愈。

二、湿热内蕴兼表虚证

于某，女，32岁，已婚，黑龙江省哈尔滨市人。

首诊时间：2013年4月11日。

主诉：皮肤反复红斑瘙痒3个月，伴疼痛灼热感。

现病史：患者3个月前因有连续数月高强度工作史，劳累汗出后外出受风出皮肤红斑瘙痒难耐，后反复发作多次，发作时皮肤发烫，痒而欲挠，瘙痒难耐，且每于疲劳后或夜间加重，就诊于当地医院中医门诊治疗，服药数十剂，均未见明显改善，患者自病以后近三个月每逢经期将至皆见腹痛疼痛，经期提前，经色发黯而夹有血块。后与邻居交谈之时，听言笔者门诊治疗本病效果甚好，故来笔者门诊就诊。

既往史：无。

中医四诊：嗜睡等症，口干，口苦，身热夜甚，经期提前，经前腹痛，经色发黯而夹有血块，疲劳乏力，小便黄，大便干结，舌质红形偏瘦，苔中根黄腻，脉弦。

辅助检查：皮肤划痕征阳性；血沉正常；自身血清皮肤试验阳性；变应原检查阴性。

中医诊断：瘾疹（湿热内蕴兼表虚证）。

西医诊断：荨麻疹。

中医诊断依据：患者有劳累病史，遇劳后病情加重，平素体弱时候疲劳乏力，嗜睡等皆为气虚水谷精微不得布散四肢，不得濡养脑窍的表现，因其为湿热体质，气虚不运血，则生内热，见身热夜甚，为热伏于阴分，湿热内蕴，见口干苦，小便黄，大便不畅，便质粘腻。因其气虚血热，则见经期提前，因热伤阴至瘀不通则痛，则见经时腹痛夹有暗黑血块。舌质红形偏瘦，苔中根黄腻，脉弦皆为湿热内蕴，兼有气虚血热之征。

治法：清热化湿，祛风固表。

处方：炙黄芪 20 克 党　参 15 克 姜半夏 15 克 黄　连 10 克

   黄　芩 15 克 焦山栀 10 克 赤　芍 10 克 牡丹皮 8 克

   荆芥穗 15 克 防　风 15 克 苍　术 15 克 白　术 15 克

   7 剂，水煎服，早晚各一次，每次 150mL。

二诊：皮肤红斑瘙痒明显减轻，夜间发作次数减少，疲劳乏力缓解，近日未见明显嗜睡口干，口苦减轻，身热夜甚明显缓解。小便黄，大便 2 日一行质干，时值经期，量少色暗，经前腹痛，经色发黯而夹有血块。舌质红形偏瘦，苔中根黄白，脉弦软。原方加活血调经之茜草、鸡血藤。

处方：炙黄芪 20 克 党　参 15 克 姜半夏 15 克 黄　连 10 克

   黄　芩 15 克 焦山栀 10 克 赤　芍 10 克 牡丹皮 8 克

   荆芥穗 15 克 防　风 15 克 苍　术 15 克 白　术 15 克

   茜　草 8 克   鸡血藤 8 克

   7 剂，水煎服，早晚各一次，每次 150mL。

三诊：患者月经量稍恢复，血块减，色暗，腹痛减轻。皮肤红斑瘙痒明显缓解，发作次数明显减少，疲劳乏力已无，小便利，大便 2 日一行质干。舌质红舌体偏瘦薄，苔中根薄黄，脉弦软。原方加通腑泄热之大黄。

处方：炙黄芪 20 克 党　参 15 克 姜半夏 15 克 黄　连 10 克

   黄　芩 15 克 焦山栀 10 克 赤　芍 10 克 牡丹皮 8 克

   荆芥穗 15 克 防　风 15 克 苍　术 15 克 白　术 15 克

   茜　草 8 克   鸡血藤 8 克   大　黄 5 克

   5 剂，水煎服，早晚各一次，每次 150mL。

四诊：皮肤红斑瘙痒明显缓解，发作次数明显减少，口干苦已无，身热夜甚明显缓解，大便 1 日一行，质软，小便正常。舌质红舌体偏瘦薄，苔中根薄黄，脉弦软。原方去大黄，防止耗气伤津。

处方：炙黄芪 20 克 党　参 15 克 姜半夏 15 克 黄　连 10 克

   黄　芩 15 克 焦山栀 10 克 赤　芍 10 克 牡丹皮 8 克

   荆芥穗 15 克 防　风 15 克 苍　术 15 克 白　术 15 克

茜　草 8 克　　　鸡血藤 8 克

10 剂，水煎服，早晚各一次，每次 150mL。

继续治疗半个月后，诸证消失，停药观察 1 年，未见复发。

【按语】

笔者细求本病病因，知其素体湿热蕴结于内，后劳累过度，血热伏于肌肤腠理之间，发而为疹，治之以清热化湿凉血，益气祛风为主要原则，《素问·调经论》云："有所劳倦，形气衰少，谷气不盛，上焦不行，下脘不通，胃气热，热气熏胸中，故内热。"李东垣在其《脾胃论》中亦有所论述："胃虚则胆及小肠温热生长之气俱不足，伏留于有形血脉之中，为热病。"笔者巧用黄芪、党参益气健脾，脾气得健则湿邪得化热邪得除，其黄芪甘温，补气，温分肉实腠理，党参甘温补中，和脾胃，促健运，益气生血，二药表里阴阳其功益彰。加以姜半夏、黄连、黄芩、焦山栀，清解郁热兼以燥湿，赤芍、牡丹皮，凉血活血，使血热得除，血运得畅，荆芥穗、防风祛风止痒，白术、苍术，健脾利湿，使湿热之邪由二便而出，二诊因月经至加以调经药凉血活血，鸡血藤行血补血兼以调经。三诊因腑气不通，郁热难解，故加大黄，通腑泻热。本患者因过劳后呈体虚之象，乍见似顽症痼疾而用攻邪诸方不效，但笔者佐以益气扶正之法见佳效。

三、风湿蕴热兼血瘀证

王某，女，28 岁，已婚，北京人。

首诊时间：2004 年 3 月 8 日。

主诉：瘾疹反复发作 2 年，伴瘙痒难忍。

现病史：患者在 2 年因生气后出现皮肤起疹，疹形突起暗红色，伴瘙痒难忍，搔破后流出鲜血，其后反复发作，时发时止，朝轻暮重，瘙痒难以忍受，入夜后寐不安，多因搔抓后心烦不得眠，痛苦万状。曾多次就诊于北京皮肤病医院就诊，建议服扑尔敏、苯海拉明，肌肉注射地塞米松等，虽可缓解一时，停药后则又复发。病情反复，不能得以治愈而痛苦不堪，来哈市看望亲属时经亲属的朋友介绍来笔者门诊就诊。

既往史：无。

中医四诊：皮肤红疹，瘙痒，口渴而不多饮，全身酸痛胀，纳呆食少，小便黄，大便三日不行，偶有胃脘痞满不舒，胁肋部刺痛，舌边尖有瘀点，舌苔薄黄略腻，脉弦数。

辅助检查：血常规：嗜酸性粒细胞略升高，皮肤划痕征阳性，吸入或食入变应原检查示粉尘过敏。

中医诊断：瘾疹（风湿蕴热兼血瘀证）。

西医诊断：荨麻疹。

中医诊断依据：患者为青年女性，平素脾气暴躁，易怒，气机不畅，病情反复发作，气滞血阻，气血运行不畅，久则血虚，虚不濡养皮肤肌腠化而为风，因其在阴分有热毒故发作入夜尤甚，脾气虚，失于运化，日久湿邪内生，故见酸痛微胀，纳呆，痞满，血瘀则舌边尖有瘀点，胁肋部刺痛，风湿热瘀同为病，客肌表脉络，则见全身泛发红疹，瘙痒难忍，舌边尖有瘀点，舌苔薄黄略腻，脉弦数，皆为风湿蕴热，瘀阻脉络之象。

治法：活血化瘀，祛风除湿清热。

处方：桃　仁20克　　泽　泻20克　　白　术20克　　大　黄10克（后下）
　　　当　归15克　　丹　参15克　　川　芎15克　　蝉　蜕15克
　　　薄　荷10克　　地肤子15克　　车前子10克　　地　龙5克

7剂，水煎服，早晚各一次，每次150mL。

二诊：患者红色瘾疹瘙痒难忍减轻。入夜后发作次数减，寐不安稍缓解，口渴而不多饮，全身酸痛胀明显缓解，纳可，发胁肋部刺痛减轻，小便黄，大便2日一行，质软，舌边尖有瘀点，舌苔薄黄略腻，脉弦数。原方加安神之品，酸枣仁、合欢花。

处方：桃　仁20克　　泽　泻20克　　白　术20克　　大　黄10克（后下）
　　　当　归15克　　丹　参15克　　川　芎15克　　蝉　蜕15克
　　　薄　荷10克　　地肤子15克　　车前子10克　　地　龙5克
　　　酸枣仁8克　　合欢花8克

7剂，水煎服，早晚各一次，每次150mL。

三诊：患者红色瘾疹瘙痒明显缓解。自诉近日夜间偶有发作2～3次，寐可安，口渴欲饮，纳可，小便利，大便1日一行质软，舌边尖有瘀点减少，舌苔薄黄，脉弦数。续守原方。

处方：
桃　仁20克	泽　泻20克	白　术20克	大　黄10克（后下）
当　归15克	丹　参15克	川　芎15克	蝉　蜕15克
薄　荷10克	地肤子15克	车前子10克	地　龙5克
酸枣仁8克	合欢花8克		

10剂，水煎服，早晚各一次，每次150mL。

四诊：患者红色瘾疹瘙痒明显缓解。自诉近日夜间偶发，寐安，口干，纳可，小便利，大便1日一行质软，舌边尖有瘀点减少，舌苔薄黄，脉弦数。原方去大黄，加养阴生津之石斛、天花粉。

处方：
桃　仁20克	蝉　蜕15克	泽　泻20克	白　术20克
当　归15克	丹　参15克	川　芎15克	酸枣仁8克
薄　荷10克	地肤子15克	车前子10克	地　龙5克
合欢花8克	石　斛10克	天花粉10克	

7剂，水煎服，早晚各一次，每次150mL。

续用本方治疗半个月，痊愈。随访一年未见复发。

【按语】

笔者认为该患者情志不畅，致气滞血阻，生风生湿。故本病主要病理因素在血瘀，故给予活血化瘀，祛风除湿清热之剂，其中桃仁、桂枝活血破瘀，通行血脉，大黄苦寒下瘀泻热，泽泻、白术、车前子健脾除湿，当归、丹参、川芎、地龙活血通络除瘀泻热，蝉蜕清轻升散，善走皮腠，薄荷轻清芳香，辛凉行散，二药合用，升散之力倍增，共收散风热，透斑疹，祛风止痒之佳效。后因久瘀津伤故给予石斛、天花粉以达养阴生津清热之效，天花粉又能通行经络，消肿排脓，解一切疮家热毒，全方活血而不伤血，清热而不伤阴，祛风而不伤气，因此在治疗本证时取得佳效。

四、脾虚夹湿证

孙某，女，22岁，未婚，黑龙江省哈尔滨市人。

首诊时间：2008 年 12 月 5 日。

主诉：全身起风疹疙瘩伴瘙痒 5 年。

现病史：患者 5 年前无明显诱因出现皮肤起红疹，伴瘙痒，症状时作时止，口服扑尔敏症状略有缓解但症状反复发作，严重影响生活休息，遂于医院就诊服药汤剂给予对症治疗，发病时症状明显缓解，但仍未取得满意的疗效，现风团发生部位以颜面为主，其发病时偶有口唇或眼睑突然肿胀。发病季节好发于冬季。因其经年不愈，后经熟人介绍并建议其使用中医调理，遂来笔者门诊处就诊。

既往史：过敏性鼻炎病史 3 年。

中医四诊：风团以颜面为主，口唇或眼睑宣浮肿起。面色少华，神疲懒言，气短乏力，大便溏，日 2 ～ 3 次，痞满，纳食不香，寐差，夜间常因瘙痒而醒，舌质淡胖，苔薄白润滑，脉象细弱。

辅助检查：血常规示嗜酸性粒细胞增加，嗜酸性粒细胞计数 0.396×10^9/L。皮肤划痕征阳性。过敏原测定示海鲜类，面粉类过敏。

中医诊断：瘾疹（脾虚夹湿证）。

西医诊断：荨麻疹。

中医诊断依据：患者为青年女性，因患病多年，病情迁延，伤及后天之本，平素体弱，脾气虚弱，气虚不得固表，使得贼邪从表而入，引动风根，故多于冬季发病，因风邪侵袭肌腠，行于皮里膜间，故见其发为风疹疙瘩，风邪易袭阳位，故风团发生部位以颜面为主，因脾虚无以运化水湿，风邪夹湿上于头面，偶有口唇或眼睑突然宣浮肿起。冬季阳气入里则表亦虚，发病季节多在冬季。脾气不足见面色少华，神疲懒言，气短乏力，大便溏，日 2 ～ 3 次。舌质淡胖，苔薄白润滑，脉象细弱皆为脾虚夹湿，风寒外束之证。病位在后天之本，故气血虚损，因虚至病，则病情缠绵。

治法：健脾除湿，益气固表。

处方：党　参 20 克　　黄　芪 15 克　　炒白术 15 克　　茯　苓 10 克
　　　防　风 10 克　　荆　芥 10 克　　苍　术 10 克　　葛　根 15 克
　　　升　麻 15 克　　柴　胡 10 克　　当　归 10 克　　白　芍 8 克

陈　皮 8 克

7 剂，水煎服，早晚各一次，每次 150mL。

二诊：风疹疙瘩达痒感减轻，风团发生部位以颜面为主的减轻。面色少华，神疲懒言，气短乏力，大便溏，日 1-2 次，舌质淡胖，苔薄白润滑，脉象细弱。患者病情好转。续守原方。

处方：党　参 20 克　　黄　芪 15 克　　炒白术 15 克　　茯　苓 10 克
　　　防　风 10 克　　荆　芥 10 克　　苍　术 10 克　　葛　根 15 克
　　　升　麻 15 克　　柴　胡 10 克　　当　归 10 克　　白　芍 8 克
　　　陈　皮 8 克

5 剂，水煎服，早晚各一次，每次 150mL。

三诊：风疹疙瘩达痒感明显减轻，风团发作减少，病情向愈。服药后面色红润略有光泽，神疲懒言，气短乏力已无，自诉工作活动较前轻便，大便日 2 次，质软，舌质淡胖，苔薄白润滑，脉象虚细。患者大便转佳，诸症减轻，故去苍术，白芍。

处方：党　参 20 克　　黄　芪 15 克　　炒白术 15 克　　茯　苓 10 克
　　　防　风 10 克　　荆　芥 10 克　　葛　根 15 克　　陈　皮 8 克
　　　升　麻 15 克　　柴　胡 10 克　　当　归 10 克

7 剂，水煎服，早晚各一次，每次 150mL。

四诊：诸症近愈，舌质淡胖，现舌边略有齿痕，苔白略滑，脉沉细。续守原方。

处方：党　参 20 克　　黄　芪 15 克　　炒白术 15 克　　茯　苓 10 克
　　　防　风 10 克　　荆　芥 10 克　　葛　根 15 克　　陈　皮 8 克
　　　升　麻 15 克　　柴　胡 10 克　　当　归 10 克

7 剂，水煎服，早晚各一次，每次 150mL。

患者病情好转，续服原方制成散剂口服 1 个月，随诊半年未见复发

【按语】

笔者从事脾胃疾病治疗多年，今患者步入门诊，识其面容神色，便知脾虚已久，问诊得知病症在风团，因其本病日久迁延，标病为外感风寒邪气，为气虚夹邪，《诸病源候论·风瘙身体瘾疹候》阐述为："邪气客于皮肤，复逢风寒相折，则起风瘙瘾疹。"

遂以补中益气汤和玉屏风散加减为主方加以解表通经之品，以参芪二味合用为君，黄芪补气升阳益气固表温分肉，实腠理，党参补中气长于止泻偏于阴而补中，黄芪偏于阳而实表，二药配合一阴一阳共奏佳效，因其有风寒邪气在表而发瘾疹，故佐以葛根、升麻，其中葛根升举阳气，发表透泄，清热解毒，升麻解肌退热，疏表透邪，止泻止渴，葛根清扬升散，升麻轻浮上升，二者同为佐药，通行肌表内外，收升阳散邪之效，以桂枝、荆防疏风，温阳散寒解表，以苍术、薏苡仁健脾渗湿，除脾虚之湿盛，笔者根据患者脾虚夹湿的病机，治取健脾祛湿为主，取得佳效。

五、阴虚热结证

齐某，男，24 岁，未婚，黑龙江省肇东市人。

首诊时间：2012 年 7 月 5 日。

主诉：全身突然泛发风团瘙痒剧烈伴腹痛半月余。

现病史：患者半月前感受风邪后突然遍体泛发风团，其后每日午前和夜晚发作较甚，常常骤起骤消，伴有瘙痒剧烈。发时则伴有腹部疼痛，于当地医院诊断为"胃肠型荨麻疹"，以激素类药物治疗后症状反复，未取得明显的疗效，发作时仍有痒痛剧烈，患者病情影响生活起居，情绪不佳，后辗转经朋友介绍并决定采取中医调理，遂来笔者门诊处就诊。

既往史：无。

中医四诊：全身泛发稠密红色风团，肌肤灼热，瘙痒难忍，如欲钻心，搔抓破流血水，腹胀腹痛，大便干结 3 日未行，解而不畅，纳差，寐差，舌质红，苔薄黄燥，脉细数。

辅助检查：皮肤划痕征阳性。变应原检查示花粉、土豆类、海鲜类过敏。

中医诊断：瘾疹（阴虚热结挟风证）。

西医诊断：荨麻疹。

中医诊断依据：患者为青年男性，因形瘦之体，质偏阴虚，阴虚生内热，又外感风邪，两邪相搏，郁久热盛，致邪热郁里，营卫失调而发全身泛发稠密红色风团，其阴虚是本，故见午前和夜晚则发作，发时肌肤灼热，瘙痒难忍，如欲钻心，搔抓破流血水，口干渴热结和风邪是标，见风团骤起骤消，腹胀腹痛不思食，大便干结 3 日未行，解而不畅。舌质红，苔薄黄燥，脉细数皆为阴虚于内，热结于腑，风客于表之象，本证甚急。当先治标病。

治法：通腑泻热，养阴疏风。

处方：荆　芥 20 克　　炒黄芩 15 克　　玄　参 20 克　　厚　朴 15 克

麦　冬 15 克　　生地黄 10 克　　知　母 15 克　　白鲜皮 15 克

苦　参 10 克　　炒枳实 10 克　　蝉　衣 10 克　　大　黄 10 克

7 剂，水煎服，早晚各一次，每次 150mL。

二诊：患者现全身泛发稠密红色风团，肌肤灼热感明显减轻，瘙痒难忍明显缓解，仍有搔抓破流血水，腹胀腹痛减轻，大便通常 2 日一行，质干，时有排便困难，舌质红，苔薄黄燥，脉细数。原方加养血通便之当归，肉苁蓉。

处方：荆　芥 20 克　　炒黄芩 15 克　　玄　参 20 克　　厚　朴 15 克

麦　冬 15 克　　生地黄 10 克　　知　母 15 克　　白鲜皮 15 克

苦　参 10 克　　炒枳实 10 克　　蝉　衣 10 克　　大　黄 10 克

当　归 8 克　　肉苁蓉 8 克

5 剂，水煎服，早晚各一次，每次 150mL。

三诊：全身泛发稠密红色风团，肌肤灼热感明显缓解，瘙痒减轻可控制不去搔挠，发作次数明显减轻，腹痛缓解，大便通常 2 日一行，质软，小便黄，苔薄腻黄略燥，舌质红，脉细数。原方加白芍养阴止痛。

处方：荆　芥 20 克　　炒黄芩 15 克　　玄　参 20 克　　厚　朴 15 克

麦　冬 15 克　　生地黄 10 克　　知　母 15 克　　白鲜皮 15 克

苦　参 10 克　　炒枳实 10 克　　蝉　衣 10 克　　大　黄 10 克

当　归 8 克　　肉苁蓉 8 克　　白　芍 15 克

10 剂，水煎服，早晚各一次，每次 150mL。

四诊：诸症明显缓解。原方去肉苁蓉，加枸杞子增养阴之力。

处方：荆　芥 20 克　　炒黄芩 15 克　　玄　参 20 克　　厚　朴 15 克

麦　冬 15 克　　生地黄 10 克　　知　母 15 克　　白鲜皮 15 克

苦 参 10 克	炒枳实 10 克	蝉 衣 10 克	大 黄 10 克
当 归 8 克	枸杞子 10 克	白 芍 15 克	

7 剂，水煎服，早晚各一次，每次 150mL。

患者瘾疹已退，2 年后因他病就诊，言未见复发。

【按语】

笔者认为本患者阴虚热结为本，风邪入侵为标，为标本同病，高士宗说："如邪正之有余不足。迭胜而相间者，则并行其治。并行者，补泻兼施，寒热互用也。"在具体应用扶正祛邪法则时，亟待区分邪正双方的消长盛衰。以决定扶正祛邪的主次，确定其治疗原则。笔者以防风、荆芥轻浮升散，解表散寒，使风热从汗出而散之于上；大黄破结通幽，玄参、生地、麦冬养阴增液息风。风之为患，肝木受之，归、芍和血补肝，知母养阴清热。黄芩清中上之火，甘草缓峻而和中，加白鲜皮、苦参清热燥湿祛风，以枳实、厚朴行气通腑，助大黄泄结热，蝉衣走皮腠祛风邪，泻热结，全方上下分消，表里交治，散泻之中犹寓温养之意，所以汗不伤表，下不伤津也。二诊因大便不通加养血通便之当归、肉苁蓉。笔者常用养阴泻热法治疗阴虚热结型瘾疹，效佳。

六、肝郁化火证

张某，女，35 岁，已婚，黑龙江省大庆市人。

首诊时间：2009 年 5 月 15 日。

主诉：全身发作性风团瘙痒色红伴头昏目赤、胁痛半年余。

现病史：患者半年前因郁怒后发粉红色风团瘙痒灼热由局部迅速蔓延全身，伴头昏目赤、胁肋部疼痛，口干苦，呕恶，心烦寐差，每因情志变化而病情加剧，曾到各医院就诊，曾做变态反应检查示对多种物质过敏，诊断为"荨麻疹"给予对症的抗敏药，强的松及 100 余剂中药治疗，未收明显的效果，后经他人引荐，来我院我门诊就诊。

既往史：无。

中医四诊：粉红色风团瘙痒灼热，烦躁不安，肤热难耐，坐卧不宁，口咽部干燥，胁肋部胀满，口干苦，大便干，一日一行，小便黄，舌边红，苔黄，脉弦数。

辅助检查：血常规未见异常。皮肤划痕征阳性。变应原检查示对粉尘、花粉、海鲜等物质过敏。

中医诊断：瘾疹（肝郁化火证）。

西医诊断：荨麻疹。

中医诊断依据：患者为中年女性，因情志不遂，阻遏肝脉，致使肝气失于疏泄则见头昏目赤，胁痛呕苦，郁而化热，心烦易怒，口干口苦，营卫不和，卫外不固，风热邪郁于皮毛腠理而发病，风热客于肌肤，则出现风团疹痒色粉红瘙痒灼热。舌边红、苔黄，脉弦数。皆为肝郁化火的表现。

治法：清肝泻火，祛风止痒。

处方：龙胆草 20 克　　栀　子 15 克　　荆　芥 10 克　　炒黄芩 10 克
　　　生地黄 15 克　　柴　胡 10 克　　菊　花 8 克　　金银花 15 克
　　　当　归 10 克　　泽　泻 7 克　　丹　皮 8 克　　赤　芍 8 克
　　　白茅根 15 克

7 剂，水煎服，早晚各一次，每次 150mL。

二诊：患者现风团疹痒色粉红瘙痒灼热明显减轻，头昏目赤缓解，心烦易怒症状明显减轻，晨起口干口苦，胁肋部不适明显缓解，大便质干每日一次，近日小便多，尿色仍黄，舌边红、苔黄，脉弦数。原方去菊花、泽泻加白鲜皮取其以皮治皮之理。

处方：龙胆草 20 克　　栀　子 15 克　　荆　芥 10 克　　炒黄芩 10 克
　　　生地黄 15 克　　柴　胡 10 克　　白鲜皮 10 克　　金银花 15 克
　　　当　归 10 克　　丹　皮 8 克　　赤　芍 8 克　　白茅根 15 克

7 剂，水煎服，早晚各一次，每次 150mL。

三诊：患者现风团疹痒明显减轻，偶见发作前有心烦易怒，口干口苦明显减轻，未见胁肋部不适，大便质干，小便利，舌边红、苔薄黄，脉弦略数。原方加大黄泄热。

处方：龙胆草 20 克　　栀　子 15 克　　荆　芥 10 克　　炒黄芩 10 克
　　　生地黄 15 克　　柴　胡 10 克　　白鲜皮 10 克　　金银花 15 克
　　　当　归 10 克　　丹　皮 8 克　　赤　芍 8 克　　白茅根 15 克

大　黄 8 克

7 剂，水煎服，早晚各一次，每次 150mL。

四诊：风团已近未发，心烦，口干苦等症明显缓解，大便正常日一次，质软。原方去大黄、白茅根，加清热除烦之淡豆豉、天花粉。

处方：
龙胆草 20 克	栀　子 15 克	荆　芥 10 克	炒黄芩 10 克
生地黄 15 克	柴　胡 10 克	白鲜皮 10 克	金银花 15 克
当　归 10 克	丹　皮 8 克	赤　芍 8 克	淡豆豉 6 克

天花粉 6 克

10 剂，水煎服，早晚各一次，每次 150mL。

患者诸症痊愈，随诊半年未见复发。

【按语】

笔者多年临床认为本病主要在于情志不畅，发作与情志有关，病位在肝，故以清肝泻火为主要治法，用龙胆草大苦大寒之品，上能清肝胆实火，下能泻肝胆湿热，泻火除湿，取其清肝胆实火之功为方中君药。黄芩、栀子两药苦寒能泻三焦火毒，用以为臣，以加强君药清热之功。肝为藏血之脏，肝经实火，易伤阴血，所用诸药又属苦燥伤阴之品，故用生地养阴，当归补血，使祛邪不伤正，柴胡疏畅肝胆，并能引诸药归于胆肝之经，菊花、金银花、清热解毒明目，白鲜皮平肝祛风止痒，丹皮、赤芍制血中之热，凉血活血，白茅根清肺热，导热下行，使表热得解，二诊加入白鲜皮以皮治皮，清热燥湿祛风。三诊加入大黄，取泄热通便之功。四诊久病津伤加淡豆豉、天花粉养阴生津除烦，诸药共用，清肝泻火，祛风止痒。

七、血虚风燥兼湿热证

刘某，女，56 岁，已婚，黑龙江省哈尔滨市人。

首诊时间：2009 年 4 月 5 日。

主诉：全身风团皮肤瘙痒 5 天。

现病史：患者 5 天前患者因进食大量海鲜，上肢突然出现红色疹块，形状扁平，伴有瘙痒疼痛，后延及全身，伴有瘙痒，皮肤干燥起皮，口干，口渴，不欲饮，面色萎黄，心烦不适，未经系统治疗，患者发病较急，经亲属介绍来笔者门诊就诊。

既往史：慢性肾炎病史 3 年，自诉小便时有尿频，夜尿较多，口服金水宝。

中医四诊：面色少华，目干涩，口干，皮肤干燥，爪甲干枯失去光泽；伴有神情倦怠，心悸失眠，气短乏力，纳差，下肢肿，小便不畅，量少，大便秘结；舌红，苔薄黄，脉细数。

辅助检查：血常规示嗜酸性粒细胞增加。变应原检查示对粉尘、海鲜、玉米多种食物过敏。皮肤划痕征阳性。尿常规示隐血（++），蛋白（+）。

中医诊断：瘾疹（血虚风燥兼湿热证）。

西医诊断：荨麻疹。

中医诊断依据：患者为中老年女性，病久体虚，肾阴不足，肝藏血，肝血亏虚，阴虚生内热，则有目干涩，口干，皮肤干燥，爪甲干枯失去光泽；气血耗伤有神情倦怠，心悸失眠，血燥生风，风热入血，因进食海鲜，化生湿热，在肌邪气不散，见红色疹块，扁平，瘙痒，在里湿热内蕴见纳差痞满，其开合失利，故见小便不畅，量少下肢肿。舌脉俱为血虚内热之象。

治法：滋阴养血，清热利湿止痒。

处方：银柴胡 20 克　　防风 10 克　　乌梅 10 克　　五味子 10 克

白蒺藜 15 克　　蝉蜕 10 克　　白鲜皮 15 克　　白芍 15 克

牡丹皮 10 克　　赤芍 15 克　　荆芥 10 克　　当归 10 克

车前子 15 克

7 剂，水煎服，早晚各一次，每次 150mL。

二诊：患者疹痒减轻，目干涩减，皮肤干燥减轻，心悸失眠缓解，气短乏力减轻，下肢浮肿减轻，小便量少色黄，大便干；舌红，苔薄黄，脉细数。续守原方。

处方：银柴胡 20 克　　防风 10 克　　乌梅 10 克　　五味子 10 克

白蒺藜 15 克　　蝉蜕 10 克　　白鲜皮 15 克　　白芍 15 克

牡丹皮 10 克　　赤芍 15 克　　荆芥 10 克　　当归 10 克

车前子 15 克

7 剂，水煎服，早晚各一次，每次 150mL。

三诊：患者疹痒明显减轻，目干涩已无，皮肤略干，心悸失眠明显缓解，偶有下肢酸胀，小便尚可，大便2日一行，质软；舌红，苔薄黄，脉细数。原方去车前子，加养血润肠通便之火麻仁、郁李仁。

处方：银柴胡20克　　防　风10克　　乌　梅10克　　五味子10克

　　　白蒺藜15克　　蝉　蜕10克　　白鲜皮15克　　白　芍15克

　　　牡丹皮10克　　赤　芍15克　　荆　芥10克　　当　归10克

　　　火麻仁10克　　郁李仁10克

　　　10剂，水煎服，早晚各一次，每次150mL。

四诊：疹近日未发，时有皮肤干痒，诸症状明显好转，小便利，大便正常。续守原方。

处方：银柴胡20克　　防　风10克　　乌　梅10克　　五味子10克

　　　白蒺藜15克　　蝉　蜕10克　　白鲜皮15克　　白　芍15克

　　　牡丹皮10克　　赤　芍15克　　荆　芥10克　　当　归10克

　　　火麻仁10克　　郁李仁10克

　　　10剂，水煎服，早晚各一次，每次150mL。

服药后患者诸症痊愈，嘱忌辣椒羊肉、海鱼海虾、烟酒等刺激性食物，1年后随诊未见复发。

【按语】

笔者多年临床认为本病源于肾病日久，阴伤血少，化而为风，因饮食触发，发为瘾疹，为过敏性疾病。《素问》云："风邪客于肌中则肌虚，真气发散，又被寒搏皮肤，外发腠理，开毫毛，淫气妄行之则为痒也。所有风疹瘙痒，不外于此。"防风，其气轻扬，能散入于骨肉之风，故宣散在表之风邪；银柴胡，性甘微寒，清血热，益阴血，二者共为开药；乌梅、五味子滋阴敛肺而为合品，四药共奏开阖有序之效，加蝉蜕具有清透之功《本草崇原》有言："蜕者，褪脱之意，皮肤瘾疹，一切风热之证，取而用之，亦符合伏邪治疗的原则，即伏邪非透尽，则邪热不解"。素有肾病，水湿停聚，加以利小便之品，但恐其伤阴，加以归芍养阴。全方结构严谨，取效甚佳。

【诊疗体会】

瘾疹，一名首见于《内经·素问》，历代有风疹、赤白游风，风丹等名。俗称风疹块、风团，风膜等。后于《诸病源候论》中记录，现代称荨麻疹，其中风瘙瘾疹生疮候，人皮肤虚，为风邪所折，则起瘾疹，热多则色赤，风多则色白，甚者痒痛，搔之则成疮。

笔者多年临证时善于详询病史以透过现象抓本质。抓住其基本病因为虚为实，再遣方用药，用药精准，而非一味以发表之药耗伤阴液。故治病疗疾时得其虚者养血益气，养阴，兼祛风除湿，故在疾病治疗过程中，以急则治其标，缓则治其本的原则，先以祛风除湿药物去其邪实，兼顾健脾养阴，或益气和血，活血化瘀等法，待诸痒痛证缓解，以益气固表为主，兼益气生津等法进一步治疗本病，使得患者病愈体安。瘾疹之病，笔者疏肝理脾，渗湿除热为治疗本病的核心思想，遵其有外感和内生之风，以解表祛风和养血润燥为治疗标病之法，脾者统血，为气血生化之源，肝者藏血，因其风与血的密切关系。故笔者从肝脾论治瘾疹一病，效果甚好。

【治疗特色】

1. 重视和表里

笔者善用调摄肝脾之法，以和顺表里，调畅气机为中心思想，笔者常以柴胡升清阳长于开郁亦可解郁热，黄芩降浊火善于泄热，二者同疏调气机升降，本病善用以桂枝、白芍解肌发表、调和营卫，补卫表之虚，解肌表之风寒邪气，扶正祛邪，表里同治，标本兼顾，而且体现了"天人相应"的整体现思想。

2. 注重益气养阴

肾为先天之本，脾为气血生化之源，笔者多年来重视脾肾的补养，补泻脾胃之本者，燥其湿则为泻，润其燥则为补，以参芪二味合用为君，黄芪补气升阳益气固表温分肉，实腠理，党参补中气长于止泻偏于阴而补中，黄芪偏于阳而实表，而要配合一阴一阳多以白术，薏苡仁，苍术健脾渗湿，使水湿运化，热无所依，补泻得当，使气血得以生化之源。滋肾水以除虚热以滋阴降火，以地黄，枸杞子等，至平为愈，虚得补则热自除。

3. 注重气血同调

笔者善调气活血以畅气机，宣血脉。《素问·痹论篇》"荣者，水谷之精气也，和调于五脏，洒陈于六腑，乃能入于脉也，故循脉上下，贯五脏，络六腑也。"七情内伤，阴阳失调，气血虚等，治疗上多取扶正培本之法。其根据为"正气存内，邪不可干，邪之所凑，其气必虚"，常以丹参、赤芍活血清热，桃仁、红花行养血，活血，祛瘀之功，入心可散血中之滞，入肝可理血中之壅，当归血活血等药，常配以柴胡、防风等气药同时使用，取得佳效。经云："脏得血则而能液，腑得血而能气，夫血随气运，气血宣行，则其中神自清利，而应机能为用矣。"

4. 注重风药的运用

风邪易夹他邪，故治疗时笔者注重辨别寒热，属寒者散寒祛风，属热者，祛风清热，以祛风为主，风消则邪无所附，治风者亦有从内，从外之别，从内着养肝也，《本草经疏》言其"入足厥阴经，诸风掉眩属肝木，风客是经，非辛温走散之性则不能祛风逐邪，兼引诸风药入达病所也。"笔者常用当归，白芍养血润燥，以地黄，枸杞养阴润燥祛风，外风者，荆防为之要药，荆芥气味清阳，偏于发散上焦风寒，炒黑入药，解血分郁热，防风气味皆升，善走上焦，又走气分，偏于祛周身之风且可胜湿，二者同用，并走于上，为祛风之佳品，蝉蜕为走皮腠祛风之良药，葛根升麻通行肌表内外升阳散邪。

【结语】

笔者认为瘾疹之为病，虽以祛风为主，但又不可局限于此，应区别情况，辨证分析，才能提高疗效，主要责之于肝、脾、肺。笔者善于从肝脾论治瘾疹，每取佳效。

燥 证

一、肺燥阴虚兼血瘀证

张某，女，54 岁，黑龙江省哈尔滨市人。

首诊时间：2010 年 9 月 24 日。

主诉：口干、眼干、咽干半年余，近期加重。

现病史：半年前，患者无明显诱因出现口干、眼干，双手关节肿痛，遇冷变白，握拳困难，后出现双膝关节疼痛，左髋关节疼痛，小关节轻度畸形，晨僵半小时，曾就诊于某医院，查：抗核抗体（ANA 抗体）1：400，核仁型，斑点型，抗 SSA 抗体（＋），抗 SSB 抗体（±），抗 ds-DNA 抗体（－），抗突变型瓜氨酸化波形蛋白抗体（MCV-Ab）29.6U/mL，抗核周因子（＋）。胸部 CT 示：两肺间质纹理增多。眼科检查示：Schirmer 试验 4mm/5min，角膜染色试验（＋），泪膜破碎时间 2s，示干眼症。诊断为"结缔组织病，干燥综合征，类风湿关节炎？"治疗未见好转后出院（具体治疗不详），为求进一步治疗，经他人介绍，来笔者门诊治疗。

中医四诊：形体消瘦，面色晦暗干枯，口干，咽干，饮水不解，眼干，干咳，痰少难咯，质稠，色黄略带血丝，身热，午后尤甚，夜间汗出，食欲一般，寐浅多梦，大便干，2 ～ 3 日一行，小便短少，双手关节疼，天气变化后加重，唇周伴有青紫瘀斑，舌质紫暗，苔薄黄、少津，下络瘀斑，脉细涩。

中医诊断：燥证（肺燥阴虚兼血瘀证）。

西医诊断：干燥综合征；类风湿关节炎。

中医诊断依据：患者形体消瘦，面色晦暗干枯为阴虚体质，阴虚体内津液不足则口干，咽干，饮水不解，眼干；阴虚阳亢则身热，午后尤甚，夜间卫阳入里，内热加重，蒸津外泄，则夜间汗出；肺为娇脏，喜润勿燥，肺阴虚则干咳，痰少难咯，质稠，色黄略带血丝，久病入络而瘀，则唇周伴有青紫瘀斑，舌质紫暗，下络瘀；舌苔少津，脉细涩均为阴虚所致。

治法：滋阴养肺润燥，理气活血化瘀。

处方：
桑　叶 20 克	苦杏仁 10 克	枇杷叶 20 克	生石膏 15 克
知　母 10 克	瓜蒌皮 20 克	麦　冬 15 克	阿　胶 15 克
丹　参 20 克	当　归 15 克	五灵脂 10 克	炒蒲黄 10 克
甘　草 10 克			

7 剂，水煎服，每日一剂，每日早晚各一次，每次 150mL。

二诊：服药后面色少华，身热，口干，咽干，眼干均缓解，干咳减轻，但仍有黄色黏痰，不易咯出，夜间时有汗出，食欲一般，寐浅多梦，大便时干时稀，1 ～ 2 日一行，小便短少，双手关节疼，唇周伴有青紫瘀斑消失，舌质暗淡，苔薄黄、少津，下络微瘀，脉细。原方减五灵脂、蒲黄；加炒枣仁、夜交藤以安神；火麻仁、松子仁以通便。方药如下：

处方：
桑　叶 20 克	苦杏仁 10 克	枇杷叶 20 克	生石膏 15 克
知　母 10 克	瓜蒌皮 20 克	麦　冬 15 克	阿　胶 15 克
丹　参 20 克	当　归 15 克	酸枣仁 15 克	夜交藤 20 克
火麻仁 15 克	松子仁 15 克	甘　草 10 克	

7 剂，水煎服，每日一剂，每日早晚各一次，每次 150mL。

三诊：服药后面色有华，肺燥阴伤诸证好转，偶有夜间汗出，寐可，食欲一般，大便时正常，1 日一行，小便短少，双手关节疼，舌质暗淡，苔薄黄、少津，脉细。原方减火麻仁、松子仁；加神曲消食导滞，威灵仙、桑枝通络止痛。方药如下：

处方：
桑　叶 20 克	苦杏仁 10 克	枇杷叶 20 克	生石膏 15 克
知　母 10 克	瓜蒌皮 20 克	麦　冬 15 克	阿　胶 15 克
丹　参 20 克	当　归 15 克	酸枣仁 15 克	夜交藤 20 克
威灵仙 15 克	桑　枝 15 克	神　曲 10 克	甘　草 10 克

10 剂，水煎服，每日一剂，每日早晚各一次，每次 150mL。

四诊：服药后面色有华，诸症明显好转，大便时正常，1 日一行，小便正常，舌质暗淡，苔薄，脉细。原方减生石膏、知母；加白芍、五味子以养阴生津。方药如下：

处方：桑　叶 20 克　　苦杏仁 10 克　　枇杷叶 20 克　　五味子 15 克

　　　白　芍 20 克　　瓜蒌皮 20 克　　麦　冬 15 克　　阿　胶 15 克

　　　丹　参 20 克　　当　归 15 克　　酸枣仁 15 克　　夜交藤 2 克

　　　神　曲 10 克　　甘　草 10 克　　威灵仙 15 克　　桑　枝 15 克

　　　10 剂，水煎服，每日一剂，每日早晚各一次，每次 150mL。

随症加减服药半年后随诊，患者自觉口干、咽干消失，但眼干时有，嘱患者口服杞菊地黄丸半个月。后随诊诸症痊愈，至今未从复发。

【按语】

《素问·经脉别论》云："饮入于胃，游溢精气，上输于脾，脾气散精，上归于肺，通调水道，下输膀胱，水精四布，五经并行。"这是对津液的生成、输布和排泄过程的简要概括，由此可见，津液的正常代谢与肺、脾、肾三脏关系密切。本案患者肺阴虚，复感燥热之邪，致使肺系失濡，水之上源干涸。笔者运用桑叶清宣燥气；苦杏仁、炙枇杷叶、瓜蒌皮宣降肺气化痰；生石膏配知母清解肺热保津；少佐麦冬、阿胶滋润肺阴；丹参、当归活血化瘀；火麻仁、松子仁润肠通便；酸枣仁、夜交藤养血安神；威灵仙、桑枝通络止痛；甘草调和诸药。诸药合方，清宣燥热、滋阴保津、理血安神，化瘀止痛。

二、燥邪犯肺证

马某，女，34 岁，黑龙江省哈尔滨市人。

首诊时间：2010 年 10 月 1 日。

主诉：发热、干咳 1 个月，近期加重。

现病史：患者于 1 个月前无明显诱因始发热，两天后出现干咳，喉间痰鸣。曾就诊于外院，查体：神情状可，双肺听诊呼吸音粗，可闻及干鸣音，心音纯，节律整。诊断为肺炎支原体感染，予口服易坦静、氨溴特罗口服溶液，静脉滴注红霉素，喜炎平针剂 2 周，仍干咳。为求进一步治疗，经朋友介绍，来笔者门诊治疗。

中医四诊：形体适中，面色萎黄，微有恶寒发热，干咳，痰少难咯，质黏，色黄，胸痛带有血丝，口苦口干，饮水不解，咽干，声音暗哑，饮食不振，睡眠不佳，夜间时常咳醒，大便干，3～4日一行，小便正常，舌质红，苔薄白，脉浮数。

中医诊断：温燥（燥邪犯肺证）。

西医诊断：咳嗽。

中医诊断依据：深秋季节，易于感受燥邪，燥邪犯肺，津液被伤，肺不得滋润而失清肃，故干咳，痰少而黏，不易咳出。伤津化燥，气道失其濡润，所以唇、舌、咽、鼻都见干燥而欠润。肺为燥邪所袭，肺卫失宣，则见发热恶寒。燥邪化火，灼伤肺络，可见胸痛咯血。燥邪伤津则舌红。脉数为燥热之象。

治法：祛邪清肺，滋阴润燥。

处方：桑白皮15克　　炒杏仁10克　　前　胡15克　　芦　根20克

　　　金银花15克　　北沙参15克　　全瓜蒌20克　　炙甘草10克

　　　神　曲10克　　炒枣仁15克　　夜交藤20克　　连　翘15克

　　　石　斛15克　　麦　冬15克

7剂，水煎服，每日一剂，每日早晚各一次，每次150mL。

二诊：服药后干咳，胸痛明显好转，燥邪犯肺诸证干均已缓解，寐可，但饮食不振，大便干，1～2日一行，小便正常，舌质红，苔薄白，脉浮数。原方加火麻仁，松子仁以润肠通便。方药如下：

处方：桑白皮15克　　前　胡15克　　芦　根20克　　炙甘草10克

　　　金银花15克　　北沙参15克　　浙贝母15克　　全瓜蒌20克

　　　神　曲10克　　炒枣仁15克　　夜交藤20克　　连　翘15克

　　　石　斛15克　　麦　冬15克　　火麻仁15克　　松子仁15克

7剂，水煎服，每日一剂，每日早晚各一次，每次150mL。

三诊：服药后燥邪犯肺诸证干均已好转，寐可，饮食一般，大便正常，1～2日一行，小便正常，舌质红，苔薄白，脉浮数。原方减前胡、芦根、金银花、连翘，加山药，五味子、白芍、生山楂方，加大炙甘草量，酸甘化阴以固药效。方药如下：

处方：桑白皮15克　　五味子15克　　山　药20克　　炙甘草20克

　　　白　芍20克　　北沙参15克　　浙贝母15克　　全瓜蒌20克

　　　神　曲10克　　炒枣仁15克　　夜交藤20克　　生山楂15克

石　斛 15 克　　麦　冬 15 克　　火麻仁 15 克　　松子仁 15 克

7 剂，水煎服，每日一剂，每日早晚各一次，每次 150mL。

3 个月后随诊，患者诸症好转，无明显不适，病情至今未曾复发。

【按语】

笔者认为肺为娇脏，居五脏最高之部位肺，喜润勿燥，然而秋季燥气当令，此时燥邪极易侵犯人体而耗伤肺之阴津，故本病治疗关键在于润肺。用药慎用酸收之品，注意给邪以出路，以防闭门留寇。

三、肝肾阴虚兼心火上炎证

王某，女，58 岁，黑龙江省黑河市人。

首诊时间：2012 年 10 月 12 日。

主诉：口干伴眼干 10 年余，近期加重。

现病史：10 年前无明显原因逐渐出现口干，吞咽及进食困难。眼干，有异物感。视物不清鼻干，经常流鼻血。阴道干燥，白带减少。伴四肢关节肿痛，头痛、失眠、多梦，记忆力减退，不能坚持日常工作。曾在当地误诊为"类风湿性关节炎"、"神经衰弱"。综合中西药治疗，病情无均缓解。体检：神清，记忆力及计算力减退，双膝及腕关节轻度肿胀、压痛。含糖试验测唾液流量 <0.2mL/ 分，泪液滤纸试验阳性，ESR35mm/h，RF 阳性，在北京协和医院查 SSA（＋），SSB（＋），做周围神经活检为轻型慢性轴索性神经病，确诊为干燥综合证，应用皮质激素治疗后不见好转。辗转多家医院未曾治愈，后经友人介绍来笔者门诊治疗。

中医四诊：形体消瘦，两颧发红，头晕目眩，耳鸣健忘，口干，咽干，饮水不解，眼干，目羞明，目多哆，目眩视弱，腰酸，胫酸，胁部隐隐作痛，易疲乏肢困，性欲减退，手足麻木，心烦易怒，睡眠不佳，月经量少，食欲不振，大便干，1 至 2 日一行，小便短少色赤，舌红少苔，舌根尤甚，脉细数。

中医诊断：燥证（肝肾阴虚兼心火上炎证）。

西医诊断：干燥综合征。

中医诊断依据：肾阴亏虚，水不涵木，肝阳上亢，则头晕目眩，耳鸣健忘；虚热内扰，心神不安，故失眠多梦；津不上润，则口燥咽干；筋经量减少脉失养，故手足麻木，腰膝酸软无力。肝阴不足，肝脉失养，致胁部隐隐作痛。阴虚生内热，热蒸于里，故五心烦热；火炎于上，则两颧发红；肝肾精血不足则目羞明，多哆症，冲任隶属肝肾，肝肾阴伤，则冲任空虚，而经量减少。舌红少苔，脉细数，为阴虚内热之征。

治法：滋补肝肾，清心降火，养阴润燥。

处方：熟地黄 15 克　　山茱萸 15 克　　山　药 20 克　　黄　柏 15 克

　　　知　母 15 克　　石　斛 15 克　　麦　冬 15 克　　白　芍 15 克

　　　生山楂 15 克　　生甘草 15 克　　神　曲 10 克　　玄　参 15 克

　　　枸杞子 15 克　　女贞子 15 克　　竹　叶 15 克

7 剂，水煎服，每日一剂，每日早晚各一次，每次 150mL。

二诊：服药后上述症状有所均缓解，但仍眼干，易疲乏肢困，手足麻木，心烦易怒，睡眠不佳，食欲一般，大便干，1～2 日一行，小便色赤，舌红少苔，舌根尤甚，脉细数。原方减枸杞子、女贞子、竹叶，加炒枣仁、夜交藤以安神。方药如下：

处方：熟地黄 15 克　　山茱萸 15 克　　山　药 20 克　　黄　柏 15 克

　　　知　母 15 克　　石　斛 15 克　　麦　冬 15 克　　白　芍 15 克

　　　生山楂 15 克　　生甘草 15 克　　神　曲 10 克　　玄　参 15 克

　　　炒酸枣仁 15 克　　夜交藤 20 克

10 剂，水煎服，每日一剂，每日早晚各一次，每次 150mL。

三诊：服药后诸证好转，大便略干，1～2 日一行，小便正常，舌质略红，苔根剥，脉细数。原方减黄柏、知母；加五味子、炙甘草以酸甘养阴。方药如下：

处方：熟地黄 15 克　　山茱萸 15 克　　山　药 20 克　　五味子 15 克

　　　白　芍 20 克　　石　斛 15 克　　麦　冬 15 克　　生山楂 15 克

　　　生甘草 15 克　　神　曲 10 克　　玄　参 15 克　　夜交藤 20

　　　炙甘草 15 克　　炒酸枣仁 15 克

7 剂，水煎服，每日一剂，每日早晚各一次，每次 150mL。

四诊：服药后诸证好转，但近日时感乏力，大便正常，1 日一行，小便正常，舌质淡红，苔根略剥，脉细数。原方加黄芪补气培元。方药如下：

处方：熟地黄 15 克　　山茱萸 15 克　　山　药 20 克　　五味子 15 克

　　　白　芍 20 克　　石　斛 15 克　　麦　冬 15 克　　生山楂 15 克

　　　生甘草 15 克　　神　曲 10 克　　玄　参 15 克　　酸枣仁 15 克

　　　炙甘草 15 克　　黄　芪 20 克

7 剂，水煎服，每日一剂，每日早晚各一次，每次 150mL。

一年后随诊，患者病情痊愈，至今未从复发。

【按语】

笔者认为本病发病关键其一在于肾阴不足，如《素问·经脉别论篇》论述水液的代谢过程："饮入于胃，游溢精气，上输于脾，脾气散精，上归于肺，通调水道，下输膀胱。水精四布，五经并行。合于四时五脏阴阳，揆度以为常也。"肾为先天之本，是机体生命活动的根本，各脏腑阴阳的根本，"五脏之阴气非此不能滋，五脏之阳气非此不能发"。其二在于水不涵木，肝失疏泄，气机不畅，津液代谢缺乏动力，气阻津凝，加重病情。因此笔者注重补肾水，如清·陈士铎所言："人身之逆，全在肾水之不足，故补逆必须补水，水足而逆者不逆也。"

四、气血亏虚兼中气下陷证

俞某，女性，42 岁，黑龙江省牡丹江市人。

首诊时间：2013 年 9 月 27 日。

主诉：口干、眼干 3 年余。

首诊时间：3 年前患者出现口干、眼干、牙齿坏龋，面部黄褐斑，日晒后发红，爪甲不荣，偶有视物模糊，偶有腰痛、膝关节痛，肢体麻木在他院住院治疗，化验：白细胞低，ANA（＋），ds-DNA（＋），SSA（＋），SSB（＋），无发热，偶有胸闷心慌、小腹隐痛，无雷诺现象，无肌痛、肌无力，无明显口腔溃疡，诊断为干燥综合征。西医治疗半月余，症状无明显改善，既往有贫血、血小板减少症 10 余年，胃下垂病史 5 年余，桥本氏甲状腺炎 2 年余。今为求全面调治，经他人介绍来笔者门诊治疗。

中医四诊：患者形体适中，面色萎黄，平日重度焦虑，口干，饮水不解，眼干，食欲不振，脘腹重坠作胀，食入气陷更甚，睡眠不佳，少气乏力，肢体倦怠，声低懒言，自汗，偶有心悸，时有汗出，活动后加重，唇周伴有青紫瘀斑，时有便意，肛门坠重，小便频，但小便浑浊如米泔，唇甲淡白，舌质淡，舌体略胖，苔白，脉细涩无力。

中医诊断：燥证（气血两虚证兼中气下陷证）。

西医诊断：干燥综合征。

中医诊断依据：少气懒言，乏力，自汗，为气虚之象；心悸失眠，为血不养心所致；脾气上升，能升发清阳和升举内脏，气虚升举无力，内脏无托，故脘腹重坠作胀，食入气陷更甚；由于中气下陷，故时有便意，肛门坠重；脾主散精，脾虚气陷致精微不能正常输布而反下流膀胱，故小便浑浊如米泔。中气不足，全身机能活动减退，所以少气乏力，肢体倦怠，声低懒言；气血两虚不得上荣于面、舌，则见面色萎黄，舌淡。

治法：养血活血，补中益气。

处方：桃　仁 15 克　　红　花 15 克　　熟　地 20 克　　当　归 20 克

　　　白　芍 20 克　　川　芎 15 克　　柴　胡 20 克　　党　参 20 克

　　　白　术 20 克　　升　麻 15 克　　陈　皮 15 克　　桔　梗 15 克

　　　夜交藤 20 克　　甘　草 10 克

7 剂，水煎服，每日一剂，每日早晚各一次，每次 150mL。

二诊：服药后面色有所改善，口干，眼干等诸证均缓解，但乏力感明显，舌质淡，舌体略胖，苔白，脉细涩。原方加黄芪益气健脾。方药如下：

处方：桃　仁 15 克　　红　花 15 克　　熟　地 20 克　　当　归 20 克

　　　白　芍 20 克　　川　芎 15 克　　柴　胡 20 克　　党　参 20 克

　　　白　术 20 克　　升　麻 15 克　　陈　皮 15 克　　桔　梗 15 克

　　　夜交藤 20 克　　甘　草 10 克　　黄　芪 20 克

10 剂，水煎服，每日一剂，每日早晚各一次，每次 150mL。

三诊：服药后面色有所改善，诸证明显均缓解，舌质淡，苔白，脉细涩。效不更方，原方服用。

处方：桃　仁 15 克　　红　花 15 克　　熟　地 20 克　　当　归 20 克

　　　白　芍 20 克　　川　芎 15 克　　柴　胡 20 克　　党　参 20 克

　　　白　术 20 克　　升　麻 15 克　　陈　皮 15 克　　桔　梗 15 克

　　　　夜交藤 20 克　　　甘　草 10 克　　　黄　芪 20 克

　　7 剂，水煎服，每日一剂，每日早晚各一次，每次 150mL。

　　四诊：服药后面色有所改善，诸证明显好转，舌质淡，苔白，脉细涩。原方减桃仁、红花，加五味子益胃养阴。方药如下：

　　处方：熟　地 20 克　　当　归 20 克　　黄　芪 20 克　　夜交藤 20 克
　　　　　白　芍 20 克　　川　芎 15 克　　柴　胡 20 克　　党　参 20 克
　　　　　白　术 20 克　　升　麻 15 克　　陈　皮 15 克　　桔　梗 15 克
　　　　　甘　草 10 克　　五味子 5 克

　　10 剂，水煎服，每日一剂，每日早晚各一次，每次 150mL。

　　患者肝血虚是本病的病理基础，所有临床变现皆是由肝血虚直接或间接导致，以血府逐瘀汤养血活血，以补中益气汤补胆益气、升阳举陷，患者治疗 40 天，口咽干燥及关节疼痛明显好转，此例正在随访中。

　　【按语】

　　唐容川在《脏腑病机论》中指出："脾称湿土，土湿则滋生万物，脾润则长养百脏。"故笔者认为本病重在培土健脾，此法能调节脏腑、阴阳、气血失调，使免疫功能逐渐恢复正常，增强机体的抗病能力，即扶正又驱邪。现代医学认为很多培土健脾的中药，诸如人参、白术、茯苓、黄芪、山药等都有调节机体免疫功能，明显改善患者的病情的作用。同时，在运用西药时，尤其是糖皮质激素的长期使用，大多会影响患者的脾胃功能，此时配合培土健脾的中药，将会增强治疗效果，对患者生活质量的提高也有促进作用。

五、脾湿肺燥兼血虚证

　　唐某，女，45 岁，黑龙江省大兴安岭人。

　　首诊时间：2013 年 9 月 22 日。

　　主诉：干咳伴乏力 1 月余，加重 1 周。

　　现病史：1 月前因感冒咳嗽，自服抗生素（具体药物不详），治疗无效。前往他处医治，某医生用银翘散合止嗽散加减治疗无效。后又辗转多家医院治疗，未见明显好转。近日自觉症状有加重趋势，患者多方询找名医救治，后经其他患者介绍来笔者门诊治疗。

中医四诊：形体适中，面色萎黄晦暗，现咳嗽胸痛，咯痰，痰少而黏，色淡黄，难以咯出，鼻腔及咽喉干涩，口唇干，口干咽痛，头晕眼花，心悸失眠，疲劳乏力，食少腹胀，经量减少，经色变淡，经期迁延，大便时干时溏，肢体略有浮肿小便短少，舌质胖大，并见齿痕，苔白厚，微泛黄，少津液，脉细数乏力。查体：见咽红，扁桃体红，Ⅰ度肿大。

中医诊断：秋燥（脾湿肺燥兼血虚证）。

西医诊断：咳嗽。

中医诊断依据：湿阻气滞，气血不能外荣，阳气不宣，胆汁随之外泄，故肌肤面目发黄，黄色晦暗如烟熏；湿泛肌肤可见肢体浮肿；膀胱气化失司，则小便短少；燥邪犯肺，津液被伤，肺不得滋润而失清肃，故干咳无痰，或痰少而黏，不易咳出。伤津化燥，气道失其濡润，所以唇、舌、咽、鼻都见干燥而欠润；心主血脉而藏神，血虚心失所养则心悸，神失滋养而失眠，血虚脑髓失养，睛目失滋，所以头晕眼花；女子以血为用，血液充盈，月经按期而至，血液不足，经血乏源，故经量减少，经色变淡，经期迁延；舌质胖大，并见齿痕，苔白厚，微泛黄，少津液，脉细数乏力皆由脾湿肺燥兼血虚所致。

治法：润肺化痰止咳，健脾化湿。

处方：

桑　叶15克	石　膏15克	太子参20克	生甘草15克
胡麻仁15克	阿　胶15克	麦　冬15克	枇杷叶15克
杏　仁12克	白　芍15克	炒白术15克	炒扁豆15克
百　合15克	浙贝母15克	桔　梗15克	玄　参20克

7剂，水煎服，每日一剂，每日早晚各一次，每次150mL。

二诊：服药后，仍偶发咳嗽，咯痰色黄量少，易咯，咽疼痛干涩消除，饮食尚可，大便日行1次，成型，舌质暗，舌体胖大见齿痕，舌边尖红而少苔，舌中根部苔薄白，脉濡无力。原方去石膏、玄参以防长期使用苦寒伤其正气；加沙参、山药补气养阴。方药如下：

处方：桑　叶15克　　沙　参15克　　太子参20克　　生甘草15克

胡麻仁15克　　阿　胶15克　　麦　冬15克　　枇杷叶15克

杏　仁12克　　白　芍15克　　炒白术15克　　炒扁豆15克

百　合15克　　浙贝母15克　　桔　梗15克　　山　药20克

7剂，水煎服，每日一剂，每日早晚各一次，每次150mL。

三诊：服药后，诸症好转，大便日行1次，成型，舌质淡，边齿痕，舌中根部苔薄白，脉濡无力。原方去炙枇杷叶、杏仁。方药如下：

处方：桑　叶15克　　沙　参15克　　太子参20克　　生甘草15克

胡麻仁15克　　阿　胶15克　　麦　冬15克　　桔　梗15克

山　药20克　　白　芍15克　　炒白术15克　　炒扁豆15克

百　合15克　　浙贝母15克

7剂，水煎服，每日一剂，每日早晚各一次，每次150mL。

半年后随诊，诸症痊愈，至今未曾复发。

【按语】

不同的脏腑具有各自不同的生理病理特性，并且脏与脏、脏与腑、腑与腑存在不可割裂的生理病理联系及相互影响，致病邪气对于不同的脏腑的易感性，也因脏腑自身的生理特性而决定，诸如"脾喜燥恶湿"、"胃喜湿而恶燥"、"肺喜润而恶燥"等等，因此笔者认为，深刻认识脏腑生理特性及不同邪气对脏腑的易感性是临床辨治复杂病证的重要前提，是我们能把握证机的重要基础，只有全面系统的辨证方能做到准确无误的治疗。本病在治疗过程中治当首重肺，兼顾脾。故法当润肺排痰，保持气道的通畅为先，选用润燥化痰方，首推喻氏清燥救肺汤。均缓解期间，当以扶正为主，治重在脾，健脾为主，以增强对外邪的抗御能力，减少发病次数，减轻发病程度。

六、气阴两伤兼水瘀互结证

孙某，女，46岁，黑龙江省哈尔滨市人。

首诊时间：2009年10月21日。

主诉：口干眼干伴腹水2年余，近期加重。

现病史：患者患干燥综合征继发肝硬化 2 年余，先后用过熊去氧胆酸、复方鳖甲软肝片及保肝药治疗。化验血常规：白细胞 1.55 × 10⁹/L，血红蛋白 99g/L；肝功能：血清白蛋白 33g/L，血清 γ 谷酰胺转肽酶 231U/L，总胆红素 27.1μmol/L；自身抗体检查：抗 SSA 抗体（＋），抗 SSB 抗体（＋），抗 ds-DNA 抗体（－）；B 超：肝硬化，脾大，少量腹水。西医建议切除脾脏治疗，因顾虑手术求诊于中医。

既往史：继发肝硬化 2 年余。

中医四诊：形体消瘦，面色青黄，口眼干燥，咽干饮水不解，两胁疼痛不舒，时有刺痛感，神疲乏力，腹部鼓胀，纳差，时恶心，气少懒言，头晕目眩，神疲乏力，失眠，大便干结，3～4 日一行，小便短赤，唇边紫暗，舌质暗红，无苔而干，下络瘀，脉沉细涩。

中医诊断：燥证（气阴两伤兼水瘀互结证）。

西医诊断：干燥综合征；肝硬化。

中医诊断依据：由于津亏则使皮肤口唇咽干失去濡润滋养，故呈干燥不荣之象；元气亏虚，脏腑组织机能减退，所以气少懒言，神疲乏力；气虚清阳不升，不能温养头目，则头晕目眩；劳则耗气，故活动时诸症加剧；气虚无力鼓动血脉，血瘀局部则两胁疼痛不舒，时有刺痛感，唇边紫暗，舌质暗红，下络瘀；气虚行水不利，停于腹中则腹部鼓胀；津伤则尿液化源不足，故小便短少；大肠失其濡润，故见大便秘结。

治法：益气养阴润燥，理气活血利水。

处方：猪　苓 15 克　　茯　苓 15 克　　莪　术 15 克　　三　棱 15 克
　　　茵　陈 15 克　　泽　泻 15 克　　阿　胶 15 克　　女贞子 15 克
　　　丹　参 20 克　　合欢皮 15 克　　麦　冬 15 克　　滑　石 15 克（包煎）
　　　生黄芪 20 克

7 剂，水煎服，每日一剂，每日早晚各一次，每次 150mL。

二诊：服药 7 剂后，诸症好转，口干、腹胀、口眼干燥均减轻，乏力明显均缓解，纳食增进，腹水消失，病情稳定。原方减茵陈；加路路通，方药如下：

处方：猪　苓 15 克　　茯　苓 15 克　　莪　术 15 克　　三　棱 15 克
　　　路路通 15 克　　泽　泻 15 克　　阿　胶 15 克　　女贞子 15 克

丹　参 20 克　　　合欢皮 15 克　　　麦　冬 15 克　　　滑石 15 克（包煎）

生黄芪 20 克

10 剂，水煎服，每日一剂，每日早晚各一次，每次 150mL。

三诊：诸症好转，效不更方，守方用药半月余，病情痊愈。随诊至今，疾病未曾复发。

【按语】

干燥综合征是现代医学病名，笔者认为在应用中医治疗这种疾病时，要立足于中医辨证思维，"谨守病机，随证治之"。气、血和津液是人体生命活动的重要物质基础，这三种物质与"燥证"发病密切相关，从津气血论治"燥证"为临床诊治干燥综合征提供了一种新思路，然尚需进一步总结临床经验，以更好的指导临床实践。

【诊疗体会】

本病之病理机制错综复杂，常导致多脏器多系统的损害，出现脏腑气血亏虚的表现，故又归属于"虚劳"范畴。虽然本病病因病机可分为外燥和内燥两种，但笔者认为本病更多见于"内燥"，即"内伤"或"虚劳"，其发展、演变、转归与人体的卫气营血、气血津液、三焦敷布、脏腑功能、阴阳平衡诸方面密切相关。

【治疗特色】

燥证作为中医学的一个病证，自《内经》之后历代医家颇多阐述，或从病因病理，或从症状证候，或从治法方药，使证治体系不断发展和清晰完善。笔者总结出 6 个学术思想鲜明、立论依据充分的治法并予以解析。

1. 养阴生津

根据《素问·至真要大论篇》："燥者濡之"，故滋补阴液为燥证主要治法。本病多有舌质红绛、舌面干燥、苔少舌裂，乃"阴虚水涸"之征，说明本病病本为阴虚津亏。至于本病阴虚的脏腑，主要涉及肺胃、脾胃、肝肾。笔者提出肝阴不足，阳亢火盛，选加当归、生地黄、女贞子、旱莲草、炒枣仁、石决明、龙胆草，以峻补肝阴，泻火潜阳。脾阴不足，胃火炽盛，可选加生山药、黄精、天花粉、石斛、生麦芽、竹叶等药物，以养阴健脾，清泻胃火。肺阴不足，虚火旺盛，可选加天冬、百合、生地黄、天花粉、阿胶、黄芩、知母、桑白皮、射干、木蝴蝶等药物，以清热润肺、利咽止咳。肾阴不足，相火妄动，可选加熟地黄、山药、何首乌、女贞子、知母、盐黄柏、杜仲等，以填精补肾、滋阴降火。

2. 益气养血

《类证治裁》说："燥有外因、有内因……因于内者，精血夺而燥生"，提示精血亏虚是内燥的根本。认为内燥之质以阴虚津亏为本，阴虚津亏之源则在于之精血不足。"津血同源"，失血亦失津，又因"气为血之帅，血为气之母"，治当益气生津，补阴养血相辅相成。笔者常用药：黄芪、炒白术、党参、炒当归、白芍、沙参、麦冬、玉竹、天花粉、山药、丹参、西洋参、甘草。有关研究表明：黄芪、沙参、玉竹、麦冬、生地、女贞子、党参、枸杞子等扶正固本的药物，都含有生物活性的多糖体，称为免疫型中草药，能调动机体的免疫力，是一种免疫抑制调节剂。

3. 活血化瘀

《血证论》中曰："有瘀血，则气为血阻，不得上升，水津因不得随气上升"，说明瘀血内停、气机受阻、水津不布是瘀血致燥的病机所在。故治疗时不能单独强调滋阴生津，活血化瘀亦至关重要。活血化瘀可使瘀去血活，气机调畅，津液畅达，正如《血证论》曰："瘀去则不渴"。笔者治疗燥证的基本方中常配伍活血化瘀类药物，如：当归、丹皮、赤芍、桃仁、丹参、大黄、红花。瘀滞丛生者可加用一些虫类药，如水蛭、蜂房、地鳖虫、乌梢蛇等，以期瘀去络畅，津液流通，燥亦荡然无存。但峻猛攻伐之品当慎用，以防进一步耗气伤阴。

4. 解毒清燥

中医学中有"邪盛谓之毒"的观点，同样燥邪日盛，蕴久成毒。燥、毒互结为患，相互交着，煎灼津液，上则口眼诸窍及皮毛失养，见口眼干燥，皮毛焦枯，外而阻于经络关节，则关节肿甚或变形、僵硬，内则蕴伏于五脏六腑，暗伤津血而致血行涩滞，阴虚燥热，虚实夹杂，缠绵难愈。鉴于此，燥毒应及早引起重视，但治燥毒不同治火毒，古人有"治火可用苦寒，治燥必用甘寒"之说。笔者认为临床选药应以甘寒凉润之解毒药为主，如金银花、蒲公英、白花蛇舌草、玄参、土茯苓、紫草、败酱草、鱼腥草、绿豆、生甘草等。吴鞠通指出："不知苦先入心，其化以燥，服之不应，愈化愈燥"。故对于苦寒伤阴之品，如黄芩、黄连、黄柏、苦参、龙胆草等少用或不用。

5. 清热化湿

燥证津液生成不足，加上平素饮食不节，恣食肥甘、辛辣之品，损伤脾胃，脾胃虚弱，运化无权，水湿停聚，湿郁化热，气机痹阻，致水津不布，脏腑经络及孔窍失其濡润滋养。故清热化湿、疏通气机为其大法。笔者认为三仁汤芳香苦辛，宣畅气机；甘淡渗利，使热分离邪有出路。但对香燥理气的燥湿药，如砂仁、木香、乌药、香附等应慎用。

6. 酸甘化阴

本病虽属燥证，实以阴虚血少，津液亏耗之象见于外，而并非实火亢炽，故治疗较难速效，病程中虽多现阴虚之象，亦非滋阴补液之法所能轻易恢复，这又与一般阴虚之证不同。笔者通过酸甘化阴之法使其久亏之阴得以自复，阴液渐充而燥象渐消，诸症则缓，这也进一步拓宽了燥证的治疗方法。酸甘化阴之法为张仲景首创，其代表方剂首见于《伤寒论》的芍药甘草汤，方中芍药、甘草相伍，酸以收之，甘以缓之，酸甘相合，阴血得补。笔者认为，乌梅、山楂、五味子、白芍等酸性药物除有养阴润燥的直接作用外，还可通过味觉神经反射，刺激、促进唾液及胃酸分泌，使残存的腺体得以有效代偿，起到"酸甘化阴"的特殊功效。

【结语】

燥证作为中医学的一个病证，自《内经》之后历代医家多有阐述，或从病因病机，或从症状证候，或从治法方药，文献资料虽然较丰富，但欠集中，各家的认识均有一定的局限性，缺乏规范的系统研究且难免的主观意识，同时概念及证候体系不够清晰完善，影响燥证证候的深入研究。近年来文献研究虽然受到一定关注，但恰恰在燥证文献资料的系统整理方面尚嫌不足，研究内容与方法仍然局限于传统个案分析，尚无燥证文献研究体系。全面了解和认识干燥症对临床证治用药有非常现实的指导意义。

狐惑病

一、肝经湿热兼热毒证

于某，女，35 岁，已婚，黑龙江省绥化市人。

首诊时间：2005 年 7 月 11 日。

主诉：口腔溃疡 20 天，前阴溃疡 8 天。

现病史：患者于 20 天前因服食辛辣火锅后自觉口腔部不适，第二天晨起见口腔黏膜多发溃疡点灼热疼痛，未予重视，8 天前自觉前阴部有灼热疼痛感，时有瘙痒难耐，小便时疼痛不适加重，就诊于当地中医院医院妇科，行相关检查示前阴黏膜处多发溃疡，结合口腔溃疡病史，到免疫科就诊。于免疫科完善相关检查，诊断为"白塞氏病"。于当地口服汤剂 10 余剂，症状未见缓解，心情抑郁，痛苦万分，后经熟人介绍遂到笔者门诊就诊。

既往史：无。

中医四诊：患者舌尖、唇黏膜、咽喉部可见多个绿豆大小不均的溃疡点，大小阴唇亦可见多个溃疡点，溃疡处灼热疼痛，搔痒难忍。前阴溃疡点未见分泌物。口苦口干，鼻中气热，两目红赤疼痛，常有心烦焦躁，坐卧不宁，每于溃烂处灼热疼痛，搔痒时出现大便难解，小便短黄，排尿时尿道及尿道口灼热不适，睡时易醒，纳呆食少。舌质红，苔黄腻，脉沉数有力。

辅助检查：血沉增快；α2 和 γ 球蛋白增加；C 蛋白反应性增高；多克隆丙种球蛋白异常。

中医诊断：狐惑病（肝经湿热兼热毒证）。

西医诊断：白塞氏病。

中医诊断依据：患者中年女性，因平素嗜食辛辣为湿热体质，加之饮食不洁感受湿热邪气，内外之邪合而成毒，邪毒客于肝经，蕴生湿热，湿热循经上乘于口，下流于二阴，熏灼肌肉粘膜，致口腔前后二阴部粘膜溃疡，因病证皆因湿热毒邪，故溃疡处红肿热痛剧烈，肝经热盛，循经过于两目故见两目红赤疼痛，本病病位在肝，以湿热邪毒为主要病因，发病急剧，预后可。

治法：疏肝泄热，解毒除湿。

处方：龙胆草 20 克　　栀　子 15 克　　黄　芩 15 克　　车前子 15 克

夏枯草 20 克　　生地黄 10 克　　当　归 10 克　　土茯苓 15 克

蛇床子 8 克　　黄　连 8 克　　黄　柏 8 克　　甘　草 5 克

7 剂，水煎服，早晚各一次，每次 150mL。

另配以苦参一味 30 克，煎汤熏洗前阴患处。

二诊：口腔溃疡面缩小，溃疡处灼痛感明显减轻，前阴部疼痛搔痒减轻。心烦易怒、情绪易波动的症状缓解，大便干，小便短黄不利，近日自觉双眼部发红，眼干热不适明显，舌质红，苔黄燥，脉沉数有力。原方加决明子和菊花清肝明目。

处方：龙胆草 20 克　　栀　子 15 克　　黄　芩 15 克　　车前子 15 克

夏枯草 15 克　　生地黄 10 克　　当　归 10 克　　土茯苓 15 克

蛇床子 8 克　　黄　连 8 克　　黄　柏 8 克　　菊　花 5 克

决明子 5 克　　甘　草 5 克

10 剂，水煎服，早晚各一次，每次 150mL。

另配以苦参一味 30 克，煎汤熏洗前阴患处。

三诊：口腔溃疡明显减少，溃疡处灼痛缓解，前阴部疼痛搔痒减轻。双眼部发红发热明显缓解，近日心烦易怒，情绪易波动的症状明显缓解，口干苦减轻，大便 2～3 日一行，质干，小便利，患病自诉近来纳食不香，寐时易醒。舌质仍红，苔微黄腻，脉沉数有力。原方去车前子、蛇床子，加行气通腑之大黄，养心安神之酸枣仁。

处方：龙胆草 20 克　　栀　子 15 克　　黄　芩 15 克　　生地黄 10 克

夏枯草 15 克　　当　归 10 克　　土茯苓 15 克　　黄　连 8 克

黄　柏 8 克　　决明子 5 克　　菊　花 5 克　　大　黄 8 克

酸枣仁 10 克　　甘　草 5 克

7 剂，水煎服，早晚各一次，每次 150mL。

四诊：口腔溃疡大部分愈合，疼痛症状已明显缓解，前阴溃疡面大部分已愈，灼热疼痛已无，偶有搔痒感。余症大减，寐可，纳食可，二便通利。舌质微红，苔黄少津。久服清热燥湿之品津液耗伤，现诸症稳定。原方去苦寒之品菊花、黄柏。

处方：龙胆草 20 克　　栀　子 15 克　　黄　芩 15 克　　生地黄 10 克

夏枯草 15 克　　当　归 10 克　　土茯苓 15 克　　黄　连 8 克

决明子 5 克　　大　黄 8 克　　酸枣仁 10 克　　甘　草 5 克

7 剂，水煎服，早晚各一次，每次 150mL。

患者服药尽后前来就诊，自诉诸症皆已好转，续服上方半个月。随访半年未见复发。

【按语】

笔者认为本病为湿毒之病，发病部位为肝脾二经所行之处，并且本病处于急性发作期，明·刘纯在《玉机微义》中指出："湿热之毒所止处，无不溃烂。"故应以疏肝泄热为治疗大法，并以清热解毒利湿为基本原则，故笔者以龙胆草为君，以其清热燥湿，协肝胆实火之功，并善用栀子、黄芩，清肝邪热，佐以三黄以泄三焦邪毒，用车前子利水湿使湿热之邪由小便而去。清热除湿之药多苦燥故加以当归生地防伤阴之弊，夏枯草为除肝经之热的佳药，用以协君药共奏佳效。二诊加清肝明目之决明子、菊花，泻肝经实热治其标证缓解症状。三诊随症加减，小便利故去车前子，以减其利水之力。加通腑之大黄，使腑气得通，饮食得进，胃肠者腑也，以通为顺，并佐加酸枣仁养心，益肝，安神，生津。四诊：患者病情稳定，诸证得解，减其清热燥湿之性故去菊花，黄柏，笔者认为本病之本于肝脾二经，其表现于肌肤腠理的溃疡、疼痛、瘙痒皆因风湿热毒布散肌表而致，故调摄肝脾，清热利湿，解毒使得病去而安。

二、肝经湿热兼脾虚证

杨某，女，45 岁，已婚，内蒙古自治区呼伦贝尔市人。

首诊时间：2001 年 6 月 25 日。

主诉：口腔、前阴、肛门处多发溃疡 3 年，伴神疲乏力 4 个月。

现病史：患者自诉从小体弱多病，又因 3 年前住房拆迁，租住处较为潮湿，外加多雨季节而患此病，初起自觉全身发冷发热，关节重着疼痛，目红赤而胀，视物不清，继而发现四肢皮肤有大小不等之硬斑，抚之碍手，时有疼痛，口腔、前阴、肛门均见多处溃疡，到当地三甲医院就诊，诊断为"白塞氏病"，给予对症西药治疗，未见明显改善，4个月前因过度劳累自觉口腔、前阴、肛门处溃疡增多，伴见体力下降，乏力嗜睡，头昏蒙，肛门周围及直肠溃疡严重，不能正坐，口腔黏膜及舌面也有多处溃疡，病情时轻时重，缠绵不愈。自言患病3年余，曾四处走访寻医，服药百余剂，虽有缓解，但效果仍不满意，后听旁人闲谈论及家属患有此病，并已治愈，遂问就诊何处，知其治疗效果较好，故来笔者门诊就诊。

既往史：糖尿病病史5年。

中医四诊：口腔、前阴、肛门多处溃疡，肛门周围及直肠溃疡严重，不能正坐，伴见体力下降，乏力嗜睡，头昏蒙，目热痛，口干口苦，两胁肋部时有疼痛，大便溏结不调，小便短黄，舌质胖大舌苔白浊厚腻，脉滑数。

辅助检查：血沉增快，白细胞减少，其余未见异常。

中医诊断：狐惑病（肝经湿热兼脾虚证）。

西医诊断：白塞氏病。

中医诊断依据：患者为中年女性，自幼体弱，脾虚湿盛，又因3年前感受湿邪，郁久化热，湿热之邪客于肝经，上布于肝经循行之眼目及阴器，脾开窍于口，湿热熏蒸则见肉腐成疮，发为口腔溃疡，又因素体脾气虚弱，不能升清则见头目不得滋养之头昏蒙，不能运化水谷则气血两虚，体力下降，乏力嗜睡，中焦困阻，升降失调，见大便溏结不调，目热痛，口干苦，舌质胖大舌苔白浊厚腻，脉滑数皆为脾虚湿盛，热郁于肝之象。因脾虚则病情缠绵，反复发作。

治法：清肝泄热，健脾祛湿。

处方：柴　胡20克　炒白术20克　茯　苓15克　薏苡仁15克
　　　黄　芩15克　夏枯草15克　枳　实15克　砂　仁5克
　　　人　参10克　土茯苓8克　陈　皮10克

7剂，水煎服，早晚各一次，每次150mL。

另配以苦参30克，煎汤熏洗前后二阴。

二诊：口腔、前阴、肛门溃疡略减少，目赤稍有缓解，皮肤大小不等之硬斑未见明显改善。神疲乏力明显减轻。肛门周围及直肠溃疡缓解，大便偶见溏结不调，小便色黄，舌胖大，苔白腻，脉滑数。原方加行气散结之三棱、莪术，以治疗皮肤之顽固性硬斑。

处方：柴　胡 20 克　　炒白术 20 克　　茯　苓 15 克　　薏苡仁 15 克

黄　芩 15 克　　夏枯草 15 克　　枳　实 15 克　　砂　仁 5 克

人　参 10 克　　土茯苓 8 克　　陈　皮 10 克　　三　棱 5 克

莪　术 5 克

7 剂，水煎服，早晚各一次，每次 150mL。

另配以苦参 30 克，煎汤熏洗前后二阴。

三诊：口腔、前阴、肛门溃疡明显减轻，关节疼痛缓解，目赤已无，视物清晰，皮肤大小不等之硬斑质变软、边界变小。乏力明显减轻，大便质软，2 日 1 行，小便色量正常，舌色淡，舌苔薄黄白，脉滑略数。原方加益气健脾之黄芪。

处方：柴　胡 20 克　　炒白术 20 克　　茯　苓 15 克　　薏苡仁 15 克

黄　芩 15 克　　夏枯草 15 克　　枳　实 15 克　　砂　仁 5 克

人　参 10 克　　土茯苓 8 克　　陈　皮 10 克　　三　棱 5 克

莪　术 5 克　　黄　芪 10 克

10 剂，水煎服，早晚各一次，每次 150mL。

另配以苦参 30 克，煎汤熏洗前后二阴。

四诊：全身粘膜溃疡明显减少，症状明显减轻，体倦乏力明显缓解，腿部硬斑明显变软缩小，二便调。舌色淡，舌苔薄黄白，脉滑略数。续守原方。

处方：柴　胡 20 克　　炒白术 20 克　　茯　苓 15 克　　薏苡仁 15 克

黄　芩 15 克　　夏枯草 15 克　　枳　实 15 克　　砂　仁 5 克

人　参 10 克　　土茯苓 8 克　　陈　皮 10 克　　三　棱 5 克

莪　术 5 克　　黄　芪 10 克

14 剂，水煎服，早晚各一次，每次 150mL。

另配以苦参 30 克，煎汤熏洗前后二阴。

服药尽觉精神状态良好，溃疡处不适症状明显改善，诸症好转，续治疗 4 个月后，诸症消失，停药观察半年未见复发。

【按语】

笔者追溯本病的源流，得知患者素体脾胃虚弱，加之感受湿热寒邪，当以健脾利湿，清利肝经湿热为主要原则，《素问·病机十九条》云："诸湿肿满，皆属于脾。"本病主因在脾虚，其为脾湿胜，土壅木郁，肝木失于调达，郁热于肝经，发为本病。治宜理气健脾、清热利湿，笔者以健脾利湿加以清泄肝经实热之药，其中用柴胡、白术，疏肝健脾为君，以人参、茯苓益气健脾补脾气之虚助其运化之功以得渗湿之效，用薏苡仁健脾渗湿利水除痹，又以黄芩配柴胡调畅气机，升散降泄，使得气得舒热得解，夏枯草泻肝热，砂仁、陈皮理气健脾燥湿。二诊，加三棱莪术破血行气，使得气血行斑块消。三诊时因患者多年气虚，行气之药又多耗气，故加黄芪，以增益气健脾之力。笔者认为本病虚实夹杂，故以健脾祛湿、疏肝泄热并行的原则解决其疾病之所苦。

三、肝肾不足兼内热证

王某，女，63岁，已婚，黑龙江省双城市人。

首诊时间：2012年4月20日。

主诉：视物模糊，口腔黏膜及外阴溃疡2年。

现病史：患者在2年无明显诱因出现视物不清，双目发红，后发现口腔黏膜，前阴黏膜多发溃疡，时感灼痛不适，病情日渐加重，遂就诊于当地市医院确诊为"白塞氏病"，给予对症治疗，未见明显改善，两年来病情时轻时重，反复发作，近日发现双颊黏膜及大阴唇处均有溃疡疼痛不适加重，伴见五心烦热，咽干，目赤，双目干涩，自觉视物不清，口干欲饮，腰膝酸软，走路稍多常见腿部无力酸困，夜间时有汗出，寐差。其于两年内求诊于多家医院，曾尝试中医，西医治疗多次，效果不显著，后经亲属帮其打听，得知我处，经子女带领来笔者门诊处就诊。

既往史：高血压病史10年余，糖尿病病史8年。

中医四诊：现目赤，双目干涩，视物不清，双颊黏膜及大阴唇处均有溃疡时痛时止，口干欲饮，五心烦热，咽干，腰膝酸软，夜间时有汗出，纳差，寐差，醒后不易入睡，小便量少，大便4～5日一行，质干。舌质红苔黄少津，脉沉细数。

辅助检查：血沉增快，白细胞减少，血 IgM、IgG 明显增高。其余未见异常。

中医诊断：狐惑病（肝肾不足兼内热证）。

西医诊断：白塞氏病。

中医诊断依据：患者为老年女性，天癸竭，肾精不足，不能养阴，又因病情反复发作耗伤气阴加重了疾病的进展，因其肝肾阴虚，目睛失于濡养，精不上乘于目，则见视物模糊，两目干涩不清，因其阴虚日久，郁久化热留滞肝经，热邪夹其素体之湿向上布眼口，下流于二阴，湿热熏蒸则见肉腐成疮，以虚为主故疼痛时发时止，伴见阴虚的五心烦热，咽干，腰部酸软，盗汗。因有湿热则见口渴不欲饮，舌质红苔黄少津，脉沉细数皆为肝肾不足，阴虚内热，病位在肝肾，因肝肾阴虚，先天之本乏源，病情缠绵，反复发作。

治法：滋补肝肾，养阴清热明目。

处方：生地黄 20 克   山茱萸 20 克   泽　泻 10 克   女贞子 10 克

北沙参 10 克   旱莲草 10 克   麦　冬 10 克   夏枯草 10 克

枸杞子 10 克   决明子 15 克   当　归 8 克

10 剂，水煎服，早晚各一次，每次 150mL。

二诊：患者自觉视物模糊有所缓解，目热赤干涩减轻，仍有腰膝酸软，口咽部干燥等症状缓解，口腔黏膜及外阴部溃疡面有部分愈合。舌质红苔白少津，脉沉细。原方减决明子以防过寒伤阳，加补肾强腰之杜仲、牛膝。

处方：生地黄 20 克   山茱萸 20 克   泽　泻 10 克   女贞子 15 克

北沙参 10 克   旱莲草 15 克   麦　冬 10 克   夏枯草 10 克

枸杞子 10 克   当　归 8 克   杜　仲 10 克   牛　膝 5 克

7 剂，水煎服，早晚各一次，每次 150mL。

三诊：者自觉神清目明，口腔外阴部溃疡大部分面大部分愈合，五心烦热症状明显减轻，口咽干好转，腰膝酸软明显缓解。纳差，寐差，舌质红苔白，脉沉细。原方去泽泻，加健脾养心之炒麦芽、柏子仁。

处方：生地黄 20 克   山茱萸 20 克   枸杞子 10 克   女贞子 15 克

北沙参 10 克   旱莲草 15 克   麦　冬 10 克   夏枯草 10 克

当 归 8 克	杜 仲 10 克	牛 膝 5 克	炒麦芽 10 克

柏子仁 10 克

7 剂，水煎服，早晚各一次，每次 150mL。

四诊：患者目已能视清近物，溃疡面基本愈合，未见疼痛等症。腰膝酸软明显缓解，纳食可，寐尚可，二便畅。舌红苔薄白，脉沉细。续守原方。

处方：生地黄 20 克	山茱萸 20 克	枸杞子 10 克	女贞子 15 克
北沙参 10 克	旱莲草 15 克	麦 冬 10 克	夏枯草 10 克
当 归 8 克	杜 仲 10 克	牛 膝 5 克	炒麦芽 10 克

柏子仁 10 克

10 剂，水煎服，早晚各一次，每次 150mL。

患者言服药后症状基本好转，精神状态好，续守原方服用 15 天，随访一年未见复发。

【按语】

笔者认为患者老年女性，天癸已竭地道不通，阴虚血少，肝肾不足，精不养目，则见目不明。笔者借鉴宋代医家钱乙《小儿药证直诀》中治疗肾病之滋肾水，清虚热的治法，治疗肝肾阴虚，腰膝酸软，头晕耳鸣，生地黄补肾阴兼清阴虚之内热为君，女贞子，旱莲草助君补肝肾之阴，兼清肝肾之虚热，山茱萸补肝肾涩精，泽泻泄湿浊助真阴复位，加以当归，枸杞子滋阴补血，麦冬清热生津，另随症加菊花、夏枯草、决明子花等清热泻火，明目退翳之品，其中决明子兼有通便之功，《本草纲目》云"夏枯草禀纯阳之气，补厥阴血脉"，全方滋阴不忘清热，加以渗湿之品有补有泻使阴得补，湿得泻。二诊加杜仲、牛膝，补阳壮骨，又取其"补阴者阳中求之"之意，加之牛膝为肾经引经要，故一药多用而效佳。三诊因其老年患者以后天水谷为本，纳差，寐差，则致形神不足，加麦芽疏肝健脾，使水谷得进，柏子仁养心神通便，既安神又除便秘之苦。故笔者善用养肝肾精血之剂，疗阴虚火旺之目昏，口疮，阴疮诸疾，谨守病机，以和为期，阴阳合则病自愈。

四、脾肾阳虚兼水湿证

汤某，男，49 岁，已婚，黑龙江省哈尔滨市人。

首诊时间：2009 年 7 月 1 日。

主诉：口腔及外阴溃疡 3 年，伴有下肢浮肿，腰膝冷痛 2 年。

现病史：患者 3 年前无明显诱因出现口腔内溃疡，经常使用泻火解毒药物，病情时好时坏，继而出现阴茎部溃疡，伴有疼痛，时发时止，伴见下肢部位对称性浮肿，时有腰膝冷痛不适感，遂去当地医院就诊，诊断为白塞氏病，给予对症治疗，服药不能按时，病情仍时有反复。多年经受病痛折磨，苦楚不堪言，后放弃治疗，病情反复缠绵，逐渐加重，后听邻居讲诉亲属患此病于我处治疗，效果不错，遂前来笔者门诊处就诊。

既往史：无。

中医四诊：目赤昏花，口腔内有多处溃疡面，生殖器上有少量溃疡面，下肢水肿，腰膝冷痛，腰膝冷痛，肘膝关节时有冷感，大便溏，质稀，一日 2～3 次，小便频数，觉纳食不香。舌质淡胖，边有齿痕，苔白滑，脉沉细。

辅助检查：血沉增快，抗口腔黏膜抗体阳性，血清铜、血浆铜蓝蛋白显著增加。

中医诊断：狐惑病（脾肾阳虚兼水湿证）。

西医诊断：白塞氏病。

中医诊断依据：患者为中年男性，因疾病初期，服用大剂苦寒泄热之品，伤及脾阳，病情迁延，久病及肾，脾虚无以生肌则上下多发溃疡久久难愈，脾肾阳虚无以运化水湿则水湿停聚四肢，发为水肿，肾阳不足，腰骶肘膝关节不得温养故觉冷痛，脾阳虚不运化水谷，致大便溏，纳差等症，病位在于脾肾，因脾肾阳虚，失于温煦运化，使病情缠绵，反复发作。

治法：调补脾肾，温阳利水。

处方：熟附子 20 克　　党　参 20 克　　茯　苓 15 克　　炒白术 15 克

　　　炙甘草 10 克　　桂　枝 15 克　　仙　茅 15 克　　淫羊藿 15 克

　　　泽　泻 10 克　　白　芍 10 克　　当　归 15 克　　白　及 5 克

　　　5 剂，水煎服，早晚各一次，每次 150mL。

二诊：口腔及外阴溃疡面有愈合趋势，下肢水肿明显消退，腰膝冷痛感减轻，时有便溏，小便利。舌质淡胖，边有齿痕，苔白滑腻，脉沉细。患者脾虚食欲不振，加神曲以消食健脾。

处方：熟附子 20 克　　党　参 20 克　　茯　苓 15 克　　炒白术 15 克

　　　炙甘草 10 克　　桂　枝 15 克　　仙　茅 15 克　　淫羊藿 15 克

　　　泽　泻 10 克　　白　芍 10 克　　当　归 15 克　　白　及 5 克

　　　神　曲 10 克

　　　7 剂，水煎服，早晚各一次，每次 150mL。

三诊：口腔及前阴部溃疡近于愈合，水肿基本消退，腰膝冷痛明显减轻，肘膝关节不适减轻，胃脘部偶有疼痛，得温则减，纳食可大便成形，1 日 2 次，小便利。舌质淡胖，边有齿痕，苔白，脉沉细。上方加高良姜以温胃止痛。

处方：熟附子 20 克　　党　参 20 克　　茯　苓 15 克　　炒白术 15 克

　　　炙甘草 10 克　　桂　枝 15 克　　仙　茅 15 克　　淫羊藿 15 克

　　　泽　泻 10 克　　白　芍 10 克　　当　归 15 克　　白　及 5 克

　　　高良姜 8 克　　神　曲 10 克

　　　7 剂，水煎服，早晚各一次，每次 150mL。

四诊：口腔及前阴部溃疡基本愈合，下肢部水肿已无，腰膝冷痛近几日未见，肘膝关节不适缓解，胃脘部冷痛未见，二便通利。舌质淡胖，苔薄白，脉沉细。症状既减，上方去泽泻、高良姜，减附子为 10 克。

处方：熟附子 10 克　　党　参 20 克　　茯　苓 20 克　　炒白术 20 克

　　　炙甘草 10 克　　桂　枝 15 克　　仙　茅 15 克　　淫羊藿 15 克

　　　白　芍 20 克　　当　归 15 克　　白　及 5 克　　神　曲 10 克

　　　10 剂，水煎服，早晚各一次，每次 150mL。

患者服药后病情缓解，继续治疗 10 天，症状得到控制，随访半年未见溃疡复发。

【按语】

笔者询问病史知其为疾病初期，寒凉药物伤及脾肾之阳，脾为后天之本，肾为先天之本，脾之健运，化生精微，须借助于肾阳的温煦，故有"脾阳根于肾阳"之说；肾中精气亦赖于水谷精微的培育和充养，才能不断充盈和成熟，所以又有"后天养先天"之语.肾气强壮，丹田火盛，上蒸脾土，脾土温和，中焦自治.如肾阳不足。故用附子中温脾阳，下补肾阳，使脾气得健，生肌敛疮。配桂枝温阳健脾，二仙温补肾阳助君之力，共奏脾肾同补之效，以党参、白术、健脾利水，佐以当归活血养血，使补而不滞，用茯苓、泽泻健脾利水渗湿，用以白芨生肌敛疮，治疗溃疡之证。甘草一味用炙者，其功可助桂枝辛甘化阳，以囊补温补中阳之力，配合白术益气健脾，崇土以利制水，从水之源头论治，又可调和诸药。二诊因其脾阳不足，胃纳不佳，故加用助健脾之力又可和中止泻。三诊因饮食不节，感受寒邪于胃脘部，故以高良姜散寒止痛。四诊患者病情平稳，故将温补之药减量，防伤阴之弊。全方健脾温肾，治病求本，兼以对症加减药物，标本同治，疗效显著。

【诊疗体会】

狐惑病有精神恍惚，狐疑惑乱的特征，象狐性多疑、出入无迹之性，淫热蚀于阴，柔害而幽隐，如狐性之阴而命名。又有认为"蛾"即食禾叶之虫，狐惑病的蚀于喉，蚀于阴，其症状就象"蛾"食禾叶一样，故而命名"狐惑病"。

笔者认为狐惑病与现代医学研究的白塞病综合征又称"贝赫切特综合征"极为相似，其主要病因是一种原因不明的以"血管炎"为病理基础，其症状口腔溃疡、外阴溃疡、眼炎及皮肤损害为主，亦于狐惑病相近，白塞氏综合征为可累及全身各系统的慢性全身性疾病。

笔者认为狐惑之为病，湿热之邪郁于内，但其状如伤寒，其证多有发寒热，类似于伤寒表证之象，《素问玄机原病式》中认为"亢则害，承乃制，制则生化。"热极则出现寒象。故湿热致病而出现状如伤寒的特点，临证时笔者善于早期透过现象抓本质。抓住其基本病因之湿热处方用药，而非用发表之药耗伤阴液。故治病疗疾时以清热利湿，健脾利湿，温肾利水等多法祛除湿热之邪，故湿热去，则类伤寒之证亦消失。笔者治病遵循金匮真言之标本理论，在疾病治疗过程中，以急则治其标，缓则治其本的原则，先以清热利湿药物去其邪实，兼顾健脾养阴，或温补脾肾阳虚的法，待诸痒痛证缓解，再以补养为主，温阳，滋阴，健脾，益气等发进一步治疗本病，使得患者病愈体安。并遵其易于循经发病的特点：肝经之所系，魄门直通胃肠，而肝之经脉又绕阴器而过，口为脾之窍，肾经沿喉咙，到舌根两旁，故诸多溃疡皆在肝脾肾所过之处。

热蕴于肝经不化母病及子，故出现肝经湿热症状湿热虫毒沿肝经循行上攻于目则目赤、口苦，声音嘶哑，湿热下注则前后二阴痛痒或溃烂，用以生克制化的原理，调理肝脾亦可治疗他脏，如心为肝之子，舌为心之苗口，舌糜烂，小便淋痛。故笔者多年以肝脾论治疗狐惑病效果甚佳。

【治疗特色】

1. 重视调畅气机

笔者善用调摄肝脾之法，以疏肝理气，健脾益气，行气化湿等为治疗方法治病，元阳子解《清静经》曰："大道无形，非气不足以长养万物，由是气化则物生，气变则物易，气甚即物壮，气弱即物衰，气正即物和，气乱即物病，气绝即物死。"经曰："出入废则神机化灭，升降息则气立孤危。故非出入，则无以生长壮老已；非升降，则无以生长化收藏，是以升降出入，无器不有。"故治病时谨守气机，五脏安和，故辨证之余。不忘疏肝健脾，调畅气机，湿热之邪有路而去。邪气正自安，诸症得以消除。用柴胡、黄芩和解少阳，少阳为枢，气机升降之使，并以三棱、莪术行气活血，使气血调畅，气血和则病自愈。

2. 注重先后天的调养

肾为先天之本，脾为气血生化之源，笔者多年来重视脾肾的补养，补泻脾胃之本者，燥其湿则为泻，润其燥则为补，多以参苓白术散之白术、薏苡仁、白扁豆、砂仁健脾渗湿，使水湿运化，热无所依，补泻得当，使气血得以生化。常用六味地黄丸、一贯煎、二至丸等方滋补肾水，药如生地、枸杞、女贞子、墨旱莲皆可选用；常用右归丸、二仙汤等方温补肾阳，药如仙茅、淫羊藿、补骨脂、肉桂等常可选用。一阴一阳之谓道，偏阴偏阳之谓疾，阴阳以平为和，而偏为疾，故调补阴阳时，注重阴阳同调，至平为愈，虚得补则热自除。

3. 注重气血同调

狐惑病日久郁而化热，湿热交结，阻滞经脉，与气血相搏，化生湿热瘀毒交结不解，湿热瘀毒阻滞经络，气血痹阻不畅是本病的病机之一。经曰："血气者，人之神，不可不谨养也，故诸所运用，时习之则气血通利，而能为用，闭塞之，则气血行微，而其道不得通利，故劣弱也。"笔者善调气活血以畅气机，宣血脉。常以丹参，赤芍活血清热，桃仁，红花行养血，活血，祛瘀之功，入心可散血中之滞，入肝可理血中之壅，当归养血活血等药，常配以柴胡，防风等气药同时使用，取得佳效。经云：脏血而能液，腑得血而能气，夫血随气运，气血宣行，则其中神自清利，而应机能为用矣。

4. 注重内外并治

本病病位独特，于前后二阴发粘膜溃疡病变，发病时痒痛不适，故治疗时多在内消肝脾湿热的同时，以外治法缓解其标病之痒痛，故以苦参一药煎汤外用熏洗外阴部。笔者善以外治法疗内疾，因卫气骠悍滑疾，外散循于体表，内散循于胸腹，全身无处不到，药施治于表，一方面卫气可载药气而行全身，另一方面药入皮腠，亦可依赖经脉气血的运行而散布全身。窍一脏联络。清代外治大家吴师机在《理渝骈文·略言》中曰"外治之理即内治之理，外治之药亦即内治之药，所异者法耳"。苦参一药又名山槐子，性寒，味苦，入心、脾、肾三经，有清热解毒，祛风燥湿的作用。现代医学研究表明：苦参在抗病毒，抗菌等方面有着良好的作用，并有降低细菌含量的功能，达到抑制细菌生长的目的，对治疗本病取得佳效。

【结语】

笔者认为狐惑之病，病位在肝脾肾，疾病表现在诸多器官，累及心肺，以湿热为疾病的根本矛盾。笔者运用多年临床总结的肝脾论为治疗大法，以疏肝理脾，渗湿除热为核心思想，为治疗狐惑病提供了较好的理论基础。

口　疮

一、邪热郁结证

李某，女，6 岁，黑龙江省哈尔滨市人。

首诊时间：1996 年 3 月 23 日。

家长代诉：口腔、舌黏膜糜烂 5 天。

现病史：患儿因"发热 3 天"在西医门诊给予肌注洁霉素以及寇谷退热剂后，发热消退，出现口腔、舌黏膜糜烂，散在浅小溃疡，已经使用锡类散、西瓜霜等治疗五天，无明显效果。经他人介绍遂来笔者处就诊。

既往史：无。

中医四诊：患儿口舌糜烂，张口困难，口角流涎，口渴欲饮凉水，烦躁，睡眠不安，大便秘结，小便黄短，舌红苔黄厚，脉滑数。

辅助检查：口腔、舌黏膜糜烂，色红，散在浅小溃疡。

中医诊断：口疮（中上二焦邪热郁结证）。

西医诊断：口腔溃疡。

中医诊断依据：患儿舌红苔黄厚，脉数，说明病性属热。又见口舌糜烂，烦躁，睡眠不安，大便秘结，说明证属中上二焦邪热郁结。此大便秘结非肠腑有燥矢，实乃肠胃之热内留，导致的肠中津液受灼。故笔者诊断为中上二焦邪热郁结证。

治法：清泻中上二焦邪热。

处方：生大黄 5 克　　芒　硝 5 克　　栀　子 5 克　　黄　芩 10 克
　　　连　翘 10 克　　生甘草 5 克　　竹　叶 10 克　　生地黄 10 克
　　　通　草 10 克　　滑　石 5 克　　藿　香 10 克

　　　5 剂，水煎服，每日一剂，早晚各一次，每次 50mL。

二诊：上方服 3 剂后，口渴烦躁消失，睡眠好转，口腔、舌黏膜糜烂有所好转，溃疡面积缩小。大便通畅，舌稍红苔黄，脉滑数。上方减小大黄、芒硝药量，以防过用伤脾胃。

处方：生大黄 3 克　　芒　硝 3 克　　栀　子 5 克　　黄　芩 10 克

　　　连　翘 10 克　　生甘草 5 克　　竹　叶 10 克　　生地黄 10 克

　　　通　草 10 克　　滑　石 5 克　　藿　香 10 克

　　　7 剂，水煎服，每日一剂，早晚各一次，每次 50mL。

三诊：口腔溃疡消失，睡眠饮食正常。舌质稍红，舌苔稍黄，脉滑稍数。中焦邪热已除，上方去掉大黄、芒硝。

处方：栀　子 5 克　　黄　芩 10 克　　连　翘 10 克　　生甘草 5 克

　　　竹　叶 10 克　　生地黄 10 克　　通　草 10 克　　滑　石 5 克

　　　藿　香 10 克

　　　3 剂，水煎服，每日一剂，早晚各一次，每次 50mL。

随访：药后痊愈，3 个月未复发。

【按语】

小儿口疮，临床颇为多见，大多归结为心脾实热与虚火上浮两种证型，用方不外乎清泻实热、滋阴泻火之类，中成药则有锡类散、珠黄散、西瓜霜等。而笔者认为小儿口疮临床以心胃实热居多，且以胃热为主，胃为阳土，其性燥热，足阳明胃经环口绕唇，故而胃热炽盛，邪热循经上炎可导致口疮；热盛于胃，肠中津液受灼可致烦躁、口渴、便秘等。故治疗上应遵循"热者寒之"的原则，着重清泻中上二焦之邪热。笔者常用栀子、黄芩、连翘等药清散上焦积热，选用生地、竹叶、生甘草、通草等药，清泻心经火热，选用大黄、芒硝等药，以缓泻中焦燥热。另加滑石以清热利湿，藿香以芳香化湿，健运脾胃。方中纵有大黄、芒硝，但有甘草缓制其中，且不在于荡涤肠胃有形之邪，而在行"以泻代清"之功。二诊时大便通畅，即减小大黄、芒硝用量，防止过量损伤脾胃正气。笔者经验，临床上凡属中上二焦热邪郁结证，不论是否为口疮，皆可用此法加减治疗。

二、胃热阴伤证

张某，女，30 岁，黑龙江省哈尔滨市人。

首诊时间：2008 年 10 月 3 日。

主诉：口腔内黏膜及舌面溃烂疼痛反复发作 3 年余，加重 3 天。

现病史：患者反复发作口腔内黏膜及舌面溃疡 3 年多，每因服用煎炒油炸及辛辣刺激性食物而复发。半月前患者口腔溃疡复发，口腔内黏膜及舌面可见 5 个大小不等的白色溃疡面，周围绕以充血的红晕，最大者约 0.6cm × 0.6cm。自主使用锡类散、冰硼散等无效，服用西药（具体不详）效果亦不佳。经友人介绍来笔者处就诊。

既往史：无。

中医四诊：患者口腔内黏膜及舌面溃烂，近 3 天加重，局部灼热疼痛，食时加重。口苦咽干，口干、口渴喜冷饮，大便干结，每 1 ～ 2 日一次，小便微黄。食欲可，睡眠可。舌质红，苔微黄乏津，脉滑有力。

辅助检查：口腔内黏膜及舌面可见 5 个大小不等的白色溃疡面，周围绕以充血的红晕，最大者约 0.6cm × 0.6cm。

中医诊断：口疮（胃内积热，热盛伤阴证）。

西医诊断：复发性口腔溃疡。

中医诊断依据：患者口腔局部及舌面溃烂，局部灼热疼痛，舌质红，脉象有力，说明有胃内积热。又见苔微黄而乏津，说明热盛有伤阴之象。大便干结亦为阴伤之象，不可误以为里有结实。故笔者综合诊断为胃内积热，热盛伤阴。

治法：清泻胃热，兼养胃阴。

处方：生地黄 15 克　　生石膏 20 克　　知　母 15 克　　麦　冬 15 克
　　　　牛　膝 15 克　　黄　连 5 克　　生甘草 10 克　　石　斛 15 克
　　　　玄　参 10 克　　丹　皮 10 克

7 剂，水煎服，每日一剂，早晚各一次，每次 150mL。

嘱咐患者以清淡饮食为主，避免吃辛辣刺激性食物。

二诊：服上方 7 剂后，口腔溃疡减轻，溃疡面积缩小，口干、口渴减轻，大便通畅。舌质红，舌苔稍黄，脉滑而有力。原方加天花粉养阴止渴。

处方：生地黄 15 克　　生石膏 20 克　　知　母 15 克　　麦　冬 15 克
　　　　牛　膝 15 克　　黄　连 5 克　　生甘草 10 克　　石　斛 15 克

玄　参 10 克　　　丹　皮 10 克　　　天花粉 15 克

7 剂，水煎服，每日一剂，早晚各一次，每次 150mL。

三诊：服上方 7 剂后，部分溃疡消失，剩下的溃疡面亦明显缩小。口干、口渴轻微。舌质稍红，舌苔薄黄，脉滑。热象已减，上方随之减轻药量，加山药、白扁豆以补脾精。

处方：生地黄 15 克　　生石膏 20 克　　知　母 15 克　　麦　冬 15 克

　　　牛　膝 15 克　　黄　连 5 克　　生甘草 10 克　　石　斛 15 克

　　　玄　参 10 克　　丹　皮 10 克　　天花粉 15 克　　白扁豆 15 克

　　　山　药 15 克

10 剂，水煎服，每日一剂，早晚各一次，每次 150mL。

四诊：溃疡消失，其他症状亦不明显，大便正常。舌质淡红，舌苔薄，微黄，脉滑。患者复诊以求巩固治疗。原方减生石膏、玄参，防凉药伤及中阳。

处方：生地黄 15 克　　知　母 10 克　　麦　冬 10 克　　天花粉 10 克

　　　牛　膝 10 克　　黄　连 5 克　　生甘草 10 克　　石　斛 10 克

　　　丹　皮 10 克　　山　药 15 克　　白扁豆 15 克

7 剂，水煎服，每日一剂，早晚各一次，每次 150mL。

随访：药后痊愈。半年未复发。

【按语】

患者口疮而见胃内积热，热盛伤阴之象，故笔者考虑清泻胃热、兼滋胃阴。足阳明胃经上行头面，胃热循经上攻则出现头痛、齿痛，热迫血溢则牙龈出血，胃热阴虚口腔失于濡养而生口疮。笔者选用生石膏辛甘大寒，以清"阳明有余"之热；配伍生地，既"补少阴不足之阴"，又具清热凉血之功。为增其清火滋水之效，以苦寒之知母、黄连，佐石膏以清胃热，兼润肾燥；以甘寒之麦冬、石斛以助生地滋阴津，兼清胃火。用牛膝一味，即可补益少阴之不足，又可引阳明之火热下行，补下制上，交通水火。而生甘草，一方面可以培补脾气，调和诸药，另一方面也可以清热解毒。诸药合用，既清胃火之有余，又补阴伤之不足，标本兼治，切合病机。不过需要注意的是，用药切记过于寒凉，否则会有伤中败胃之弊。故笔者在三诊、四诊见效之后，即酌减寒凉药物，加山药、白扁豆以健脾，时时注意顾护胃气。

三、痰湿郁久化热证

徐某，女，40 岁，黑龙江省哈尔滨市人。

首诊时间：2007 年 5 月 6 日。

主诉：口唇黏膜溃疡疼痛反复发作 2 年，加重 3 天。

现病史：患者主诉口唇黏膜溃疡疼痛。患者患口疮 2 年，近期因食用辛辣食物而复发。曾用维生素 B、核黄素、牛黄解毒片、施尔康等药治疗效果不明显。找他医治疗，多处以清热解毒之药，不仅无效，反而损伤脾胃。查下口唇内侧黏膜有一溃疡点，大如黄豆，边缘暗红，中心黄白。

既往史：不详。

中医四诊：患者口唇内侧黏膜有一溃疡点，大如黄豆，疼痛，无明显口干、口渴，偶有恶心，时脘痞，食欲欠佳，寐差，二便可。舌质淡稍胖，苔薄黄腻，脉滑稍数。

辅助检查：下口唇内侧黏膜有一溃疡点，边缘暗红，中心黄白，约 $0.8cm \times 0.8cm$ 大小。血常规示 WBC　$11.2 \times 10^9/L$。

中医诊断：口疮（痰湿郁久化热证）。

西医诊断：复发性口腔溃疡。

中医诊断依据：患者时恶心，脘痞，眠差，舌质淡稍胖，脉滑，说明有痰湿阻滞脾胃，"胃不和则卧不安"；又见舌苔薄黄腻，脉稍数，说明痰湿郁久有化热之象。综合起来，笔者诊断为痰湿郁久化热之口疮。

治法：化痰除湿兼清郁热。

处方：清半夏 15 克　　　苍　术 15 克　　　胆南星 10 克　　　黄　连 5 克

　　　茯　苓 15 克　　　陈　皮 10 克　　　炙甘草 5 克　　　枳　实 10 克

　　　竹　茹 15 克　　　白扁豆 15 克

　　　7 剂，水煎服，每日一剂，早晚各一次，每次 150mL。

嘱咐少食油腻辛辣食物，饮食以清淡为主。

二诊：上方服 7 剂后，睡眠好转，精神振作，恶心次数减少，口疮面积缩小，疼痛减轻。食欲尚可，脘痞减轻。舌质淡稍胖，苔黄白相兼而腻，脉滑。在原方基础上加薏苡仁以健脾利湿。

处方：清半夏 15 克　　苍　术 15 克　　胆南星 10 克　　黄　连 5 克

　　　　茯　苓 15 克　　陈　皮 10 克　　炙甘草 5 克　　　枳　实 10 克

　　　　竹　茹 15 克　　白扁豆 15 克　　薏苡仁 15 克

　　　　7 剂，水煎服，每日一剂，早晚各一次，每次 150mL。

三诊：上方连服 7 剂后，口疮基本消失，睡眠正常，无恶心症状，脘痞消失。舌质淡稍胖，舌苔薄白腻，脉滑。热象消失，减去黄连、胆南星等苦寒药，加白术、山药培补脾气。

处方：清半夏 15 克　　苍　术 15 克　　白　术 15 克　　山　药 15 克

　　　　茯　苓 15 克　　陈　皮 10 克　　炙甘草 5 克　　　枳　实 10 克

　　　　竹　茹 15 克　　白扁豆 15 克　　薏苡仁 15 克

　　　　7 剂，水煎服，每日一剂，早晚各一次，每次 150mL。

随访：口疮消失，3 个月未复发。

【按语】

临床口疮虽多见实热及阴虚等证，处方多用清泻实热或滋补胃阴等药，但亦须知常达变，"观其脉证，知犯何逆，随证治之"。此案患者虽然患有口疮，且患处疼痛，但观其舌脉，并没有明显实热及阴虚见证，反而以痰湿蕴结为主，痰湿郁久化热为次。前医处以清热解毒之品，不仅没有效果，反而会更伤患者脾胃。笔者则不以口疮为主证，而是据其脉证处以清热化痰除湿之剂，选用半夏、茯苓等药化痰除湿；陈皮、枳实健脾行气，且导胃之痰滞，使气行则痰易消；黄连、竹茹、胆南星等药以清除痰热；炙甘草一方面培补脾气，一方面调和诸药。三诊时郁热之象已除，故而减去黄连、胆南星等药，以防损伤脾胃，并加白术、山药以培补脾气。总之，诸药并投，化痰湿除郁热，不刻意去针对口疮用药，口疮却自然而然的消失，且 3 个月未复发，更加说明辨证论治的重要性。清代柯韵伯在《伤寒来苏集》一书中提到："胸中有万卷书，笔底无半点尘者，始可著书；胸中无半点尘，目中无半点尘者，才许作古书注疏。"临床治病亦须有此境界，治病时不能有太多的成见，不能见到口疮即认定为实热或阴虚，而是需要注重辨证施治，四诊合参，方能用药与病症相对应，为更多的患者解除病痛。

四、脾肾阳虚，虚火上炎证

李某，男，58岁，内蒙古自治区乌兰察布盟人。

首诊时间：2005年5月4日。

主诉：患口疮反复发作6年，近半年余没有愈合。

现病史：患者6年来口疮反复发作，长期服用中药泻火解毒药治疗，效果不明显。最近半年以来症状加重，口疮一直不愈合。2005年3月来哈尔滨求治，某西医院诊断为"复发性口腔溃疡"，予西药（具体不详）及清热解毒养阴的中药内服，外用漱口药，治疗1月无效。经病友介绍求治于笔者。

既往史：不详。

中医四诊：患者自诉舌、咽疼痛，妨碍进食，食欲不佳，经常泛吐清水、酸水，头皮发痒，时觉热气上冲头面，大便初硬后溏，小便时清时黄，小便后阴疼，少腹有拘急不适感，足底长期冰凉。观其面部颧突独红。舌质胖嫩，色淡，有齿痕，苔白滑。脉象六部俱沉弱。

辅助检查：右侧舌缘有一沟状深在溃疡，约0.8cm×0.8cm大小，颊黏膜水肿。

中医诊断：口疮（脾肾阳虚，虚火上炎证）。

西医诊断：复发性口腔溃疡。

中医诊断依据：患者经常泛吐清水、酸水，大便初硬后溏，足底长期冰凉，加之舌质胖嫩，色淡，有齿痕，苔白滑，脉象六部俱沉弱，说明患者素体脾肾阳虚。又见舌面黏膜溃烂，时觉热气上冲头面，面部颧突独红，说明又虚火上炎之象。综合以上情况，笔者诊断此为脾肾阳虚，阴寒内盛，迫火上浮，虚火上炎，熏于口舌所致的口疮。

治法：温补脾肾，引火归元。

处方：党　参15克　　生白术15克　　干　姜10克　　炙甘草5克

　　　黄　芪20克　　当　归10克　　乌贼骨10克　　生牡蛎20克

　　　砂　仁5克　　　山　药20克　　生龙骨20克

制附片 15 克（先煎 40 分钟）

7 剂，水煎服，每日一剂，早晚各一次，每次 150mL。

二诊：连服上方 7 剂后，舌缘溃疡开始愈合，溃疡面积缩小，已不觉疼痛，唯咽腭部在进食时仍有疼痛。饮食增加，反酸水减少，大便仍先干后溏，颧突仍红，足部仍凉，小便时小腹拘急不适，阴疼，舌象、脉象如前。原方加肉桂，一方面温振阳气，一方面引火下行。

处方：党　参 15 克　　生白术 15 克　　干　姜 10 克　　炙甘草 5 克

黄　芪 20 克　　当　归 10 克　　乌贼骨 10 克　　生牡蛎 20 克

砂　仁 5 克　　山　药 20 克　　生龙骨 20 克　　肉　桂 5 克

制附片 15 克（先煎 40 分钟）

7 剂，水煎服，每日一剂，早晚各一次，每次 150mL。

三诊：连服上方 7 剂，口疮基本消失，仍有少许疼痛，食欲转佳。颧部仍红，足部仍凉。舌象、脉象如前。原方加大肉桂、干姜量以增温阳之力。

处方：党　参 15 克　　生白术 15 克　　干　姜 15 克　　炙甘草 5 克

黄　芪 20 克　　当　归 10 克　　乌贼骨 10 克　　生牡蛎 20 克

砂　仁 5 克　　山　药 20 克　　生龙骨 20 克　　肉　桂 10 克

制附片 15 克（先煎 40 分钟）

7 剂，水煎服，每日一剂，早晚各一次，每次 150mL。

四诊：连服上方 7 剂后，溃疡愈合，疼痛消失。每天主食增加到 8 两左右，不吐酸水，头皮不再发痒，大便基本成形，少腹拘急感及阴疼已愈。惟颧红仍在，晚间足心仍有冰凉感。久病初愈，患者及其子均欣喜过望，因家里有事，要求带药返家。

处方：黄　芪 20 克　　党　参 15 克　　肉　桂 10 克　　白　术 15 克

山　药 20 克　　干　姜 15 克　　砂　仁 5 克　　炙甘草 5 克

当　归 10 克　　生龙骨 15 克　　生牡蛎 15 克　　怀牛膝 10 克

制附片 15 克（先煎 40 分钟）

10 剂，水煎服，每日一剂，早晚各一次，每次 150mL。

随访：诸症痊愈，半年未复发。

【按语】

就该患者脉证而论，似与东垣所谓脾虚阴火相符。李东垣云："若饮食失节，寒温不适，则脾胃乃伤，喜怒忧恐，损耗元气……脾胃气虚，则下流于肾，阴火得以乘其土位。"虽然原文没有提及口疮这一病症，但其所论，与本病病机吻合。然而由于本病病程较长，又易为医者误以为实证口疮而用清热泻火，或误以为阴虚火炎而泛投凉润之品，皆损伤脾胃之阳，日久必累及肾阳。脾肾阳虚，阴寒内盛，则逼阳上泛，证见口腔溃疡久不愈合，两颧独红，而两足冰凉，便软不成形，舌淡，齿痕，脉沉弱。故笔者投以温补脾肾，破阴返阳之剂，药用黄芪、党参、炙甘草、白术、山药等药健脾益气，砂仁、干姜、制附片温壮脾肾之阳，生龙骨、生牡蛎等药引火归元，且能收湿敛疮，更用乌贼骨敛疮生肌，且制酸和胃。二诊时服用 7 剂即见效，但因两颧仍红，为加强引火归元的力量，加用肉桂，再投 7 剂。三诊时虽效，药量仍显不足，加干姜量以增强温阳之力，加肉桂量以增引火归元之功。四诊明显见效，加牛膝以引火下行。最终不负众望，使患者缠绵数年之疾治愈。

五、脾胃阴虚兼夹湿热证

李某，女，48 岁，黑龙江省哈尔滨市人。

首诊时间：2009 年 5 月 9 日。

主诉：口疮反复发作 3 年，近半月加重。

现病史：患者患复发性口疮已有 3 年余，常因感冒、生气而发作。此次发作已历半月余，服清热解毒中药六七剂无效。之前求治于西医，服用西药（具体不详）也没有明显效果。亦曾口服西瓜霜等中成药，效果不理想。经同事推荐而到笔者处诊治。

既往史：无。

中医四诊：患者自诉口腔疼痛，遇热食痛剧，查见上下唇各有一黄豆粒大小之溃疡，表面呈黄白色，周围黏膜色红。口臭，口干，但饮水不多，食欲尚可，大便干结，数日 1 次，小便色黄。舌边尖红，舌苔黄厚腻中间干而有剥脱，脉细数而滑。

辅助检查：上下唇各有一溃疡，约 0.8cm × 0.8cm 大小，表面呈黄白色，周围黏膜色红。

中医诊断：口疮（脾胃阴虚兼湿热证）。

西医诊断：复发性口腔溃疡。

中医诊断依据：患者患有口疮，而见口臭，口干，大便干结，小便色黄，舌边尖红，舌苔中间干而有剥脱，脉细数，说明存在脾胃阴虚，虚火上浮的征象。又见患者口干却饮水不多，舌苔虽有剥脱，其他部分舌苔却显得黄而厚腻，脉象滑，说明还存在湿热之象。故笔者综合判断为脾胃阴虚，虚火上炎，兼夹湿热的口疮。

治法：滋养脾胃，清利湿热。

处方：黄　芩 10 克　　生地黄 15 克　　石　斛 10 克　　麦　冬 15 克

天门冬 15 克　　茵　陈 15 克　　枳　壳 10 克　　滑　石 10 克

生甘草 5 克　　枇杷叶 10 克　　升　麻 5 克　　淡竹叶 10 克

7 剂，水煎服，每日一剂，早晚各一次，每次 150mL。

二诊：连服上方 7 剂后，患者口疮溃烂面缩小，疼痛减轻。仍口臭、口干，大便干结，小便色黄。舌象、脉象如前。原方加沙参以增强养阴之力。

处方：黄　芩 10 克　　生地黄 15 克　　石　斛 10 克　　麦　冬 15 克

天门冬 15 克　　茵　陈 15 克　　枳　壳 10 克　　滑　石 10 克

生甘草 5 克　　枇杷叶 10 克　　升　麻 5 克　　淡竹叶 10 克

北沙参 15 克

7 剂，水煎服，每日一剂，早晚各一次，每次 150mL。

三诊：连服上方 7 剂后，患者口疮溃烂面进一步缩小，疼痛明显减轻。口干减轻，仍口臭，大便较前好转。舌象、脉象如前。原方去滑石，加砂仁，提前顾护脾胃。

处方：黄　芩 10 克　　生地黄 15 克　　石　斛 10 克　　麦　冬 15 克

天门冬 15 克　　茵　陈 15 克　　枳　壳 10 克　　砂　仁 10 克

生甘草 5 克　　枇杷叶 10 克　　升　麻 5 克　　淡竹叶 10 克

北沙参 15 克

10 剂，水煎服，每日一剂，早晚各一次，每次 150mL。

四诊：连服 10 剂后，其中一处口疮已愈合，另一处明显缩小，疼痛轻微。口不甚干，口臭减轻。舌质稍红，舌苔黄白腻相兼，脉细数而滑。原方加怀牛膝以引火下行。

处方： 黄　芩 10 克　　生地黄 15 克　　石　斛 10 克　　麦　冬 15 克

天门冬 15 克　　茵　陈 15 克　　枳　壳 10 克　　砂　仁 10 克

生甘草 5 克　　枇杷叶 10 克　　升　麻 5 克　　淡竹叶 10 克

北沙参 15 克　　怀牛膝 10 克

10 剂，水煎服，每日一剂，早晚各一次，每次 150mL。

五诊：连服 10 剂后，两处口疮均已愈合。口臭明显减轻，舌质稍红，舌苔薄黄腻，脉细数而滑。患者复诊求巩固疗效。症状已明显减轻，故原方稍减药味。

处方： 黄　芩 10 克　　生地黄 15 克　　石　斛 10 克　　麦　冬 15 克

天门冬 15 克　　茵　陈 15 克　　枳　壳 10 克　　滑　石 10 克

生甘草 5 克　　枇杷叶 10 克　　砂　仁 5 克　　怀牛膝 10 克

15 剂，水煎服，每日一剂，早晚各一次，每次 150mL。

随访：药后痊愈，半年未复发。

【按语】

脾胃阴虚而虚火上浮之口腔溃疡，以心烦、口舌干燥、舌质红、脉细数为特征，同时兼见乏力、纳差、嘈杂、大便初头硬等脾胃症状。还可见舌苔黄厚腻而中间干且剥脱等湿热伤阴的征象，治宜养脾胃之阴治本为主，清利湿热治标为辅。若兼阴虚而火炎于上者，则加砂仁、黄柏，降火坚阴，使虚火自敛。故笔者选用生地、天门冬、麦冬、北沙参、石斛等药以养脾胃之阴，选用生枇杷叶、枳壳以顺降脾胃之气；黄芩清热之中而燥其湿，茵陈、滑石、淡竹叶渗湿之中而清其热。怀牛膝以引火下行。诸药并投，取效颇佳。治疗此类患者，需要注意的是，阴虚内热，亦能熏灼津液不行，从而酿湿生热，故可见舌苔黄厚腻的征象，但此病仍以阴虚为本，故舌苔虽然厚腻，中间多可见剥脱，不能徒见湿热而滥投苦燥更伤其阴。笔者临床凡见脾胃阴虚，虚火上炎，兼夹湿热型口疮，皆选用滋养胃阴兼清利湿热之法治疗，效果良好。

【诊疗体会】

口疮是指口腔内之唇、舌、颊及上腭等处黏膜发生单个或多个黄白色如豆大的溃烂点。溃点局部疼痛，或平时不痛，而仅在受刺激时才感疼痛。临床上分为实证与虚证两大类，实证多为心脾积热而致，虚证多由阴虚火旺而致，常易反复发作，故又称复发性口疮。目前具体发病机制不太清楚，其在普通感冒、消化不良、精神紧张、情绪低落等情况下均可发生。本病临床表现相当于古文献中的"口糜""口疡""口疳""口破"等。

口疮是临床的常见病，发病无明显的地域、年龄限制，笔者经验，此病青壮年多发，女性发病率略高于男性。四季均可发病，但以冬春季较多。

【治疗特色】

1. 清心泻脾法

笔者在临床常见一种口疮，症状表现为溃疡灼热疼痛，伴口干口渴，脘腹胀闷，小便黄短，大便秘结。溃疡数量较多，外形多呈不规则圆形或椭圆形，大小不等，相互融合成片，周围红肿隆起，表面有黄白色渗出物，多发于口腔前庭、颊、龈等处。舌红苔黄或白，脉数。

此证多由七情过激，或过食辛辣炙烤之品，致使火热内生，蕴积心脾，火热上蒸于口，导致口舌肉腐而溃，患处伤痛。笔者多处以清心泻脾之剂，基本用药组成为：生地、石膏、栀子、藿香、防风、甘草、淡竹叶、木通、升麻、泽泻、牛膝、丹参等。方中藿香、防风、石膏、栀子等药可散脾中伏火，使脾火散发而清之，竹叶、生地、木通等药可清心火，使心火从小便而泻，泽泻、牛膝引热下行，佐以丹参活血凉血以助药力。若大便秘结，常加酒军；疼痛影响入睡者，常加元胡、夜交藤；口干欲饮，小便黄赤短少，为伤津所致，常加天冬、麦冬、天花粉。

2. 滋阴降火法

有一种口疮症状多表现为溃疡反复发作，灼痛叫明显，伴口干咽燥，头晕耳鸣，手足心热，腰膝酸软；溃疡大小不等，呈圆形或椭圆形，边缘清楚略隆起，周围绕以红晕，表面有灰黄色膜覆盖；舌红少苔，脉细数。

此证多由素体阴虚或病后阴虚，肾阴亏乏，相火无制，上炎口舌，熏灼成疮。笔者多处以滋阴降火之剂，基本用药组成为：生地黄、山萸肉、山药、茯苓、丹皮、知母、黄柏、麦冬、天门冬、玄参、丹参、怀牛膝等。方中山萸肉、山药、生地分主肝、脾、肾三经，以补三经之阴，壮水之主以制阳光，断上焦浮游之火之根源；二冬清热生津，以解上焦烦热；丹皮、知母、黄柏滋阴清热，佐以元参起肾水上朝于天，丹参行血以助药势，怀牛膝补肾之中引火下行。诸药共奏滋阴降火之功。若大便干燥难下，常加用大黄、芒硝等药，伴失眠多梦者，常加夜交藤、远志。

3. 温补脾肾法

溃疡经他医处以苦寒药治疗而长期不效者，多见脾肾阳虚证，表现为疮面色白或暗，周边淡红或淡白，疼痛较轻，伴倦怠乏力，形寒肢冷，食少便溏，或下利清谷，舌淡苔白，脉沉迟。

此证多由素体阳虚或病后体虚，或劳倦内伤，损伤阳气，脾肾阳虚，阴寒内盛，腐灼口舌，则见口舌生疮。笔者多处以温阳之剂，基本用药组成为：附子、干姜、党参、炙甘草、白术等。方中干姜温中回阳，党参补中益气，两味共用，能使中气旺而阳气复；辅以白术、炙甘草健脾益气，俾使脾健湿化而口疮自愈；附子温壮脾肾之阳而散寒，能温中暖下，收敛虚阳，合方共奏温肾健脾，散寒化湿敛疮之效。若口疮面白腐浊，则为阳虚水泛之证，笔者多加用苍术、五倍子之类健脾燥湿。

4. 清泻胃火法

还有的口疮常表现为口腔内多发性散在溃疡，甚则连接成片，溃疡面呈黄色，渗出物较多，周围黏膜充血明显，绕以红晕，灼热疼痛。伴口干欲饮，口臭，或大便秘结，舌红苔黄或黄腻，脉数。

此证多见于素体胃火偏盛，加以饮食辛辣或燥，致胃火炽盛不得消解，火热循经上炎，灼伤口舌而成口疮。笔者多处以清胃泻火凉血之剂，基本用药组成为：升麻、黄连、生地、丹皮、生石膏、知母、赤芍、淡竹叶等。方中石膏、知母辛散胃火；赤芍、丹皮、生地等凉血清热；淡竹叶清泻心火。若见大便干结者，笔者常加大黄（后下）；口干喜饮加芦根、玄参以清热生津。

5. 疏肝泻火法

情志不畅之女性发作口疮，症状多表现为随情绪变动而加重，妇女多在经期复发。伴胸胁胀满，口苦咽干，舌红苔薄黄，脉弦数。

此证多由情志不遂，肝气郁滞，不得疏散，郁遏日久，化火上炎，灼伤口舌所致。笔者多处以疏肝解郁，清热泻火之剂，基本用药组成为：丹皮、栀子、柴胡、白芍、茯苓、菊花、白术、甘草、生地等。方中丹皮、菊花、栀子清肝泻火；柴胡、白芍、茯苓、白术、甘草合用具有疏肝理气之功；生地能滋肾养阴。若见口苦咽干，口渴明显，加麦冬、玄参以滋阴清热，降火利咽。胸胁胀满明显，可加郁金以疏肝解郁。

【结语】

笔者在数十年临证过程中，发现口疮的治疗颇能反应肝脾（胃）病的治疗特色，若能多从肝脾（胃）角度考虑选方用药，时时注意顾护脾胃，调节药物的寒热比例，不过用苦寒伤正之剂，并考虑情志对疾病反复发作的影响，必将有益于临床。

疝 气

一、气虚下陷兼寒凝肝脉证

刘某，男，3 岁，黑龙江省哈尔滨市人。

首诊时间：2012 年 6 月 1 日。

家长代诉：右侧阴囊部肿大 1 周。

现病史：患儿右侧阴囊部肿大 1 周，站立时肿块变大，平卧时减小，稍活动后肿块处疼痛，患儿哭闹。于 2012 年 5 月 24 日到哈尔滨医科大学附属第二医院就诊，诊断为"腹股沟斜疝"，建议其手术治疗，患儿母亲担心手术对小儿造成伤害，遂拒绝手术。此后，上述症状仍无好转，经人介绍后来笔者门诊寻求中医药治疗。

中医四诊：患儿右侧阴囊肿大，有坠胀感，纳差，大便时干时溏，小便正常。舌质淡，苔薄白，脉沉弦。

中医诊断：狐疝（气虚下陷兼寒凝肝脉证）。

西医诊断：腹股沟斜疝。

中医诊断依据：因素体虚弱，气虚下陷，寒湿内生，凝滞于肝经，致右侧阴囊部肿大，稍活动后肿块处疼痛，有坠胀感；气虚下陷日久致脾胃虚弱，故患儿纳差、大便时干时溏。

治法：温经散寒，升阳举陷。

处方：1. 中药内服方如下：

柴　胡 10 克	升　麻 10 克	乌　药 10 克	木　香 10 克
炮　姜 10 克	小茴香 8 克	肉　桂 6 克	川　芎 10 克
白　芷 10 克	炒白术 10 克	薏苡仁 20 克	六　曲 10 克
陈　皮 10 克			

7 剂，水煎服，每日早晚各一次，每次 150mL。

2.中药外洗方如下：

红　花 10 克　　　透骨草 20 克　　　乌　药 20 克

7 剂，水煎取汁，浸洗患处，每日早晚各一次，每次 300mL。

二诊：患儿经口服中药与外洗方治疗后，阴囊肿块明显减小，无坠痛感，饮食尚可，大便正常，舌质淡，苔薄白，脉沉滑。口服中药在一诊方的基础上减六曲、陈皮。方药如下：

处方：1.柴　胡 10 克　　升　麻 10 克　　乌　药 10 克　　木　香 10 克

炮　姜 10 克　　小茴香 8 克　　肉　桂 6 克　　川　芎 10 克

白　芷 10 克　　炒白术 10 克　　薏苡仁 20 克

7 剂，水煎服，每日早晚各一次，每次 150mL。

2.停用外洗药。

三诊：患儿服上方汤药后，阴囊肿块消失，精神状态良好，纳可，大便正常。舌质淡，苔薄白，脉沉。口服中药在二诊方的基础上加苍术燥湿健脾。方药如下：

处方：柴　胡 10 克　　升　麻 10 克　　乌　药 10 克　　木　香 10 克

炮　姜 10 克　　小茴香 8 克　　肉　桂 6 克　　川　芎 10 克

白　芷 10 克　　炒白术 10 克　　薏苡仁 20 克　　苍　术 10 克

7 剂，水煎服，每日早晚各一次，每次 150mL。

四诊：患儿服完上方 7 剂后，肿块消失，纳可，其他无不良主诉。舌质淡，苔薄白，脉沉。

处方：效方不变，遵从三诊时方药继续服用 20 天。

随访无复发。

【按语】

笔者认为，本病主要是由于先天禀赋不足，后天脾失健运，中气虚弱，提举无力，复感风邪或内伤生冷，寒邪凝滞而成。足厥阴肝经过阴器，抵小腹，其别出的脉络达于睾丸，气逆则睾肿卒疝。笔者认为本病的发生与足厥阴肝经密切相关。虽然其发病原因诸多，但临床多见不同程度的气虚下陷及寒凝肝脉之症。故临床治疗当以升阳举陷、温经散寒为基本治法。笔者秉承张景岳"治疝先治气"的思想，治疗上以行气疏肝、散寒止痛为基本法则，同时更注重补益脾气与升提下陷之气中药的应用。方中乌药、木香、小茴香、肉桂合用温经散寒、疏肝行气；柴胡，升麻升提下陷之气；川芎，白芷活血止痛；同时配以炒白术、薏苡仁补益脾气。诸药合用，共奏升阳举陷、温经散寒止痛之功。

此外，笔者治疗此病注重外用药的治疗，外用药可以直接作用于发病部位，有其独特的治疗作用。外用药中透骨草、红花可直接渗透到患处，具有极好的活血止痛、软坚消痞功效，与口服中药相辅相成。共同达到满意的治疗效果。

二、气虚下陷兼肾虚失固证

病案一

阮某，男，4 岁，黑龙江省鸡西市人。

首诊时间：2007 年 5 月 13 日。

家长代诉：右侧阴囊部肿块时现时没 3 年，加重 1 年。

现病史：患儿于出生后约 4 个月时，哭闹后出现右侧阴囊部肿胀，平卧安静时好转。从此每于久立、用力时肿块突出，平卧时消失。多处求医，效不验。2 岁时症状加重，稍活动即出现患处肿块胀痛，遂至我院外科就诊，诊断为腹股沟斜疝。动员其手术治疗。其母拒绝，来笔者处求治。

中医四诊：面色萎黄，形体稍瘦，右侧阴囊部肿块坠痛，按压肿块可纳入腹腔。食欲一般，大便时坚时溏，小便频短，舌淡红质嫩，苔薄黄，脉细弦。

中医诊断：狐疝（气虚下陷兼肾虚失固证）。

西医诊断：腹股沟斜疝。

中医诊断依据：患儿先天禀赋不足，肾虚失固，加之后天调养不足，日久致气虚下陷，清阳不举，而见幼儿右侧阴囊部肿胀，平卧安静时好转，稍活动即出现患处肿块胀痛；肾虚不固，则见小便频短。

治法：补气升提，益肾固脱。

处方：红　参 10 克　　黄　芪 15 克　　白　术 15 克　　升　麻 10 克

　　　　柴　胡 10 克　　当　归 10 克　　黄　芩 10 克　　枳　实 10 克

白　芍 10 克　　益智仁 15 克　　金樱子 15 克　　芡　实 15 克

陈　皮 10 克

7 剂，水煎服，每日早晚各一次，每次 150mL。

二诊：服药七剂后复诊，患儿精神好转，面有起色，尿次减少，大便正常。舌质淡红，苔转薄白，脉细。嘱患儿多卧床，保持大便通畅。上方减红参；加党参益气健脾。方药如下：

处方：党　参 10 克　　黄　芪 15 克　　白　术 15 克　　升　麻 10 克

柴　胡 10 克　　当　归 10 克　　黄　芩 10 克　　枳　实 10 克

白　芍 10 克　　益智仁 15 克　　金樱子 15 克　　芡　实 15 克

陈　皮 10 克

7 剂，水煎服，每日早晚各一次，每次 150mL。

三诊：服药后患儿肿块坠落减少，食欲、二便如常。舌质淡红，舌苔薄白，脉细。方已得效，上方不变，继续服药半月后复诊。

处方：党　参 10 克　　黄　芪 15 克　　白　术 15 克　　升　麻 10 克

柴　胡 10 克　　当　归 10 克　　黄　芩 10 克　　枳　实 10 克

白　芍 10 克　　益智仁 15 克　　金樱子 15 克　　芡　实 15 克

陈　皮 10 克

14 剂，水煎服，每日早晚各一次，每次 150mL。

四诊：患儿患处肿块收复，仅剧烈运动时肿块突出，但比以前有所缩小。舌质淡红，舌苔薄白，脉细。遵从上方继续服药 1 个月以巩固疗效。

处方：党　参 10 克　　黄　芪 15 克　　白　术 15 克　　升　麻 10 克

柴　胡 10 克　　当　归 10 克　　黄　芩 10 克　　枳　实 10 克

白　芍 10 克　　益智仁 15 克　　金樱子 15 克　　芡　实 15 克

陈　皮 10 克

30 剂，水煎服，每日早晚各一次，每次 150mL。

3 个月后随访，患儿母亲诉患儿患处已恢复正常。

【按语】

张景岳提出"治疝必先治气",气虚责之脾虚,气结责之肝郁。本案例属于气虚,虚者补之,故用补中益气汤补气升提,方中黄芪味甘微温,入脾肺经,补中益气,升阳固表;党参、白术补气健脾,与黄芪合用,以增强其补中益气之功;血为气之母,气虚时久,营血亏虚,故用当归养血和营,使气有所附,协党参、黄芪以补气养血;陈皮理气和胃,使诸药补而不滞;并以柴胡、升麻升阳举陷。《本草纲目》曾说:"升麻引阳明清气上行,柴胡引少阳清气上行,此乃禀赋虚弱,元气虚馁,及劳役饥饱,生冷内伤,脾胃引经最要药也。"久病则肾虚失固,故方中加益智仁、金樱子、芡实以补肾固脱。又小儿为纯阳之体,阳常有余,阴常不足,故方中加白芍以养血敛阴;加黄芩以清肺肠之热并制药之偏胜;加枳实行气升提而减轻腹内压。二诊时以党参易红参,红参偏于温补,气虚偏有寒象时使用,久用易生热,故易党参。党参功似人参,力缓不及,性平和。

病案二

吕某,男,68岁,黑龙江省兰西县人。

首诊时间:2004年8月9日。

主诉:右侧阴囊部有一鸭蛋大小肿物1月。

现病史:患者自诉无意在1个月前发现在右下腹有1条索肿物掉入右侧阴囊,似鸭蛋大小不痛,不能自行消失,用手向腹部推扶压可消失,用力或站立时反复发作,曾到当地医院外科就诊,诊断为疝气,右侧腹股沟斜疝,医生建议作手术治疗,因患者年龄大担心不能坚持完成手术,而来笔者门诊寻求中医药治疗。

中医四诊:面色萎黄,形体消瘦,纳差,体倦乏力,腰膝酸软,右侧阴囊部有一肿物,似鸭蛋大小不痛,不能自行消失,用手向腹部推扶压可消失,用力或站立时反复发作,大便时溏,小便频。舌质暗红,舌苔薄白,脉沉。

中医诊断:狐疝(气虚下陷兼肾虚失固证)。

西医诊断:腹股沟斜疝。

中医诊断依据:清阳下陷,肾虚不固,气机陷而不举而致患者右侧阴囊部有一肿物，似鸭蛋大小不痛，不能自行消失，用手向腹部推扶压可消失，用力或站立时反复发作；气虚，可见患者纳差，体倦乏力，大便时溏；肾虚，则有腰膝酸软。舌脉之象亦契合辨证。

治法：补气升提，益肾固脱。

处方：党　参 15 克　　黄　芪 20 克　　白　术 15 克　　升　麻 15 克
　　　 柴　胡 10 克　　当　归 10 克　　续　断 10 克　　枳　实 10 克
　　　 炒杜仲 20 克　　益智仁 15 克　　金樱子 15 克　　芡　实 15 克
　　　 陈　皮 10 克

7 剂，水煎服，每日早晚各一次，每次 150mL。

二诊：患者服药后，体力增强，精神好转，食欲有所增加，二便如常，右侧阴囊部肿物时现时没，用力或站立时易发作。舌质暗红，少许白腻苔，脉沉。在上方基础上加鸡内金消食导滞；狗脊补肾。方药如下：

处方：党　参 15 克　　黄　芪 20 克　　炒白术 15 克　　升　麻 15 克
　　　 柴　胡 10 克　　当　归 10 克　　续　断 10 克　　枳　实 10 克
　　　 炒杜仲 20 克　　益智仁 15 克　　金樱子 15 克　　芡　实 15 克
　　　 陈　皮 10 克　　鸡内金 10 克　　狗　脊 10 克

7 剂，水煎服，每日早晚各一次，每次 150mL。

三诊：患者服完上方后病情不再发生，精神良好，食欲佳，二便常。舌质暗红，舌苔薄白，脉沉。再予上方 15 剂以巩固治疗。

处方：党　参 15 克　　黄　芪 20 克　　炒白术 15 克　　升　麻 15 克
　　　 柴　胡 10 克　　当　归 10 克　　续　断 10 克　　枳　实 10 克
　　　 炒杜仲 20 克　　益智仁 15 克　　金樱子 15 克　　芡　实 15 克
　　　 陈　皮 10 克　　鸡内金 10 克　　狗　脊 10 克

15 剂，水煎服，每日早晚各一次，每次 150mL。

随访 1 年无复发。

【按语】

疝气的发病机理是清阳下陷，肾虚不固，气机陷而不举所致。本方以黄芪、党参健脾补气为主药；白术健脾和中为辅药；当归补血以辅助补气；用少量陈皮理气顺气为反佐药；以升麻、柴胡为提升作用为引药。黄芪本身也有提升作用，在使用本方时重用黄芪、升麻起到了较好的疗效。加枳实行气升提而减轻腹内压；加炒杜仲、续断补益肾气；加益智仁、金樱子、芡实以补肾固脱。二诊时加鸡内金、狗脊，增强其补肾作用之余，又用鸡内金消食导滞。

病案三

王某，男，4岁，黑龙江省哈尔滨市人。

首诊时间：2001年10月16日。

家长代诉：右侧阴囊部肿大时发时止10天。

现病史：该患儿10天前出现右侧阴囊部肿大时发时止，每日或隔日发作1次，以下午或夜间发作较多，哭闹、玩耍时发作，平卧后可自行回复。有高热抽风病史。因其母为我患者且疗效显著，遂带其儿子来笔者门诊求治。

中医四诊：面色少华，形体偏瘦，夜间遗尿，易感冒，饮食较差，口干喜热饮，大便正常，右侧阴囊部肿大时发时止，每日或隔日发作1次，以下午或夜间发作较多，哭闹、玩耍时发作，平卧后可自行回复。舌质淡，苔白，脉细弱。

中医诊断：狐疝（气虚下陷兼肾虚失固证）。

西医诊断：腹股沟斜疝。

中医诊断依据：患儿先天禀赋不足，肾虚失固，加之后天调养不足，日久致气虚下陷，清阳不举，而见幼儿右侧阴囊部肿大时发时止，哭闹、玩耍时发作，平卧后可自行回复；肾虚不固，则见夜间遗尿；气虚不固，则患儿易感冒，饮食较差。

治法：补气升提，益肾固脱。

处方：党　参15克　　黄　芪25克　　炒白术15克　　升　麻15克

　　　　柴　胡10克　　当　归10克　　菟丝子10克　　枳　实10克

　　　　陈　皮10克　　山　药10克　　乌　药10克

　　　　7剂，水煎服，每日早晚各一次，每次150mL。

二诊：患儿服药后，饮食好转，口干喜热饮，大便正常，右侧阴囊部肿大自服药后发作减少。舌质淡，苔白，脉细弱。前方随症加小茴香温中行气；熟地黄填补肾精。
方药如下：

处方：党　参 15 克　　黄　芪 25 克　　炒白术 15 克　　升　麻 15 克

柴　胡 10 克　　当　归 10 克　　菟丝子 10 克　　枳　实 10 克

陈　皮 10 克　　山　药 10 克　　乌　药 10 克　　小茴香 6 克

熟地黄 15 克

7 剂，水煎服，每日早晚各一次，每次 150mL。

三诊：患儿母亲诉患儿服至第 8 剂时，夜间曾发生嵌顿，予以手法回复。余如常。
舌质淡，苔白，脉细弱。

处方：再予前方不变，继服 7 剂。

党　参 15 克　　黄　芪 25 克　　炒白术 15 克　　升　麻 15 克

柴　胡 10 克　　当　归 10 克　　菟丝子 10 克　　枳　实 10 克

陈　皮 10 克　　山　药 10 克　　乌　药 10 克　　小茴香 6 克

熟地黄 15 克

7 剂，水煎服，每日早晚各一次，每次 150mL。

四诊：患儿母亲来述，患儿服至第 17 剂时，疝气未再发作，检查疝环消失而痊愈。

【按语】

气虚则无以生精，精少则气的功能活动减退，精是气的物质基础，气是精的功能
表现，气虚即功能的减退，泛指人体脏腑、经络、肌肉、血脉的生理机能低于正常。
当然也就包括了腹壁强度降低这一局部机能在内。精少又是形成腹壁缺损的物质基础，
气虚与精少相互作用，则是小儿疝气发生的根本原因。补益中气法"一是健脾以治气
虚之本，一是升提下陷阳气。以求降清升，于是脾胃和调。水谷精气生化有源，脾胃
气虚诸证可以自愈。中气不虚，则升举有力。凡脱、下垂诸证可以自复其位"。临床上
通过补气生精，使气旺精足，增强腹壁的强度，使缺损的腹壁得到修复（因小儿形气
未充，存在自我修复的机能），从而使疝气得以痊愈。本案例中以黄芪、党参健脾补气
为主药；炒白术、山药健脾和中为辅药；当归补血以辅助补气；用少量陈皮理气顺气
为反佐药；以升麻、柴胡为提升作用为引药；以菟丝子补益肾精；以枳实、乌药行气

升提而减轻腹内压。二诊时，加熟地黄以增其填补肾精之效；又增小茴香温中行气以添行气升提之功。

三、寒凝肝脉兼气机郁滞证

周某，男，30 岁，黑龙江人。

首诊时间：2004 年 6 月 20 日。

主诉：左睾部肿痛 1 周。

现病史：患者诉其 1 周来左睾部肿痛，行步则痛甚。曾用抗生素等注射和口服，未见减轻，反而有所加重，遂到当地医院外科就诊。诊断为腹股沟斜疝，并建议其手术治疗。患者拒绝，后经人介绍来笔者门诊寻求中医药保守治疗。

中医四诊：面色少华，形体适中，左睾明显肿大，但皮色不红，伴疼痛，口不苦，平素急躁易怒。舌质紫暗，舌苔薄白，脉沉弦。

中医诊断：疝气（寒凝肝脉兼气机郁滞证）。

西医诊断：腹股沟斜疝。

中医诊断依据：寒凝肝脉，气机郁滞，不通则痛，"肝足厥阴之脉……环阴器，抵小腹。"故肝经病变可引起睾丸偏坠肿胀；气机不调达，肝气郁滞，故患者平素急躁易怒。舌质紫暗，舌苔薄白，脉沉弦亦是寒凝肝脉兼气机郁滞之象。

治法：疏肝行气，散寒止痛。

处方：乌　药 15 克　　木　香 10 克　　小茴香 10 克　　川楝子 10 克
　　　青　皮 15 克　　槟　榔 15 克　　橘　核 15 克　　荔　核 15 克
　　　佛　手 15 克　　砂　仁 10 克　　厚　朴 15 克　　草豆蔻 10 克

　　　10 剂，水煎服，每日早晚各一次，每次 150mL。

二诊：患者服药后诉左睾疼已止，行步时亦无疼痛，诊见左睾肿大已明显减轻，无疼痛。舌质紫暗，舌苔薄黄，脉弦。上方基础上加延胡索行气活血止痛。方药如下：

处方：乌　药 15 克　　木　香 10 克　　小茴香 10 克　　川楝子 10 克
　　　青　皮 15 克　　槟　榔 15 克　　橘　核 15 克　　荔　核 15 克
　　　佛　手 15 克　　砂　仁 10 克　　厚　朴 15 克　　草豆蔻 10 克

延胡索 20 克

10 剂，水煎服，每日早晚各一次，每次 150mL。

三诊：服完上药后，左睾肿大已全消退，脾气亦好转，无任何不适。舌质暗，舌苔薄白，脉细。

处方：病已痊愈，拟前方再进 7 剂，以巩固疗效，防止复发。

乌 药 15 克	木 香 10 克	小茴香 10 克	川楝子 10 克
青 皮 15 克	槟 榔 15 克	橘 核 15 克	荔 核 15 克
佛 手 15 克	砂 仁 10 克	厚 朴 15 克	草豆蔻 10 克

延胡索 20 克

10 剂，水煎服，每日早晚各一次，每次 150mL。

【按语】

《儒门事亲》云："诸疝皆归肝经。"《灵枢·经脉》云："肝足厥阴之脉……环阴器，抵小腹。"故肝经病变可引起睾丸偏坠肿胀。《景岳全书》云："治疝必先治气。"所以，本病行气疏肝，散寒止痛，肝经寒气得以疏散，疝气自愈。方中用乌药辛温，行气疏肝，散寒止痛；青皮疏肝理气；木香行气止痛；小茴香暖肝散寒；槟榔下气导滞，直达下焦而破坚；川楝子、橘核、荔核行气散结止痛；佛手、砂仁、厚朴、草豆蔻疏肝解郁，温中行气。二诊中，加延胡索苦辛温，行气活血，可增强川楝子止痛之功。

四、肾阴亏耗兼肝气郁滞证

周某，男，35 岁，黑龙江人。

首诊时间：2008 年 5 月 11 日。

主诉：阴囊肿大 1 年余。

现病史：患者阴囊肿大已一年余，皮色如常，手触之似有核块，近几月自觉两侧少腹疼痛，平时并有腰膝酸软，耳鸣、头晕、多梦、遗精等症，曾经西医诊断为慢性睾丸炎、输精管炎等病，多方治疗，未见效果。遂经人介绍来笔者门诊求治。

中医四诊：面色晦暗，形体适中，腰膝酸软，耳鸣、头晕、多梦、遗精，阴囊肿大，皮色如常，手触之似有核块，两侧少腹痛。舌质红，苔少，脉象寸关浮大，两尺脉弱。

中医诊断：疝气（肾阴亏耗兼肝气郁滞证）。

西医诊断：睾丸炎；输精管炎。

中医诊断依据：肾阴不足，故见腰膝酸软，耳鸣、头晕、多梦、遗精等症；寸关脉浮、两尺脉弱，舌红少苔等症亦显系肾阴不足之候；肾水枯竭，无以滋荣肝气，致肝气留滞，故见少腹疼痛，阴囊肿大。

治法：滋养肾阴，疏肝行气。

处方：生地黄 15 克　　牡丹皮 10 克　　山萸肉 10 克　　泽　泻 10 克
　　　　茯　苓 10 克　　金铃子 15 克　　牡　蛎 15 克　　菟丝子 15 克
　　　　5 剂，水煎服，每日早晚各一次，每次 150mL。

二诊：患者服上方后自觉效果明显，即续服十余剂，已未见遗精，腰膝颇感有力，头晕、耳鸣、多梦等症亦相应好转，少腹仅微有隐痛，阴囊肿处亦竟变软小，但最近又觉胃中隐痛欲食又不敢多食，询之则以往曾患胃溃疡病。舌质红，苔少，脉象寸关浮大，两尺脉弱。上方基础上加高良姜、香附温经散寒理气。方药如下：

处方：生地黄 15 克　　牡丹皮 10 克　　山萸肉 10 克　　泽　泻 10 克
　　　　茯　苓 10 克　　金铃子 15 克　　牡　蛎 15 克　　菟丝子 15 克
　　　　高良姜 10 克　　香　附 15 克
　　　　7 剂，水煎服，每日早晚各一次，每次 150mL。

三诊：患者服上方后，病情大减，胃已不痛，饮食转佳，精神健旺，小腹已无痛感，阴囊变软，只稍有肿胀。舌质红，苔少，脉象寸关浮大，两尺脉弱。上方基础上加荔枝核行气散结消疝。方药如下：

处方：生地黄 15 克　　牡丹皮 10 克　　山萸肉 10 克　　泽　泻 10 克
　　　　茯　苓 10 克　　金铃子 15 克　　牡　蛎 15 克　　菟丝子 15 克
　　　　高良姜 10 克　　香　附 15 克　　荔枝核 15 克
　　　　7 剂，水煎服，每日早晚各一次，每次 150mL。

随访 1 年无复发。

【按语】

本病案从其腹痛阴肿看来应属中医疝气范畴，但从其现症，腰膝酸软，耳鸣、头晕、多梦、遗精，寸关脉浮、两尺脉弱，舌红少苔等症观察，又显系因肾阴不足之候，治疗此种疝气切忌概用通套疏肝行气消疝药物，因香燥行气之品转致伤阴耗液，此其所以长期不能治愈也。《圣济总录》有云："嗜欲劳伤，肾水涸竭，无以滋荣肝气，故留滞内结，发为阴疝之病。"足厥阴肝经之脉，环阴器，抵少腹，本例少腹疼痛，阴囊肿大，固属肝气留滞，但其源则为肾水枯竭，无以滋荣肝气所致。故肾阴亏耗为本，肝气郁滞是标，如本末倒置，则病情难愈，因此以滋养肾阴为主，加菟丝子补益肾精，只用一味金铃子疏理少腹滞气，加牡蛎咸寒软坚以散结块，并加强滋肾潜阳作用。二诊中患者最近又觉胃中隐痛欲食又不敢多食，询之则以往曾患胃溃疡病。看来用药稍偏阴柔，恐阴药损胃而引动宿疾，上方加良姜、香附以兼顾之。三诊时病情已稳定，酌加荔枝核行气散结消疝。

【诊疗体会】

"疝"作为病名首见于《内经》，《素问·长刺节论》曰："病在少腹，腹痛不得大小便，病名曰疝。得之寒，刺少腹两股间……"《素问·大奇论》曰："肾脉大急沉，肝脉大急沉，皆为疝。"可见《内经》认为疝疾得之于寒，其病位在少腹，临床症见腹中疼痛，不得大小便，肾脉或肝脉大急沉。《诸病源候论》对疝疾临床表现有更为详细的论述："疝者，痛也。或少腹痛，不得大小便；或手足厥冷，绕脐痛，白汗出；或冷气逆上抢心腹，令心痛；或里急而腹痛。"对其病因病机的论述为："阴气积于内，复为寒气所加，使荣卫不调，血气虚弱，故风冷入其腹内而成疝也。"书中还载有七疝、五疝候、心疝候、饥疝候、疝瘕候等。对比《内经》及《诸病源候论》中言疝者，皆以腹痛为主症，多因寒而致病。

现代医学将其称之为腹股沟斜疝。疝囊经过腹壁下动脉外侧的腹股沟管深环突出，向内、向下、向前斜行经过腹股沟管再穿出腹股沟浅环，并可进入阴囊。约占腹股沟疝的90%，是最常见的腹外疝。

【治疗特色】

虽然从中医角度看疝气与西医治疗难以相对应，但笔者经历年来的探究和实践已形成一套相对完整的理论体系，对于疝气的治疗有一定的见解，并总结出一些治疗方法及预防措施。

疝气，疝者痛也。积气为疝，凡气之所积，皆因气不顺行，升降出入失其常道，至血脉稽迟，经络闭绝、脏腑不和、三焦不行，现症无穷矣，针对气滞血瘀，不通则痛，肌失束养，不举则陷而拟以升举清阳，行气祛瘀之法。中药治疗疝气，针对不同针状，不同年龄采取辨证施治的原则，在提升正气增强患者自身抗病能力的基础上，着重解决两点：一是降低患者腹腔高压，恢复到正常腹压；二是使腹股沟斜肌间隙逐渐愈合。在药材的选择上，常用茴香、桔核、荔枝核、升麻、黄芪、吴茱萸、川楝子等药材。茴香具有祛风散寒、止咳祛痰、健胃、止痛的功效，性温，主要治疗心腹冷气腿疝，止痛止吐，被视为"疝气疼痛的要药"。桔核性寒，归肝胃、小肠经，有利气止痛、驱虫治癣的功效。荔枝核性温味甘，具有行气散结、祛寒止痛的功效，主治睾丸肿痛、寒疝腹痛。川楝子味苦性寒、归肝胃、小肠经，具有利气止痛、驱虫止癣的功效。吴茱萸味辛性热，具有暖肾治疝、疏肝燥脾、散寒温补的功效，尤其适用于因肝肾寒气而导致的疝气疼痛，睾丸坠落等、常与桔核、肉桂、小茴香、荔枝核合用。

但是每个患者的病情和体质都不同，有的是双侧疝，有的则是单侧疝，因此治疗药方和药物选取都应该因人制宜、对症下药，方能达到理想的疗效。

疝之病因包括感受外邪、房劳、忿怒、劳倦内伤及先天不足等。其病机主要是邪气客于肝肾经脉和任脉，或脾肾气衰失于固摄。其主要症状为少腹或阴囊坠胀肿痛。根据临床不同表现可分为虚实两类。实证包括寒凝气滞、寒湿凝聚、湿热下注、肝气郁滞、气滞血瘀痰结；虚证包括脾虚气陷、肾气虚衰。

寒凝气滞：外感寒邪，少腹或阴囊肿硬，坠胀疼痛，时上时下，畏寒喜暖。治当温经散寒、理气止痛。药用花椒、桂枝、高良姜、柴胡、小茴香、陈皮、青皮、吴茱萸。

肝气郁滞：阴囊重坠偏痛或少腹硬结疼痛，多因忿怒、号哭而引发，伴腹胀，脉弦，苔薄白。治当疏肝理气散结。药用乌药、木香、小茴香、川楝子、槟榔、高良姜、青皮。气滞血瘀痰结：疝病日久，阴囊肿大粗厚，坚硬重坠，麻木不知痛痒，或少腹肿胀硬痛。脉沉弦，舌质紫暗苔白。治当行气活血、化痰散结。药用赤芍、白芍、当归、川芎、延胡索、蒲黄、肉桂、小茴香、干姜、桃仁、橘核、川楝子、枳实等。

脾虚气陷：阴囊肿胀偏痛，反复发作，遇劳作咳嗽即发，多见于老年人，体质瘦弱，脉虚弱，苔薄白。治当健脾益气、升清举陷。药用党参、黄芪、白术、甘草、升麻、柴胡、当归、陈皮。

肾气虚衰：少腹或阴囊重坠胀痛，拘急不舒，小腹或前阴发凉，伴四肢厥冷、腰痛。脉沉弦，苔薄白。治当补肾益气。药用熟地黄、山药、山茱萸、茯苓、泽泻、丹皮、肉桂、附子。

疝病治疗除内服药物外，还可根据情况采用外洗法。

【结语】

疝气，疝者痛也。每个患者的病情和体质都不同，有的是双侧疝，有的则是单侧疝，因此治疗药方和药物选取都应该因人制宜、对症下药，方能达到理想的疗效。疝气之辨证可分为虚实两类。实证包括寒凝气滞、寒湿凝聚、湿热下注、肝气郁滞、气滞血瘀痰结；虚证包括脾虚气陷、肾气虚衰。

小儿厌食

一、脾失健运兼气虚证

王某，男，7 岁，黑龙江省哈尔滨市人。

首诊时间：2010 年 4 月 24 日。

家长代诉：食欲不佳 1 年，近 1 月厌食伴体重减轻。

现病史：患儿 1 年前开始出现食欲不佳，家长未予重视，近 1 月出现厌食伴体重减轻，就诊于当地医院，医院诊断为小儿厌食，经朋友介绍遂来我院门诊。

既往史：既往体健，否认肝炎、结核、高血压、糖尿病等病史。

中医四诊：面色少华，形体消瘦，肢倦乏力，经常反复感冒、咳嗽，病情缠绵难愈，多汗，食少，甚则不食，无食欲亦不贪吃零食，大便不成形，1～2 次 / 日，眠差，烦躁，舌淡，苔薄白。

中医诊断：厌食（脾失健运兼气虚证）。

西医诊断：小儿厌食。

中医诊断依据：患者面色少华，形体消瘦，食少，大便不成形加之舌淡，苔薄白此为脾胃虚弱的临床表现。体倦乏力，易感冒此症状表示患者在在脾虚的基础上兼以气虚。因此药物以健运脾胃兼以补气为主。

治法：健运脾胃兼以补气。

处方：黄　芪 15 克　　茯　苓 10 克　　白　术 10 克　　麦　芽 5 克
　　　薏苡仁 8 克　　扁　豆 8 克　　砂　仁 8 克　　陈　皮 8 克
　　　焦山楂 8 克　　甘　草 5 克　　苍　术 5 克　　神　曲 5 克
　　　山萸肉 8 克

　　　7 剂，水煎服，每日早晚各一次，每次 150mL。

二诊：面色少华，形体消瘦，体力增加，多汗，食量增加，大便不成形，1 次每日，眠差，舌淡，苔薄白。原方减去焦山楂、麦芽；加入养心安神的柏子仁、莲子心。如下：

处方：黄　芪15克　　茯　苓10克　　白　术10克　　陈　皮8克

　　　薏苡仁8克　　扁　豆8克　　砂　仁8克　　甘　草5克

　　　苍　术5克　　神　曲5克　　山萸肉8克　　莲子心5克

　　　柏子仁5克

5剂，水煎服，每日早晚各一次，每次150mL。

三诊：面色红润，形体消瘦，体力增加，多汗，食量增加，大便成形，1次每日，寐可，舌淡红，苔薄白。加煅龙骨、煅牡蛎；减去山萸肉、柏子仁、莲子心。如下：

处方：黄　芪15克　　茯　苓10克　　白　术10克　　陈　皮8克

　　　薏苡仁8克　　扁　豆8克　　砂　仁8克　　甘　草5克

　　　苍　术5克　　神　曲5克　　煅龙骨5克　　煅牡蛎5克

5剂，水煎服，每日早晚各一次，每次150mL。

四诊：面色红润，形体消瘦，体力增加，食量增加，便可，睡眠良好，舌淡红，苔薄白。上方去煅龙骨、煅牡蛎。方药如下：

处方：黄　芪15克　　茯　苓10克　　白　术10克　　陈　皮8克

　　　薏苡仁8克　　扁　豆8克　　砂　仁8克　甘　草5克

　　　苍　术5克　　神　曲5克

7剂，水煎服，每日早晚各一次，每次150mL。

随诊：半月后电话随访患者诸症消失、体重增加。

【按语】

本证多见于素体脾虚，或厌食日久，脾气耗损者。以不思饮食，肢倦乏力，形体偏瘦，舌质淡，苔薄白为主要辨证依据。脾虚运化无力，则不思饮食，脾虚，故见便溏夹不消化食物；气血精微生化不足，不能濡养全身，故面色少华，形体偏瘦；脾主肌肉四肢，故见肢倦乏力，气虚卫外不固而见多汗易感。一诊中黄芪、茯苓、焦术益气健脾；薏苡仁、白扁豆、苍术，山萸肉健脾燥湿；砂仁、陈皮理气健脾；焦山楂、神曲、麦芽消导助胃；甘草调和诸药。二诊中因患者寐差遂加入莲子心、柏子仁养心安神。三诊中因患者汗出遂加入煅龙骨、煅牡蛎固涩敛汗。四诊中患者诸症好转减去山萸肉、柏子仁、莲子心、煅龙骨、煅牡蛎；建议患者继续口服 4 剂以巩固治疗。

二、脾失健运兼湿滞证

李某，女，5 岁，黑龙江省哈尔滨市人。

首诊时间：2012 年 11 月 6 日。

家长代诉：食欲不振、腹胀，稍有不适则大便稀薄如水样 8 月余，加重 1 月。

现病史：患儿 8 月前出现食欲不振、腹胀等症状，同时伴有水样便。多次反复前往黑龙江省中医医院、哈尔滨市中医院等寻求治疗，服药近 50 剂，症状未见明显好转。患儿家属经过网络咨询，遂来我院门诊就诊。

既往史：既往体健，否认肝炎、结核、高血压、糖尿病等病史。

中医四诊：不思饮食，勉强进食、偏食，腹胀，无饥饿感，稍有不适则大便稀薄，如水样。舌淡，苔白腻。

中医诊断：厌食（脾失健运兼湿滞证）。

西医诊断：小儿厌食。

中医诊断依据：患儿不思饮食，腹胀，无饥饿感，则首先考虑为食积或是厌食，该患又舌质淡，苔白腻，稍有不适则大便稀薄，如水样，考虑为厌食脾失健运湿滞之证。所以用药时在用益气健脾药的同时，佐以化湿之药。

治法：健脾化湿。

处方：

苍　术 10 克	白　术 10 克	陈　皮 8 克	茯　苓 10 克
枳　实 5 克	炒神曲 8 克	山　药 5 克	甘　草 5 克
厚　朴 5 克	山萸肉 5 克	薏苡仁 10 克	焦山楂 8 克
炒麦芽 8 克	太子参 8 克		

7 剂，水煎服，每日早晚各一次，每次 150mL。

二诊时情况：患儿现食欲有所好转，不思饮食、腹胀，大便稀薄等症状明显减轻。舌质淡红，苔薄白，脉弱。焦三仙减量，方药如下：

处方：

苍　术 10 克	白　术 10 克	陈　皮 8 克	茯　苓 10 克
枳　实 5 克	炒神曲 5 克	山　药 5 克	甘　草 5 克

| 厚　朴 5 克 | 山萸肉 5 克 | 薏苡仁 10 克 | 焦山楂 5 克 |
| 炒麦芽 5 克 | 太子参 8 克 | | |

7 剂，水煎服，每日早晚各一次，每次 150mL。

三诊：患儿食欲明显好转，腹胀，不思饮食症状消失，但仍偶有大便稀薄。舌质淡红，苔薄白，脉滑。减去焦山楂、炒麦芽；加入补骨脂、肉豆蔻、诃子。方药如下：

处方：苍　术 10 克	白　术 10 克	陈　皮 8 克	茯　苓 10 克
枳　实 5 克	炒神曲 5 克	山　药 5 克	甘　草 5 克
厚　朴 5 克	山萸肉 5 克	薏苡仁 10 克	太子参 8 克
补骨脂 5 克	肉豆蔻 5 克	诃　子 5 克	

7 剂，水煎服，每日早晚各一次，每次 150mL。

四诊：诸症消失。嘱家长合理调整患儿饮食，多食蔬菜水果，避免辛香油腻刺激性食品。

随诊：随诊 6 个月，无复发。

【按语】

正如《灵枢·脉度》所说："脾气通于口，脾和则口能知五谷"。脾纳化失职，则造成厌食。脾主运化，开窍于口，脾气平和，方知饥欲食，食而能化，因脾虚致内湿阻滞，湿阻反则加重脾运化无权，产生本证。笔者认为本病的主要病因病机为脾虚兼有湿浊，脾为阴土，喜燥恶湿，得阳则运。然脾虚运化水谷功能异常导致水湿内停，加重湿困脾土，不思饮食，脘闷腹胀，口腻不渴，不适时大便稀溏，小便短少，舌苔厚白腻等。本证多见于素体虚弱，或脾失健运。以不思饮食，大便稀薄，舌淡，苔白腻为主要病症依据。脾气虚则运化力弱，运化水谷，输布精微功能失常，造成水湿、水谷内停，饮食不化，发为不思饮食，腹胀，无饥饿感，发为厌食。水湿内停困脾，脾胃升降功能失常，则为大便稀薄，如水样。四诊合参，本病为脾失健运兼湿滞。一诊：方中苍术、白术、薏苡仁、茯苓以祛湿，白术、山药、山萸肉健脾；全方共奏益气健脾祛湿之功。二诊时患者上述症状减轻，自诉食欲好转，所以使用原方基础上将焦三仙减量。三诊时患儿偶有大便稀溏，故加入补骨脂、肉豆蔻、诃子以固涩，建议继续口服一周以巩固治疗。

三、食积内热证

孙某，男，5岁，黑龙江省哈尔滨市人。

首诊时间：2013年7月8日。

家长代诉：厌恶进食2个月。

现病史：患儿平素喜好吃零食，不按时吃饭、挑食。2月前上诉症状明显加重，曾口服小儿健胃消食片等药物治疗上诉症状未见明显好转。患者母亲经网上咨询遂来我院门诊就诊。

既往史：既往体健，否认肝炎、结核、高血压、糖尿病等病史。

中医四诊：患者现食少纳呆，腹胀满，嗳腐吞酸，时有恶心呕吐，烦渴，喜冷饮，口臭，手足心热，大便干，小便黄。查体：形体消瘦，面色萎黄，精神不振，唇干色红，舌质红，苔黄厚腻，脉数。

中医诊断：厌食（食积内热证）。

西医诊断：小儿厌食。

中医诊断依据：患儿平素饮食失节，喂养不当，则使食滞中脘，阻碍中焦气机升降，故出现食少、腹胀满；胃内积热上行，则口臭；脾胃升降失职，浊阴不降，水湿停滞，则嗳腐吞酸、恶心呕吐；积滞郁久化热，热蕴于中，则见唇红、烦渴、手足心热；积热搏结，伤津耗液，则大便干；舌红，苔黄厚腻，脉数均为食积化热的表现。

治法：消积化热，健脾和胃。

处方：焦山楂10克　　神　曲10克　　麦　芽10克　　陈　皮8克

　　　鸡内金8克　　黄　芩8克　　栀　子8克　　莱菔子5克

　　　枳　壳6克　　大　黄6克　　藿　香8克　　佩　兰8克

　　　4剂，水煎服，每日早晚各一次，每次150mL。

二诊：现仍食少，食量略有增加，腹胀减轻，时有恶心，口渴、口臭减轻，手足心热，大便略干，2日1行，小便黄。查体：面色少华，无光泽，口唇红，舌红，苔薄黄，脉略数。上方加养阴之沙参、石斛。方药如下：

处方：焦山楂10克　　神　曲10克　　麦　芽10克　　陈　皮8克

　　　鸡内金8克　　黄　芩8克　　栀　子8克　　莱菔子5克

枳　壳 6 克	大　黄 6 克	藿　香 8 克	佩　兰 8 克
沙　参 5 克	石　斛 5 克		

5 剂，水煎服，每日早晚各一次，每次 150mL。

三诊：上述症状明显减轻，食纳尚可，时有腹胀，神疲乏力，大便正常，1 日 1 行，小便淡黄。查体：面色无华，口唇淡红，舌淡苔薄白，脉缓。原方减黄芩、栀子、大黄、枳壳、藿香、佩兰；加入茯苓、党参、炒白术。方药如下：

处方：

焦山楂 10 克	神　曲 10 克	麦　芽 10 克	陈　皮 8 克
鸡内金 8 克	莱菔子 5 克	茯　苓 10 克	炒白术 10 克
党　参 8 克	沙　参 5 克	石　斛 5 克	

7 剂，水煎服，每日早晚各一次，每次 150mL。

四诊：诸症消失。续服上方 10 剂巩固治疗。并嘱家长合理调整患儿饮食，多食蔬菜水果，避免辛香油腻刺激性食品。

随诊：停药后随访 3 个月，无复发。

【按语】

患者平素喜食零食、偏食、挑食，以致脾胃损伤，运化功能减弱，食滞中脘，停而不化，日久化热，脾胃升降失常，阻碍气机，导致厌食发生。一诊中焦山楂、神曲、麦芽、陈皮、鸡内金用以健运脾胃；黄芩、栀子用以清热；枳壳、大黄用以清热泻火、助脾胃运化。患儿腹胀满、大便干，加莱菔子以消食除胀，导滞通便；加佩兰、藿香，以化湿醒脾，降逆止呕。二诊患儿诸证减轻，主证未变，故效不更方。患儿病久耗伤胃阴，胃阴不足则水谷入少，津液生化无由，不能助脾气散精，故加沙参、石斛以养胃育阴，增强疗效。三诊患儿病情明显好转，积热已尽，故去黄芩、栀子；无嗳腐吞酸、恶心呕吐，故去佩兰、藿香；大便正常，故去枳壳、大黄。因患儿病久进食少，气血生化乏源，出现神疲乏力、面色无华、舌淡苔薄白、脉缓等脾气虚症状，故加党参、白术、茯苓以益气健脾，继服善后，以达病愈。综上所述，在治疗食积内热型厌食时先清热消积，但不忘健脾护胃；后期热势已去，若药性苦寒伤及胃阴则养胃育阴，脾气虚则益气健脾收尾。同时应指导家长合理喂养，调整患儿饮食结构，以瓜果蔬菜为主，培养良好的餐桌氛围，增强活动量，以促进疾病痊愈，达到治疗目的，防止复发。

四、脾胃虚弱兼胃阴不足证

王某，男，5 岁，黑龙江省哈尔滨市人。

首诊时间：2011 年 9 月 23 日。

家长代诉：食欲不振 4 个月。

现病史：患儿 4 个月前饮食不节后腹泻，经治疗病情痊愈后胃纳渐减，常诉不欲饮食，无饥饿感，每餐进食不足一两，喜在就餐中饮水。患者家属经网上咨询遂来我院门诊就诊。

既往史：既往体健，否认肝炎、结核、高血压、糖尿病等病史。

中医四诊：患儿常诉不欲饮食，腹胀，偶有腹痛，大便干，3～4 日一行，烦躁不安，手足发热，肢体倦怠。查体：面色萎黄，形体消瘦，肌肉不丰，舌质偏红，少苔，脉细数。

中医诊断：厌食（脾胃虚弱兼胃阴不足证）。

西医诊断：小儿厌食。

中医诊断依据：根据患儿的临床表现，四诊合参，符合中医小儿厌食的范畴。患者面色萎黄，形体消瘦，食欲不振，胃纳减少皆因脾胃虚弱所致，脾胃虚弱不能濡养四肢故肢体倦怠。加之日久伤阴同时伴有阴虚的表现。如烦躁不安，手足心热等。舌质偏红，少苔，脉细数。诊断为小儿厌食，胃阴虚弱兼胃阴不足。

治法：健脾益肾，养阴和胃。

处方：黄　芪 15 克　　太子参 10 克　　茯　苓 10 克　　炒白术 10 克

　　　焦山楂 8 克　　炒麦芽 8 克　　神　曲 8 克　　沙　参 8 克

　　　石　斛 8 克　　天花粉 8 克　　鸡内金 5 克　　枳　壳 5 克

　　　陈　皮 5 克

　　　7 剂，水煎服，每日早晚各一次，每次 150mL。

二诊：面色少华，形体消瘦，肌肉不丰，不欲饮食症状好转，患者常诉腹胀，偶有腹痛，大便干，1～2 日一行。舌质偏红，少苔，脉细数。原方加白豆蔻、草豆蔻。方药如下：

处方： 黄　芪 15 克　　太子参 10 克　　茯　苓 10 克　　炒白术 10 克

　　　　焦山楂 8 克　　炒麦芽 8 克　　神　曲 8 克　　草豆蔻 5 克

　　　　沙　参 8 克　　石　斛 8 克　　天花粉 8 克　　鸡内金 5 克

　　　　陈　皮 5 克　　枳　壳 5 克　　白豆蔻 5 克

　　7 剂，水煎服，每日早晚各一次，每次 150mL。

　　三诊：面色少华，形体消瘦，肌肉不丰，食量增加，饮水量少，患者常诉腹胀，大便可一日一行。舌质淡红，少苔，脉数。原方加甘草；处方如下：

处方： 黄　芪 15 克　　太子参 10 克　　茯　苓 10 克　　炒白术 10 克

　　　　焦山楂 8 克　　炒麦芽 8 克　　神　曲 8 克　　草豆蔻 5 克

　　　　沙　参 8 克　　石　斛 8 克　　天花粉 8 克　　鸡内金 5 克

　　　　陈　皮 5 克　　枳　壳 5 克　　白豆蔻 5 克　　甘　草 5 克

　　10 剂，水煎服，每日早晚各一次，每次 150mL。

　　四诊：诸症消失。嘱家长合理调整患儿饮食，营养均衡，多食蔬菜水果，避免辛香油腻刺激性食品。

　　随诊：随诊 6 个月，患者 6 月后饮食基本恢复，面色改善，舌淡红，苔薄白，脉平，体重增加，痊愈。

【按语】

　　《明医指掌》亦云："脾不和，则食不化，胃不和，则不思食，脾胃不和则不思而且不化。"说明厌食症的病变部位主要在脾胃。中医学认为小儿脏腑娇嫩，形气未充，脾常不足，故脾胃的运化受纳功能常常受到各种因素的影响。患儿饮食不节后出现腹泻，虽经治疗痊愈，但是小儿素体虚弱，脾失健运，所以出现胃纳减少，不欲饮食等症状。脾胃虚弱日久伤及胃阴，导致出现阴虚之象。一诊中患儿胃纳渐减所以运用补气健运脾胃的药物黄芪、太子参、茯苓、焦术、焦山楂、炒麦芽、神曲、鸡内金、陈皮；患者无饥饿感，喜在就餐中饮水，烦躁不安，手足发热此为阴虚的症状运用养阴之品如沙参、石斛、天花粉。大便干结运用枳壳以通腑消积。二诊中患者腹胀明显加入白豆蔻、草豆蔻开胃消食兼以除胀。三诊中患者症状明显好转，原方加入甘草以调和诸药。

五、肝胃失和兼气滞证

丁某，男，7岁，黑龙江省牡丹江市人。

首诊时间：2012年3月3日。

家长代诉：厌食，不思饭食，强迫进食则恶心呕吐3月余。

现病史：患儿3月前因入学后环境陌生，情绪抑郁后出现厌食，遂就诊于当地医院，诊断为"小儿厌食"，口服西药治疗后症状无明显改善，经人介绍遂来我院门诊。

既往史：既往体健，否认肝炎、结核、高血压、糖尿病等病史。

中医四诊：患儿现不思饮食，性情急躁，喜嗳气，失眠多梦。查体：面黄少华，形体消瘦，舌红，黄白腻苔，脉沉弦。

中医诊断：厌食（肝胃失和兼气滞证）。

西医诊断：小儿厌食。

中医诊断依据：根据患儿临床表现，四诊合参，诊断为厌食。小儿厌食、不思饮食，性情急躁，喜嗳气，失眠多梦此为肝胃不和兼有气滞的表现。中药以疏肝健脾、和胃降逆为原则。

治法：疏肝健脾，和胃降逆。

处方：柴　胡10克　　佛　手10克　　砂　仁8克　　苏　子10克
　　　香　附8克　　香　橼8克　　炒白术10克　　山　药10克
　　　神　曲8克　　麦　芽8克　　焦山楂8克　　枳　壳6克

7剂，水煎服，每日早晚各一次，每次150mL。

二诊：面黄少华，形体消瘦，患儿现不思饭食，强迫进食则恶心呕吐明显好转，性情急躁，失眠多梦。舌红，黄白腻苔，脉沉弦。原方加合欢花、柏子仁、莲子心。方药如下：

处方：柴　胡10克　　佛　手10克　　砂　仁8克　　苏　子10克
　　　香　附8克　　香　橼8克　　炒白术10克　　山　药10克
　　　神　曲8克　　麦　芽8克　　焦山楂8克　　枳　壳6克
　　　合欢花6克　　柏子仁6克　　莲子心6克

7剂，水煎服，每日早晚各一次，每次150mL。

三诊：患儿上诉症状均有明显好转，面黄少华，形体消瘦，纳可，脾气好转，寐可。舌红，黄白腻苔，脉沉弦。效不更方，嘱患儿继续口服原方治疗。方药如下：

处方：柴　胡 10 克　　佛　手 10 克　　砂　仁 8 克　　苏　子 10 克

香　附 8 克　　　香　橼 8 克　　　炒白术 10 克　　山　药 10 克

神　曲 8 克　　　麦　芽 8 克　　　焦山楂 8 克　　　枳　壳 6 克

合欢花 6 克　　　柏子仁 6 克　　　莲子心 6 克

7 剂，水煎服，每日早晚各一次，每次 150mL。

随诊：患儿诸症好转。之后随访 3 个月，无明显不适症状。

【按语】

患儿入学后环境陌生，思虑伤脾，食欲减退。家长不谙病因，横加训斥，强迫进食，导致肝气郁结，木横侮土，胃失和降而拒食。现代城市多独生儿，形单影只，郁郁少欢，郁闷气结故厌食由之而生。该型厌食儿逐渐增多，药物治疗的同时，须家长配合，多方诱导，切忌打骂强迫进食，给患儿以宽松平和的用餐氛围，肝气条达，脾胃自和，当获事半功倍之效。一诊方中柴胡、香附、香橼、枳壳以疏肝解郁；方中佛手、砂仁、苏子疏肝健脾兼以养胃；焦术、山药、神曲、麦芽、焦山楂用以健脾消食，增加脾胃的运化功能。二诊时患者失眠多梦运用养心安神之药物如合欢花、柏子仁、莲子心。三诊时因患者诸症均好转嘱患者口服原方以巩固治疗。

六、痰湿中阻兼脾虚证

高某，男，4 岁，黑龙江省哈尔滨市人。

首诊时间：2013 年 3 月 27 日。

家长代诉：厌食 2 月，呕吐 1 天。

现病史：患儿 2 月前出现厌食，家长未予重视，1 天前因患者呕吐痰涎，经人介绍遂来我院门诊就诊。

现病史：既往体健，否认肝炎、结核、高血压、糖尿病等病史。

中医四诊：不欲进食，呕吐痰涎，心下痞闷，便溏。查体：面色萎黄，形体适中，舌淡红，脉滑。

中医诊断：厌食（痰湿中阻证）。

西医诊断：小儿厌食。

中医诊断依据：本例中患儿长期食欲不振，厌恶进食，故诊断为厌食。现症见：呕吐痰涎，心下痞闷，便溏，面色萎黄，其发病机理为痰湿内阻，脾失健运，胃失和降。治宜健脾燥湿化痰，和胃降逆。处方以二陈汤为为基础方化裁。

治法：健脾益胃，燥湿化痰。

处方：
茯　苓 10 克	陈　皮 8 克	炒白术 10 克	枳　壳 10 克
半　夏 6 克	竹　茹 6 克	山　药 10 克	槟　榔 6 克
焦山楂 6 克	炒麦芽 6 克	神　曲 6 克	鸡内金 8 克
炒莱菔子 6 克			

5 剂，水煎服，每日早晚各一次，每次 150mL。

二诊：诉服药后呕吐已止，可进食少许。舌淡红，脉滑。原方减半夏、竹茹。方药如下：

处方：
茯　苓 10 克	陈　皮 8 克	炒白术 10 克	枳　壳 10 克
山　药 10 克	槟　榔 6 克	焦山楂 6 克	炒麦芽 6 克
神　曲 6 克	鸡内金 8 克	炒莱菔子 6 克	

5 剂，水煎服，每日早晚各一次，每次 150mL。

三诊：患者诸症明显好转，食欲显增。舌淡红，脉滑。续服上方；方药如下：

处方：
茯　苓 10 克	陈　皮 8 克	炒白术 10 克	枳　壳 10 克
山　药 10 克	槟　榔 6 克	焦山楂 6 克	炒麦芽 6 克
神　曲 6 克	鸡内金 8 克	炒莱菔子 6 克	

7 剂，水煎服，每日早晚各一次，每次 150mL。

随诊：3 个月后随诊，患儿诸症消失，痊愈。

【按语】

痰湿中阻致脾不运化，痰饮内停，胃气不降，则不欲进食，呕吐痰涎，便溏。痰湿之邪侵及心下则见心下痞闷，小儿脾胃虚弱所以常兼有脾胃虚弱的症状。一诊中半夏、竹茹用以降逆止呕；茯苓、焦术用以健脾燥湿，温化痰湿；槟榔、枳壳用以消积行水；山药收涩固肠；陈皮、鸡内金、焦山楂、神曲、炒麦芽、莱菔子用以健运脾胃助脾胃的运化功能。二诊中患者呕吐已止，所以去除半夏、竹茹降逆之品。三诊中患者诸症消失，嘱患者继续口服原方 4 剂以巩固治疗。

【诊疗体会】

厌食指小儿较长时期不思进食，厌恶摄食的一种病症。古籍中对于小儿厌食的病名并没有过多的描述，但对其症状的表述确并不少见。如"食不下"见于《伤寒论》，曰："太阴之为病，食不下"。"不嗜食"见于隋代巢元方《诸病源候论·小儿杂病诸侯·时气病后不嗜食面青候》，其中云"时气之病，是四时之间，忽有非节之气伤人，客于肌肤，与气血相搏，故头痛壮热。热歇之后，不嗜食而面青者，是胃内余热未尽，气满，故不食也。"这是有关热病损伤脾胃致胃不受纳的最早记载。此类描述均相当于现代所称的厌食症。

【治疗特色】

本病虽病变部位主要在脾胃，但与肝有着密切的关系。肝主疏泄，能调节脾胃升降之枢机。脾胃升降之机调畅，其受纳腐熟，运化之职则健。传统观念认为，小儿情志致病较少。但于临床实际情况看，亦不鲜见，尤其是小儿脾胃疾患。正如《温病条辨·解儿难·儿科总论》汪廷珍所述："小儿但无色欲耳，喜怒悲恐，较之成人，更专且笃，亦不可不察也"。现今独生子女，由于家长过度溺爱，在饮食上任其随意，在行为上任其娇惯。因而滋生孩子养成任性无据，餐时不进，饭后乱食等不良生活习惯，从而干扰了脾胃的正常规律。久而久之，孩子食欲愈加下降。甚至有的家长对孩子进行打骂或强行进食，不仅使其产生逆反心理而拒食，同时也容易产生不良情绪，造成儿童的情绪心理伤害。长期处于精神紧张状态亦能引起脾胃功能紊乱而产生厌食。情志抑郁，肝气不畅，横逆犯胃乘脾，致脾胃纳运功能失常。加之小儿脾常不足，已属脾胃虚弱，复因积滞内停，以致土虚木郁或土壅侮木，均可导致肝脾同病。故张教授认为治疗小儿厌食症，应该从肝论治。本证以较长时间见食不贪，食欲不振，厌恶进食甚至拒食，但又无其他疾病为主证，常伴有脘痞嗳气，腹胀，便失调等症状。甚至长期水谷少进，气血生化不足，也可见形体消瘦，面色少华等表现。有的亦可转化为小儿疳疾等证。本证的基本病机为脾虚肝旺积滞内停，或肝气犯胃乘脾，导滞纳运呆滞不灵，治以疏肝运脾：或理气和胃佐以行气导滞。故用药以柴胡、香附、丹皮、川楝子等为主，辅以槟榔，神曲、鸡内金、谷芽等健脾胃，消导积滞之品。

脾与胃在五行中同属土，位居中焦，以膜相连，经络互相联络而构成脏腑表里配合关系。脾胃为后天之本，在饮食物的受纳、消化、吸收和输布的生理过程中起主要作用。脾与胃之间的关系，具体表现在纳与运、升与降、燥与湿几个方面。《诸病源候论·脾胃诸病候》云："脾者脏也，胃者腑也，脾胃二气相为表里，胃受谷而脾磨之，二气平调则谷化而能食"胃的受纳和腐熟为脾之运化奠定基础；脾主运化，消化水谷，转输精微为胃继续纳食提供能源。两者密切合作，才能完成消化饮食、输布精微，发挥供养全身之用。升降相因：脾胃居中，为气机上下升降之枢纽。脾的运化功能，包括消化水谷和吸收、输布水谷精微。脾的这种生理作用，主要是向上输送到心肺，并借助心肺的作用以供养全身。所以说："脾气主升"。胃主受纳腐熟，以通降为顺。胃将受纳的饮食物初步消化后，向下传送到小肠，并通过大肠使糟粕浊秽排出体外，从而保持肠胃虚实更替的生理状态，所以说："胃气主降。"故脾胃健旺，升降相因，是胃主受纳、脾主运化的正常生理状态。燥湿相济：脾为阴脏，以阳气用事，脾阳健则能运化，故性喜温燥而恶阴湿。胃为阳腑，赖阴液滋润，胃阴足则能受纳腐熟，故性柔润而恶燥。燥湿相济，脾胃功能正常，饮食水谷才能消化吸收。胃津充足，才能受纳腐熟水谷，为脾之运化吸收水谷精微提供条件。脾不为湿困，才能健运不息，从而保证胃的受纳和腐熟功能不断地进行，胃润与脾燥的特性是相互为用，相互协调的。消食助运多采用莱菔子、厚朴、谷芽、山楂、六曲等；燥湿助运常采用苍术、佩兰、藿香、半夏、陈皮等味以轻清之剂解脾气之困，拨清灵脏气以恢复转运之机；理气助运多采用白芍、郁金，以平肝抑木、疏肝理气；病久入络者，多采用三棱、莪术以活血助运。且上述四法不是孤立的，应随证联合应用，方可万全，并且应掌握"运不宜过，中病即止；补不宜盛，以免壅中"的原则。另外，丁教授用本院制剂化裁，如以消积散消食助运，藿香散燥湿助运，和肝散理气助运，活血散活血助运，常应手即效。

《诸病源候论》曰："脾者脏也，胃者腑也，脾胃二气相为表里，胃受纳而脾磨之，二气平调则谷化而能食"，"今脾胃二气俱虚弱，故不能饮食也"，说明脾胃气虚在小儿厌食发病中的重要地位。小儿为"稚阴稚阳"之体，且"脾常不足"，"胃小且脆"，若饮食不节，喂养不当，乳食无度，或乳母过食寒凉，或感受寒湿，或饮食偏嗜，过食生冷瓜果之品，常致脾胃之气（阳）受损，运化失司，清浊升降失常，水湿滞留中焦，聚而成痰，痰湿内生，壅遏中州，影响脾胃受纳运化机能而出现厌食。

小儿脾胃薄弱，乳食多不能自控，加之有些家长缺乏育儿知识，片面追求高营养食物，盲目投以甘肥厚味或滋服补品，超越了小儿脾胃正常的消化吸收功能，或乱投杂食，志意投其所好，损伤了脾胃，影响了脾胃的正常运化及受纳功能，致乳食停聚不消，产生厌食现象。脘腹胀满，便下如注，或气味秽臭，口臭，舌红苔腻或黄厚，指纹紫滞，脉滑数。治宜消食化滞，行气宽中。药用焦山楂、神曲、炒麦芽、鸡内金、陈皮、木香、枳壳、白术、槟榔、厚朴等，使积滞去，肠胃清，则脾胃受纳、运化功能自复。考虑食积易于化热。凡见舌红者，胡黄连为必用之药。诸药配合，以达到通腑气、清郁热之功效。

引起小儿伤阴常见的原因有：①乳食不节，积滞伤脾，乳食不化，郁积生热，积热伤阴。乳食无度，或饮食自倍，或恣食甘甜，或强食难以消化的食物，蕴积中焦，阻遏气机升清降浊，积久生热灼阴。脾胃津污，饮食不调，故不思饮食。②性格偏激，情志化火，肝火移心，心肝火旺，煎伤阴液。家庭对小儿溺爱太过，当满足感不能达到或有非分之想而不能，或有意耍娇时易出现性格偏激，情志太过，火热伤阴，脾胃阴亏，饮食不调。③病后调护不当，阴液不得恢复；患吐、泻、发热病后，津液不得恢复，脾胃之阴不足，不能正常运化水谷。如肺热伤津，子夺母液，脾肺阴虚，胃肠津伤，阴热中生，熏蒸阴液，形成恶性循环。④慢性疾病影响。小儿由于先天不足或后天患有消化不良、肺疹、虫积等病，久病伤阴，阴虚生热；肾精不充或心火亢盛、或肺阴亏虚，形成阴虚火旺之势，导致脾胃阴虚，形成厌食。⑤过服滋补剂，小儿纯稚之体亦补亦壅，郁而生热耗伤阴液。同时，小儿之躯"阳常有余，而阴常不足"，若补气太过，反助热伤阴。《格致余论·慈幼论》云：小儿"惟阴长不足"，认为小儿阳多而阴少，阳气相对偏旺于阴。'《温病条辨·小儿咳》也指出小儿生长发育过程是"阴气长而阳气充"，提示阳不充自有阴之亏，阴不足也表现阳气损，可见小儿每多阴亏为本，阳损为标，这是小儿的生理特点。小儿体属"稚阴稚阳"，"脾常不足"，"胃小且脆"，五脏六腑"成而未全，全而未壮"。若饮食不慎，或素体阴虚者，或热病之后，或嗜辛辣之品，或久病不愈等，均能导致阴伤液耗而致脾胃阴虚，津液缺乏。脾阴虚则脾阳不振，运化失常；胃乏津液，不能消谷则不纳，不运不纳则不欲食。清代《类证治裁·脾胃论治》说："治胃阴虚不饥不纳，用清补，如麦冬、沙参、玉竹、杏仁、白芍、石斛、茯神、粳米、麻仁、扁豆子。"认为胃阴不足之厌食宜清补而不宜腻补，并列举了具体用药。《幼科发挥·调理脾胃》："儿有少食而易饱者，此胃之不受，脾之不能消也，宜益胃之阳，养脾之阴，宜钱氏异功散合小建中汤主之。"《临证指南医案·卷三脾胃》提出"若脾阳不亏，胃有燥火，则当遵叶氏养胃阴之法……患燥热之症，或病后热伤肺胃津液，以致虚痞不食，……不过甘平或者说甘凉濡润，以养胃阴，则津液来复……"，指出胃阴虚则不饥不纳，治当遵循叶氏甘凉养胃阴法。

【结语】

引起本病的病因很多。多由于饮食不节、喂养不当而致病、其他病因还有他病失调脾胃受损、先天不足后天失养、暑湿熏蒸脾阳失展、情志不畅思虑伤脾等，均可形成本病。厌食的病变脏腑在脾胃，发病机理在于脾运胃纳功能失常。